U0397943

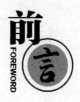

前言 FOREWORD

中医学是运用中医学理论和中医临床思维方法防治疾病并阐明疾病的病因、病机、证候、诊断、辨证论治规律、预后转归及预防、康复、调摄等内容的一门临床学科。中医学具有数千年的悠久历史,是我们中华民族优秀文化的重要组成部分。中医学受我国传统文化等因素的影响,有着一些不同于其他医学体系的特点和优势。

中医学经受长期医疗实践的反复检验并日益完善,形成了独特的医学理论体系,能有效地指导临床实践。中医学越来越受到世界各国的重视,为维护和增进全人类的健康做出了巨大贡献。随着经济水平的提高,人们对中医知识的需求也不断提升,应用中医方法防治疾病也被越来越多的人所接受。

作为新时代的中医专业工作者,不仅要继承和发扬传统中医学中的宝贵经验,还应结合临床,应用理论指导实践,更好地为患者服务。为此,我们组织在中医诊疗方面有丰富临床经验的专家们共同编写了《临床中医辨证诊疗精粹》一书,旨在满足临床医学专业理论与实践的需要。

本书对各科室不同病证的病因病机、临床表现、诊断与治疗等进行了阐述,内容丰富,言简意赅,层次分明,专业性、科学性和实用性强。通过对本书内容的学习理解,读者能够系统掌握中医学的基础理论和基本技能。本书适合中医院校师生和热爱中医学的普通民众参考。

由于编者经验水平的不同,加之编写时间有限等诸多因素,本书还存在很多不足,竭诚希望广大读者提出宝贵意见和建议,以便不断完善。

《临床中医辨证诊疗精粹》编委会
2024 年 1 月

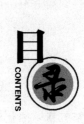

第一章　中医学说 ·· (1)

　第一节　阴阳学说 ·· (1)

　第二节　五行学说 ·· (2)

　第三节　藏象学说 ·· (4)

　第四节　经络学说 ·· (9)

　第五节　气血津液学说 ·· (11)

第二章　中医常用技术 ·· (13)

　第一节　耳穴压豆疗法 ·· (13)

　第二节　中药熏洗疗法 ·· (14)

　第三节　艾灸疗法 ·· (15)

　第四节　拔罐疗法 ·· (15)

第三章　神经科病证的辨证诊疗 ·· (19)

　第一节　痴呆 ·· (19)

　第二节　神昏 ·· (24)

　第三节　眩晕 ·· (29)

　第四节·中风 ·· (38)

第四章　呼吸科病证的辨证诊疗 ·· (47)

　第一节　感冒 ·· (47)

　第二节　咳嗽 ·· (51)

　第三节　肺胀 ·· (56)

第四节　肺痨 ……………………………………………………（60）

第五节　肺痈 ……………………………………………………（65）

第六节　肺痿 ……………………………………………………（67）

第七节　哮病 ……………………………………………………（72）

第八节　喘证 ……………………………………………………（74）

第五章　消化科病证的辨证诊疗 ………………………………（77）

第一节　呕吐 ……………………………………………………（77）

第二节　吐血 ……………………………………………………（82）

第三节　呃逆 ……………………………………………………（90）

第四节　痞满 ……………………………………………………（94）

第五节　胃缓 ……………………………………………………（98）

第六节　腹痛 ……………………………………………………（104）

第七节　纳呆 ……………………………………………………（112）

第八节　痢疾 ……………………………………………………（118）

第六章　泌尿科病证的辨证诊疗 ………………………………（123）

第一节　遗尿 ……………………………………………………（123）

第二节　淋证 ……………………………………………………（126）

第三节　癃闭 ……………………………………………………（130）

第七章　内分泌科病证的辨证诊疗 ……………………………（133）

第一节　肥胖 ……………………………………………………（133）

第二节　虚劳 ……………………………………………………（138）

第三节　消渴 ……………………………………………………（146）

第四节　汗证 ……………………………………………………（162）

第八章　肛肠科病证的辨证诊疗 ………………………………（169）

第一节　直肠脱垂 ………………………………………………（169）

第二节　肛裂 ……………………………………………………（175）

第三节　肛瘘 ……………………………………………………（180）

第四节　肛窦炎 …………………………………………………（186）

第五节　肛乳头瘤 ………………………………………………（188）

第六节　肛门瘙痒症···(190)

第七节　肛周湿疹···(192)

第八节　肛周神经性皮炎···(194)

第九节　肛肠梅毒···(195)

第十节　便秘··(197)

第十一节　痔··(200)

第十二节　缺血性结肠炎···(207)

第十三节　溃疡性结肠炎···(211)

第十四节　肠结核···(223)

第九章　妇科病证的辨证诊疗··(229)

第一节　痛经··(229)

第二节　经间期出血··(234)

第三节　经期延长···(239)

第四节　月经过多···(241)

第五节　月经过少···(244)

第六节　月经先期···(247)

第七节　月经后期···(251)

第八节　月经先后无定期···(254)

第九节　崩漏··(256)

第十节　闭经··(259)

第十一节　功能失调性子宫出血··(265)

第十二节　盆腔炎性疾病···(280)

第十三节　带下病···(285)

第十四节　不孕症···(290)

第十章　儿科病证的辨证诊疗··(295)

第一节　口疮··(295)

第二节　腹痛··(300)

第三节　泄泻··(307)

第四节　厌食··(317)

第十一章 骨科病证的针灸推拿治疗 ·· (323)

　　第一节 颈肌痉挛 ·· (323)

　　第二节 前斜角肌综合征 ·· (325)

　　第三节 颈椎病 ·· (326)

　　第四节 颈椎管狭窄症 ··· (332)

　　第五节 肩周炎 ·· (335)

　　第六节 肱骨外上髁炎 ··· (337)

　　第七节 肱二头肌长头腱鞘炎 ·· (339)

　　第八节 桡骨茎突部狭窄性腱鞘炎 ·· (342)

　　第九节 急性腰扭伤 ·· (344)

　　第十节 腰肌劳损 ··· (348)

　　第十一节 腰椎间盘突出症 ·· (350)

　　第十二节 腰椎管狭窄症 ·· (354)

参考文献 ··· (357)

第一章 中 医 学 说

第一节 阴 阳 学 说

阴阳学说是中国古代朴素的对立统一理论,它认为阴和阳是两个对立统一的方面,贯穿于一切事物之中,是一切事物运动和发展变化的根源及其规律。

阴阳是宇宙中相互关联的事物或现象对立双方属性的概括。凡是运动的、外向的、上升的、温热的、无形的、明亮的、兴奋的都属于阳。相对静止的、内守的、下降的、寒冷的、有形的、晦暗的、抑制的都属于阴。

一方面阴阳双方是通过比较而分阴阳,如 60 ℃的水,同 10 ℃的水相比,当属阳,但同 100 ℃的水相比则属阴。因此,单一事物就无法定阴阳。另一方面,阴阳之中复有阴阳,如昼为阳,夜属阴;而白天的上午属阳中之阳,下午则属阳中之阴;黑夜的前半夜为阴中之阴,后半夜为阴中之阳。但是必须注意任何事物都不能随意分阴阳,不能说寒属阴,热属阳;也不能说女属阴,男属阳,必须按照阴和阳所特有的属性来一分为二才是阴阳。

阴阳学说的基本内容概括为以下五个方面。

一、阴阳交感

阴阳交感是指阴阳二气在运动中互相感应而交合的过程,阴阳交感是万物化生的根本条件。在自然界,天之阳气下降,地之阴气上升,阴阳二气交感,形成云、雾、雷、电、雨、露,生命得以诞生,从而化生出万物。在人类,男女媾精,新的生命个体诞生,人类得以繁衍。如果阴阳二气在运动中不能交合感应,新事物和新个体就不会产生。

二、阴阳对立制约

对立即相反,如上与下、动与静、水与火、寒与热等。阴阳相反导致阴阳相互制约。如温热可以驱散寒气,冰冷可以降低高温,水可以灭火,火可以使水沸腾化气等;温热与火属阳,寒冷与水属阴,这就是阴阳对立相互制约。阴阳双方制约的结果,使事物取得了动态平衡。

1

三、阴阳互根互用

阴阳互根是指一切事物或现象中相互对立着的阴阳两个方面,具有相互依存、互为根本的关系,即阴和阳任何一方都不能脱离另一方而单独存在。每一方都以相对的另一方的存在为自己存在的前提和条件;如热为阳,寒为阴,没有热也就无所谓寒,没有寒也就无所谓热。阴阳互用是指阴阳双方不断地资生,促进和助长对方;如藏于体内的阴精,不断地化生为阳气,保卫于体表的阳气,使阴精得以固守于内,即阴气在内,是阳气的根本,阳气在外是阴精所化生的。

四、阴阳消长平衡

阴阳消长平衡是指对立互根的双方始终处于一定限度内,彼此互为盛衰的运动变化之中,致阴消阳长或阳消阴长等。包括以下四种类型。

(一)此长彼消

这是制约较强造成的,如热盛伤阴,寒盛伤阳皆属此类。

(二)此消彼长

这是制约不及所造成的,如阴虚火旺,阳虚阴盛皆属此类。

(三)此长彼亦长

这是阴阳互根互用得当的结果,如补气以生血,补血以养气。

(四)此消彼亦消

这是阴阳互根互用不及所造成的,如气虚引起血虚,血虚必然气虚,阳损及阴,阴损及阳等。

阴阳平衡,指对立互根的阴阳双方,总是在一定限度内、在一定条件下维持着相对的动态平衡。

五、阴阳相互转化

阴阳相互转化指对立互根阴阳双方在一定条件下可以各自向其相反的方面发生转化。即阳可转为阴,阴可转为阳,气血转化,气精转化,寒热转化等,一般都产生于事物发展变化的"物极"阶段,即所谓"物极必反"。阴阳消长是一个量变的过程,而阴阳转化是在量变基础上的质变。

(阎欣欣)

第二节 五 行 学 说

五行学说也属古代哲学范畴,是以木、火、土、金、水五种物质的特性及其"相生"和"相克"规律来认识世界、解释世界和探求宇宙规律的一种世界观和方法论。所谓五行是指木、火、土、金、水五种物质及其运动变化。

一、五行特性

(一)木的特性

"木曰曲直","曲"屈也,"直"伸也。曲直即是指树木的枝条具有生长柔和,能曲又能直的特

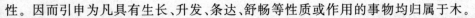

性。因而引申为凡具有生长、升发、条达、舒畅等性质或作用的事物均归属于木。

（二）火的特性

"火曰炎上"，"炎"是焚烧、热烈之义，"上"是上升。"炎上"是指火具有温热上升的特性。因而引申为凡具有温热、向上等特性或作用的事物均归属于火。

（三）土的特性

"土爰稼穑"，"爰"通"曰"，"稼"即种植谷物，"穑"即收割谷物。"稼穑"泛指人类种植和收获谷物的农事活动。因而引申为凡具有生化、承载、受纳等性质或作用的事物均归属于土。

（四）金的特性

"金曰从革"，"从"，由也，说明金的来源，"革"即变革，说明金是通过变革而产生的。自然界现成的金属极少，绝大多数金属都是由矿石经过冶炼而产生的。冶炼即变革的过程，故曰"金曰从革"。因而凡具有沉降、肃杀、收敛等性质或作用的事物都归属于金。

（五）水的特性

"水曰润下"，"润"即潮湿、滋润、濡润，"下"即向下、下行，"润下"是指水滋润下行的特点。故引申为凡具有滋润、下行、寒凉、闭藏等性质或作用的事物皆归属于水。

二、自然界五行结构系统

自然界五行结构系统见表1-1。

表1-1 自然界五行结构系统

五行	五音	五味	五色	五化	五方	五季	五气
木	角	酸	青	生	东	春	风
火	徵	苦	赤	长	南	夏	暑
土	宫	甘	黄	化	中	长夏*	湿
金	商	辛	白	收	西	秋	燥
水	羽	咸	黑	藏	北	冬	寒

注：* 长夏指农历六月份。

三、人体五行结构系统

人体五行结构系统见表1-2。

表1-2 人体五行结构系统

五行	五脏	五腑	五官	形体	情志	五声	五动	五神	五液	五华
木	肝	胆	目	筋	怒	呼	握	魂	泪	爪
火	心	小肠	舌	脉	喜	笑	忧	神	汗	面
土	脾	胃	口	肉	思	歌	哕	意	涎	唇
金	肺	大肠	鼻	皮	悲	哭	咳	魄	涕	毛
水	肾	膀胱	耳	骨	恐	呻	栗	志	唾	发

人体五行结构系统构成了中医藏象学说的理论构架。

四、五行的生克制化规律

(一)五行相生

五行相生是五行之间递相资生、促进的关系,是事物运动变化的正常规律。其次序为木生火、火生土、土生金、金生水、水生木、木生火。

(二)五行相克

五行相克是五行之间递相克制、制约关系,是事物运动变化的正常规律。其次序为木克土、土克水、水克火、火克金、金克木、木克土。

五行相生关系又称为"母子关系",任何一行都存在"生我"和"我生"两方面的关系。"生我者为母""我生者为子"。五行相克关系又称为"所胜""所不胜"关系,"克我"者为"所不胜","我克者"为"所胜"。

(三)五行制化

五行制化是指五行之间生中有制、制中有生,递相资生制约以维持其整体的相对协调平衡的关系。如木克土,土生金,金克木,说明木克土,而土生金,金反过来再克木,维持相对平衡关系。水克火,水生木,木生火。说明水既克火,又间接生火,以维持相对协调平衡的关系。

五、五行乘侮和母子相及

(一)五行相乘

五行相乘是五行中的某一行对被克者的另一行过度克制,从而致事物与事物之间失去了正常的协调关系,其原因是克我者一行之气过于强盛或我克者一行之气本气虚弱。如生理状态下,木克土;在病理状态下,即出现木乘土,原因有木旺乘土或土虚木乘。

五行相乘规律与五行相克的次序完全一致,但意义不同,前者是病理状态,后者是生理状态。

(二)五行相侮

五行相侮是五行中某一行对原来克我者的一行反向克制,从而使事物间失去了正常的协调关系,其原因是我克者一行之气过于强盛或克我者一行之气本身虚弱。如生理状态下,木克土;在病理状态下,即出现土侮木。五行相侮规律与五行相克规律相反,是一种病理状态。

(三)母子相及

1.母病及子

母行异常影响到子行,结果母子两行均异常。

2.子病及母

子行异常影响到母行,结果母子两行均异常。

(孟　泳)

第三节　藏象学说

藏象学说是通过对人体的生理、病理现象的观察,研究人体脏腑等的生理功能、病理变化及其相互关系的学说。

一、内脏的分类及其区别

内脏的分类及其区别见表1-3。

表1-3　内脏的分类及其区别

类别	内容	生理功能特点	形态特点
五脏	心,肝,脾,肺,肾	藏精化气生神 藏精气而不泻 满而不能实	主要为实体性器官
六腑	胆,胃,大肠,小肠,膀胱,三焦	传化物而不藏 实而不能满 以通降为用	多为管腔性器官
奇恒之腑	脑,髓,骨,脉,胆,女子胞(精室)	藏精气而不泻 不传化物 除胆外,无表里关系。 除胆外,无阴阳五行配属关系	形态中空有腔 相对密闭

二、五脏

(一)心的主要生理功能及病理表现

(1)心主血脉是指心气推动血液在脉中运行,流注全身,发挥营养和滋润作用。心主血脉的前提条件是心行血,指心气维持心脏的正常搏动,推动血液在脉中运行;心生血,是指心火将水谷精微"化赤"生血;心主脉,是指脉道的通畅,血液在脉中的正常运行,形成脉象。心主血脉的生理表现,主要从以下四个方面观察:面色红黄隐隐,红润光泽;舌质淡红;脉象和缓有力,节律均匀,一息四至;虚里搏动(指心尖)和缓有力,节律均匀,其动应手。其病理表现:心气虚,心血虚,血脉空虚可导致心悸不安,面色苍白或萎黄,舌质淡白,脉细弱微,虚里心悸不安;心血瘀,心血阻滞,可出现心绞痛症状,面色灰暗,唇青舌紫,脉结、代、促、涩,虚里闷痛。

(2)心藏神主要是指心具有主宰人体五脏六腑,形体官窍的一切生理活动和人体精神意识思维活动的功能。而精神意识思维活动主要体现在五神,即神、魂、魄、意、志。五志,即喜、怒、忧、思、悲。五神五志又分属五脏,但主宰是心。中医学中有心(属五脏)和脑(属奇恒之腑)等概念,但以心概脑。心主神志的生理表现,主要是精神饱满,反应灵敏。其病理表现如下。①心不藏神:反应迟钝,健忘,神志亢奋,烦躁不安,失眠,谵语多梦。②神志衰弱:神志不合,萎靡不振;神志错乱和癫狂等,后者属现代医学重型精神病范畴。

(二)肺的主要生理功能及病理表现

(1)肺主宣发指肺气向上升宣,向外布散。其生理作用如下:①通过呼吸运动,排出人体内浊气;②通过人体经脉气血运行,布散由脾转输而来的水谷精微、津液于全身,内至五脏六腑,外达肌腠皮毛;③宣发卫气,调节腠理开合,排泄汗液,并发挥抗邪作用。其病理表现:肺失宣发,恶寒发热、自汗或无汗、胸闷、咳喘、鼻塞、流清涕,属现代医学上感范畴。

(2)肺主肃降指肺气向下通降或使呼吸道保持洁净。其生理作用如下:①通过呼吸运动,吸入自然界清气;②通过经脉气血运行,将肺吸入的清气和由脾而来的水谷精微、津液下行布散;③通过咳嗽等反射性保护作用,肃清呼吸道内过多的分泌物,以保持其清洁。其病理表现:肺气上逆,肺失肃降,胸闷,咳喘。

(3)肺主气,司呼吸:肺主气指肺具有主持呼吸之气、一身之气的功能概括。肺司呼吸,指肺具有呼浊吸清,实现机体内外气体交换的功能。其生理作用如下:①吸入自然界的清气,促进人体内气的生成,营养全身;②呼出体内浊气,排泄体内废物,调节阴阳平衡;③调节人体气机的升降出入运动。其病理表现:胸闷,咳喘,呼吸不利,呼吸微弱。

(4)肺主通调水道指肺主宣发肃降功能对体内水液的输布排泄起着疏通和调节作用。水道指人体内水液运行的通道。肺主通调水道其生理作用主要是调节体内水液代谢的平衡。机制主要是肺主宣发使津液向外、向上散布,濡养脏腑、器官、腠理、皮毛,呼浊和排汗,将部分水分和废物排出人体外。肺主肃降,使津液下行布散,濡养人体,使代谢后水液下行布散至膀胱,通过膀胱的气化作用生成尿液。其病理表现:肺通调失职可出现痰饮水肿。

(5)肺朝百脉,助心行血:肺朝百脉指全身血液通过经脉聚会于肺并进行气体交换,再输布于全身。肺气宣发肃降具有协助心脏、助心行血、促进血液运动的作用。其病理表现:肺气虚,血脉瘀滞,肺气宣降失调,胸闷,心悸,咳喘,唇青舌紫。

(6)肺主治节指肺具有协助心脏对机体各个脏腑组织器官生理活动的治理调节作用,是肺的生理功能的概括。

(三)脾的主要生理功能及病理表现

(1)脾主运化水谷指脾对饮食物的消化,化为水谷精气,以及对其的吸收、转输和散精作用。其生理机制:①脾协助胃消磨水谷;②脾协助胃和小肠把饮食物化为水谷精微;③吸收水谷精微转输到心肺,经肺气宣发肃降而布散全身经脉、气血。其病理表现:主要表现为食欲缺乏,腹胀,便溏,四肢倦怠无力,少气懒言,面色萎黄,舌质淡白。

(2)脾主运化水液指脾对水液的吸收、转输、布散作用。其生理机制:①脾吸收津液;②将津液转输到肺,通过肺的宣降而布散全身,起濡养作用,转输到肾、膀胱,经膀胱的气化作用而形成尿液。其病理表现:脾虚失运而致水液停滞,表现为水湿、痰饮、水肿、带下、泄泻。

(3)脾主升清指脾具有将水谷精微等营养物质吸收并上输入心肺头目,化生气血以营养全身的功能。其病理表现:①升清不及可出现眩晕,腹胀,便溏,气虚的表现;②中气下陷,腹部胀坠,内脏下垂,如胃下垂、脱肛、子宫下垂等。

(4)脾主统血指脾有统摄血液在脉内运行,不使其逸出脉外的作用。其病理表现如下。脾不统血表现有脾气虚、出血、崩漏、尿血、便血、皮下出血等。

(四)肝的主要生理功能及病理表现

(1)肝主藏血指肝具有贮藏血液、调节血量、防止出血的生理功能。其病理表现如下。①机体失养:如头目失养,视力模糊,夜盲,目干涩,眩晕;筋脉失养:肢体拘急,麻木,屈伸不利;胞宫失养:月经后期,量少,闭经,色淡,清稀。②血证:肝血虚,肝火旺盛,热迫血行。③肝肾阴虚:肝阳上亢,阳亢生风,眩晕,上重下轻,头胀痛,四肢麻木。④月经过多,崩漏。

(2)肝主疏泄指肝具有疏通、宣泄、升发、调畅气机等综合生理功能。其病理表现如下。疏泄不及:气郁,气滞,胸胁、乳房、少腹胀痛。疏泄太过:气逆,面红目赤,心烦易怒,头目胀痛。气滞则血瘀,胸胁刺痛,痛经,闭经。气滞则水停,鼓胀水肿。肝失疏泄还可引起肝脾不调、肝胃不和致腹胀,恶心,呕吐,嗳气,返酸。肝胆气郁则口苦、恶心、呕吐、黄疸等。肝气郁结:闷闷不乐,多疑善虑,喜太息。肝气上逆,情志亢奋,急躁易怒,失眠多梦。肝失疏泄可引起气血不和,冲任失调,经带胎产异常,不孕不育。

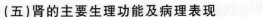

（五）肾的主要生理功能及病理表现

（1）肾藏精是指肾具有封藏精气、促进人体生长发育和生殖功能，以及调节机体的代谢和生殖活动的作用。

肾精包括先天之精和后天之精。先天之精指禀受于父母的生殖之精，后天之精即水谷精微和脏腑之精，二者之间的关系是后天之精依赖于先天之精活力资助，才能不断化生，先天之精依赖于后天之精的培育充养。肾精可化生肾气，肾气有助于封藏肾精。肾中精气按其功能类别可划分为肾阴、肾阳。肾阴是指肾中精气对各脏腑组织器官起滋养濡润作用的生理效应。肾阳指肾中精气对各脏腑组织器官起推动温煦作用的生理效应。其病理表现：①肾中精气不足，可导致生长发育障碍，生殖繁衍能力减弱，发生某些遗传性或先天性疾病；②肾阴阳失调，肾阳虚可致虚寒证，肾阴虚可致虚热证。

（2）肾主水液指肾主持和调节人体的水液代谢平衡。人体代谢水液经三焦下行归肾，肾将含废物成分多的水液下注膀胱。通过肾及膀胱气化作用而排出体外，以维持体内水液代谢的平衡。其病理表现：①肾气（阳）虚（肾气不化）可致气化失常，导致水液代谢障碍，津液停滞，尿少，痰饮水肿，癃闭；②津液流失（肾气不固），尿频，尿多。

（3）肾主纳气指肾具有摄纳肺所吸入的清气，以防止呼吸表浅的作用。其病理表现：呼吸表浅微弱，呼多吸少，动辄气喘。

三、六腑

（一）胆的生理功能

（1）藏泄精汁助消化。

（2）主决断，指胆在精神意识活动中具有判断、作出决定的作用。

（二）胃的生理功能

（1）主受纳，腐熟水谷：指胃具有接受容纳饮食物，消化饮食物成为食糜，吸收水谷精微和津液的功能。

（2）胃主通降，以通降为和：指胃气下行降浊特点而言，主要是指胃受纳水谷并将食糜下传入小肠的作用，同时也概括了胃气协助小肠将食物残渣下传入大肠协助大肠传化糟粕的功能。

（三）小肠的生理功能

（1）主受盛化物，指小肠具有接受由胃下降的食糜并将其进一步消化，化为水谷精微的功能。

（2）主分清别浊，指小肠将食糜进一步分别为水谷精微、津液和食物残渣、剩余水分的功能。

（四）大肠的生理功能

主传化糟粕，具有接受食物残渣，吸收水分，将食物残渣化为粪便，排出大便的功能。

（五）膀胱的主要生理功能

膀胱的主要生理功能是贮藏津液、排泄小便。

（六）三焦的概念及生理功能

三焦的概念其一是指脏腑的外围组织，是分布于胸腹腔的大腑，又称孤腑，其主要功能如下。①通行诸气：诸气通过三焦而至五脏六腑，推动和激发各脏腑生理功能活动。②决渎行水：具有疏通水道，通行水液的功能，是水液、津液运行输布的道路。

三焦的概念其二是指人体上中下三个部位及其相应脏腑功能的概括。上焦指横膈以上，即心、肺、心包络、头面部、上肢。中焦指横膈以下脐以上，包括脾、胃、肝、胆等。下焦指脐以下，包括肝、肾、大小肠、膀胱、精室、女子胞、下肢。其中肝按功能特点可划归下焦，按部位分类划归中焦。三焦的主要生理功能："上焦如雾"，是指上焦心肺布散全身津液，营养周身的作用，如同雾露弥散一样。"中焦如沤"，是指中焦脾胃消化饮食物，吸收水谷精微、津液的作用，如同酿酒一样。"下焦如渎"，是指胃、大肠、小肠、膀胱传导糟粕、排泄废物的作用，如同沟渠必需疏通流畅。

四、脏与脏之间的关系

(一)心和肺

心和肺主要表现在气血互根互用。肺主气司呼吸，生成宗气，主宣降，肺朝百脉，助心行血，促进心主血脉的生理功能。心行血，肺脏得养，血为清气载体而布散全身，促进肺主宣降的生理功能。

(二)心和脾

心和脾主要表现在血液的化生、运行上的相辅相成。脾运化水谷精微，则心血充盈。心脏化赤生血，则脾得血养。脾主统血，防止血逸脉外，心气维持心脏的正常搏动，推动血行脉中。

(三)心和肝

心和肝主要反映在血液运行、精神活动的相辅相成。心气维持心脏的正常活动；肝主疏泄则气机条畅，促进血液运行，肝主藏血，调节人体部分血量，有助于血液的正常运行。在精神活动方面，心藏神，产生和主宰人的精神活动，调节人体脏腑生理功能，肝主疏泄，调畅人的精神情志活动，肝藏魂，主谋虑。

(四)心和肾

心和肾主要表现在心肾相交。肾阴上济于心，以滋心阴，则心火不亢；心火下降于肾，以温肾阳，则肾水不寒。

(五)肺和脾

肺与脾主要表现在气的生成、津液输布代谢的协同作用。脾为生气之源，脾主运化水谷精微功能旺盛，则水谷精气来源充足。肺为主气之枢，肺在自然界中吸入清气和脾主运化水谷精气，合称宗气。肺的宣降作用推动全身气血正常运行。在代谢方面，脾主运化水液，上输布于肺，经肺的宣降而输布全身，肺主宣降，通调水道，防止内湿痰饮。

(六)肺和肝

肺与肝主要表现在气机升降协调、气血运行的协同作用。肺主肃降，肝主升发，升降相因，则气机协调；肺朝百脉助心行血，促进气血运行，肝主疏泄，气机条畅，促进血液运行，肝主藏血，调节血量，有助于血液的正常运行。

(七)肺和肾

肺与肾主要表现在水液代谢、呼吸运动，阴阳互资的协同作用。肾主水液，升清降浊，肺主宣发肃降，通调水道，维持水液代谢平衡。肺司呼吸主气，肾主纳气，摄纳肺从自然界吸入之清气，防止呼吸表浅；肾阴是一身阴液之根本，肾阴充养肺阴，肺主肃降下输清气，水谷精气，滋养肾阴。

(八)肝和脾

肝与脾主要表现在对饮食物消化和血液的生成运行方面的协同作用。"土得木而达"，脾属土，肝属木，肝主疏泄，气机条畅，促进脾纳腐运化，促进脾升胃降，疏泄胆汁，进入小肠，有助消化。"木赖土以培之"，脾胃功能健旺，气血生化有源，促进肝藏血，藏魂。脾主运化水谷精微，气血生成有源。肝主疏泄，气机条畅，促进血液运行。肝主藏血，调节血量。脾主统血，防止血逸脉外。

（九）肝和肾

肝与肾主要表现在肝肾同源。肝藏血,肾藏精,精血同源于水谷精微,且精血互化。

（十）脾和肾

脾与肾主要表现在水液代谢中的协同作用(见前述)和先后天的资生促进作用。肾阳温煦脾阳,脾运化水谷精微充养肾精。

由于六腑是以传化物为其生理特点,故六腑之间的相互关系主要体现于饮食物的消化吸收和排泄过程中的相互联系和密切配合。

五脏与六腑之间的关系,实际上就是阴阳表里的关系,由于脏属阴,腑属阳,脏为里,腑为表,一脏一腑,一阴一阳,一里一表,相互配合,并有经脉相互络属,从而构成脏腑之间的密切联系。

（孟　泳）

第四节　经络学说

经络是经脉和络脉的总称,是人体运行全身气血,联络脏腑形体官窍,沟通上下内外的通道。经络学说是研究人体经络系统的组织结构,生理功能,病理变化及其与脏腑形体官窍,气血津液等相互关系的学说,是中医理论体系的重要组成部分。

一、经络系统

经脉是人体气血循行的主要通道,经脉包括十二正经,奇经八脉和十二经别。经脉有固定的循行路线,且循行部位一般较深,多纵行分布于人体上下。十二正经包括手、足三阴经和手、足三阳经。奇经包括督脉、任脉、冲脉、带脉、阴跷脉、阳跷脉、阴维脉、阳维脉。十二经别是十二经脉的较大分支,起于四肢,循行于脏腑深部,上出于颈项浅部。

络脉也是经脉的分支,但多无一定的循行路径,纵横交错,网络全身,多布于人体浅表。络脉有别络,浮络和孙络之分,其中别络的主要功能是加强相为表里的两条经脉之间在体表的联系。

经脉外连经筋和皮部,经脉络脉内络属脏腑,联系全身的组织、器官,散布于体表各处,同时深入体内,连属各个脏腑。经络的基本生理功能是运行全身气血,营养脏腑组织,联络脏腑器官,沟通上下内外,感应传导信息,调节功能平衡。

二、十二经脉

（一）经脉的命名与分布

经脉的命名主要是根据阴阳、手足、脏腑三个方面而定的。人体各部位按阴阳分类,脏为阴,腑为阳,内侧为阴,外侧为阳,手经循于上肢,足经循于下肢。阴经属脏,循行于四肢内侧,阳经属腑,循行于四肢外侧。

十二经脉的命名与分布规律见表1-4。

9

表 1-4　十二经脉的命名与分布规律

			（前）	（中）	（后）
十二经脉	阴经	手	肺	心包	心
	（内侧）		太阴	厥阴	少阴
		足	脾	肝	肾
	阳经	手	大肠	三焦	小肠
	（外侧）		阳明	少阳	太阳
		足	胃	胆	膀胱

（二）走向规律

《灵枢·逆顺肥瘦》曰："手之三阴,从脏走手;手之三阳,从手走头;足之三阳,从头走足;足之三阴,从足走腹"。

（三）交接规律

阴阳经交于四肢末端,阳经交于头面部,阴经交于胸腹,即手三阴经与手三阳经交于上肢末端,手三阳经与足三阳经交于头面部,足三阳经与足三阴经交于下肢末端,足三阴经与手三阴经交于胸腹。

（四）表里关系

主要与脏腑的表里关系有关,如手太阴肺经,属肺络大肠,手阳明大肠经,属大肠络肺,其特点是四肢内外侧相对的两条经互为表里。如手太阴肺经分布于上肢内侧前部,手阳明大肠经分布于上肢外侧前部。

（五）流注次序

手太阴肺经示指端,手阳明大肠经鼻翼旁,足阳明胃经足大趾端,足太阴脾经心中,手少阴心经小指端,手太阳小肠经目内眦,足太阳膀胱经足小指端,足少阴肾经胸中,手厥阴心包经无名指端,手少阳三焦经目外眦,足少阳胆经足大趾,足厥阴肝经肺中交于手太阴肺经。"阴阳相贯,如环无端"。

三、奇经八脉

奇经八脉是督、任、冲、带、阴跷、阳跷、阴维、阳维脉的总称。其主要功能是可加强十二经脉之间的联系,调节十二经脉气血,参与肝、肾、女子胞、脑、髓等重要脏器生理功能。其中督脉为阳脉之海,总督一身之阳经。任脉为阴脉之海,总督一身之阴经。冲脉为血海,调节十二经脉气血。

（陈　静）

第五节　气血津液学说

一、气

气是构成人体和维持人体生命活动最基本的物质。

(一)气的生成来源

先天之精气：是指肾中精气，来源于父母生殖之精。后天之精气：来源于饮食物，经脾胃化生之水谷精气和来源于自然界经肺吸入之清气。

(二)气的生理作用

气具有推动人体各脏腑组织器官生理功能的作用。气可促进精血、津液的化生，输布及其功能活动。

(三)气机

气机指气的运动。脏腑的气机规律：心气主降，肺气主宣发肃降，脾气主升，肝主升发，肾气主升，六腑都主降。气机失调的主要表现形式有气滞(郁)、气逆、气陷、气闭、气脱等。

(四)气的分类

1.元气(原气)

元气是人体中最基本，最重要的根源于肾的气，其生成依赖于肾中精气所化生和水谷精气的充养，其分布形式是发源于肾，以三焦为通道，输布于全身。其主要生理功能：①推动人体生长发育和生殖。②促进和调节各脏腑、经络、组织生理功能活动。③决定体质强弱，具有抗病能力。

2.宗气

宗气是指由肺吸入之清气和脾胃化生之水谷精气汇集于胸中结合而成。在一定程度上是心肺功能的代表。其分布积聚于胸中，贯注于心肺。向上出于肺，循喉咙而走息道，向下注入丹田，并注入足阳明之气街(相当于腹股沟部位)而下行于足，其贯入心者经心脏入脉，在胸中推动气血的运行。其主要生理功能：①走息道司呼吸。②贯心脉而行气血。③与人体视听言动等功能相关。

3.营气

营气是行于脉中、具有营养作用之气。由于营气行于脉中化生为血，营气和血可分而不可离，故常称"营血"，营气和卫气相对而言。营气在脉中，卫气在脉外，在外者属阳，在内者属阴，故又称营阴。其生成主要由脾胃运化之水谷精气中的精纯柔和部分所化生，其主要功能是化生血液，营养全身。

4.卫气

卫气是行于脉外之气，由脾胃化生水谷精气中的剽疾滑利部分所化生。卫气行于脉外，白昼依赖体表手足三阳经脉，由头面部别行布散至肢端而不还流。夜晚从肾开始，依相克次序在五脏中运行。其主要生理功能：①护卫肌表抗御外邪。②启闭汗孔，调节体温。③温养脏腑，润养皮毛。④维持人体"昼精而夜瞑"的生理状态。

二、血

血是运行于脉中而循环流注于全身的富有营养和滋润作用的红色液体,是构成人体和维持人体生命活动的基本物质之一。其生成依赖于水谷精微化血,津液化血,精髓化血,与脾、胃、心、肝、肾密切相关。血行于脉中,运行于全身,环周不休,有节律的流动。心气充沛是维持血循的基本动力。肺朝百脉,助心行血和宗气的推动作用;肝主疏泄,促进血的运行和调节血量作用;脾主统血作用等是血循的基本条件。血的主要功能是润养和滋润全身,且血液是神志活动的主要物质基础。

三、津液

津液是人体一切正常水液的总称。在机体内除血液之外,其他所有的液体均属津液范畴,包括各脏腑组织的内在体液及其正常的分泌物。津液来源于饮食物。其生成、输布、排泄,与脾主运化水液,肾主水液,肺主通调水道,肝主疏泄,胃主纳腐,小肠分清别浊,大肠主津,膀胱贮藏津液、排泄小便,三焦的决渎功能等密切相关。其中与脾肺肾关系最为密切,而以肾最为重要。其排泄方式有汗、呼气、尿、粪。津液的生理功能:津液经孙脉、络脉渗入血脉中化为血液滋润和濡养全身,通过排泄代谢废物而调节阴阳平衡,津液还是气之载体之一。

四、气血之间的关系

(一)气对血的作用

气为血之帅,是气对血的生成循行中的主导作用而言,是对气的生血、行血、摄血作用的概括。气能生血是指水谷精微是血液生成的主要物质来源。气化作用是血液生成的动力。气能行血是指气的推动和温煦作用是血循行的动力。气能摄血是指气的固摄作用具有防止血逸脉外的功能。

(二)血对气的作用

血为气之母,是指血为气的物质基础和依附根源而言,是血能载气,血能养气的概括。血能载气是指血为气的载体,气依附于血,才不致浮散脱失,血能养气是指血不断为脏腑组织功能活动提供营养,血足则气充。

五、津血之间的关系

津血之间的关系主要表现在津血同源,即同源于水谷精微,主要依赖于脾胃功能活动所化生,津和血之间可以互相转化。

六、气与津液的关系

气与津液的关系主要表现在气能生津,气能推动和激发脾胃功能,有助于脾胃运化水谷精微。津液源于水谷精气,故气是津液生成的物质基础和动力。气能行津,指气的运动变化是津液输布排泻的动力。气能摄津,是指气的固摄作用控制着津液的排泄。

(李　娜)

第二章 中医常用技术

第一节 耳穴压豆疗法

耳穴压豆疗法是一种应用点压耳部穴位来治疗疾病的一种中医治疗方法。其理论源于古代中医经络穴位学说和现代生物全息理论。

一、应用物品

医用胶布、王不留行。

二、临床适应证

适用于感冒、咳嗽、慢性支气管炎、心律失常、失眠、嗜睡、胃痛、呕吐、泄泻、便秘、眩晕、神经衰弱、腹痛、胁痛、腰痛、中风、头晕、头痛等多种疾病或症状。

三、操作流程

(一)评估

当前主要症状、临床表现及既往史；耳针部位的皮肤情况；对疼痛的耐受程度；心理接受程度。女性患者应询问当前是否妊娠。

(二)目的

针对患者辨病、辨证结果选择穴位，通过其疏通经络、调整脏腑气血功能，促进机体的阴阳平衡，以解除或缓解各种急、慢性疾病的临床症状，达到防病治病的目的。

(三)禁忌证

耳部炎症、冻伤、耳部皮肤破溃者，以及对胶布和王不留行过敏者禁用。有习惯性流产史的孕妇禁用。

(四)告知

应告知患者耳针局部会有热、麻、胀、痛感。

(五)物品准备

治疗盘、弯盘、王不留行、酒精、棉签、镊子、探棒、胶布等。

（六）操作程序

（1）选择合理、舒适的体位，严格消毒，消毒范围视耳郭大小而定。

（2）采用王不留行（也有采用菜籽或磁珠者）附在耳穴部位，以小方块胶布固定，俗称"埋豆"。留埋期间，患者可用手定时按压，进行压迫刺激，以加强疗效。通常每天 2～3 次，每次按压 2～3 分钟。

（3）通常每次只在单侧耳穴埋豆，2～3 天取下，更换另一侧耳穴进行治疗。

（田新玮）

第二节　中药熏洗疗法

中药熏洗疗法是在中医理论指导下，选配中药煎汤，在患部皮肤熏蒸、淋洗、浸浴以达到内病外治的一种历史悠久的疗法。古代文献中称之为"溻渍""气熨"或"淋洗"等。早在《金匮要略》中已经有熏洗法的记载："狐惑之为病……蚀于下部则咽干，苦参汤洗之。"其机制是以药物加水煮沸或用散剂冲泡，先熏后洗，具有活血通络、温经散寒等作用。若单独对小腿部位进行泡洗，又叫"腿浴疗法"。

一、适应证与禁忌证

（一）适应证

适用于肢体麻木疼痛、肢体运动障碍、周围神经病变等。

（二）禁忌证

妇女月经和妊娠期、高血压患者不宜使用熏洗和坐浴；伴有急性传染病、重症心脑血管疾病者禁用；局部皮肤有破损或对药物过敏者禁用；皮肤病患者禁用；针灸完半小时内禁用。

二、操作流程

（1）物品准备：熏洗药物、浴具、热水。

（2）一般，在药中加水适量，大火煮沸后，中火煎煮 20 分钟即可。

（3）将煎好的药汤趁热倒入浴具内，先用药液热气熏蒸患处 5～10 分钟，再用毛巾浸汁热敷局部，待药液温度降到 40 ℃左右时，嘱患者将患处置于浴具内，以药液泡洗患处约 15 分钟。

（4）用无菌纱布擦干。

（5）每天 1 次，每次 20 分钟。病情较重者可酌情增加熏洗次数。

三、注意事项

（1）局部皮肤破损者不宜泡洗，空腹及饭后 1 小时不宜泡洗。

（2）避风寒。

（3）过敏体质的患者要注意观察泡洗后局部皮肤的情况。

（4）避免水温过高，以免烫伤。

（5）泡洗的水量要多，最好到小腿的中上部。泡洗时以微微出汗为宜，并且时间不宜过长，尤其对身体虚弱的患者。

(6)糖尿病患者在家进行腿浴疗法时,需严格控制水温及浸泡时间,通常采用水温 37 ℃,或由家中健康人用手试水温,温和即可,浸泡时间 20～30 分钟。若因浸泡时间过长、水温过高导致局部皮肤烫伤,出现水疱或破损,立即停止泡洗治疗,并局部消毒处理。

(7)合并有传染病的患者应使用单独的浴具,并单独严格消毒。

四、应急预案

(1)出现皮疹、瘙痒等过敏症状时应立即停止使用,严重者可配合外用抗过敏药膏,并口服抗过敏药物。

(2)对于烫伤后皮肤局部出现水疱或溃烂者,应避免抓挠,以保护创面。可做局部消毒处理,或涂烫伤软膏、红霉素软膏等。

(冯　磊)

第三节　艾　灸　疗　法

艾灸是以艾绒为主要成分制成的灸材,点燃后悬置或放置在穴位或病变部位,借助热力以及药物的作用激发经气,达到防治疾病目的的一种外治方法。艾灸法具有温经散寒、消瘀散结、防病保健的作用,适用于糖尿病性神经病变、血管病变等多种并发症。

需要注意的是,因糖尿病患者皮肤容易出现破损,且破损后不易愈合,治疗时需注意以下几个方面:自己在家艾灸仅适用于较年轻的、动手能力较强的患者,如年老、动手能力较差的患者,建议由中医师或护士进行艾灸治疗;艾灸时间不宜过长,不宜离皮肤过近;糖尿病患者宜采用温和灸,不宜隔物灸,禁止瘢痕灸。

(张琳琳)

第四节　拔　罐　疗　法

拔罐疗法是一种温热的、机械的、溶血的刺激。虽然只是在局部或经络腧穴的穴位上刺激,但会引起局部和全身反应,从而调整机体的功能,具有调节阴阳、疏通经络、开达抑遏、宣通气血、活血散瘀、消肿止痛、除湿逐寒、扶正祛邪、强壮身体等作用。

一、适应证与禁忌证

拔罐疗法并非对所有疾病均适宜,通过临床的不断归纳和总结,发现其对于某些病症疗效确实独特,而对另一些疾病则需配合其他疗法,同时,也有些疾病并不适宜用拔罐治疗。故临床医师应掌握拔罐疗法的适应证与禁忌证,以免贻误病情。

(一)适应证

拔罐疗法的适应证较广泛,可用于治疗内、外、妇、儿、五官科的多种疾病的治疗。

(二)禁忌证

患者精神失常、精神病发作期或全身剧烈抽搐、癫痫发作时,不宜施用拔罐治疗;久病体弱致全身极度消瘦、皮肤失去弹性者,因吸拔不牢固,故不宜施用拔罐疗法;患有出血性疾病或出血后不易止住者,不宜施用拔罐疗法;患有恶性肿瘤者,不论合并有何种拔罐适应证,均不宜施行拔罐治疗,以免促进肿瘤播散和转移;患有心功能不全、肾衰竭、肝硬化腹水、全身水肿者,不宜施用拔罐治疗;孕妇下腹部、腰部、乳头部不能拔罐,以免流产。

二、工具准备

(一)常用工具的种类

角制罐、陶制罐、玻璃罐、竹罐、挤气拔罐、抽气拔罐等。

(二)拔罐所需材料

燃料(酒精为最常用的燃料)、消毒用品、润滑剂(一般选用凡士林、液状石蜡、植物油等)。

(三)针具

在需要使用针罐、刺血罐及抽气罐时,还需备有毫针、三棱针、梅花针、注射器等。

(四)其他

应准备一些消毒纱布、胶布及烫伤药膏等,以备操作失误烫伤皮肤时急用。

三、常用方法

常用的拔罐方法有火罐法、水罐法、药罐法、挤气罐法、抽气罐法、针罐法、走罐法、闪罐法等。

(一)火罐法

火罐法是一种较为常用的拔罐法,即用点火燃烧的方法排出罐内空气,形成负压,使罐吸附于体表及穴位上。点火方式根据体位可有不同选择。常用的体位有四种:仰卧位、俯卧位、侧卧位、坐位。操作如下。

1.投火法

用纸片、酒精棉球或火柴点燃后投入罐内,不待燃尽,迅速将罐扣在应拔部位上。此法只适用于侧卧位或坐位时,罐体横着拔,否则纸片、棉球或火星等落下,容易造成皮肤烫伤或烧伤。

2.闪火法

用一根长约10 cm的木棒或竹棒、铁棒,一头缠绕上脱脂棉球成为小火把状,沾上酒精,或用镊子夹着酒精棉球或纸片,点燃后,在罐内旋转一下,迅速抽出棉球或纸片,同时立即将罐子扣在应拔部位上。此法一般无烧伤之弊端,适用于各种体位。

3.贴棉法

将指甲大小的脱脂棉向四周拉成薄棉片,沾上酒精,贴于罐内中段或罐底处,一手持罐,一手持火柴,点燃酒精棉后,迅速将罐扣在应拔部位上。此法适用于侧面横拔体位。需注意棉块内酒精不能过多,以免酒精燃着后滴流到罐口,烫伤或烧伤皮肤。

4.滴酒法

在罐体中段或罐底处滴1~2滴95%的酒精,再将罐体横转几周,使酒精均匀地黏附在罐内壁,但应注意不能使酒精流至罐口,用火柴点燃后,迅速将罐扣在应拔部位上。注意酒精不能滴入过多,以免烫伤皮肤。此法适用于侧卧位或坐位横拔。

5.架火法

取一个不易燃、不传热,直径2～3 cm 的小片状物,如橘皮、萝卜皮、黄瓜片、土豆片或胶木瓶盖等,置于应拔部位,其上放一个酒精棉球,点燃后将火罐扣上。此法吸力较强,适用于重力吸拔刺激。适用于卧位。

(二)水罐法

水罐法是指拔罐时配合用水的方法。根据用水的方式不同,水罐法可分为贮水罐法、水煮罐法和水蒸气罐法。贮水罐法多用抽气罐,水煮罐法和水蒸气罐法宜用竹罐。

1.贮水罐法

在抽气罐内装入 1/3 的温水后,将罐紧压在应拔部位上,然后抽气排气使罐吸拔住。

2.水煮罐法

一般选用竹罐,以沸水煮罐形成罐内负压。操作时先将竹罐放在沸水内煮2～3分钟(不应超过 5 分钟,否则太热易发生烫伤)。操作者用筷子或镊子将罐夹出,注意使罐口朝下,甩去水液并迅速用毛巾捂一下罐口,以吸干水分,立即将罐扣在应拔部位上。扣罐后,手持竹罐,按住皮肤约半分钟,使其吸牢。每次治疗不应超过 20 分钟,拔罐过紧或时间过长容易发生水疱。

3.水蒸气罐法

是用水蒸气熏蒸罐具排出罐内气体的方法。先将壶水煮沸,使蒸气从壶嘴喷出,在壶嘴处套上橡皮管,令热气从橡皮管喷出,将喷气管口插入罐口内喷气2～3秒钟,随即取出,迅速将罐扣在应拔部位上。扣罐后,手持竹罐按住皮肤约半分钟,使其吸牢。

（张琳琳）

第三章 神经科病证的辨证诊疗

第一节 痴 呆

痴呆多是由髓减脑消或痰瘀痹阻脑络,神机失用而引起在无意识障碍状态下,以呆傻愚笨、智能低下、善忘等为主要临床表现的一种脑功能减退性疾病。轻者可见神情淡漠,寡言少语,反应迟钝,善忘等;重者为终日不语,或闭门独居,或口中喃喃,言词颠倒,或举动不经,忽笑忽哭,或不欲食,数天不知饥饿等。

《左传》对本病有记载,曰:"成十八年,周子有兄而无慧,不能辨菽麦,不知分家犬""不慧,盖世所谓白痴。"晋代《针灸甲乙经》以"呆痴"命名。唐代孙思邈在《华佗神医密传》中首载"痴呆"病名。明代《景岳全书·杂证谟》有"癫狂痴呆"专篇,指出本病由多种病因渐致而成;临床表现具有"千奇百怪""变易不常"的特点;病位在心以及肝胆二经;若以大惊猝恐,一时偶伤心胆而致失神昏乱者,宜七福饮或大补元煎主之;本病"有可愈者,有不可愈者,亦在乎胃气元气之强弱"。陈士铎的《辨证录》立有"呆病门",认为"大约其始也,起于肝气之郁;其终也,由于胃气之衰",对呆病症状描述也甚详,且提出"开郁逐痰、健胃通气"为主的治法,用洗心汤、转呆丹、还神至圣汤等。《石室秘录》曰:"治呆无奇法,治痰即治呆也。"王清任在《医林改错·脑髓说》曰:"高年无记性者,脑髓渐空。"另外,古人在中风与痴呆的因果关系方面也早有认识。《灵枢·调经论》曰:"血并于上,气并于下,乱而善忘。"《临证指南医案》指出:"中风初起,神呆遗尿,老人厥中显然。"《杂病源流犀烛·中风》进而指出:"有中风后善忘。"是中医较早有关血管性痴呆的记载。

西医学诊断的老年性痴呆、脑血管性痴呆及混合性痴呆、代谢性脑病、中毒性脑病等疾病可参考本节进行辨证论治。

一、病因病机

痴呆有因老年精气亏虚,渐成呆傻,亦有因情志失调、外伤、中毒等引起者。虚者多因气血不足,肾精亏耗,导致髓减脑消,脑髓失养;实者常见痰浊蒙窍、瘀阻脑络、心肝火旺,终致神机失用而致痴呆。临床多见虚实夹杂证。

(一)脑髓空虚

脑为元神之府,神机之源,一身之主,而肾主骨生髓通于脑。老年肝肾亏损或久病血气虚弱,肾精日亏,则脑髓空虚,心无所虑,精明失聪,神无所依而使灵机记忆衰退,出现迷惑愚钝,反应迟钝,发为痴呆。此类痴呆发病较晚,进展缓慢。

(二)气血亏虚

《素问·灵兰秘典论》曰:"心者,君主之官,神明出焉。"《灵枢·天年》曰:"六十岁心气始衰,苦忧悲。"年迈久病损伤于中,或情志不遂木郁克土,或思虑过度劳伤心脾,或饮食不节损伤脾胃,皆可致脾胃运化失司,气血生化乏源。心之气血不足,不能上荣于脑,神明失养则神情涣散,呆滞善忘。

(三)痰浊蒙窍

《石室秘录》云:"痰气最盛,呆气最深。"久食肥甘厚味,肥胖痰湿内盛;或七情所伤,肝气久郁克伐脾土;或痫、狂久病积劳,均可使脾失健运,痰湿上扰清窍,脑髓失聪而致痴呆。

(四)瘀阻脑络

七情久伤,肝气郁滞,气滞则血瘀;或中风、脑部外伤后瘀血内阻,均可瘀阻脑络,脑髓失养,神机失用,发为痴呆。

(五)心肝火旺

年老精衰,髓海渐空,复因烦恼过度,情志相激,水不涵木,肝郁化火,肝火上炎;或水不济火,心肾不交,心火独亢,扰乱神明,发为痴呆。

总之,痴呆病位在脑,与肾、心、肝、脾四脏功能失调相关,尤以肾虚关系密切。其基本病机为髓减脑消,痰瘀痹阻,火扰神明,神机失用。其证候特征以肾精、气血亏虚为本,以痰瘀痹阻脑络邪实为标。其病性不外乎虚、痰、瘀、火。

虚,指肾精、气血亏虚,髓减脑消;痰,指痰浊中阻,蒙蔽清窍;瘀,指瘀血阻痹,脑脉不通;火,指心肝火旺,扰乱神明。痰、瘀、火之间相互影响,相互转化,如痰浊、血瘀相兼而致痰瘀互结;肝郁、痰浊、血瘀均可化热,而形成肝火、痰热、瘀热,上扰清窍;若进一步发展耗伤肝肾之阴,水不涵木,阴不制阳,则肝阳上亢,化火生风,风阳上扰清窍,使痴呆加重。虚实之间也常相互转化,如实证的痰浊、瘀血日久,损伤心脾,则气血不足,或伤及肝肾,则阴精不足,均使脑髓失养,实证由此转化为虚证;虚证病久,气血亏乏,脏腑功能受累,气血运行失畅,或积湿为痰,或留滞为瘀,又可因虚致实,虚实兼夹而成难治之候。

二、诊断

(1)痴呆是一种脑功能减退性疾病,临床以呆傻愚笨、智能低下、善忘等为主要表现。本病记忆力障碍是首发症状,先表现为近记忆力减退,进而表现为远记忆力减退。

(2)起病隐匿,发展缓慢,渐进加重,病程一般较长。患者可有中风、头晕、外伤等病史。

三、相关检查

神经心理学检查,颅脑 CT、MRI、脑电图、生化等检查,有助于明确病性。

四、鉴别诊断

(一)郁病

郁病是以情志抑郁不畅,胸闷太息,悲伤欲哭或胸胁、胸背、脘胁胀痛,痛无定处,或咽中如有异物不适为特征的疾病;主要因情志不舒、气机郁滞所致,多见于中青年女性,也可见于老年人,

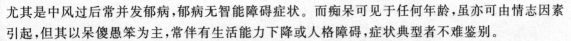

尤其是中风过后常并发郁病,郁病无智能障碍症状。而痴呆可见于任何年龄,虽亦可由情志因素引起,但其以呆傻愚笨为主,常伴有生活能力下降或人格障碍,症状典型者不难鉴别。

部分郁病患者常因不愿与外界沟通而被误认为痴呆,取得患者信赖并与之沟通后,两者亦能鉴别。

(二)癫证

癫证是以沉默寡言、情感淡漠、语无伦次、静而多喜为特征的精神失常疾病,俗称"文痴",可因气、血、痰邪或三者互结为患,以成年人多见。痴呆则属智能活动障碍,是以神情呆滞、愚笨迟钝为主要表现的脑功能障碍性疾病。另一方面,痴呆的部分症状可自制,治疗后有不同程度的恢复;重证痴呆患者与癫证在临床证候上有许多相似之处,临床难以区分,CT、MRI检查有助于鉴别。

(三)健忘

健忘是指记忆力差,遇事善忘的一种病证,其神识如常,晓其事却易忘,但告知可晓,多见于中老年患者;由于外伤、药物所致健忘,一般经治疗后可以恢复。而痴呆老少皆可发病,以神情呆滞或神志恍惚,不知前事或间事不知、告知不晓为主要表现,虽有善忘但仅为兼症,其与健忘之"善忘前事"有根本区别。

健忘可以是痴呆的早期临床表现,这时可不予鉴别,健忘病久也可转为痴呆,CT、MRI检查有助于两者的鉴别。

五、辨证论治

(一)辨证要点

本病乃本虚标实之证,临床上以虚实夹杂者多见。本虚者不外乎精髓、气血;标实者不外乎痰浊、瘀血、火邪。无论为虚为实,都能导致脏腑功能失调以及髓减脑消。因而辨证当以虚实或脏腑失调为纲领,分清虚实,辨明主次。

1.辨虚实

本病病因虽各有不同,但终不出虚实两大类。虚者,以神气不足、面色失荣、形体枯瘦、言行迟弱为特征,并结合舌脉、兼次症,分辨气血、肾精亏虚;实者,智能减退、反应迟钝,兼见痰浊、瘀血、风火等表现。由于病程较长,证情顽固,还需注意虚实夹杂的病机属性。

2.辨脏腑

本病病位主要在脑,但与心、肝、脾、肾相关。若年老体衰、头晕目眩、记忆认知能力减退、神情呆滞、齿枯发焦、腰膝酸软、步履艰难,为病在脑与肾;若兼见双目无神,筋惕肉瞤,毛甲无华,为病在脑与肝肾;若兼见食少纳呆,气短懒言,口涎外溢,四肢不温,五更泻泄,为病在脑与脾肾;若兼见失眠多梦,五心烦热,为病在脑与心肾。

(二)治疗原则

虚者补之,实者泻之。补虚益损,解郁散结是其治疗大法。脾肾不足,髓海空虚之证,宜培补先天、后天,以冀脑髓得充,化源得滋;对于气郁血瘀痰滞者,气郁应开,血瘀应散,痰滞应清,以冀气充血活,窍开神醒。

(三)分证论治

1.髓海不足

主症:耳鸣耳聋,记忆模糊,失认失算,精神呆滞。

兼次症:发枯齿脱,腰脊酸痛,骨痿无力,步履艰难,举动不灵,反应迟钝,静默寡言。

舌脉:舌瘦色淡或色红,少苔或无苔,多裂纹;脉沉细弱。

分析:肾主骨生髓,年高体衰,肾精渐亏,脑髓失充,灵机失运,故见精神呆滞,举动不灵,反应迟钝,记忆模糊,失认失算等痴呆诸症。肾开窍于耳,其华在发,肾精不足,故耳鸣耳聋,发枯易脱。腰为肾府,肾主骨,精亏髓少,骨骼失养,故见腰脊酸痛,骨痿无力、步履艰难;齿为骨之余,故齿牙动摇,甚则早脱。舌瘦色淡或色红,苔少或无苔,多裂纹,脉沉细弱为精亏之象。

治法:补肾益髓,填精养神。

方药:七福饮加减。方中重用熟地黄滋阴补肾,营养先天之本;合当归养血补肝;人参、白术、炙甘草益气健脾,强壮后天之本;远志、杏仁宣窍化痰。本方填补脑髓之力尚嫌不足,应选加鹿角胶、龟甲胶、阿胶、紫河车、猪骨髓等血肉有情之品,还可以本方加减制蜜丸或膏剂以图缓治,或可用参茸地黄丸或河车大造丸补肾益精。

随症加减:若肝肾阴虚,年老智能减退,腰膝酸软,头晕耳鸣者,可去人参、白术、紫河车、鹿角胶,加怀牛膝、生地黄、枸杞子、女贞子、制首乌;若兼言行不一,心烦溲赤,舌质红,少苔,脉细而弦数,是肾精不足,水不制火而心火妄亢,可用六味地黄丸加丹参、莲子心、石菖蒲等清心宣窍;也有舌质红而苔黄腻者,是内蕴痰热,干扰心窍,可加用清心滚痰丸去痰热郁结,俟痰热化净,再投滋补之品;若肾阳亏虚,症见面白无华,形寒肢冷,口中流涎,舌淡者,加热附片、巴戟天、益智仁、淫羊藿、肉苁蓉等。

2.气血亏虚

主症:呆滞善忘,倦怠嗜卧,神思恍惚,失认失算。

兼次症:少气懒言,口齿含糊,词不达意,心悸失眠,多梦易惊,神疲乏力,面唇无华,爪甲苍白,纳呆食少,大便溏薄。

舌脉:舌质淡胖边有齿痕;脉细弱。

分析:心主神明,心之气血亏虚,神明失养,故见呆滞善忘,神思恍惚,失认失算等痴呆症状。心血不足,心神失养,故心悸失眠、多梦易惊;血虚不荣肌肤爪甲,故面唇无华、爪甲苍白。气虚则少气懒言,神疲乏力,倦怠嗜卧;脾气不足,胃气亦弱,故纳呆食少;脾气亏虚,水湿不化,故大便溏薄。气血亏虚,脉道失充,故脉细弱。

治法:益气养血,安神宁志。

方药:归脾汤加减。方中以人参、黄芪、白术、甘草补脾益气;当归养肝血而生心血;茯神、酸枣仁、龙眼肉养心安神;远志交通心肾而定志宁心;木香理气醒脾,以防益气补血之药滋腻滞气。

随症加减:纳呆食少,加谷芽、麦芽、鸡内金、山楂等消食;纳呆伴头重如裹,时吐痰涎,头晕时作,舌苔腻,加陈皮、半夏、生薏苡仁、白豆蔻健脾化湿和胃;纳呆伴舌红少苔,加天花粉、玉竹、麦冬、生麦芽养阴生津;失眠多梦,加夜交藤、合欢皮;若舌质偏暗,舌下有青筋者,加入川芎、丹参等以养血活血;若伴情绪不宁,易忧善愁者,可加郁金、合欢皮、绿萼梅、佛手等理气解郁之品。

3.痰浊蒙窍

主症:终日无语,表情呆钝,智力衰退,口多涎沫。

兼次症:头重如裹,纳呆呕恶,脘腹胀痛,痞满不适,哭笑无常,喃喃自语,呆若木鸡。

舌脉:舌质淡胖有齿痕,苔白腻;脉滑。

分析:痰浊壅盛,上蒙清窍,脑髓失聪,神机失运,而致表情呆钝、智力衰退、呆若木鸡等症。痰浊中阻,中焦气机不畅,脾胃受纳运化失司,故脘腹胀痛、痞满不适、纳呆呕恶。痰阻气机,清阳失展,故头重如裹。口多涎沫,舌质淡胖有齿痕,苔腻,脉滑均为痰涎壅盛之象。

治法:健脾化浊,豁痰开窍。

方药:洗心汤加减。方中党参、甘草培补中气;半夏、陈皮健脾化痰;附子助阳化痰;茯神、酸枣仁宁心安神,神曲和胃。

随症加减:若纳呆呕恶,脘腹胀痛,痞满不适以脾虚明显者,重用党参、茯苓,可配伍黄芪、白术、山药、麦芽、砂仁等健脾益气之品;若头重如裹,哭笑无常,喃喃自语,口多涎沫以痰湿重者,重用陈皮、半夏,可配伍制南星、莱菔子、佩兰、白豆蔻、全瓜蒌、贝母等理气豁痰之品;痰浊化热,上扰清窍,舌质红,苔黄腻,脉滑数者,将制南星改用胆南星,并加瓜蒌、栀子、黄芩、天竺黄、竹沥;若伴有肝郁化火,灼伤肝血心阴,症见心烦躁动,言语颠倒,歌笑不休,甚至反喜污秽,或喜食炭灰,宜用转呆丹加味,本方在洗心汤基础上,加用当归、白芍柔肝养血,丹参、麦冬、天花粉滋养心胃阴液,用柴胡合白芍疏肝解郁,用柏子仁合茯苓、酸枣仁加强养心安神之力;属风痰瘀阻,症见眩晕或头痛,失眠或嗜睡,或肢体麻木阵作,肢体无力或肢体僵直,脉弦滑,可用半夏白术天麻汤;脾肾阳虚者,用金匮肾气丸,加干姜、黄芪、白豆蔻等。

4.瘀血内阻

主症:言语不利,善忘,易惊恐,或思维异常,行为古怪。

兼次症:表情迟钝,肌肤甲错,面色黧黑,甚者唇甲紫暗,双目暗晦,口干不欲饮。

舌脉:舌质暗,或有瘀点、瘀斑;脉细涩。

分析:瘀阻脑络,脑髓失养,神机失用,故见表情迟钝,言语不利,善忘,思维异常,行为古怪等痴呆症状。瘀血内阻,气血运行不利,肌肤失养,故肌肤甲错,面色黧黑,甚者唇甲紫暗。口干不欲饮,舌质暗或有瘀点、瘀斑,脉细涩均为瘀血之象。

治法:活血化瘀,通络开窍。

方药:通窍活血汤加减。方中麝香芳香开窍,活血散结通络;桃仁、红花、赤芍、川芎活血化瘀;葱白、生姜合石菖蒲、郁金以通阳宣窍。

随症加减:如瘀血日久,血虚明显者,重用熟地黄、当归,再配伍鸡血藤、阿胶、鳖甲、制首乌、紫河车等以滋阴养血;气血不足,加党参、黄芪、熟地黄、当归益气补血;气虚血瘀为主者,宜补阳还五汤加减;若见肝郁气滞,加柴胡、枳实、香附疏肝理气以行血;久病血瘀化热,致肝胃火逆,症见头痛、呕恶等,应加钩藤、菊花、夏枯草、栀子、竹茹等清肝和胃之品;若痰瘀交阻伴头身困重,口流涎沫,纳呆呕恶,舌紫暗有瘀斑,苔腻,脉滑,可酌加胆南星、半夏、莱菔子、瓜蒌以豁痰开窍;病久入络者,宜加蜈蚣、僵蚕、全蝎、水蛭、地龙等虫类药以疏通经络,同时加用天麻、葛根;兼见肾虚者,可加益智仁、补骨脂、山药。

5.心肝火旺

主症:急躁易怒,善忘,判断错误,言行颠倒。

兼次症:眩晕头痛,面红目赤,心烦不寐,多疑善虑,心悸不安,咽干口燥,口臭口疮,尿赤便干。

舌脉:舌质红,苔黄;脉弦数。

分析:脑髓空虚,复因心肝火旺,上扰神明,故见善忘,判断错误,言行颠倒,多疑善虑等痴呆之象。心肝火旺,上犯巅顶,故头晕头痛;气血随火上冲,则面红目赤。肝主疏泄,肝性失柔,情志失疏,故急躁易怒。心肾不交则心烦不寐、心悸不安。口臭口疮、口干舌燥、尿赤便干为火甚伤津之象,舌质红、苔黄,脉弦数均为心肝火旺之候。

治法:清热泻火,安神定志。

方药:黄连解毒汤加减。方中黄连可泻心火;黄芩、栀子清肝火;黄柏清下焦之火。加用生地黄清热滋阴,石菖蒲、远志、合欢皮养心安神,柴胡疏肝。本方大苦大寒,中病即止,不可久服,脾肾虚寒者慎用。

随症加减:若心火偏旺者用牛黄清心丸;大便干结者加大黄、火麻仁。

六、预后转归

痴呆的病程一般较长。虚证患者,若长期服药,积极接受治疗,部分精神症状可有明显改善,但不易根治;实证患者,及时有效地治疗,待实邪去,方可获愈。虚中夹实者,病情往往缠绵,更需临证调理,方可奏效。

(刘文西)

第二节 神 昏

神昏是以神志丧失且不易逆转为特征的一种病证,又称昏迷、昏不知人,昏谵、昏愦等。

神昏有程度不同,现代医学分为轻、中、重三度。中医学虽未明确分度标准,但从所用术语含义来看,大致有轻重之别。轻者称神识蒙眬,时清时昧,重者昏谵、神昏、昏不识人,不知与人言等,最重者常称昏愦,或其状如尸厥等。

神昏只是一个症,不作为病证名称理解,是很多疾病发展到危重阶段时所出现的一个共同病理反映。

现代医学中的昏迷,是由于大脑皮质和皮下网状结构发生高度抑制,脑功能严重障碍的一种病理状态。由急性传染性疾病、感染性疾病、内分泌及代谢障碍性疾病、水电解质平衡紊乱、中毒、物理性损害等引起的昏迷,可参照中医神昏辨证论治。

一、病因病机

(一)阳明腑实

感受寒邪,或温热、湿热之邪,入里化热,热与糟粕相合,结于胃肠,浊气上熏于心,扰于神明而神昏谵语。《伤寒论》中的神昏谵语,皆因阳明腑实所致。正如陆九芝所说:"胃热之甚,神为之昏,从来神昏之病;皆属胃家。"温病中因阳明腑实而致昏迷的记载亦颇多。如《温病条辨·中焦篇》第六条:"阳明温病,面目俱赤,肢厥,甚则通体皆厥,不瘛疭,但神昏,不大便七八日以外,小便赤,脉沉伏,或并脉亦厥,胸腹坚满,甚则拒按,喜凉饮者,大承气汤主之。"《温热病篇》第六条:"湿热证,发痉,神昏笑妄,脉洪数有力,开泄不效者,湿热蕴结胸膈,宜仿凉膈散,若大便数天不通者,热邪闭结胃肠,宜仿承气急下之例。"阳明腑实是热性病发生昏迷的重要因素,因而通下法在救治昏迷患者中占有重要位置。

(二)热闭心包

热闭心包而产生昏迷的理论,是温病学首创,是温病学的一大贡献。除伤寒阳明腑实所造成的神昏之外,又提出了热闭心包的理论,为救治神昏开辟了新的途径。热闭心包有两个传变途径,一是逆传,由卫分证不经气分,而直陷心营,阻闭心包,使神明失守而昏迷。这种逆传,往往是由于所感受有温热之邪毒力太盛,或素体阴虚,外邪易于内陷,或误治引起内陷,这就是叶天士所说的"逆传心包"。另一个传变途径是顺传,由卫分经气分,再传入心营而出现神昏,这种昏迷虽较逆传者出现较晚,但是由于邪热不解,对阴液的耗伤较重。

(三)湿热酿痰蒙蔽心包

感受湿热之邪,湿热交蒸酿痰,痰浊蒙蔽心包,心明失守而神昏。这是叶天士所说的"湿与温合,蒸郁而蒙蔽于上,清窍为之壅塞,浊邪害清也"。

湿为阴邪,热为阳邪,湿遏则热伏,热蒸则湿横,湿热郁蒸,最易闭窍动风,所以薛生白在《湿热病篇》中说"是证最易耳聋干呕,发痉发厥",《湿热病篇》全篇中有许多条都记载了昏厥的症状。《温病条辨·上焦篇》第四十四条亦有"湿温邪入心包,神昏肢厥"的记载。至于吸收秽浊之气而昏迷者,亦有称为发痧者,其实质也是湿热秽浊之邪,如《温病条辨·中焦篇》第五十六条"吸受秽湿,三焦分布,热蒸头胀,身痛呕逆,小便不通,神识昏迷,舌白不渴……"。《湿温病篇·十四条》"温热证,初起即胸闷不知人,瞀乱大叫痛,湿热阻闭中上二焦……"。皆是由湿热秽浊之气而致昏迷者。

(四)瘀热交阻

由于湿热之邪入营血,煎熬阴液,则血行凝涩而成瘀血。热瘀交阻于心窍而神昏,或素有瘀血在胸膈,加之热邪内陷,交阻于心窍,亦可发生神昏,正如叶天士所说"再有热传营血,其人素有瘀伤宿血在胸膈中,挟热而搏,其舌必紫而暗,扪之湿,当加入散血之品,如琥珀、丹参、桃仁、牡丹皮等。不尔,瘀血与热为伍,阻遏正气,遂变如狂发狂之证"。何秀山亦说:"热陷包络神昏,非痰迷心窍,即瘀阻心窍。"(《重订通俗伤寒论》犀地清络饮,何秀山按)

"热入血室"及"下焦蓄血"所产生的昏迷谵狂,其机制与瘀血交阻相似,只是交阻的部位不同而已。热入血室在胞宫,下焦蓄血者在膀胱(部位尚有争议)。热入血室者,乃妇人于外感热病过程中,经水适来适断,热邪乘虚陷入血室,与血搏结,瘀热冲心,扰于神明,遂发昏狂,正如薛生白于《湿热病篇》第三十二条所说:"湿热证,经水适来,壮热口渴,谵语神昏,胸腹痛,或舌无苔,脉滑数,邪陷营分,宜大剂犀角(水牛角代)、紫草、茜草、贯众、连翘、鲜菖蒲、银花露等味。"

伤寒下焦蓄血者,是因为太阳表证不解,热邪随经入腑,与血搏结而下行,瘀热冲心,扰乱神明,其人发狂。如《伤寒论》所说:"太阳病六七日,表证仍在,反不结胸,其人发狂者,以热在下焦,少腹当鞕满,小便自利者,下血乃愈,抵当汤主之。"

瘀热交阻的部位,虽然有在心、在胸膈、在下焦、在胞宫之异,但因心主血脉,血分之瘀热,皆可扰于心神而发昏谵或如狂发狂,其病机有共同之处。

(五)气钝血滞

外邪人里化热,病久不解,必伤于阴,络脉凝瘀,阴阳两困,气钝血滞,灵机不运,神识昏迷、呆顿。这种昏迷,薛生白在《湿热病篇》第三十四条中阐述得很清楚。他说:"湿热证,七八日,口不渴,声不出,与饮食也不欲,默默不语,神识昏迷,进辛开凉泄、芳香逐秽,俱不效,此邪入厥阴,主客浑受,宜仿吴又可三甲散,醉地鳖虫、醋炒鳖甲、土炒甲片、生僵蚕、柴胡、桃仁泥等味。"薛生白在本条自注中,对气钝血滞的昏迷又做了进一步的解释,他说:"暑热先伤阳分,然病久不解,必及于阴,阴阳两困,气钝血滞而暑湿不得外泄,遂深入厥阴,络脉凝瘀,使一阳不能萌动,生气有降无升,心气阻遏,灵气不通,所以神不清而昏迷默默也。破滞破瘀,斯络脉通而邪得解矣。"这种昏迷,在热病后期的后遗症多见,表现昏迷或呆痴、失语等。

(六)心火暴盛

素体肝肾阴虚,加之五志过极,或嗜酒过度,或劳逸失宜,致肝阳暴涨,阳升风动,心火偏亢,神明被扰,瞀乱而致昏迷。这一病机是由刘河间所倡导,他在《素问玄机原病式·火类》中说:"由于将息失宜,而心火暴甚,肾水虚衰,不能制之,则阴虚阳实,而热气拂郁,心神昏冒,筋骨不用,而猝倒无知也,多因喜怒思悲恐之五志有所过极而卒中者,由五志过极,皆为热甚故也。"

(七)正虚邪实

正气不足,邪气乘之,神无所倚而致昏迷,《灵枢·九宫八风》篇中说:"其有三虚而偏中于邪风,则为击仆偏枯矣。"击仆即卒然昏仆,如物击之速。《金匮要略·中风历节》篇载:"络脉空虚,贼邪不泻……入于腑,即不识人,邪入于脏,舌即难言,口吐涎。"不识人,即昏迷之谓。《东垣十书·中风辨》曰:"有中风者,卒然昏愦,不省人事,痰涎壅盛,语言謇涩等证,此非外来风邪,乃本气自病也。"东垣之论,以气虚为主。

(八)痰蔽清窍

脾失健运,聚湿生痰,痰郁化热,蒙蔽清窍,猝然昏仆。

对中风昏仆,朱丹溪以痰立论,他在《丹溪心法·中风篇》说:"中风大率主血虚有痰,治痰为先,次养血行血。"

(九)肝阳暴涨,上扰清窍

暴怒伤肝,肝阳暴涨,气血并走于上,或夹痰火,上扰清窍,心神昏冒而猝倒不知。《素问·生气通天论》曰:"阳气者,大怒则形气绝,而血菀于上,使人薄厥。"《素问·调经论》曰:"血之与气,并走于上,则为大厥,厥则暴死,气复返则生,不返则死。"张山雷根据上述经文加以阐发,著《中风斠诠》,强调镇肝潜阳,摄纳肝肾,故以"镇摄潜阳为先务,缓则培其本"。

二、诊断要点

(一)临床表现

临床神识不清,不省人事,且持续不能苏醒为特征。病者的随意运动丧失,对周围事物如声音、光等的刺激全无反应。

(二)鉴别诊断

1.与癫痫鉴别

癫痫,卒然仆倒,昏不知人,伴牙关紧闭、四肢抽搐、僵直,发作片刻又自行停止,复如常人,并有反复发作,每次发作症状相似的特点。而昏迷,可伴抽搐,亦可无抽搐僵直,一旦昏迷后,非经治疗则不易逆转,且无反复发作史。

2.与厥证鉴别

厥证,发作呈突然昏仆,常伴四肢厥冷,少有抽搐,短时间即可复苏,醒后无偏瘫、失语、口眼㖞斜等后遗症。且每次发作都有明显诱因,如食厥之因于食,酒厥之因于酒,暑厥之因于暑,气厥之因于气等。昏迷除外伤外,都是在原发病恶化的基础上发生的,神志复苏以后,原发病仍然存在。

3.与脏躁鉴别

脏躁往往在精神刺激下突然发病,多发于青壮年妇女,可表现为抽搐、失语、瘫痪、暴喘等多种状态,发作时神志不丧失,可反复发作,发作后常有情感反应,如哭笑不能抑制,或忧郁寡欢等,每次发作大致相似,与昏迷可资鉴别。

三、辨证论治

（一）闭证

1.热陷心包

主症：昏愦不语,灼热肢厥,或伴抽搐、斑疹、出血、便干溲赤、面赤目赤,可因邪气大盛、正气不支而身热骤降、四肢厥冷、大汗淋漓、面色苍白。舌干绛而蹇,脉细数而疾,或细数微弱。

治法：清心开窍,泄热护阴。

方药：清营汤加减。

水牛角（先煎）30～50 g,生地黄、玄参、麦冬、丹参、连翘各 15 g,竹叶心 6 g,黄连 10 g,甘草6 g。

随症加减：抽搐者加羚羊角（现用山羊角,先煎）5 g,钩藤 20 g,地龙 15 g。

2.阳明热盛

主症：身热大汗,烦渴引饮,躁扰不安,渐至谵语神昏,四肢厥冷,面赤目赤。若成阳明腑实证,则大便秘结,腹部坚满。舌红苔黄,脉洪大。甚则舌苔黄燥或干黑起芒刺,脉沉实或沉小而躁疾。

治法：清肠泄热。

方药：大承气汤。

大黄 15 g,芒硝、枳实各 12 g,厚朴 10 g。

随症加减：口渴引饮者,加石膏 30 g、知母 15 g。

3.湿热酿痰,蒙蔽心窍

主症：神志蒙眬或时清时昧,重者亦可昏愦不语,少有狂躁,身热不扬,午后热甚,胸脘满闷。舌红苔黄腻,脉濡滑或滑数。

治法：宣畅气机,化浊开窍。

方药：菖蒲郁金汤加减。

石菖蒲、郁金各 15 g,栀子、连翘、牛蒡子、牡丹皮、菊花各 12 g,竹沥适量（冲服）,姜汁适量（冲服）,玉枢丹（研冲）1 粒。

4.瘀热交阻

主症：昏谵或狂,胸膈窒塞疼痛拒按,身热夜甚,唇甲青紫。下焦蓄血者,少腹硬满急结,大便干,其人如狂。热入血室者,经水适来适断,谵语如狂,寒热如疟。舌绛紫而润,或舌蹇短缩,脉沉伏细数。

治法：清热化瘀,通络开窍。

方药：犀地清络饮。

犀角（水牛角代,冲）汁 20 mL,粉牡丹皮 6 g,青连翘（带心）4.5 g,淡竹沥（和匀）60 mL,鲜生地黄 24 g,生赤芍4.5 g,桃仁（去皮）9 粒,生姜汁（同冲）2 滴,鲜茅根 30 g,灯心草 1.5 g,鲜石菖蒲汁（冲服）10 mL。

5.气钝血滞

主症：大病之后,神情呆痴,昏迷默默,口不渴,声不出,与饮食亦不欲,语言謇涩,肢体酸痛拘急,胁下锥刺,肌肉消灼。舌暗,脉沉涩。

治法：破滞化瘀,通经活络。

方药:通经逐瘀汤。

刺猬皮9 g,薄荷9 g,地龙9 g,皂角刺6 g,赤芍6 g,桃仁6 g,连翘9 g,金银花9 g。

随症加减:血热,加栀子、生地黄;风寒,加麻黄、桂枝;虚热,加银柴胡、地骨皮;喘咳,加杏仁、紫苏梗。

6.五志过极,心火暴盛

主症:素有头晕目眩,卒然神识昏迷,不省人事,肢体僵直抽搐,牙关紧闭,两手握固,气粗口臭,喉中痰鸣,大便秘结。舌红苔黄腻,脉弦滑而数。

治法:凉肝息风,清心开窍。

方药:镇肝息风汤。

怀牛膝30 g,生赭石30 g,川楝子6 g,生龙骨15 g,生牡蛎15 g,生龟甲15 g,生杭芍、玄参、天冬各15 g,生麦芽、茵陈各6 g,甘草4.5 g。

7.痰浊阻闭

主症:神识昏蒙,痰声辘辘,胸腹痞塞,四肢欠温,面白唇暗。舌淡苔白腻,脉沉缓滑。

治法:辛温开窍,豁痰息风。

方药:涤痰汤送服苏合香丸。

半夏、胆星、橘红、枳实、茯苓、人参、石菖蒲、竹茹、甘草、生姜、大枣。

(二)脱证

1.亡阴

主症:神昏舌强,身热汗出,头汗如洗,四肢厥冷,喘促难续,心中憺憺,面红如妆,唇红而艳。舌绛干萎短,脉虚数或细促。

治法:救阴敛阳。

方药:生脉散加味。

人参(另炖)12 g,麦冬20 g,五味子、山茱萸各15 g,黄精、龙骨、牡蛎各30 g。

2.阳脱

主症:神志昏迷,目合口开,鼻鼾息微,手撒肢厥,大汗淋漓,面色苍白,二便自遗,唇舌淡润,甚则口唇青紫,脉微欲绝。

治法:回阳救逆。

方药:参附汤加减。

人参15 g,制附子12 g。

四、预后与预防

(一)预后

(1)昏迷患者,可以红灵丹、通关散等搐鼻取嚏,有嚏者生,无嚏者死,为肺气已绝。

(2)正衰昏迷,寸口脉已无,趺阳脉尚存者,为胃气未败,尚可生;若趺阳脉已无,为胃气已绝,胃气绝者死。

(3)厥而身温汗出,入腑者吉;身冷唇青,入脏者凶,指甲青紫者死。或醒或未醒,或初病或久病;忽吐出紫红色者死。

(4)口干、手撒、目合、鼻鼾、遗尿,为五脏绝,若已见一二症,唯大剂参、附,兼灸气海、丹田,尚有活者。

(5)若高热患者,突然出现体温骤降,冷汗淋漓,四肢厥冷,脉微欲绝者,为邪气太盛,正气不支而亡阳,先给予参、附回阳。待阳复后可复热,当转而清热解毒。不可固守原方,继续扶阳。

(二)预防调护

(1)本病预防主要是及时治疗各种可引起神昏的病证,防止其恶化。

(2)神昏不能进食者,可用鼻饲,给予足够的营养,并输液吸氧等。

(3)神昏患者应定期翻身按摩,及时做五官及二便的清洁护理等。

（刘文西）

第三节　眩　晕

　　眩晕是以头晕、眼花为主症的一类病证。眩即眼花或眼前黑矇;晕即头晕,感觉到自身或外界景物旋转,两者常同时并见,故统称为"眩晕"。其轻者闭目可止,重者如坐舟船,旋转不定,不能站立,或伴有恶心、呕吐、汗出、面色苍白等症状,严重者可突然仆倒。眩晕为临床常见的病证之一,多见于中老年人,亦可发于青年人。本病可反复发作,妨碍正常工作及生活,严重者可发展为中风或厥证、脱证,甚至危及生命。

　　引起眩晕的病因通常可分为外感、内伤两大方面。本节主要讨论风邪上扰、少阳邪郁、肝阳上亢、痰浊上蒙、气血亏虚、肝肾阴虚、瘀血内阻等所致眩晕。治疗以疏散外风、和解少阳、平肝息风、燥湿化痰、补益气血、滋养肝肾、化瘀通络为法。中医药在预防和治疗眩晕方面有着悠久的历史,积累了丰富经验,有其独特的优势,中医通过辨证论治根据不同证型设立不同治法方药,并且结合针灸、推拿、药物熏洗、气功和康复训练等方法进行系统全面的治疗。临床上用中医药防治眩晕,对控制眩晕的发生、发展有较好的疗效。

　　眩晕为临床常见的症状,临床上将眩晕分为前庭系统性眩晕(亦称真性眩晕、系统性眩晕)及非前庭系统性眩晕(亦称头晕、非系统性眩晕)。前者由前庭神经系统病变(包括末梢器、前庭神经及其中枢)所引起,为真性眩晕,表现为运动幻觉的眩晕,例如感觉旋转、摇晃、移动感。后者通常也可由心血管疾病,全身中毒性、代谢性疾病,眼病,贫血等疾病所引起,为假性眩晕,表现为头重脚轻、眼花等,但并无外境或自身旋转的运动感觉,即头昏。真性眩晕与假性眩晕可有相同的致病原因。本节就真性眩晕与假性眩晕进行综合论述。上述疾病临床表现以眩晕为主要症状者,均可参照本节进行辨证论治。

一、诊断标准

(一)中医诊断标准

(1)头晕目眩,视物旋转,轻则闭目即止,重者如坐舟船,甚则仆倒。

(2)可伴恶心呕吐、眼球震颤、耳鸣耳聋、汗出、面色苍白等。

(3)慢性起病,逐渐加重,或急性起病,或反复发作。

(4)测血压,查血红蛋白、红细胞计数和心电图、电测听、脑干诱发电位、眼球震颤图及颈椎X线摄片、经颅多普勒等有助明确诊断。有条件做 CT、MRI 等进一步检查。

(5)应注意除外肿瘤、严重血液病等。

(二)西医诊断标准

眩晕在现代医学中只是临床常见的一种症状,引起眩晕的疾病有很多,现将临床上经常可以见到的引起眩晕的梅尼埃病、椎-基底动脉供血不足、前庭神经元炎、脑动脉硬化、贫血、低血压、高血压病、脑外伤后综合征、颈源性眩晕、神经衰弱和良性阵发性位置性眩晕的诊断要点介绍如下。

1.梅尼埃病

(1)反复发作的旋转性眩晕,持续 20 分钟至数小时,至少发作 2 次以上。常伴恶心、呕吐、平衡障碍。无意识丧失。可伴水平或水平旋转型眼震。

(2)至少 1 次纯音测听为感音神经性听力损失。早期低频听力下降,听力波动,随病情进展听力损失逐渐加重。可出现重振现象。

(3)耳鸣。间歇性或持续性,眩晕发作前后多有变化。

(4)可有耳胀满感。

(5)排除其他疾病引起的眩晕,如位置性眩晕、前庭神经元炎、药物中毒性眩晕、突发性耳聋伴眩晕、椎-基底动脉供血不足和颅内占位性病变等引起的眩晕。

(6)甘油试验、重振试验可呈阳性,有条件建议做 ENG、EcochG 及 ABR 等检测。

2.前庭神经元炎

(1)多见于中青年。

(2)为突然发作的眩晕,病前常有上呼吸道感染史或腹泻史。

(3)发病突然,眩晕严重,伴有恶心、呕吐、出冷汗、脸色苍白,患者不敢睁眼,卧床仍有眩晕感,但无耳鸣和听力减退。

(4)检查可发现眼球震颤,多为水平性,听力检查正常,前庭功能则减退或消失,可为一侧性或双侧性。

(5)眩晕在 3~4 周逐渐消失,很少复发。

3.椎-基底动脉供血不足

(1)年龄多在 45 岁以上。

(2)多有脑动脉硬化或颈椎病等病史。

(3)眩晕多为突发性的,可持续一定时间,卧位时减轻,站立时加重,可反复发作,可自发,也可因转换体位、头颈部屈伸和转动而诱发。

(4)眩晕发作时可伴有视力障碍、共济失调、头痛、意识障碍等症状,常有恶心呕吐、面色苍白、冷汗等自主神经症状。

(5)伸颈试验阳性,颈椎 X 线片、经颅多普勒等检查有助于诊断。

4.颈源性眩晕

(1)三联疾病的存在,即动脉粥样硬化、颈椎病、血压偏低。

(2)眩晕的严重程度与疾病存在着明显的因果关系。

(3)颈椎 X 线摄片、CT 等检查发现颈椎增生性改变;椎动脉造影发现椎动脉和基底动脉有狭窄、闭塞、扭曲、变形、移位和先天性异常等。

5.脑外伤后综合征

(1)有脑部外伤、重力打击脑部史。

(2)眩晕可为旋转性或其他性质,常描述其本身或周围环境有运动,同时感觉很不稳,常与体位改变有关,转头或向上看等动作常可使之加重,眩晕轻重程度不一。

(3)可伴有头痛、健忘、失眠、耳鸣、心悸、恶心欲吐、饮食欠佳、记忆力减退、精神不振等症状。

(4)神经系统检查一般无明显异常。

(5)脑电图等检查有助于诊断。如脑电图可出现α波频率变慢、波幅增高,且不稳定,以及出现病理性慢波等。

(三)眩晕轻重分级标准

1.轻度

自觉头晕目眩,无自身或景物之旋转感或晃动感;或单纯头部昏沉而不影响活动。

2.中度

自觉头晕并有自身旋转或晃动感,但不影响生活;或单纯头昏而影响活动,但能坚持工作。

3.重度

自觉头昏并有自身和景物旋转感,头身不敢转动;或单纯头昏,心烦意乱,难以胜任工作。

二、鉴别诊断

本病应与中风、厥病、痫病和头痛相鉴别。

(一)中风

中风是以猝然昏仆,不省人事,伴有口眼㖞斜,语言謇涩,半身不遂为主症的一种疾病;或不经昏仆仅以㖞僻不遂为特征。中风昏仆与眩晕之甚者相似,但眩晕之昏仆无昏迷㖞僻不遂等症,与中风迥然不同。但中年以上患者,肝阳上亢之眩晕,极易化为肝风而演变为中风。

(二)厥病

厥病以突然昏倒,不省人事或伴有四肢逆冷为主,患者一般在短时间内逐渐苏醒,醒后无偏瘫、失语、口眼㖞斜等后遗症,但亦有一厥不复而死亡者。眩晕发作严重者,有眩晕欲仆或晕旋仆倒等现象,与厥病十分相似,但无昏仆、不省人事的表现,病者始终神志清醒,与厥病有异。

(三)痫病

痫病以突然仆倒,昏不知人,口吐涎沫,两目上视,四肢抽搐或口中如做猪羊叫声,移时苏醒,醒后一如常人为特点。与眩晕之甚者亦很相似,且发作前常有眩晕、乏力、胸闷等先兆症状,故应与眩晕进行鉴别。而眩晕之重者,虽有仆倒,但无抽搐、两目上视。

(四)头痛

在主症方面,眩晕和头痛可单独出现,亦可同时互见。头痛以头部疼痛为主,临床上可表现为掣痛,灼痛,重痛,胀痛,跳痛,刺疼;或隐痛,空痛,痛势悠悠,缠绵难愈。眩晕则以头晕目眩,视物旋转为主,临床上并可伴有项强、恶心呕吐、眼球震颤、耳鸣耳聋、汗出、面色苍白等。临床上二者可相兼发作,但表现主次不同。在病因方面,头痛可由外感与内伤两方面致病,眩晕则以内伤致病为主。在辨证方面,头痛偏于实证者为多,眩晕则以虚证为主。

三、病因

(一)原发病因

1.外感风邪

风性轻扬,升发向上,且为六淫之首,常夹寒、热、燥或湿邪,易犯巅顶,上扰清窍,导致眩晕。

2.情志所伤

忧郁过度,肝失条达;或恼怒伤肝,肝阳上亢,化火上逆;或气郁化火生痰;或火伤肾阴,阴虚阳亢;或素体阳盛,心肝火旺,复遇怫郁而阳亢化风,均可上扰清窍,而致眩晕;亦有忧思伤脾,气血乏源,日久清窍失养,随之发作眩晕。

3.饮食所伤

饥饱失宜,过食生冷,损伤中气,气血生化乏源,遂致清窍失养而眩晕;或由过食肥甘、辛辣炙煿之品,嗜酒无度,损伤脾胃,脾运失健,聚湿生痰,上蒙清窍,亦致眩晕。

4.劳倦过度

长期久坐伏案,气血运行不畅,清窍失养;或房事不节,淫欲过度,损伤肾精,精气不足,髓海空虚;或劳倦伤脾,清气不升,清浊升降失常,皆可引起眩晕。

5.年老气衰

年迈体弱,肾精亏虚,髓海不足,无以充盈于脑;或体弱多病,损伤肾精肾气;或脾气不充,气血化生乏源,均可致清窍失养,脑髓空虚,而发为眩晕。

(二)继发病因

1.失血、外伤

吐血、崩漏、便血或产后出血过多等,均可引起气血亏虚。气虚则清阳不升,血虚则肝失所养而虚风内动,气虚血脱,脑髓失养,皆可导致眩晕。或跌仆坠损,头颅外伤,瘀血停留,阻滞经脉,致使气血不能上荣头目,亦可发为眩晕。

2.不寐

多为心肾不交之证,肾阴不足,肾水不能上济,心火偏亢,水火失济,虚实兼夹,阴虚脑髓失充,火旺上扰清窍;或痰热郁滞,扰动心神;或气机郁滞化火,上扰清窍。以上引起不寐者,皆可引发眩晕。

3.癫痫

癫痫频频发作,久则肝肾阴虚,气血不足,脑髓失充,清窍失养亦发眩晕。

不论何种原因引起的眩晕,皆可因外感六淫、内伤七情、饮食不节、劳倦过度、大病之后而诱发或加重眩晕发作。

四、病机

(一)发病

由外感风邪、情志所伤、跌仆坠损、失血引起眩晕,一般呈现急性发作;由老年气虚、久病失血、不寐、癫痫所致之眩晕,多为缓慢性发生,但可呈阵发性加剧。

(二)病位

本病病位在脑,但与肝、脾、肾密切相关,其中又以肝为主。

(三)病性

本病以虚证居多,以气血亏虚、肝肾不足为本,致使清窍失养,脑髓失充,而发眩晕;实证以风、火、痰、瘀为标,外风侵袭,客于肌表,或兼夹寒、热、燥、湿之邪,循经上扰巅顶,邪遏清窍;肝阳上亢,上扰巅顶;痰浊阻遏,升降失调,痰火气逆,上犯清窍;瘀血内阻,络道不通,气血运行不畅,脑失所养,亦可发为眩晕。临床常见虚实标本夹杂。

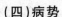

（四）病势

发作期及发病初期以风、火、痰、瘀实证表现为主，病久或缓解期，则虚证逐渐显露，由肝及脾，进而及肾，终致肝、脾、肾三脏俱虚。若年老体弱，不能御邪，或病后失治误治，则外邪可由表入里，由外及内，损伤脏腑，加重眩晕病情。

（五）病机转化

眩晕在发病过程中，各种病因病机之间可以相互影响，相互转化，形成虚实夹杂。外邪侵袭，邪郁不解，入里化热，引动肝风；或阴损及阳、阴阳两虚；或肝风痰火上蒙清窍，阻滞经络，而形成中风；或突发气机逆乱，清窍暂闭或失养，而引起晕厥。本病一般表现为本虚标实，在早期及发作期标实证候突出，如风邪上扰、肝阳上亢、痰浊中阻、瘀血内停等；病证后期或缓解期，本虚证候表现突出，如气血不足、脑髓不充、肾精亏损等。

五、辨证论治

（一）辨证要点

1.辨相关脏腑

眩晕病在清窍，因内伤而致病者多与肝、脾、肾三脏功能失调密切相关，因外感而致病者多与肌表、肺卫有关。肝阳上亢之眩晕兼见头胀痛、面色潮红、急躁易怒、口苦脉弦等症状。脾胃虚弱，气血不足之眩晕，兼有纳呆、乏力、面色㿠白等症状。脾失健运，痰湿中阻之眩晕，兼见纳呆呕恶、头痛、苔腻诸症。肾精不足之眩晕，多兼有腰酸腿软、耳鸣如蝉等症。风邪外袭，客于肌表，上扰清窍之眩晕，根据夹邪之不同，属风寒者，可伴头痛，恶寒发热，鼻塞流涕，舌苔薄白，脉浮；属风热者，伴咽喉红痛，口干口渴，苔薄黄，脉浮数；属风燥者，兼见咽干口燥，干咳少痰，苔薄少津，脉浮细；属风湿者，伴肢体困倦，头重如裹，胸脘闷满，苔薄腻，脉濡。

2.辨虚实

凡病程较长，反复发作，遇劳即发，伴两目干涩，腰膝酸软，或面色㿠白，神疲乏力，脉细或弱者，多属虚证，由精血不足或气血亏虚所致。凡病程短，或突然发作，眩晕重，视物旋转，伴头痛，面赤，呕恶痰涎，形体壮实者，多属实证。其中，肝阳风火所致者，眩晕，面赤，烦躁，口苦，肢麻震颤，甚则昏仆，脉弦有力；痰湿所致者，头重昏蒙，胸闷呕恶，苔腻脉滑；瘀血所致者，头昏头痛，痛点固定，唇舌紫暗，舌有瘀斑。凡有明显的外感病史，急性起病，伴见恶寒发热，鼻塞流涕，或咽喉红肿，或干咳少痰，或头身如裹，脉浮等表证者，属外感眩晕，多属实证。

3.辨标本缓急

眩晕多本虚标实。肝肾阴虚，气血不足为病之本，风、火、痰、瘀，为病之标。肝肾之阴亏虚，阴不敛阳，亢而上扰清窍，及气血不足，不能荣脑益髓，皆可致眩晕发生。风、火、痰、瘀，各有其特点，如风性主动，火性炎上，痰性黏滞，瘀性留着等，都需加以辨识。其中尤以肝风肝火最急，风生火动，两阳相搏，上扰清窍，症见眩晕、面赤、口苦，重者昏仆，脉弦数有力，舌红苔黄。因外邪致病者亦可见急性起病，多为实证，风邪外袭，扰乱清空，在出现头目眩晕的同时兼有表证之象，若失治误治，可使表邪入里而引起变证。所以应分清标本缓急，避免造成严重后果。

4.辨外感和内伤

外感引发的眩晕病因多由风邪上扰引起，多为新病，起病急，其症状可见眩晕，头痛，恶寒发热，鼻塞流涕，苔薄白，脉浮等肺卫表证，其中临床症状以恶寒发热，鼻塞流涕，头项强痛，肢体酸痛，舌苔薄白，脉浮紧为主要表现者多属风寒；以鼻塞流浊涕，咽疼，口干欲饮，头疼，苔薄黄，脉浮数为主要表现者多属风热；以干咳少痰，鼻干鼻燥，舌尖红，苔薄黄少津，脉细数为主要表现者多属风燥；以头重如裹，骨节困重，胸脘痞闷，呕恶纳呆，口黏腻，舌苔白腻，脉濡为主要表现者多属风湿。也可见于少阳邪郁而引发的眩晕，其临床症状多以口苦咽干，心烦喜呕，兼寒热往来，胸胁苦满，默默不欲饮食，苔薄，脉弦为主要表现。

内伤眩晕则多为久病，病程长，若伴有头胀痛，易怒，面部潮红，目赤，少寐多梦，舌质红苔黄，脉弦，则见于肝阳上亢型眩晕；若伴有头重如裹，胸闷，舌胖苔浊腻或厚腻而润，脉滑或弦滑，或脉濡缓，则见于痰浊型眩晕；若气短声低，神疲懒言，面色㿠白，唇甲苍白则多见于气血亏虚型眩晕；若见腰膝酸软，齿摇，耳鸣则多见于肾精亏虚型眩晕；若伴有头痛，唇甲紫暗，舌边及舌面有瘀点、瘀斑则见于瘀血内阻型眩晕等，在辨证过程中要仔细的详加辨证分清外感内伤，以明确病因病机，指导用药，提高疗效。

5.辨病与辨证相结合

眩晕以头晕、眼花、视物旋转为主症，从中医学角度认识该病证，其临床表现与其他中医病证差异较大，常不难鉴别。临证时，结合病因病机，常将其分为风邪上扰、少阳邪郁、肝阳上亢、痰浊中阻、气血亏虚、肾精不足、瘀血内阻7型，各证型之间辨证要点清晰明了，易对其进行正确的论治。

西医学中许多疾病均可出现眩晕症状，诸如梅尼埃病、椎-基底动脉供血不足、前庭神经元炎、脑动脉硬化、贫血、低血压、高血压等近百种疾病。若单从中医学角度按症状进行辨证施治，而忽略西医学对病因学的认识，常不利于疾病的诊治。诸如肿瘤等发展迅速、预后较差的疾病，仅从眩晕症状给予辨治，而忽视对肿瘤针对性治疗，往往会延误病情，甚至贻误治疗时机。若在疾病早期就明确病因，针对原发病因积极治疗，不仅可以改善症状，亦可控制或延缓疾病进展，对患者预后意义重大。因此，辨西医之病显得不容忽视。

鉴于上述，现代中医学家提出了西医"辨病"与中医"辨证"相结合之观点。采用现代科技，通过实验室及影像学等相关检查，结合询问病史及查体，综合分析，确定导致眩晕的西医病种；在明确西医诊断的同时，采集患者相关信息，从现代中医角度对疾病的病因病机、诊治规律作出系统的分析。这种西医辨病与中医辨证相结合的方式，既有全局观念和整体认识，又有阶段性、现实性和灵活性认识，可以动态把握疾病发生、发展的变化规律，准确辨别疾病病位、性质，明确所患何病、何证，在治疗中更具针对性。

中西医结合诊治疾病的基本思路与方法，可以相互补充，提高诊疗效果。辨病有助于提高辨证的预见性、准确性，重点在全过程；辨证又有助于辨病的个体化、针对性，重点在现阶段。二者结合，不仅有利于弥补中西医体系各自的缺陷，且能更加明确疾病的发展、转归、预后，亦更有利于疾病的治疗，值得在临床推广。

引起眩晕的病因通常可分为外感、内伤两大方面。本节主要讨论风邪上扰、少阳邪郁、肝阳上亢、痰浊上蒙、气血亏虚、肝肾阴虚、瘀血内阻等所致眩晕。治疗以疏散外风、和解少阳、平肝息风、燥湿化痰、补益气血、滋养肝肾、化瘀通络为法。

(二)分证论治

1.风邪上扰

证候表现：眩晕，头身痛，发热恶寒（或恶风），鼻塞流涕，苔薄。或伴恶寒重发热轻，鼻流清涕，苔薄白，脉浮紧；或伴发热重，微恶风，鼻流浊涕，咽喉红肿，口渴，汗出，溲赤，苔薄黄，脉浮数；或兼见咽干口渴，干咳少痰，苔薄，脉浮细；或伴身重头如裹，胸脘满闷，苔薄腻，脉濡。

病机分析:风为阳邪易袭阳位,风邪外袭,客于肌表,循经上扰巅顶,邪遏清窍,故作眩晕。风邪亦为百病之长,因风致病者,常可兼杂风、寒、燥、湿邪气伤人。风寒束表,则有头身痛,卫阳被郁,则出现恶寒重发热轻;风寒袭肺,肺气不利,则鼻流清涕;苔薄白,脉浮紧均为风寒袭表之象。风热侵袭,则见发热重,微恶风,汗出,鼻流浊涕,咽喉红肿,溲赤;热盛伤津则口干口渴;苔薄黄,脉浮数亦为风热在表之象。风燥袭肺,肺失宣降,则见干咳少痰;燥盛则干,则咽干口燥;苔薄少津,脉浮细亦为风燥外袭之象。风湿袭表,则肢体困倦,头重如裹,风湿内阻,中焦气机不利,则胸脘闷满;苔薄腻,脉濡亦为风湿之象。

治法:风寒表证治以疏风散寒、辛温解表;风热表证治以疏风清热、辛凉解表;风燥眩晕治以轻宣解表,凉润燥热;风湿眩晕,治以疏风祛湿。

常用方:风寒表证用川芎茶调散(《太平惠民和剂局方》)加减。川芎、荆芥、薄荷(后下)、羌活、细辛、白芷、防风、生甘草。风热表证用银翘散(《温病条辨》)加减。风燥表证用桑杏汤(《温病条辨》)加减。风湿眩晕用羌活胜湿汤(《内外伤辨惑论》)加减。

随症加减:风寒夹湿,伴头痛如裹者,加苍术、藁本、半夏、陈皮以祛风散寒,燥湿健脾;风热夹湿,头昏沉,胸闷口渴者,加藿香、佩兰、黄连以清热化湿;外邪束表,致颈项强酸痛者,加葛根,升麻,芍药以解表缓急止痛;若湿阻中焦,症见纳呆、呕恶者,加白术,半夏,扁豆,香薷以健脾和胃调中。

2.少阳邪郁

证候表现:眩晕,口苦咽干,心烦喜呕,或兼寒热往来,胸胁苦满,默默不欲饮食,苔薄,脉弦。

病机分析:表邪不解,郁于少阳,胆火循经上扰清窍,故时时作眩;胆热扰心则心烦,上炎则口苦,灼津则咽干;正邪分争于半表半里,则见寒热往来;少阳经脉布于两胁,邪郁少阳,经气不利,故胸胁苦满;少阳胆气失于疏泄,郁而化热,邪热扰胃,胃失和降,胃气上逆则吐不欲食;脉弦亦为少阳胆经之病脉。

治法:和解少阳,疏风清利。

常用方:小柴胡汤(《伤寒论》)加减。柴胡、黄芩、姜半夏、党参、旋覆花、代赭石(先煎)、生姜、大枣、生甘草。

随症加减:若营卫不和,见发热者,去党参,加桂枝以取微汗而解肌;若素有肺寒留饮,见咳嗽者,去党参、生姜、大枣,加紫菀、干姜、炙款冬花以温肺止咳;若痰热壅肺,见痰多者,加瓜蒌、贝母以清热化痰。

3.肝阳上亢证

证候表现:眩晕、头胀痛、易怒、面部潮红、目赤、口苦、少寐多梦、舌质红苔黄、脉弦。

病机分析:情志郁薄,郁而化火,火极生风,风阳上扰或肝肾阴虚,阴不敛阳,肝阳上亢,上冒清窍,故眩晕、耳鸣、头痛且胀,脉见弦象;劳则伤肾,怒则伤肝,致使肝阳更盛,则头晕、耳鸣、头痛加剧;肝阳升发太过,故急躁易怒;肝火扰动心神,故失眠多梦;若肝火偏盛,循经上炎,则兼见面红、目赤、口苦,脉弦且数;火热灼津,故便秘尿赤,舌红苔黄;若属肝肾阴亏,水不涵木,肝阳上亢者,则兼见腰膝酸软,健忘遗精,舌红少苔,脉弦细数。若肝阳亢极化风,则可出现眩晕欲仆,泛泛欲呕,头痛如掣,肢麻震颤,语言不利,步履不正等风动之象。此乃中风之先兆,宜加防范。

治法:平肝潜阳,清火息风。

常用方:天麻钩藤饮(《中医内科杂病证治新义》)加减。天麻、钩藤后下、石决明(先煎)、川牛膝、益母草、黄芩、栀子、杜仲、桑寄生、夜交藤、茯神。

随症加减:肝火偏盛、烦躁易怒、面红、口苦、目赤、咽痛明显者,加龙胆草、牡丹皮、夏枯草以清肝泄热,或改用龙胆泻肝汤加石决明、钩藤等以清肝泻火;兼腑热便秘者,可加大黄、芒硝以通腑泄热;若肝肾阴虚较甚,目涩耳鸣,腰酸膝软,舌红少苔,脉弦细数者,可酌加枸杞子、首乌、生地黄、麦冬、玄参、生白芍以滋补肝肾之阴;若肝阳亢极化风,症见眩晕欲仆、头痛如掣、手足麻木或震颤者,可用羚羊角粉吞服,牡蛎、赭石入煎以镇肝息风,或用羚羊角汤加减,以防中风变证。

4.痰浊中阻

证候表现:头晕不爽,头重如裹,胸闷,恶心而时吐痰涎,少食而多思睡,舌胖苔浊腻或厚腻而润,脉滑或弦滑,或脉濡缓。

病机分析:痰浊中阻,气机阻滞,清阳不升,浊阴不降,痰湿上蒙清窍,故眩晕、头重如裹;痰为湿聚,湿性重浊,阻遏清阳,故倦怠头重如蒙;痰浊中阻,气机不利,故胸闷恶心;胃失和降,胃气上逆,故时吐痰涎;脾阳为痰浊阻遏而不振,故少食多寐;舌胖、苔浊腻或白厚而润,脉滑,或弦滑,或兼结代,均为痰浊内蕴之征。若为阳虚不化水,寒饮内停,上逆凌心,则兼见心下逆满,心悸怔忡;若痰浊久郁化火,痰火上扰则头目胀痛,口苦;痰火扰心,故心烦而悸;痰火劫津,故尿赤;苔黄腻,脉弦滑而数,均为痰火内蕴之象。若痰浊夹肝阳上扰,则兼头痛耳鸣,面赤易怒,胁痛,脉弦滑。

治法:燥湿祛痰,健脾和胃。

常用药:半夏白术天麻汤(《古今医鉴》)加减。制半夏、白术、天麻、茯苓、生姜、大枣、橘红。

随症加减:若痰郁化火,壅滞中焦,胃降失和,症见眩晕较甚,呕吐口苦频作者,可加代赭石、旋覆花、胆南星、竹茹、生姜之类以除痰降逆止呕;若水湿潴留,舌苔厚腻者,可合五苓散,使小便得利,湿从下去;若脾虚湿困,见脘闷不食者,加白蔻仁、砂仁化湿醒脾;若气郁不通阻于头窍,见耳鸣重听者,加葱白、郁金、石菖蒲、远志肉以通阳开窍;若痰郁化火,头痛头胀,心烦口苦,渴不欲饮,舌红苔黄腻,脉弦滑者,宜用黄连温胆汤清化痰热。

5.气血亏虚

证候表现:头晕目眩,劳累则甚,气短声低,神疲懒言,面色㿠白,唇甲苍白,发色不泽,心悸少寐,纳少体倦,舌淡胖嫩,且边有齿印,苔少或薄,脉细或虚弱。

病机分析:气虚则清阳不展,血虚则脑失所养,故头晕目眩,劳则气耗,故活动劳累后眩晕加剧,或劳累即发;心主血脉,其华在面,血虚失濡,则面色苍白少华或萎黄,唇甲不华,发色不泽;气虚则神疲懒言;脾胃虚弱,运化失司,则饮食减少;脾肺气虚,故气短声低;营血不足,血不养心,心神失养,故心悸失眠;舌色淡、质胖嫩、边有齿印、苔少或厚,脉细或虚大,均是气虚血少之象。若偏于脾虚气陷,则兼见食后腹胀,大便稀溏;若脾阳虚衰,气血生化不足,则兼见畏寒肢冷,唇甲淡白。

治法:补益气血,健运脾胃。

常用方:十全大补汤(《太平惠民和剂局方》)加减。人参(或党参)、黄芪、当归、炒白术、茯苓、川芎、熟地黄、生白芍、肉桂、枸杞子、怀牛膝、炙甘草。

随症加减:若气虚自汗,易于感冒者,当重用黄芪,加防风、浮小麦益气固表敛汗;若中气不足,清阳不升,兼见气短乏力,纳少神疲,便溏下坠,脉象无力者,可合用补中益气汤以健运脾胃,升阳举陷;若气虚湿盛,伴有泄泻或便溏者,重用茯苓、白术,加薏苡仁、泽泻、炒扁豆、炒当归以健脾化湿;若血虚较甚,面色㿠白,唇舌色淡者,可加阿胶、紫河车粉(冲服)以益气养血;若血虚心神失养,见心悸怔忡,少寐健忘者,可加柏子仁、合欢皮、夜交藤以养心安神;若阳虚失温,见形寒肢冷,腹中隐痛,脉沉者,可酌加桂枝、干姜以温中助阳;若脾阳虚衰,中焦运化无权,兼见畏寒肢冷、

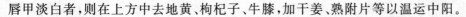

唇甲淡白者,则在上方中去地黄、枸杞子、牛膝,加干姜、熟附片等以温运中阳。

6.肾精不足

证候表现:头晕而空,精神萎靡,失眠,多梦,健忘,腰膝酸软,齿摇,耳鸣,或有遗精滑泄,发枯脱落。偏于阴虚者,五心烦热,颧红,咽干,形瘦,舌嫩红,苔少或光剥,脉细数;偏于阳虚者,四肢不温,形寒怯冷,舌质淡,脉沉细无力。

病机分析:肾精不足,无以生髓,脑髓失充,故眩晕,精神萎靡;肾精不足,心肾不交,故少寐、多梦、健忘;肾主骨,腰为肾之府,齿为骨之余,精虚骨骼失养,故腰膝酸软,牙齿动摇;肾虚封藏固摄失职,故遗精滑泄;肾开窍于耳,肾精虚少,故时时耳鸣;肾其华在发,肾精亏虚,故发易脱落;肾精不足,阴不维阳,虚热内生,故颧红,咽干,形瘦,五心烦热,舌嫩红、苔少或光剥,脉细数;精虚无以化气,肾气不足,日久真阳亦衰,则见面色㿠白或黧黑,形寒肢冷,舌淡嫩,苔白或根部有浊苔,脉弱尺甚。

治法:补肾填精,充养脑髓。

常用方:河车大造丸(《活人心统》)加减。紫河车、龟甲(先煎)、黄柏、杜仲、怀牛膝、天冬、生地黄、麦冬、党参、茯苓。

随症加减:若肝肾精亏,症见目花、耳鸣、腰酸、眩晕持久者,可加入山茱萸、菟丝子、枸杞子、鹿角胶、女贞子等以填精补髓;若肾失封藏固摄,遗精滑泄者,可选加莲须、芡实、桑螵蛸、沙苑子、覆盆子等以固肾涩精;若阴虚火旺,症见五心烦热,潮热颧红,舌红少苔,脉细数者,可加鳖甲、知母、黄柏、牡丹皮、地骨皮以滋阴清热;若心肾不交,症见失眠,多梦,健忘者,加阿胶、鸡子黄、酸枣仁、柏子仁等交通心肾,养心安神;若阴损及阳,肾阳虚明显,症见四肢不温,形寒怕冷,精神萎靡,舌淡脉沉者,或予右归丸,或酌配巴戟天、淫羊藿、肉桂温补肾阳,填精补髓;若因阳虚水泛,症见下肢浮肿,尿少者,可加桂枝、茯苓、泽泻等温肾利水消肿。

7.瘀血内阻

证候表现:眩晕时作,反复不愈,头痛,唇甲紫暗,舌边及舌面有瘀点、瘀斑;伴有善忘、夜寐不安、心悸、精神不振及肌肤甲错等;脉弦涩或细涩。

病机分析:瘀血阻络,络脉不通,气血不得正常流布,脑失所养,故眩晕时作;瘀血不去,新血不生,阻遏脉道,脉不舍神,心神失养,故可兼见健忘、失眠心悸、精神不振;头痛,面唇紫暗,舌有紫斑瘀点,脉弦涩或细涩,均为瘀血内阻之征。

治法:祛瘀生新,活血通络。

常用方:血府逐瘀汤(《医林改错》)加减。当归、生地黄、桃仁、红花、赤芍、水蛭、北柴胡、桔梗、川牛膝、枳壳、川芎、甘草。

随症加减:若气虚身倦无力、少气自汗者,宜加黄芪,且应重用(30 g以上)以补气行血;若阳虚失于温煦,症见畏寒肢冷者,可加附子,桂枝以温经活血;若虚热内生,骨蒸潮热,肌肤甲错者,可加牡丹皮、黄柏、知母、玄参,重用干地黄,去桔梗、枳壳耗津之药,以达清热养阴、祛瘀生新的目的。

六、西医治疗

(一)一般治疗

卧床休息,尽可能避免外界环境的各种刺激,饮食以半流质为宜,酌情给予静脉输液以维持营养供应。对内耳眩晕者应限制摄入水与盐分,24小时内摄入水分在1 500 mL左右,禁止食含盐较多的食物,建议每天食盐控制在 0.8～1.0 g,对部分患者可有效地控制发作或减轻发作程度。

(二)药物治疗

1.镇静及安定剂

常选用的药物有苯巴比妥、地西泮、异丙嗪等。可以控制患者焦虑不安,抑制前庭敏感度而减轻眩晕,另外且有止呕作用。

2.利尿剂

可有效地利尿脱水,同时影响耳蜗与肾脏的离子交换而维持内耳淋巴电解质平衡。控制内耳性眩晕,常供选择的药物有氢氯噻嗪、呋塞米等。呋塞米因对内耳有毒性,临床应慎用。

3.扩张血管剂

交感神经兴奋性过度导致耳蜗毛细血管收缩缺氧,继而渗透性增高引起内耳性眩晕,故用血管扩张药物改善耳蜗血循环,降低毛细血管渗透性,可控制眩晕发作。常选用地巴唑、罂粟碱、烟酸、倍他司汀、消旋山莨菪碱等。临床上,对于低血压患者,使用此类药物时应注意其血压的变化。

4.抗胆碱能药物

作用于自主神经系统,有明显控制前庭症状的作用,其中首选东莨菪碱,也可选用普鲁苯辛,或阿托品等。

5.抗组胺药物

通过拮抗中枢和周围神经系统乙酰胆碱作用而治疗眩晕,其控制前庭症状最好。常用药物有苯海拉明,异丙嗪,茶苯海明等,可完全控制恶心、头晕症状。

(三)手术治疗

手术治疗适应于反复发作性眩晕,或眩晕无间歇期已长期不能工作者,或听力丧失达 30 db 以上,语言辨别率少于 50％者,经药物等保守治疗半年以上无效。治疗原则为破坏迷路的前庭部分,尽可能保留听力。治疗方法有保守性的,如内淋巴囊分流,减压与切开;半破坏性的,如前庭神经与前庭神经节切断术,适用于两侧或一侧病变而希望保留听力者,可防止眩晕进一步发作而不影响其尚存的听力;破坏性的,如迷路和耳蜗前庭神经切除术,仅适用于单侧病变且听力已严重而持久受损者,双侧病变不宜采用,能持久地缓解眩晕症状,但可导致手术侧耳聋。

(刘文西)

第四节 中 风

中风是由于阴阳失调,气血逆乱,上犯于脑所引起的以卒然昏仆,不省人事,半身不遂,口眼㖞斜,语言不利为主症的病证。病轻者可无昏仆而仅见半身不遂及口眼㖞斜等症状。

由于本病发生突然,起病急骤,"如矢石之中的,若暴风之疾速"。临床见症不一,变化多端而速疾,与自然界"风性善行而数变"的特征相似,故古代医家取类比象而名之为"中风";又因其发病突然,亦称之为"卒中"。

《黄帝内经》(简称《内经》)中有关中风的论述较详。在病名方面,依据症状表现和发病阶段不同而有不同的名称，如在卒中昏迷期间称为仆击、大厥、薄厥；半身不遂者则有偏枯、偏风、身偏不用、风痱等病名。在病因方面，认识到感受外邪、烦劳暴怒可以诱发本病，如《灵枢·刺节真邪》云："虚邪偏客于身半，其入深，内居营卫，营卫稍衰则真气去，邪气独留，发为偏枯。"《素问·生气通天论》云："阳气者，大怒则形气绝，而血菀于上，使人薄厥。"此外，还认识到本病的发生与体质、饮食有密切的关系。如《素问·通评虚实论》曾经明确指出："……仆击，偏枯……肥贵人则膏粱之疾也。"这些论述至今仍有指导意义。

在《内经》之后，历代医家对中风病因和治法的探讨大体可划分为两个阶段。在唐宋以前以"外风"学说为主，多从"内虚邪中"立论；唐宋以后，特别是金元时期，突出以"内风"立论，是中风病因学说的一大转折。刘河间主"心火暴盛"，李东垣认为属"正气自虚"，朱丹溪主张"湿痰生热"。元代王履提出"真中""类中"病名。明代张景岳认为本病与外风无关而倡导"非风"之说，并提出"内伤积损"的论点。明代医家李中梓将中风中脏腑明确分为闭、脱二证。以内风立论是中风病防治的进步，清代叶天士始明确以"内风"立论，并提出滋液息风、补阴潜阳以及开闭、固脱等法。王清任指出中风半身不遂、偏身麻木是由于气虚血瘀所致，立补阳还五汤治疗偏瘫，至今仍为临床常用。近代医家张伯龙、张山雷等总结前人经验，进一步探讨发病机制，认识到本病的发生主要在于肝阳化风，气血并逆，直冲犯脑，中风的病因病机和治法认识渐趋深化。

根据中风的临床表现特征，西医学的急性脑血管疾病与之相近，包括缺血性中风和出血性中风，其他如短暂性脑缺血发作、局限性脑梗死、原发性脑出血和蛛网膜下腔出血等，均可参照本节进行辨证论治。

一、病因病机

本病多是在气血阴阳亏损的基础上，复因劳逸失度、情志不遂、饮酒饱食或外邪侵袭等触发，引起脏腑阴阳失调，血随气逆，肝阳暴涨，内风旋动，夹痰夹火，横窜经脉，蒙蔽神窍，从而发生卒然昏仆、半身不遂诸症。

（一）内伤积损

素体阴亏血虚，阳盛火旺，风火易炽，或久患消渴、眩晕之病或年老体衰，肝肾阴虚，肝阳偏亢，复因将息失宜，致使阴虚阳亢，气血上逆，上蒙神窍，突发本病。正如《景岳全书·非风》所言："卒倒多有昏聩，本皆内伤积损颓败而然。"

（二）劳欲过度

《素问·生气通天论》载："阳气者，烦劳则张。"人身之阳气若扰动太过，则亢奋不敛，烦劳过度，形神失养，耗气伤阴，易使阳气暴涨，引动风阳上旋，血随气逆，壅阻清窍；纵欲过度，房事不节，耗伤肾水，水亏于下，火旺于上，水不制火，则阳亢风动。

（三）饮食不节

饮食无节制，嗜食肥甘厚味、辛香炙煿之物，或饮酒过度，致使脾失健运，聚湿生痰，痰湿生热，热极生风，导致风火痰热内盛，窜犯络脉、上阻清窍而发病。此即《丹溪心法·论中风》所言："湿土生痰，痰生热，热生风也。"

（四）情志所伤

五志过极，心火暴盛，可引动内风而发卒中，临床上以郁怒伤肝为多。平素忧郁恼怒，情志不畅，肝气不舒，气郁化火，则肝阳暴亢，引动心火，气血上冲于脑，神窍闭阻，遂致卒倒。或长期烦劳过度，精神紧张，阴精暗耗，虚火内燔，日久导致肝肾阴虚、阳亢风动。此外，素体阳盛、心肝火

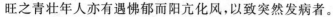
旺之青壮年人亦有遇怫郁而阳亢化风,以致突然发病者。

（五）气虚邪中

气血不足,脉络空虚,尤其在气候突变之际,风邪乘虚入中,气血痹阻,或痰湿素盛,形盛气衰,外风引动内风,痰湿闭阻经络而致喝僻不遂。

（六）气候变化

本病虽一年四季均可发病,但发病常与气候骤变有关,一是入冬骤然变冷,寒气入侵,寒伤阳气,凝滞血脉,使气血逆乱、脑脉失养、脑络痹阻而发病;二是春季厥阴风木主令,内应于肝,风阳易动,气血逆乱而易导致本病发生。

中风的形成虽有上述各种原因,但其基本病机总属阴阳失调,气血逆乱。病位在脑,与肝、肾密切相关;病理基础则为肝肾阴虚,因肝肾之阴下虚,则肝阳易于上亢,复加饮食起居不当、情志刺激或感受外邪,气血上冲于脑,神窍闭阻,故卒然昏仆,不省人事。

中风的病理因素主要为风、火、痰、气、瘀,其形成与脏腑功能失调有关。如肝肾阴虚,阳亢化火生风,或五志化火动风;脾失健运,痰浊内生,或火热炼液为痰;暴怒使血菀于上,或气虚无力推动,皆可致瘀血停滞。五者之间可互相影响或兼见同病,如风火相煽、痰瘀互结等。严重时风阳痰火与气血阻于脑窍,横窜经络,出现昏仆、失语、喝僻不遂。

病理性质多属本虚标实。肝肾阴虚、气血衰少为致病之本,风、火、痰、气、瘀为发病之标,两者可互为因果。发病之初邪气鸱张,风阳痰火炽盛,气血上菀,故以标实为主;如病情剧变,在病邪的猛烈攻击下,正气急速溃败,可以正虚为主,甚则出现正气虚脱。后期因正气未复而邪气独留,可留后遗症。

由于病邪所阻病位浅深以及病情轻重的不同,在病理变化和临床表现上又有中经络和中脏腑之别,轻者中经络,重者中脏腑。若肝风夹痰横窜经络,血脉瘀阻,气血不能濡养机体,则见中经络之证,表现为半身不遂,口眼喝斜,不伴神志障碍;若风阳痰火蒙蔽神窍,气血逆乱,上冲于脑,则见中脏腑重证,络损血溢、瘀阻脑络而致卒然昏倒、不省人事。中脏腑者因邪正虚实的不同而有闭、脱之分及由闭转脱的演变。

中风的发生病机虽然复杂,但归纳起来不外乎虚（阴虚、血虚）、火（肝火、心火）、风（肝风、外风）、痰（风痰、湿痰）、气（气逆、气滞）、瘀（血瘀）六端。

二、诊断

（一）诊断要点

1.病史

多发于40岁以上年龄段的人群,发病前多有头晕、头痛、肢体一侧麻木等先兆症状,常有眩晕、头痛、心悸等病史,发病多有情志失调、饮食不当或劳累等诱因。

2.证候特征

具有突然昏仆,不省人事,半身不遂,偏身麻木,口眼喝斜,言语謇涩等特定的临床表现。轻证仅见眩晕,偏身麻木,口眼喝斜,半身不遂等。

3.辅助检查

中风与西医急性脑血管病相近,临床可作脑脊液、眼底及 CT、MRI 等检查。短暂性脑缺血发作检查无明显异常。局限性脑梗死患者脑脊液压力不高,常在正常范围,蛋白质含量可升高,头颅 CT 和 MRI 可显示梗死区。出血性中风在起病后 1 周 CT 能正确诊断大脑内直径在 1 cm

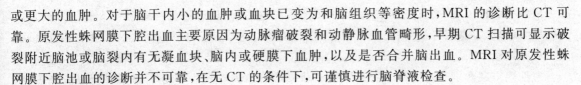

或更大的血肿。对于脑干内小的血肿或血块已变为和脑组织等密度时,MRI 的诊断比 CT 可靠。原发性蛛网膜下腔出血主要原因为动脉瘤破裂和动静脉血管畸形,早期 CT 扫描可显示破裂附近脑池或脑裂内有无凝血块、脑内或硬膜下血肿,以及是否合并脑出血。MRI 对原发性蛛网膜下腔出血的诊断并不可靠,在无 CT 的条件下,可谨慎进行脑脊液检查。

(二)类证鉴别

1.中风与口僻

口僻俗称吊线风,主要症状是口眼㖞斜,但常伴耳后疼痛、口角流涎、言语不清,而无半身不遂或神志障碍等表现,多因正气不足,风邪入脉络,气血痹阻所致,不同年龄人群均可罹患。

2.中风与厥证

厥证也有突然昏仆、不省人事之表现。一般而言,厥证神昏时间短暂,发作时常伴有四肢逆冷,移时多可自行苏醒,醒后无半身不遂、口眼㖞斜、言语不利等表现。

3.中风与痉证

痉证以四肢抽搐、项背强直,甚至角弓反张为主症,发病时也可伴有神昏,须与中风闭证相鉴别。但痉证之神昏多出现在抽搐之后,而中风患者多在起病时即有神昏,而后可以出现抽搐。痉证抽搐时间长,中风抽搐时间短。痉证患者无半身不遂、口眼㖞斜等症状。

4.中风与痿证

痿证可以有肢体瘫痪、活动无力等类似中风之表现;中风后半身不遂日久不能恢复者,亦可见肌肉瘦削、筋脉弛缓,两者应予以区别。但痿证一般起病缓慢,以双下肢瘫痪或四肢瘫痪,或肌肉萎缩,筋惕肉陶为多见;而中风的肢体瘫痪多起病急骤,且以偏瘫不遂为主。痿证起病时无神昏,中风则常有不同程度的神昏。

5.中风与痫病

痫病发作时起病急骤,突然昏仆倒地,与中风相似。但痫病为阵发性神志异常的疾病,卒发仆地时常口中作声如猪羊啼叫,四肢频抽而口吐白沫;中风则仆地无声,一般无四肢抽搐及口吐涎沫的表现。痫病之神昏多为时短暂,移时可自行苏醒,醒后一如常人,但可再发;中风患者昏仆倒地,其神昏症状严重,持续时间长,难以自行苏醒,须及时治疗方可逐渐清醒。中风多伴有半身不遂、口眼㖞斜等症,亦与痫病不同。

三、辨证论治

(一)辨证要点

1.辨病期

根据病程长短,分为三期。急性期为发病后 2 周以内,中脏腑者可至 1 个月;恢复期指发病 2 周后或 1 个月至半年内;后遗症期指发病半年以上。

2.辨中经络、中脏腑

中经络者虽有半身不遂、口眼㖞斜、语言不利,但意识清楚;中脏腑则昏不知人,或神志昏糊、迷蒙,伴见肢体不用。

3.辨闭证与脱证

闭证属实,因邪气内闭清窍所致,症见神志昏迷、牙关紧闭、口噤不开、两手握固、肢体强痉等。其中阳闭有瘀热痰火之象,如身热面赤、气粗鼻鼾、痰声如拽锯、便秘溲黄、舌苔黄腻、舌绛干,甚则舌体卷缩,脉弦滑而数;阴闭有寒湿痰浊之征,如面白唇紫、痰涎壅盛、四肢不温、苔白腻、脉沉滑等。脱证属虚,乃五脏真阳散脱、阴阳即将离绝之候,临床可见神志昏聩无知、目合口开、四肢松懈瘫软、手撒肢冷汗多、二便自遗、鼻息低微等。此外,还有阴竭阳亡之分,并可相互关联。

4.辨病理性质

急性期重在辨别标实证候。若素患头痛、眩晕等症,突然发生半身不遂,甚或神昏,抽搐,肢体强痉拘急,属内风动越;若发病后咯痰较多,或神昏而喉中痰鸣,舌苔厚腻,属痰浊壅盛;若面红目赤,口干口苦,甚或项强身热,燥扰不宁,大便秘结,小便黄赤,则以邪热为主;若肢体拘挛疼痛,痛处不移,舌质紫暗,有瘀点、瘀斑,面色黧黑,多属血瘀。恢复期及后遗症期重在辨识本虚。若见肢体瘫软,手足肿胀,气短自汗者,多属气虚;若有畏寒肢冷,多为阳气虚衰的表现;若见心烦少寐,口干咽干,手足心热,舌红少苔,多属阴虚内热。

(二)治疗原则

中经络者以平肝息风、化痰祛瘀通络为主。中脏腑之闭证治当息风清火、豁痰开窍、通腑泄热;脱证急宜救阴回阳固脱;对内闭外脱之证,则须醒神开窍与扶正固脱兼用。恢复期及后遗症期多为虚实兼夹,当扶正祛邪,标本兼顾,平肝息风、化痰祛瘀与滋养肝肾、益气养血并用。

(三)分证论治

1.中经络

(1)风痰入络证:肌肤不仁,手足麻木,突发口眼㖞斜,言语不利,口角流涎,舌强语謇,甚则半身不遂;或兼见肢体拘挛,关节酸痛等症;舌质暗红,舌苔薄白、脉浮数,或见舌苔黄腻,脉滑数。

证候分析:本证以脉络空虚,风痰乘虚入中,气血闭阻为基本病机。患者素体气血不荣络脉,使络脉空虚,故见肌肤不仁,手足麻木;在此基础上由于风痰搏结于络脉则成"真气去,邪气独留"之状,使血脉闭阻、气血不通而突发口眼㖞斜,言语不利,口角流涎,舌强语謇,甚则半身不遂;经络不畅,气血不濡筋脉,故见肢体麻木,关节酸痛;舌质暗红为络脉不和之象,脉浮数示风痰阻于络脉,如脉见滑数则为痰浊内盛化热,热极生风,风痰阻于络脉。本证以肌肤不仁、手足麻木、突发半身不遂、肢体拘急、口㖞斜为辨证要点。

治法:祛风化痰通络。

方药:大秦艽汤。语言不清者,再加石菖蒲、远志祛痰宣窍;痰瘀交阻,舌紫有瘀斑,脉细涩者,可酌加丹参、桃仁、红花、赤芍等活血化瘀;若烦躁不安,舌苔黄腻,脉滑数者,可加黄芩、栀子以清热泻火。

(2)风阳上扰证:平素头晕头痛,耳鸣目眩,突然发生口眼㖞斜,舌强语謇,或手足重滞,甚则半身不遂;面红目赤,心烦易怒,口苦咽干,便秘尿黄;舌质红苔黄,脉弦或弦数。

证候分析:本证以阳亢化风、横窜络脉为基本病机。素体肝旺,肝阳偏亢,故时有头晕头痛,耳鸣目眩;如逢情志不遂,肝郁化火,或过食辛辣烟酒刺激之品,致肝阳骤亢,阳化风动,夹痰横窜经络,可致半身不遂,肢体强痉,口舌歪斜,言语不利;风阳上扰清窍,则见面红目赤;肝经郁热则见口苦咽干,易怒,便秘尿黄;肝火扰心则心中烦热易怒;舌质红或绛,苔黄或黄燥,脉弦或弦数均为肝阳上亢、肝经实火之征。本证以头晕头痛、面红目赤、心烦易怒、舌红脉弦为辨证要点。

治法:平肝潜阳,活血通络。

方药:天麻钩藤饮加减。夹有痰浊,胸闷,恶心,苔腻,加陈胆星、郁金;头痛较重,加羚羊角(现用山羊角代)、夏枯草以清肝息风;腿足重滞,加杜仲、桑寄生补益肝肾。

(3)阴虚风动证:半身不遂,口眼㖞斜,言语不利,手足心热,肢体麻木;五心烦热,失眠,眩晕耳鸣;舌质红或暗红,苔少或光剥无苔,脉弦细或弦细数。

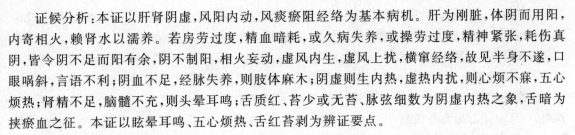

证候分析:本证以肝肾阴虚,风阳内动,风痰瘀阻经络为基本病机。肝为刚脏,体阴而用阳,内寄相火,赖肾水以濡养。若房劳过度,精血暗耗,或久病失养,或操劳过度,精神紧张,耗伤真阴,皆令阴不足而阳有余,阴不制阳,相火妄动,虚风内生,虚风上扰,横窜经络,故见半身不遂,口眼㖞斜,言语不利;阴血不足,经脉失养,则肢体麻木;阴虚则生内热,虚热内扰,则心烦不寐,五心烦热;肾精不足,脑髓不充,则头晕耳鸣;舌质红、苔少或无苔、脉弦细数为阴虚内热之象,舌暗为挟瘀血之征。本证以眩晕耳鸣、五心烦热、舌红苔剥为辨证要点。

治法:滋阴潜阳,镇肝息风。

方药:镇肝息风汤。痰热较重,苔黄腻,泛恶,加胆南星、竹沥、川贝母清热化痰;阴虚阳亢,肝火偏旺,心中烦热,加栀子、黄芩清热除烦。

2.中腑脏

(1)闭证:闭证的主要症状是突然昏仆,不省人事,牙关紧闭,口噤不开,两手握固,大小便闭,肢体强痉。

1)阳闭(痰火闭窍证):突然昏仆,不省人事,半身不遂,肢体强痉拘急,口舌㖞斜,鼻鼾痰鸣,面红目赤,或见抽搐,两目直视,项背身热,躁扰不宁,大便秘结;舌质红或红绛,苔黄腻或黄厚干,脉滑数有力。

证候分析:本证以痰火壅盛,气血上逆,神窍闭阻为基本病机。患者素有肝阳偏盛或素体肥胖,痰湿内盛,日久痰湿郁而化热,复因劳累、饮食偏嗜、情感过极等致心火炽盛,痰随火升,上逆闭阻清窍而发病。痰火闭窍,故见昏倒,不省人事,半身不遂,肢体强痉拘急,口舌㖞斜,面红目赤,两目直视,甚则抽搐;痰火上扰,气道受阻,故鼻鼾痰鸣;痰火扰心则躁扰不宁;痰火内结阳明,腑气不通,故项背身热,大便秘结;舌质红、苔黄腻或黄厚干、脉滑数有力为痰火内盛之象。本证以鼻鼾痰鸣、面红目赤、项背身热、大便秘结、舌红或绛、舌苔黄腻或厚干为辨证要点。

治法:清热涤痰,醒神开窍。

方药:羚羊角汤配合安宫牛黄丸鼻饲。痰热盛者加鲜竹沥汁、胆南星、猴枣散以清热化痰;火盛者加黄芩、栀子、石膏以清热泻火;烦扰不宁者加石菖蒲、郁金、远志、珍珠母以化痰开窍、镇心安神;大便秘结,口臭,腹胀满,日晡潮热者,合大承气汤以通腑泻热。安宫牛黄丸有辛凉开窍醒脑之效,每6~8小时灌服或鼻饲1~2丸。或用清开灵注射液40 mL加入5%葡萄糖注射液中静脉滴注,每天2~3次。合而有清热息风、育阴潜阳、开窍醒神之功。

2)阴闭(痰湿蒙窍证):突然昏仆,不省人事,半身不遂,肢体松懈,口舌㖞斜;痰涎壅盛,面白唇暗,四肢不温,甚则逆冷;舌质暗淡,苔白腻,脉沉滑或缓。

证候分析:本证以痰浊偏盛,上壅清窍,内蒙心神,神机闭塞为基本病机。患者素体气弱痰盛,或年老体衰,气不化津,致痰湿内生,复因劳累、过食辛辣烟酒及情志不调而引动痰湿,痰湿上犯,蒙蔽清窍,故见昏仆,不省人事;痰湿流窜经络而见半身不遂,口舌㖞斜;湿性黏滞重着,故见肢体松懈;痰湿之邪易伤阳气,阻遏气机,阳气受郁,故见四肢不温,甚则逆冷;卫阳之气不充肌肤,故面白唇暗;舌质暗淡、苔白腻、脉沉滑或沉缓为阳气不足、湿痰内盛之征。本证以痰涎壅盛、面白唇暗、四肢不温、舌质暗淡、苔白腻为辨证要点。

治法:燥湿化痰,醒神开窍。

方药:涤痰汤配合苏合香丸鼻饲。苏合香丸每天3~4次,每次1~2丸,与涤痰汤合用有燥湿化痰、醒神开窍之效。舌暗有瘀斑、脉涩者加桃仁、红花、丹参以活血化瘀;四肢厥冷者加制附子、桂枝、细辛以温阳散寒;兼有风象者可加天麻、钩藤以平肝息风。

(2)脱证(阴竭阳亡):突然昏仆,不省人事,汗出如珠,目合口张,肢体瘫软,手撒肢厥,气息微弱,面色苍白,瞳神散大,二便失禁;舌质淡紫,或舌体卷缩,苔白腻,脉微欲绝。

证候分析:本证多由中风闭证转化而来,邪实而正衰,元气衰微,阴阳欲绝是本证的基本病机。久病脏腑精气已衰,复因情志失调、饮食不节等诱因,突致阳浮于上,阴竭于下,阴阳离决。元气已脱,神志失守,故见神昏;五脏精气藏于内而开窍于外,五脏真气脱,四肢百骸皆无真气充养而失用,冷汗淋漓为心气绝,目合口开为脾气绝,舌卷囊缩、瞳孔散大为肝气绝,气息低微为肺气绝,二便自遗为肾气绝;肢体瘫软,手撒肢厥,面色苍白,舌质淡紫为真阳外脱、阴寒凝滞之征;阳气大虚,脉道鼓动乏力,故见脉微欲绝。本证以昏仆不省人事、汗出、目合口张、肢体瘫软、瞳神散大为辨证要点。

治法:益气回阳,扶正固脱。

方药:参附汤。汗出不止者加黄芪、煅龙骨、煅牡蛎、五味子以敛汗固脱;兼有瘀滞者,加丹参、赤芍;真阴不足,阴不敛阳致虚阳外越,或上证使用参附汤后见面赤足冷、虚烦不安、脉极虚弱或突现脉大无根者,是阳气稍复而真阴不足,此为阴虚阳脱之证,当以地黄饮子填补真阴、温壮肾阳。本证可用参麦注射液或生脉注射液静脉滴注。如生脉注射液20~40 mL静脉注射,15分钟一次,直至厥脱恢复。本证为中风临终证候,病情多凶险,应采用综合治疗措施救治。

3.恢复期

中风急性阶段经抢救治疗,若神志渐清,痰火渐平,饮食稍进,渐入恢复期,但后遗症有半身不遂、口眼㖞斜、言语謇涩或失声等。此时仍须积极治疗并加强护理。

针灸与药物治疗并进可以提高疗效。药物治疗根据病情可采用标本兼顾或先标后本等治法,治标宜搜风化痰、通络行瘀;肝阳偏亢者可采用平肝潜阳法。治本宜补益气血、滋养肝肾或阴阳并补。

(1)风痰瘀阻证:口眼㖞斜,舌强语謇或失语,半身不遂,肢体麻木;苔滑腻,舌暗紫,脉弦滑。

证候分析:本证以风痰阻络,经脉瘀阻为基本病机。风痰阻络,则口眼㖞斜;阻于心络,则舌强语謇,甚或失语;风痰流窜经络,血脉运行不利,故半身不遂,肢体麻木;苔滑腻、舌暗紫、脉弦滑皆为风、痰、瘀留阻所致。本证以肢体麻木、舌暗红、苔滑腻、脉弦滑为辨证要点。

治法:搜风化痰,行瘀通络。

方药:解语丹加减。若痰热偏盛者,加全瓜蒌、竹茹、川贝母清化痰热;兼有肝阳上亢,头晕头痛,面赤,苔黄舌红,脉弦劲有力,加钩藤、石决明、夏枯草平肝息风潜阳;咽干口燥者加天花粉、天冬养阴润燥。

(2)气虚络瘀证:肢体偏枯不用,肢软无力,面色萎黄;舌质淡紫或有瘀斑,苔薄白,脉细涩或细弱。

证候分析:本证以气血亏虚,络脉瘀阻为基本病机。气虚不能推动血液运行,血郁成瘀,脉阻络痹,则肢体偏废不用;气血亏虚,肌肤失荣,故面色萎黄;舌淡、脉细弱为气虚之征;舌有紫斑、脉细涩则为血瘀之象。本证以肢软无力、面色萎黄、舌淡紫或有瘀斑、脉细涩为辨证要点。

治法:益气养血,化瘀通络。

方药:补阳还五汤加减。若血虚甚,加枸杞子、鸡血藤、制首乌以补血;肢冷,阳失温煦者,加桂枝温经通脉;腰膝酸软者加川续断、桑寄生、杜仲以壮筋骨、强腰膝。

(3)肝肾亏虚证:半身不遂,患肢僵硬拘挛变形,舌强不语,或偏瘫,肢体肌肉萎缩;舌红脉细,或舌淡红,脉沉细。

证候分析：本证以肝肾亏虚，经脉失养为基本病机。肝肾亏虚，阴血不足，筋脉失养，则患侧肢体拘挛变形；肾虚精气不能上承，则舌暗不语；精血虚衰，筋脉失养，则肌肉渐见萎缩；舌红、脉细为肝肾精血耗伤之征；若舌质淡红、脉沉细，则为肾之阴阳皆虚。本证以患肢僵硬拘挛变形、肌肉萎缩、舌红脉细为辨证要点。

治法：滋养肝肾。

方药：左归丸、地黄饮子加减。若腰酸腿软较甚，加杜仲、桑寄生、牛膝补肾壮腰；肾阳虚，加巴戟天、肉苁蓉补肾益精；加附子、肉桂引火归原；夹有痰浊，加石菖蒲、远志、茯苓化痰开窍。

四、其他疗法

(一)中成药

1.清开灵注射液

清热解毒，化痰通络，醒神开窍。肌内注射，每天 2～4 mL。静脉滴注可用 20～40 mL 加入 5％葡萄糖注射液 250～500 mL 中，每天 1～2 次。

2.醒脑静脉注射液

清热泻火，凉血解毒，开窍醒神。肌内注射，每天 1～2 次，每次 2～4 mL。静脉滴注可用 10～20 mL 加入 5％葡萄糖注射液 250～500 mL 中，每天 1 次。

3.灯盏细辛注射液

活血通络。肌内注射，每次 4 mL，每天 2～3 次；或静脉滴注，可用 20～40 mL 加入 0.9％氯化钠注射液 250～500 mL 中，每天 1 次，14 天为 1 个疗程。

4.安宫牛黄丸

清热解毒，镇惊开窍，适用于阳闭证。每次 1 丸，每天 1 次，口服或鼻饲。

5.苏合香丸

芳香开窍，行气止痛。适用于脑卒中属阴闭证者。每次 1 丸，每天 1～2 次口服。

6.速效牛黄丸

清热解毒，开窍镇惊，适用于痰火内盛的阳闭证。每次 1 丸，每天 2 次口服。

7.醒脑再造丸

化痰醒脑，祛风活络。适用于神志不清，语言謇涩，肾虚痿痹，筋骨酸痛，手足拘挛，半身不遂。每次1丸，每天 2～3 次口服。

8.麝香抗栓胶囊

通络活血，醒脑散瘀。适用于中风半身不遂，言语不清，手足麻痹，头痛，目眩等。每次 4 粒，每天 3 次口服。

(二)针灸治疗

1.神昏

闭证者可刺人中，或十宣放血；属脱证者灸关元、气海、神阙。

2.半身不遂

上肢针曲池、外关、合谷等；下肢针环跳、委中、阳陵泉、足三里、太冲等。

3.言语謇涩或不语

针刺廉泉、哑门等。

（三）推拿

推拿适用于中风急性期或恢复期的半身不遂，尤其是半身不遂的重症。其手法为推、攘、按、捻、搓、拿、擦。取穴有风池、肩井、天宗、肩髃、瞳池、手三里、合谷、环跳、阳陵泉、委中、承山。以患侧颜面、背、四肢为重点。

（四）功能训练

功能训练是中风病治疗中的重要措施之一，特别是早期规范的功能康复治疗对患者肢体功能的恢复有十分重要的作用，功能训练主要针对患者的半身不遂、语言障碍和唇缓流涎等功能障碍而设。

1.肢体训练

在急性期即应当把患者的肢体置于功能位，并定期翻身，清洁皮肤，适当地轻揉患肢，并进行肢体的被动训练。此时除按上肢、下肢规定的康复动作训练外，还须注意动作要轻柔、和缓，不可勉强拉扯，以免伤及肢体的肌肉和关节，双侧肢体做同样的动作。还要依照先上肢后下肢、先大关节后小关节的顺序练习。对神志清醒患者，要在被动训练的基础上进行主动训练，一定要按照医师的要求，定时完成每天规定的动作和次数。对动作不规范者，医护人员要及时予以纠正。一般经过一段时间的综合训练，大多数患者就可在他人的帮助下起床下地或行走，但要掌握循序渐进的原则。合理选用各类助行工具也是非常必要的，可使足下垂、膝后屈得以减轻。

2.语言训练

待患者神志清醒后即应鼓励患者讲话，若患者言语障碍，要首先向患者交代清楚病情，动员其配合治疗，并与之约定一些必要的信号，如喝水则张口，不喝水则摇头等，有书写能力者可令其写出要求，然后即开始语言训练。先教患者发"啊""喔"等元音，而后逐渐成词，最后成句。语言康复必须有耐心，掌握循序渐进的原则。

3.唇缓流涎者的训练

每天坚持做鼓腮、示齿等动作，并自我或由他人按摩患侧。

（刘文西）

第四章 呼吸科病证的辨证诊疗

第一节 感 冒

感冒是感受触冒风邪,邪犯卫表而导致的常见外感疾病,临床表现以鼻塞、流涕、打喷嚏、咳嗽、头痛、恶寒、发热、全身不适、脉浮为其特征。

本病四季均可发生,尤以春冬两季为多。病情轻者多为感受当令之气,称为伤风、冒风、冒寒;病情重者多为感受非时之邪,称为重伤风。在一个时期内广泛流行、病情类似者,称为时行感冒。

早在《黄帝内经》即已有外感风邪引起感冒的论述,如《素问·骨空论》曰:"风者百病之始也……风从外入,令人振寒,汗出头痛,身重恶寒。"《素问·风论》也说:"风之伤人也,或为寒热。"汉代张仲景《伤寒论·辨太阳病脉证并治》篇论述太阳病时,以桂枝汤治表虚证,以麻黄汤治表实证,提示感冒风寒有轻重的不同,为感冒的辨证治疗奠定了基础。

感冒病名出自北宋《仁斋直指方·诸风》篇。元代朱丹溪在《丹溪心法·中寒二》提出:"伤风属肺者多,宜辛温或辛凉之剂散之。"明确本病病位在肺,治疗应分辛温、辛凉两大法则。

及至明清,多将感冒与伤风互称,并对虚人感冒有进一步的认识,提出扶正达邪的治疗原则。至于时行感冒,隋代巢元方在《诸病源候论·时气病诸候》中即已提示其属"时行病"之类,具有较强的传染性。如所述:"时行病者,春时应暖而反寒,冬时应寒而反温,非其时而有其气。是以一岁之中,病无长少,率相近似者,此则时行之气也。"即与时行感冒密切相关。

至清代,不少医家进一步强化了本病与感受时行之气的关系,林佩琴在《类证治裁·伤风》中明确提出了"时行感冒"之名。徐灵胎在《医学源流论·伤风难治论》说:"凡人偶感风寒,头痛发热,咳嗽涕出,俗谓之伤风……乃时行之杂感也。"指出感冒乃属触冒时气所致。

凡普通感冒(伤风)、流行性感冒(时行感冒)及其他上呼吸道感染而表现感冒特征者,皆可参照本节内容进行辨证论治。

一、病因病机

感冒是因六淫、时行之邪,侵袭肺卫,以致卫表不和,肺失宣肃而为病。

(一)病因

感冒是由于六淫、时行病毒侵袭人体而致病。以风邪为主因,因风为六淫之首,流动于四时之中,故外感为病,常以风为先导。

但在不同季节,每与当令之气相合伤人,而表现出不同证候,如秋冬寒冷之季,风与寒合,多为风寒证;春夏温暖之时,风与热合,多见风热证;夏秋之交,暑多夹湿,每又表现为风暑夹湿证候。但一般以风寒、风热为多见,夏令亦常夹暑湿之邪。至于梅雨季节之夹湿,秋季兼燥等,亦常可见之。再有遇时令之季,如旱天其情为火为热为燥,伤阴津,耗五脏之阴气血,其证为干燥竭液证,治多以润、清、凉育之,如冬旱、春旱、夏秋之旱都常出现,应按此调之。

若四时六气失常,非其时而有其气,伤人致病者,一般较感受当令之气为重。而非时之气夹时行疫毒伤人,则病情重而多变,往往相互传染,造成广泛的流行,且不限于季节性。正如《诸病源候论·时气病诸候》所言:"夫时气病者,此皆因岁时不和,温凉失节,人感乖戾之气而生,病者多相染易。"

(二)病机

外邪侵袭人体是否发病,关键在于卫气之强弱,同时与感邪的轻重有关。《灵枢·百病始生》曰:"风雨寒热不得虚,邪不能独伤人"。

若卫外功能减弱,肺卫调节疏解,外邪乘袭卫表,即可致病。如气候突变,冷热失常,六淫时邪猖獗,卫外之气失于调节应变,即可见本病的发生率升高。或因生活起居不当,寒温失调,过度疲劳,以致腠理不密,营卫失和,外邪侵袭为病。

若体质虚弱,卫表不固,稍有不慎,即易见虚体感邪。它如肺经素有痰热、痰湿,肺卫调节功能低下,则更易感受外邪,内外相引而发病。加素体阳虚者易受风寒,阴虚者易受风热、燥热,痰湿之体易受外湿。正如清代李用粹在《证治汇补·伤风》篇说:"肺家素有痰热,复受风邪束缚,内火不得疏泄,谓之寒暄。此表里两因之实证也。有平昔元气虚弱;表疏腠松;略有不慎,即显风证者。此表里两因之虚证也。"

外邪侵犯肺卫的途径有二,或从口鼻而入,或从皮毛内侵。风性轻扬,为病多犯上焦。故《素问·太阴阳明论》篇曰:"伤于风者,上先受之。"肺处胸中,位于上焦,主呼吸,气道为出入升降的通路,喉为其系,开窍于鼻,外合皮毛,职司卫外,为人身之藩篱。故外邪从口鼻、皮毛入侵,肺卫首当其冲,感邪之后,随即出现卫表不和及上焦肺系症状。因病邪在外、在表,故尤以卫表不和为主。

由于四时六气不同及体质的差异,临床常见风寒、风热、暑湿三证。若感受风寒湿邪,则皮毛闭塞,邪郁于肺,肺气失宣;感受风热暑燥,则皮毛疏泄不畅,邪热犯肺,肺失清肃。如感受时行病毒则病情多重,甚或变生它病。在病程中亦可见寒与热的转化或错杂。

一般而言,感冒预后良好,病程较短而易愈,少数可因感冒诱发其他宿疾而使病情恶化。对老年人、婴幼儿、体弱及时感重症者,必须加以重视,防止发生传变,或同时夹杂其他疾病。

二、诊查要点

(一)诊断依据

(1)临证以卫表及鼻咽症状为主,可见鼻塞、流涕、多嚏、咽痒、咽痛、周身酸楚不适、恶风或恶寒,或有发热等。若风邪夹暑、夹湿、夹燥,还可见相关症状。

(2)时行感冒多呈流行性,在同一时期发病人数剧增,且病证相似,多突然起病,恶寒、发热

（多为高热）、周身酸痛、疲乏无力，病情一般较普通感冒为重。

（3）病程一般3～7天，普通感冒一般不传变，时行感冒少数可传变入里，变生它病。

（4）四季皆可发病，而以冬、春两季为多。

（二）病证鉴别

1.感冒与风温

本病与诸多温病早期症状相类似，尤其是风热感冒与风温初起颇为相似，但风温病势急骤，寒战发热甚至高热，汗出后热虽暂降，但脉数不静，身热旋即复起，咳嗽胸痛，头痛较剧，甚至出现神志昏迷、惊厥、谵妄等传变入里的证候。而感冒发热一般不高或不发热，病势轻，不传变，服解表药后，多能汗出热退，脉静身凉，病程短，预后良好。

2.普通感冒与时行感冒

普通感冒病情较轻，全身症状不重，少有传变。在气候变化时发病率可以升高，但无明显流行特点。若感冒1周以上不愈，发热不退或反见加重，应考虑感冒继发它病，传变入里。时行感冒病情较重，发病急，全身症状显著，可以发生传变，化热入里，继发或合并它病，具有广泛的传染性、流行性。

（三）相关检查

本病通常可作血白细胞计数及分类检查，胸部X线检查。部分患者可见白细胞总数及中性粒细胞升高或降低。有咳嗽、痰多等呼吸道症状者，胸部X线摄片可见肺纹理增粗。

三、辨证论治

（一）辨证要点

本病邪在肺卫，辨证属表、属实，但应根据证情，区别风寒、风热和暑湿兼夹之证，还需注意虚体感冒的特殊性。

（二）治疗原则

感冒的病位在卫表肺系，治疗应因势利导，从表而解，遵《素问·阴阳应象大论》"其在皮者，汗而发之"之义，采用解表达邪的治疗原则。风寒证治以辛温发汗；风热证治以辛凉清解；暑湿杂感者，又当清暑祛湿解表。

（三）证治分类

1.风寒束表证

恶寒重，发热轻，无汗，头痛，肢节酸疼，鼻塞声重，或鼻痒打喷嚏。时流清涕，咽痒，咳嗽，咳痰稀薄色白，口不渴或渴喜热饮，舌苔薄白而润，脉浮或浮紧。

证机概要：风寒外束，卫阳被郁，腠理闭塞，肺气不宣。

治法：辛温解表。

代表方：荆防达表汤或荆防败毒散加减。两方均为辛温解表剂，前方疏风散寒，用于风寒感冒轻证；后方辛温发汗，疏风祛湿，用于时行感冒，风寒夹湿证。

常用药：荆芥、防风、紫苏叶、豆豉、葱白、生姜等解表散寒；杏仁、前胡、桔梗、甘草、橘红宣通肺气。

随症加减：若表寒重，头痛身痛，憎寒发热，无汗者，配麻黄、桂枝以增强发表散寒之功用；表湿较重，肢体酸痛，头重头胀，身热不扬者，加羌活、独活祛风除湿，或用羌活胜湿汤加减；湿邪蕴中，脘痞食少，或有便溏，苔白腻者，加藿香、苍术、厚朴、半夏化湿和中；头痛甚，配白芷、川芎散寒止痛;身热较著者,加柴胡、薄荷疏表解肌。

2.风热犯表证

身热较著,微恶风,汗泄不畅,头胀痛,面赤,咳嗽,痰黏或黄,咽燥,或咽喉乳蛾红肿疼痛,鼻塞,流黄浊涕,口干欲饮,舌苔薄白微黄,舌边尖红,脉浮数。

证机概要:风热犯表,热郁肌腠,卫表失和,肺失清肃。

治法:辛凉解表。

代表方:银翘散或葱豉桔梗汤加减。两方均有辛凉解表,轻宣肺气功能,但前者长于清热解毒,适用于风热表证热毒重者,后者重在清宣解表,适用于风热袭表,肺气不宣者。

常用药:金银花、连翘、黑栀子、豆豉、薄荷、荆芥辛凉解表,疏风清热;竹叶、芦根清热生津;牛蒡子、桔梗、甘草宣利肺气,化痰利咽。

若风热上壅,头胀痛较甚,加桑叶、菊花以清利头目;痰阻于肺,咳嗽痰多,加贝母、前胡、杏仁化痰止咳;痰热较盛,咳痰黄稠,加黄芩、知母、瓜蒌皮;气分热盛,身热较著,恶风不显,口渴多饮,尿黄,加石膏、黄芩清肺泄热;热毒壅阻咽喉,乳蛾红肿疼痛,加青黛、玄参清热解毒利咽;时行感冒热毒较盛,壮热恶寒,头痛身痛,咽喉肿痛,咳嗽气粗,配大青叶、蒲公英、鱼腥草等清热解毒;若风寒外束,入里化热,热为寒遏,烦热恶寒,少汗,咳嗽气急,痰稠,声哑,苔黄白相兼,可用石膏和麻黄内清肺热,外散表寒;风热化燥伤津,或秋令感受温燥之邪,伴有呛咳痰少,口、咽、唇、鼻干燥,苔薄,舌红少津等燥象者,可酌配南沙参、天花粉、梨皮清肺润燥,禁用辛温之品。

3.暑湿伤表证

身热,微恶风,汗少,肢体酸重或疼痛,头昏重胀痛,咳嗽痰黏,鼻流浊涕,心烦口渴,或口中黏腻,渴不多饮,胸闷脘痞,泛恶,腹胀,大便或溏,小便短赤,舌苔薄黄而腻,脉濡数。

证机概要:暑湿遏表,湿热伤中,表卫不和,肺气不清。

治法:清暑祛湿解表。

代表方:新加香薷饮加减。本方功能清暑化湿,用于夏月暑湿感冒,身热心烦,有汗不畅,胸闷等症。

常用药:金银花、连翘、鲜荷叶、鲜芦根清暑解热;香薷发汗解表;厚朴、扁豆化湿和中。

若暑热偏盛,可加黄连、栀子、黄芩、青蒿清暑泄热;湿困卫表,肢体酸重疼痛较甚,加豆卷、藿香、佩兰等芳化宣表;里湿偏盛,口中黏腻,胸闷脘痞,泛恶,腹胀,便溏,加苍术、白蔻仁、半夏、陈皮和中化湿;小便短赤加滑石、甘草、赤茯苓清热利湿。

感冒小结:体虚感冒应选参苏饮,血虚不宜发汗等补血解表。

四、预防调护

(一)在流行季节须积极防治

(1)生活上应慎起居,适寒温,在冬春之际尤当注意防寒保暖,盛夏亦不可贪凉露宿。

(2)注意锻炼,增强体质,以御外邪。

(3)常易患感冒者,可坚持每天按摩迎香穴,并服用调理防治方药。冬春风寒当令季节,可服贯众汤(贯众、紫苏、荆芥各10 g,柴胡10 g,甘草3 g);夏令暑湿当令季节,可服藿佩汤(藿香、佩兰各10 g,薄荷3 g,鲜者用量加倍);如时邪毒盛,流行广泛,可用贯众、板蓝根、生甘草煎服。

(4)在流行季节,应尽量少去人口密集的公共场所,防止交叉感染,外出要戴口罩。室内可用食醋熏蒸,每立方米空间用食醋5~10 mL,加水1~2倍,加热熏蒸2小时,每天或隔天1次,作空气消毒,以预防传染。

(二)治疗期间应注意护理

(1)发热者须适当休息。

(2)饮食宜清淡。

(3)对时感重症及老年、婴幼儿、体虚者,须加强观察,注意病情变化,如高热动风、邪陷心包、合并或继发其他疾病等。

(4)注意煎药和服药方法。汤剂煮沸后5～10分钟即可,过煮则降低药效。趁温热服,服后避风覆被取汗,或进热粥、米汤以助药力。得汗、脉静、身凉为病邪外达之象,无汗是邪尚未祛。出汗后尤应避风,以防复感。

(马蒙蒙)

第二节　咳　嗽

咳嗽是由六淫之邪侵袭肺系,或脏腑功能失调,内伤及肺,肺气不清,失于宣肃所成,临床以咳嗽、咳痰为主症的疾病。咳指有声无痰,嗽指有痰无声,咳嗽则是有声有痰之症也。

《素问·宣明五气论》载:"五气所病……肺为咳。"《素问·咳论》言:"五脏六腑皆令人咳,非独肺也。"《河间六书·咳嗽论》曰:"咳谓无痰而有声,肺气伤而不清也,嗽为无声有痰,脾湿动而为痰也,咳嗽谓有声有痰……"。《景岳全书》载:"咳嗽之要,止惟二证,何有二证?一天外感,一天内伤,而尽之矣。"

本病证相当于现代医学上的呼吸道感染,肺炎,急、慢性支气管炎,支气管扩张,肺结核,肺气肿等肺部疾病。

一、病因病机

(一)外感咳嗽

六淫外邪,侵袭肺系,多因肺的卫外功能减弱或失调,以致在天气寒暖失常、气温突变的情况下,邪从口鼻或皮毛而入,均可使肺气不宣,肃降失司而引起咳嗽。由于四时主气的不同,因而感受外邪亦有区别。风为六淫之首,其他外邪多随风邪侵袭人体,所以,外感咳嗽有风寒、风热和燥热之分。

(二)内伤咳嗽

内伤致咳的原因甚多,有因肺的自身病变;有因其他脏腑功能失调,内邪干肺所致。他脏及肺的咳嗽,可因嗜好烟酒,过食辛辣,熏灼肺胃;或过食肥甘,脾失健运,痰浊内生,上干于肺致咳;或由情志刺激,肝失条达,气郁化火,火气循经上逆犯肺,引起咳嗽。因肺脏自病者,常因肺系多种疾病迁延不愈,肺脏虚弱,阴伤气耗,肺的主气及宣降功能失常,而致气逆为咳。

外感咳嗽与内伤咳嗽可相互影响。外感咳嗽如迁延失治,邪伤肺气,更易反复感邪,咳嗽屡发,肺气日损,渐转为内伤咳嗽;而内伤咳嗽患者,由于脏腑虚损,肺脏已病,表卫不固,因而易受外邪而使咳嗽加重。

二、诊断与鉴别诊断

(一)诊断

1.病史

有肺系病史或有其他脏腑功能失调伤及肺脏病史。

2.临床表现

以咳嗽为主要症状。

(二)鉴别诊断

1.哮病、喘证

哮病、喘证、咳嗽均有咳嗽的表现。哮病以喉中哮鸣有声,呼吸困难气促,甚则喘息不能平卧为主症,发作与缓解均迅速。喘证以呼吸困难,甚则张口抬肩,不能平卧为主要临床表现。咳嗽则以咳嗽、咳痰为主症。

2.肺胀

肺胀除咳嗽外,还伴有胸部膨满,咳喘上气,烦躁心慌,甚则面目紫暗,肢体水肿,病程反复难愈。

3.肺痨

肺痨以咳嗽、咯血、潮热、盗汗、消瘦为主症的肺脏结核病,具有传染性。X线可见斑片状或空洞、实变等表现。

4.肺癌

肺癌以咳嗽、咯血、胸痛、发热、气急为主要表现的恶性疾病,X线可见包块,细胞学检查可见癌细胞。

三、辨证

(一)辨证要点

首先辨外感与内伤。外感咳嗽多是新病,发病急,病程短,常伴肺卫表证,属于邪实,治疗当以宣通肺气,疏散外邪为主,根据脉象、舌苔、痰色、痰质及咳痰难易等情况,辨明风寒、风热、燥热之不同,治以发散风寒、疏散风热、清热润燥等法。内伤咳嗽多为久病,常反复发作,病程长,可伴见其他脏腑病证,多属邪实正虚,治疗当以调理脏腑,扶正祛邪,分清虚实主次处理。

(二)治疗要点

外感咳嗽治宜疏散外邪、宣通肺气为主。内伤咳嗽治宜调理脏腑为主,健脾、清肝、养肺补肾,对虚实夹杂者应标本兼治。

四、辨证论治

(一)风寒袭肺

1.临床表现

咽痒咳嗽声重,咳痰稀薄色白;鼻塞流涕、头痛,肢体酸痛,恶寒发热,无汗;舌苔薄白,脉浮或浮紧。

2.治疗原则

疏风散寒,宣肺止咳。

3.代表处方

杏苏散:茯苓 20 g,杏仁、紫苏叶、法半夏、枳壳、桔梗、前胡、生甘草各 10 g,陈皮 5 g,大枣 5 枚,生姜 3 片。

4.加减应用

(1)咳嗽甚者加矮地茶、金沸草各 10 g,祛痰止咳。

(2)咽痒者加牛蒡子、蝉蜕各 10 g。

(3)鼻塞声重者加辛夷花、苍耳子各 10 g。

(4)风寒咳嗽兼咽痛,口渴,痰黄稠(寒包火),加天花粉 20 g,黄芩、桑白皮、牛蒡子各 10 g。

(二)风热咳嗽

1.临床表现

咳嗽频剧,咳声粗亢;痰黄稠,咳嗽汗出,咳痰不爽;发热恶风,喉干口渴,舌苔薄黄,脉浮数。

2.治疗原则

疏风清热,宣肺止咳。

3.代表处方

桑菊饮:芦根 20 g,桑叶、菊花、薄荷、杏仁、桔梗、连翘、生甘草各 10 g。

4.加减应用

(1)肺热内盛者加黄芩、知母各 10 g,以清泻肺热。

(2)咽痛、声哑者配射干、赤芍各 10 g。

(3)口干咽燥,舌质红,加南沙参、天花粉各 20 g。

(三)风燥伤肺

1.临床表现

新起咳嗽,咳声嘶哑,咽喉干痛;干咳无痰或痰少而粘连成丝状,不易咳出或痰中带血丝;或初起伴鼻塞、头痛、微寒、身热等表证,舌质红干而少苔、苔薄白或薄黄,脉浮数或细数。

2.治疗原则

疏风清肺,润燥止咳。

3.代表处方

桑杏汤:沙参、梨皮各 20 g,浙贝母 15 g,桑叶、豆豉、杏仁、栀子各 10 g。

4.加减应用

(1)津伤甚者加麦冬、玉竹各 20 g。

(2)热重者加石膏(先煎)20 g,知母 10 g。

(3)痰中带血丝加白茅根 20 g,生地黄 10 g。

(4)另有凉燥证乃由燥证加风寒证而成,可用杏苏散加紫菀、款冬花、百部各 10 g 治之,以达温而不燥,润而不凉。

(四)痰湿蕴肺

1.临床表现

咳嗽反复发作,咳声重浊,胸闷气憋,痰色白或带灰色;伴体倦、脘痞、食少、腹胀便溏;苔白腻,脉濡滑。

2.治疗原则

燥湿化痰,理气止咳。

53

3.代表处方

二陈汤合三子养亲汤。①二陈汤:茯苓 20 g,法半夏、陈皮、生甘草各 10 g。②三子养亲汤:紫苏子 15 g,白芥子 10 g,莱菔子 20 g。

4.加减应用

(1)寒痰较重者,痰黏白如泡沫者,加干姜、细辛各 10 g,温肺化痰。

(2)脾虚甚者加党参 20 g,白术 10 g,健脾益气。

(五)痰热郁肺

1.临床表现

咳嗽、气息粗促或喉中有痰声,痰稠黄、咳吐不爽或有腥味或吐血痰;胸胁胀满,咳时引痛,面赤身热,口干引饮,舌红,苔薄黄腻,脉滑数。

2.治疗原则

清热肃肺,化痰止咳。

3.代表处方

清金化痰汤:茯苓 20 g,浙贝母 15 g,黄芩、栀子、知母、麦冬、桑白皮、瓜蒌、桔梗、生甘草各 10 g,橘红 6 g。

4.加减应用

(1)痰黄而浓有热腥味者,加鱼腥草、冬瓜子各 20 g。

(2)胸满咳逆、痰多、便秘者,加葶苈子、生大黄(先煎)各 10 g。

(六)肝火犯肺

1.临床表现

气逆咳嗽,干咳无痰或少痰;咳时引胁作痛,面红喉干;舌边红,苔薄黄,脉弦数。

2.治疗原则

清肝泻火,润肺止咳化痰。

3.代表处方

黛蛤散加黄芩泻白散。①黛蛤散:海蛤壳 20 g,青黛(包煎)10 g。②黄芩泻白散:黄芩、桑白皮、地骨皮、粳米、生甘草各 10 g。

4.加减应用

(1)火旺者加冬瓜子 20 g,栀子、牡丹皮各 10 g,以清热豁痰。

(2)胸闷气逆者加葶苈子 10 g,瓜蒌皮 20 g,以理气降逆。

(3)胸胁痛者加郁金、丝瓜络各 10 g,以理气和络。

(4)痰黏难咳加浮海石、浙贝母、冬瓜仁各 20 g,以清热豁痰。

(5)火郁伤阴者加北沙参、百合各 20 g,麦冬 15 g,五味子 10 g,以养阴生津敛肺。

(七)肺阴虚损

1.临床表现

干咳少痰或痰中带血或咯血;潮热,午后颧红,盗汗,口干;舌质红少苔,脉细数。

2.治疗原则

滋阴润肺,化痰止咳。

3.代表处方

沙参麦冬汤:沙参、玉竹、天花粉、扁豆各 20 g,桑叶、麦冬、生甘草各 10 g。

4.加减应用

(1)咯血者加白及 20 g,三七 15 g,侧柏叶、仙鹤草、阿胶(烊服)、藕节炭各 10 g,以止血。

(2)午后潮热,颧红者加银柴胡、地骨皮、黄芩各 10 g。

(3)肾不纳气,久咳不愈,咳而兼喘者可用参蚧散加熟地黄、五味子各 10 g。

五、其他治法

(一)中成药疗法

(1)麻黄止嗽丸、小青龙糖浆,适用于风寒袭肺咳嗽。

(2)桑菊感冒片、蛇胆川贝液,适用于风热咳嗽。

(3)秋燥感冒冲剂、二母宁嗽丸,适用于风燥咳嗽。

(4)半贝丸、陈夏六君丸,适用于痰湿蕴肺咳嗽。

(5)琼玉膏、玄参甘橘冲剂,适用于肺阴虚损咳嗽。

(6)千金化痰丸、三蛇胆川贝末,适宜用于肝火犯肺咳嗽。

(7)双黄连口服液、清金理嗽丸,适用于痰热郁肺咳嗽。

(二)针灸疗法

(1)选肺俞、脾俞、合谷、丰隆等穴,以平补平泻手法,每天 1 次,适用于脾虚痰湿咳嗽。

(2)选肺俞、足三里、三阴交等穴,针用补法,每天 1 次,适用于肺阴虚损咳嗽。

(3)选肺俞、列缺、合谷等穴,毫针浅刺用泻法,每天 1 次,适用于外感咳嗽。

(4)选肺俞、尺泽、太冲、阳陵泉等穴,以平补平泻手法,每天 1 次,适用于肝火犯肺咳嗽。

(三)饮食疗法

(1)以薏苡仁、山药各 60 g,百合、柿饼各 30 g,同煮米粥,每天早晚温热服食。适用于脾虚痰湿咳嗽。

(2)大雪梨 1 个,蜂蜜适量,去梨核入蜂蜜,放炖盅内蒸熟,每晚睡前服 1 个。适用于肺阴虚损咳嗽。

(3)新鲜芦根(去节)100 g,粳米 50 g 同煮粥,每天 2 次温服。适用于肺热咳嗽。

(4)百合 30 g,糯米 50 g,冰糖适量,煮粥早晚温服。适用于肺燥咳嗽。

六、预防调摄

(1)平素应注意气候变化,防寒保暖,预防感冒。

(2)易感冒者可服玉屏风散。

(3)加强锻炼,增强抗病能力。

(4)咳嗽患者饮食不宜过于肥甘厚味、辛辣刺激。

(5)内伤久咳者,应戒烟。

(马蒙蒙)

第三节 肺 胀

　　肺胀是指以胸部膨满、憋闷如塞、喘息气促、咳嗽痰多、烦躁、心慌等为主要临床表现的一种病证。日久可见面色晦暗，唇甲发绀，脘腹胀满，肢体水肿。其病程缠绵，时轻时重，经久难愈，重者可出现神昏、出血、喘脱等危重证候。多种慢性肺系疾病反复发作，迁延不愈，导致肺气胀满，不能敛降。

　　现代医学的慢性阻塞性肺部疾病，常见如慢性支气管炎、支气管哮喘、支气管扩张、重度陈旧性肺结核等合并肺气肿，以及慢性肺源性心脏病、肺源性脑病等，出现肺胀的临床表现时可参考本节进行辨证论治。

一、病因病机

　　本病的发生，多因久病肺虚，痰浊潴留，而至肺失敛降，肺气胀满，又因复感外邪诱使病情发作或加剧。

(一)久病肺虚

　　因内伤久咳、久哮、久喘、支饮、肺痨等慢性肺系疾病，迁延失治，以致痰浊潴留，壅阻肺气，气之出纳失常，还于肺间，日久导致肺虚，肺体胀满，张缩无力，不能敛降而成肺胀。

(二)感受外邪

　　久病肺虚，卫外不固，腠理疏松，六淫之邪每易反复乘袭，诱使本病发作，病情日益加重。

　　肺胀病变首先在肺，继则影响脾、肾，后期病及于心。外邪从口鼻、皮毛入侵，每多首先犯肺，导致肺气上逆而为咳，升降失常而为喘，久则肺虚，主气功能失常。若子耗母气，肺病及脾，脾失健运，则可导致肺脾两虚。母病及子，肺虚及肾，肺不主气，肾不纳气，则气喘日益加重，呼吸短促难续，尤以吸气困难，动则更甚。且肾主水，肾衰则不能化气行水，水邪泛溢肌表则肿，上凌心肺则喘咳心悸。肺与心脉相通，肺虚不能调节心血的运行，气病及血，则血瘀肺脉，肺病及心，临床可见心悸、发绀、水肿、舌质暗紫等症。心阳根于命门真火，肾阳不振，进一步导致心肾阳衰，可出现喘脱危候。

　　肺胀的病理因素主要为痰浊、水饮与血瘀。痰的产生，病初由肺气郁滞，脾失健运，津液不归正化而成；渐因肺虚不能化津，脾虚不能转输，肾虚不能蒸化，痰浊潴留益甚，喘咳持续难已。三种病理因素之间又可互相影响和转化，如痰从寒化则成饮；饮溢肌肤则为水；痰浊久留，肺气郁滞，心脉失畅则血滞为瘀；瘀阻血脉，"血不利则为水"。一般早期以痰浊为主，渐而痰瘀并见，终至痰浊、血瘀、水饮错杂为患。

　　肺胀的病性多属本虚标实，但有偏实、偏虚的不同，且多以标实为急。外感诱发时偏于邪实，平时偏于本虚。早期多属气虚、气阴两虚，病位以肺、脾、肾为主。晚期气虚及阳，或阴阳两虚，纯属阴虚者少见，病位以肺、肾、心为主。正虚与邪实多互为因果，阳虚致卫外不固，易感外邪，痰饮难蠲；阴虚致外邪、痰浊易从热化，故虚实诸候常夹杂出现，每致越发越频，甚则持续不已。

二、辨证论治

(一)辨证要点

1.症状

以咳逆上气,痰多,喘息,胸部膨满,憋闷如塞,动则加剧,甚则鼻煽气促,张口抬肩,目胀如脱,烦躁不安等为主症。日久可见面色晦暗,面唇发绀,脘腹胀满,肢体水肿,甚或出现喘脱等危重证候。病重可并发神昏、动风或出血等症。有长期慢性咳喘病史,常因外感而诱发,病程缠绵,时轻时重;发病者多为老年,中青年少见。

2.检查

体检可见桶状胸,胸部叩诊呈过清音,心肺听诊肺部有干湿性啰音,且心音遥远。X 线检查见胸廓扩张,肋间隙增宽,膈降低且变平,两肺野透亮度增加,肺血管纹理增粗、紊乱,右下肺动脉干扩张,右心室增大。心电图检查显示右心室肥大,出现肺型 P 波等。血气分析检查可见低氧血症或合并高碳酸血症,PaO_2 降低,$PaCO_2$ 升高。血液检查红细胞和血红蛋白可升高。

(二)类症鉴别

肺胀与哮病、喘证均以咳而上气,喘满为主症,其区别如下。

1.哮证

哮证是一种反复发作性的痰鸣气喘疾病,以喉中哮鸣有声为特征,常突然发病,迅速缓解,久病可致肺胀,而肺胀以喘咳上气、胸膺膨满为主要表现,为多种慢性肺系疾病日久积渐而成。

2.喘证

喘证以呼吸困难,甚至张口抬肩,不能平卧为主要表现,可见于多种急慢性疾病的过程中。而肺胀是由多种慢性肺系疾病迁延不愈发展而来,喘咳上气,仅是肺胀的一个症状。

(三)分证论治

肺胀为多种肺病迁延不愈,反复发作而致,总属标实本虚,感邪发作时偏于标实,缓解时偏于本虚。偏实者须分清痰浊、水饮、血瘀。早期以痰浊为主,渐而痰瘀并重。后期痰瘀壅盛,正气虚衰,本虚与标实并重。偏虚者当区别气(阳)虚、阴虚。早期以气虚或气阴两虚为主,病位在肺、脾、肾。后期气虚及阳,甚则阴阳两虚,病变部位在肺、肾、心。

本病的治疗当根据标本虚实不同,有侧重地选用扶正与祛邪的不同治则。标实者。根据病邪的性质,分别采取祛邪宣肺,降气化痰,温阳利水,活血祛瘀,甚或开窍、熄风、止血等法。本虚者,当以补养心肺,益肾健脾为主,或气阴兼调,或阴阳双补。正气欲脱时则应扶正固脱,救阴回阳。

1.痰浊壅肺证

证候:胸膺满闷,短气喘息,稍劳即重,咳嗽痰多,色白黏腻或呈泡沫,晨风自汗,脘痞纳少,倦怠无力,舌暗,苔薄腻或浊腻,脉稍滑。

分析:肺虚脾弱,痰浊内生,上逆于肺,肺失宣降,则胸膺满闷,咳嗽、痰多色白黏腻;痰从寒化饮,则痰呈泡沫状;肺气虚弱,复加气因痰阻,故短气喘息,稍劳即重;肺虚卫表不固,则畏风、自汗;肺病及脾,脾虚健运失常,故见脘痞纳少,倦怠无力;舌质暗,苔薄腻或浊腻,脉滑为痰浊壅肺之征。

治法:化痰降气,健脾益肺。

方药:苏子降气汤合三子养亲汤。二方均能降气化痰平喘,但苏子降气汤偏温,以上盛下虚,

57

寒痰喘咳为宜;三子养亲汤偏降,以痰浊壅盛,肺实喘满,痰多黏腻为宜。其中,紫苏子、前胡、白芥子化痰降逆平喘;半夏、厚朴、陈皮燥湿化痰,行气降逆;白术、茯苓、甘草运脾和中。

随症加减:若痰多,胸满不能平卧,加葶苈子、莱菔子泻肺祛痰平喘;症见短气乏力,易出汗,痰量不多者为肺脾气虚,酌加党参、黄芪、防风健脾益气,补肺固表;若因外感风寒诱发,痰从寒化为饮,喘咳,痰多黏白泡沫,见表寒里饮证者,宗小青龙汤意加麻黄、桂枝、细辛、干姜散寒化饮;饮郁化热,烦躁而喘,脉浮用小青龙加石膏汤兼清郁热。

2.痰热郁肺证

证候:咳逆,喘息气粗,胸部膨满,烦躁不安,痰黄或白,黏稠难咯,或伴身热微恶寒,微汗,口渴,溲黄便干,舌边尖红,苔黄或黄腻,脉滑数。

分析:痰浊内蕴,感受风热或郁久化热,痰热壅肺,故痰黄、黏白难咯;肺热内郁,清肃失司,肺气上逆,则喘咳气逆息粗,胸满;热扰于心,则烦躁;风热犯肺则发热微恶寒,微汗;痰热伤津,则口渴,溲黄、便干;舌红,苔黄或黄腻,脉数或滑数均为痰热内郁之象。

治法:清肺化痰,降逆平喘。

方药:越婢加半夏汤或桑白皮汤。越婢加半夏汤宣泻肺热,用于饮热郁肺,外有表邪,喘咳上气,目如脱状,身热,脉浮大者;桑白皮汤清肺化痰,用于痰热壅肺,喘急胸满,咳吐黄痰或黏白稠厚者。

随症加减:若痰热内盛,痰黄胶黏,不易咯出者,加瓜蒌皮、鱼腥草、海蛤粉、象贝母、桑白皮等清热化痰利肺;痰鸣喘息,不得平卧者,加射干、葶苈子泻肺平喘;便秘腹满者,加大黄、芒硝,通腑泄热以降肺平喘;痰热伤津,口舌干燥,加天花粉、知母、芦根以生津润燥;阴伤而痰量已少者,酌减苦寒之品,加沙参、麦冬等养阴。

3.痰蒙神窍证

证候:神志恍惚,表情淡漠,谵妄烦躁,撮空理线,嗜睡神昏,或肢体瞤动,抽搐,咳逆喘促,咳痰不爽,舌质暗红或淡紫,苔白腻或淡黄腻,脉细滑数。

分析:痰迷心窍,蒙蔽神机,故见神志恍惚,表情淡漠,谵妄烦躁,撮空理线,嗜睡神昏;肝风内动,则肢体瞤动抽搐;痰浊阻肺,肺虚痰蕴,故咳逆喘促而咳痰不爽;舌质暗红或淡紫,乃心血瘀阻之征;苔白腻或淡黄腻,脉细滑数皆为痰浊内蕴之象。

治法:涤痰开窍,熄风醒神。

方药:涤痰汤。本方可涤痰开窍,熄风止痉。方中用二陈汤理气化痰;用胆南星清热涤痰,熄风开窍;竹茹、枳实清热化痰利膈;菖蒲开窍化痰;人参扶正防脱。

随症加减:若痰热较盛,烦躁身热,神昏谵语,舌红苔黄者,加黄芩、葶苈子、天竺黄、竹沥以清热化痰;肝风内动,抽搐加钩藤、全蝎,另服羚羊角粉以凉肝熄风;瘀血明显,唇甲发绀加桃仁、红花、丹参活血通脉;如热伤血络,见紫斑、咯血,便血色鲜者,配清热凉血止血药,如水牛角、白茅根、生地黄、牡丹皮、紫珠草、地榆等。另外,可选用安宫牛黄丸清心豁痰开窍,每次1丸,日服2次。

4.阳虚水泛证

证候:心悸,喘咳,咳痰清稀,面浮肢肿,甚则一身悉肿,腹部胀满有水,脘痞食欲缺乏,尿少,畏寒,面唇发绀,舌胖质暗,苔白滑,脉沉细。

分析:久病喘咳,肺脾肾亏虚,肾阳虚不能温化水液,水邪泛滥,则面浮肢肿,甚则一身悉肿,腹部胀满有水;水液不归州都之官,则尿少;水饮上凌心肺,故心悸,喘咳,咳痰清稀;脾阳虚衰,健运失职则脘痞食欲缺乏;脾肾阳虚,不能温煦则畏寒;阳虚血瘀,则面唇发绀;舌胖质暗,苔白滑,脉沉细为阳虚水泛之征。

治法:温肾健脾,化饮利水。

方药:真武汤合五苓散。真武汤温阳利水,五苓散健脾渗湿利水使水湿由小便而解,两方配伍,可奏温肾健脾、利尿消肿之功。方中用附子、桂枝温肾通阳;茯苓、白术、猪苓、泽泻、生姜健脾利水;赤芍活血化瘀。

随症加减:若水肿势剧,上凌心肺,见心悸喘满,倚息不得卧者,加沉香、牵牛子、川椒目、葶苈子行气逐水;血瘀甚,发绀明显者,加泽兰、红花、丹参、益母草、北五加皮化瘀行水。

5.肺肾气虚证

证候:呼吸浅短难续,声低气怯,甚则张口抬肩,倚息不能平卧,咳嗽,痰白如沫,咯吐不利,心慌胸闷,形寒汗出,面色晦暗,舌淡或暗紫,脉沉细数无力,或结代。

分析:久病咳喘,肺肾两虚,故呼吸浅短难续,声低气怯,甚则张口抬肩,倚息不能平卧;寒饮伏肺,肾虚水泛,则咳嗽痰白如沫,咯吐不利;肺病及心,心气虚弱,故心慌胸闷;阳气虚,则形寒;腠理不固,则汗出;气虚血行瘀滞,则面色晦暗,舌淡或暗紫,脉沉细数无力,或有结代。

治法:补肺纳肾,降气平喘。

方药:平喘固本汤合补虚汤。平喘固本汤补肺纳肾,降气化痰,补虚汤重在补肺益气。方中用党参、人参、黄芪、炙甘草补肺;冬虫夏草、熟地黄、胡桃肉、坎脐益肾;五味子敛肺气;灵磁石、沉香纳气归元;紫菀、款冬、紫苏子、法半夏、橘红化痰降气。

随症加减:若肺虚有寒,怕冷,舌质淡,加肉桂、干姜、钟乳石温肺散寒;气虚瘀阻,经脉动甚,面唇发绀明显者,加当归、丹参、苏木活血化瘀通脉;若肺气虚兼阴伤,低热,舌红苔少者,可加麦冬、玉竹、生地黄、知母等养阴清热。如见面色苍白,冷汗淋漓,四肢厥冷,血压下降,脉微欲绝等喘脱危象者,急用参附汤送服蛤蚧粉或黑锡丹补气纳肾,回阳固脱。病情稳定阶段,可常服皱肺丸。

另外,可选用验方:紫河车1具,焙干研末,装入胶囊,每次服3 g,适用于肺胀之肾虚者;百合、枸杞子各250 g,研细末,白蜜为丸,每次服10 g,1天3次,适用于肺肾阴虚的肺胀。

三、针灸治疗

(一)基本处方

肺俞、太渊、膻中。

肺俞、太渊为俞原配穴法,宣通肺气,止咳平喘;气会膻中,调气降逆。

(二)加减运用

1.痰浊壅肺证

加中脘、足三里、丰隆以健脾和中、运化痰湿。诸穴针用平补平泻法。

2.痰热郁肺证

加大椎、曲池、丰隆以清化痰热。大椎、曲池针用泻法,余穴针用平补平泻法。

3.痰蒙神窍证

加水沟、心俞、内关以涤痰开窍、息风醒神,针用泻法,余穴用平补平泻法。

4.阳虚水泛证

加肾俞、关元、阴陵泉以振奋元阳、化饮利水。诸穴针用补法,或加灸法。

5.肺肾气虚证

加肾俞、太溪、气海、足三里以滋肾益肺。诸穴针用补法,或加灸法。

(三)其他

1.耳针疗法

取交感、平喘、肺、心、肾上腺、胸,每次取 2～3 穴,毫针刺法,中等刺激,每次留针 15～30 分钟,每天或隔天 1 次,10 次为 1 个疗程。

2.保健灸法

经常艾灸足三里、关元、肺俞、脾俞、肾俞等穴,可增强抗病能力。

(马蒙蒙)

第四节 肺 痨

肺痨是由于正气不足,感染痨虫,侵蚀肺脏所致的具有传染性的一种慢性虚弱性疾病,以咳嗽、咯血、潮热、盗汗及身体逐渐消瘦为其主要临床特征。因痨虫蚀肺,劳损在肺,故称肺痨。

肺痨之疾,历代医家命名甚多,概而言之有以其具有传染性而命名的,如"尸注""虫疰""劳疰""传尸""鬼疰"等,《三因极一病证方论》言:"以疰者,注也,病自上注下,与前人相似,故曰疰";有根据症状特点而命名者,如《外台秘要》称"骨蒸"、《儒门事亲》谓"劳嗽"等,而《三因极一病证方论》的"痨瘵"称谓则沿用直至晚清,因病损在肺较常见故后世一般多称肺痨。

历代医籍对本病的论述甚详,早在《黄帝内经》,对本病的临床特点即有较具体的记载,如《素问·玉机真脏论》云:"大骨枯槁,大肉陷下,胸中气满,喘息不便,内痛引肩项,身热,脱肉破䐃……肩体内消。"《灵枢·玉版》篇云:"咳,脱形,身热,脉小以疾",均生动地描述了肺痨的主症及其慢性消耗表现,而将其归属于"虚劳"范围。汉代张仲景《金匮要略·血痹虚劳病脉证并治》篇正式将其归属于"虚劳"病中,并指出本病的一些常见合并症,指出"若肠鸣、马刀挟瘿者,皆为劳得之。"华佗《中藏经·传尸》的"传尸者……问病吊丧而得,或朝走暮游而逢……中此病死之全,染而为疾",已认识到本病具有传染的特点,认为因与患者直接接触而得病。唐代王焘《外台秘要·传尸》则进一步说明了本病的危害:"传尸之候……莫问老少男女,皆有斯疾……不解疗者,乃至灭门。"唐宋时期,并确立了本病的病因、病位、病机和治则。如唐代孙思邈《备急千金要方》认为"劳热生虫在肺",首先提出了病邪为"虫",把"尸注"列入肺脏病篇,明确病位主要在肺。与此同期的王焘《外台秘要》也提出"生肺虫,在肺为病",认识到肺痨是由特殊的"肺虫"引起的。病机症状方面宋代许叔微《普济本事方·诸虫尸疰》提出本病"肺虫居肺叶之内,蚀入肺系,故成瘵疾,咯血声嘶"。《三因极一病证方论》《济生方》则都提出了"痨瘵"的病名,明确地将肺痨从一般虚劳和其他疾病中独立出来,更肯定其病因"内非七情所伤,外非四气所袭""多由虫啮"的病机。至元代朱丹溪倡"痨瘵至乎阴虚"之说,突出了病机重点。葛可久《十药神书》收载了治痨十方,为我国现存的第一部治痨专著。明代《医学入门》归纳了肺痨常见的咳嗽、咯血、潮热、盗汗、遗精、腹泻等六大主症,为临床提出了诊断依据。《医学正传》则提出了"杀虫"和"补虚"的两大治疗原则,至此使肺痨的病因、病机、症状、治则、治法、方药已趋于完善。

根据本病临床表现及其传染特点,肺痨与西医学的肺结核基本相同,故凡诊断肺结核者可参照本病辨证论治。

一、病因病机

肺痨的致病因素,不外内外两端。外因是指传染痨虫,内因则为正气虚弱,两者相互为因,痨虫传染是不可或缺的外因,正虚是发病的基础。痨虫蚀肺后,耗损肺阴,进而演变发展,可致阴虚火旺,或导致气阴两虚,甚则阴损及阳。

(一)感染"痨虫"

痨虫感染是引起本病的主要病因,而传染途径是经口鼻到肺脏,本病具有传染性。当与患者直接接触,问病看护或与患者同室寝眠、朝夕相处,都可致痨虫侵入人体为害。痨虫侵袭肺脏,腐蚀肺叶,肺体受损,耗伤肺阴,肺失滋润,清肃失调而发生肺痨咳嗽;如损伤肺中络脉,血溢脉外则咯血;阴虚火旺,迫津外泄,则潮热、盗汗。《三因极一病证方论·痨瘵诸证》指出:"诸证虽曰不同,其根多有虫。"明确提出痨虫传染是形成本病的唯一因素。

(二)正气虚弱

禀赋不足,或后天嗜欲无度,酒色不节,忧思劳倦,损伤脏腑,或大病久病之后失于调治,如麻疹、外感久咳及产后等,耗伤气血精液,或营养不良,体虚不复,均可致正气亏虚,抗病力弱,使痨虫乘虚袭入,侵蚀肺体而发病。《古今医统·痨瘵》云:"凡人平素保养元气,爱惜精血,瘵不可得而传,惟夫纵欲多淫,苦不自觉,精血内耗,邪气外乘。"并提出"气虚血痿,最不可入痨瘵之门……皆能乘虚而染触"即是此意。

总之,本病病因是感染痨虫为患,而正虚是发病的关键。正气旺盛,虽然感染痨虫但可不一定发病,正气虚弱则感染后易于致病。另一方面感染痨虫后,正气的强弱不仅决定了病情的轻重,又决定病变的转归,这也是有别于其他疾病的特点。

本病的病位在肺。肺主气,司呼吸,受气于天,吸清呼浊。若肺脏本体虚弱,卫外不固,或因其他脏腑病变损伤肺脏,导致肺虚,则"痨虫"极易犯肺,侵蚀肺脏而发病。病机性质以阴虚为主,故临床上多见干咳,咽燥,以及喉痛声嘶等肺系症状。由于脏腑之间有互相资生和制约的关系,肺脏亏虚日久,必然会影响其他脏腑,其中与脾肾关系最为密切,同时也可涉及心肝。脾为肺之母,肺虚耗夺母气以自养,则致脾虚;脾虚不能化水谷为精微而上输以养肺,则肺脏益弱,故易致肺脾同病,土不生金,肺阴虚与脾气虚两候同时出现,症见神疲懒言、四肢乏力、食少便溏、身体消瘦等脾虚症状。肺肾相生,肾为肺之子,肺阴虚肾失滋生之源,或肾阴虚相火灼金,上耗母气,则可致肺肾两虚,相火内炽,常伴见骨蒸、潮热、咯血、男子遗精、女子月经不调等症状。若肺虚不能治肝,肾虚不能养肝,肝火偏旺,上逆侮肺,可见性急善怒,胁肋掣痛,并加重咳嗽、咯血。如肺虚心火乘客,肾虚水不济火,可伴见虚烦不寐、盗汗等症,甚则肺虚不能佐心治节血脉之运行,而致气虚血瘀,出现气短、心慌、唇紫等症。概括而言,初起肺体受损,肺阴耗伤,肺失滋润,病位在肺,继而肺脾同病,导致气阴两伤,或肺肾同病,而致阴虚火旺。后期脾肺肾三脏皆损,阴损及阳,元气耗伤,阴阳两虚。

二、诊断

(1)咳嗽、咯血、潮热、盗汗、身体明显消瘦为典型表现。不典型者诸症可以不必具见,初起仅微有咳嗽、疲乏无力,身体逐渐消瘦,食欲缺乏,偶或痰中夹有少量血丝等。

(2)常有与肺痨患者的长期接触史。

三、相关检查

(1)肺部病灶部位呼吸音减弱,或闻及支气管呼吸音及湿啰音。

(2)X线胸片、痰涂片或培养结核菌、血沉、结核菌素试验等检查有助于诊断。

四、鉴别诊断

(一)肺痨与虚劳

同属于虚损类疾病的范围,病程较长。肺痨具有传染性,是一个独立的慢性传染性疾病;虚劳是由于脏腑亏损,元气虚弱而致的多种慢性疾病虚损证候的总称,不具传染性。肺痨病位主要在肺,病机主在阴虚,而虚劳五脏并重,以脾肾为主,病机以气血阴阳亏虚为要。肺痨是由正气亏虚,痨虫蚀肺所致,有其发生发展及演变规律,以咳嗽、咯血、潮热、盗汗为特征;而虚劳缘由内伤亏损,为多脏气血阴阳亏虚,临床特征表现多样,病情多重。

(二)肺痨与肺痿

肺痿是肺部多种慢性疾病后期转归而成,如肺痈、肺痨、久嗽、久喘等导致肺叶痿弱不用,俱可成痿,临床以咳吐浊唾涎沫为主症,不具传染性;而肺痨是以咳嗽、咯血、潮热、盗汗为特征,由传染痨虫所致具有传染性,但少数肺痨后期迁延不复可以转为肺痿。

(三)肺痨与肺痈

肺痨和肺痈都有咳嗽、发热、汗出。但肺痈是肺叶生疮,形成脓疡,临床以咳嗽、胸痛、咯吐腥臭浊痰,甚则脓血相兼为主要特征的一种疾病,发热较高,为急性病,病程较短,病机是热壅血瘀,属实热证;而肺痨的临床特点是有咳嗽、咯血、潮热、盗汗四大主症,起病缓慢,病程较长,为慢性病,病机是以肺阴亏虚为主,具有传染性。

(四)肺痨与肺癌

肺癌与肺痨都有咳嗽、咯血、胸痛、发热、消瘦等症状。但肺痨多发于中青年,若发生在40岁以上者,往往在青少年时期有肺痨史;而肺癌则好发于40岁以上的中老年男性,多有吸烟史,表现为呛咳、顽固性干咳,持续不愈,或反复咯血,或顽固性胸痛、发热,伴进行性消瘦、疲乏等。肺痨经抗结核治疗有效,肺癌经抗结核治疗则病情继续恶化。此外,借助西医诊断方法,有助于两者的鉴别。

五、辨证论治

(一)辨证要点

1.辨病机属性

本病的辨证,须按病机属性,结合脏腑病机进行,故宜区别阴虚、阴虚火旺、气虚的不同,掌握肺与脾肾的关系。临床一般以肺阴亏虚为主为先,如进一步演变发展,则表现为阴虚火旺,或气阴耗伤,甚或阴阳两虚。病变主脏在肺,以阴虚为主,阴虚火旺者常肺肾两虚,并涉及心肝;气阴耗伤者多肺脾同病;久延病重,由气及阳,阴阳两虚者则肺脾肾三脏皆损。

2.辨病情轻重

一般初起病情多轻,微有咳嗽,偶或痰中有少量血丝,咽干低热,疲乏无力,逐渐消瘦;继而咳嗽加剧,干咳少痰或痰多,时时咯血,甚则大量咯血,胸闷气促,午后发热,或有形寒,两颧红艳,唇红口干,盗汗失眠,心烦易怒,男子梦遗失精,女子月经不调或停闭,如病重而未能及时治疗,可出现音哑气喘,大便溏泄,肢体水肿,面唇发紫,甚至大骨枯槁,大肉陷下,骨髓内消,肌肤甲错。

3.辨证候顺逆

肺痨顺证表现为虽肺阴亏虚但元气未衰,胃气未伤,饮食如恒,虚能受补,咳嗽日减,脉来有根,无气短不续,无大热或低热转轻,无痰壅咯血,消瘦不著。逆证表现为骨蒸发热,持续不解;胃气大伤,食少纳呆,便溏肢肿;大量咯血,反复发作,短气不续,动则大汗,大肉脱陷,声音低微;虚不受补,脉来浮大无根,或细而数疾。

(二)治疗原则

本病的治疗原则是补虚培元和治痨杀虫,正如《医学正传·劳极》所提出的"一则杀其虫,以绝其根本,一则补其虚,以复其真元"为其两大治则。根据患者体质强弱而分别主次,但尤需重视补虚培元,增强正气,以提高抗结核杀虫的能力。调补脏腑重点在肺,并应重视脏腑整体关系,同时兼顾补脾益肾。治疗大法应根据"主乎阴虚"的病机特点,以滋阴为主,火旺者兼以降火,如合并气虚、阳虚见证者,又当同时兼以益气或温阳。杀虫主要是针对病因治疗,选用具有抗结核杀虫作用的中草药。

(三)分证论治

1.肺阴亏损

主症:干咳,咳声短促,咳少量黏痰,或痰中有时带血,如丝如点,色鲜红。

兼次症:午后自觉手足心热,皮肤干灼,咽干口燥,或有少量盗汗,胸闷乏力。

舌脉:舌边尖红,苔薄少津;脉细或兼数。

分析:痨虫蚀肺,损伤肺阴,阴虚肺燥,肺失滋润,清肃失调故干咳少痰,咳声短促,胸闷乏力;肺损络伤,故痰中带血如丝如点,色鲜红;阴虚生热,虚热内灼,故手足心热,皮肤灼热;阴虚津少,无以上承则口燥咽干,皮肤干燥;舌红,苔薄少津,脉细或兼数,为阴虚有热之象。

治法:滋阴润肺,清热杀虫。

方药:月华丸加减。本方功在补虚杀虫,养阴止咳,化痰止血,是治疗肺痨的基本方。方中沙参、麦冬、天冬、生地黄、熟地黄滋阴润肺;百部、川贝母润肺止咳,兼能杀虫;阿胶、三七止血和营;桑叶、菊花清肃肺热;山药、茯苓甘淡健脾益气,培土生金,以资生化之源。可加百合、玉竹滋补肺阴。若咳嗽频而痰少质黏者,可合甜杏仁、蜜紫菀、海蛤壳以润肺化痰止咳;痰中带血较多者,宜加白及、仙鹤草、白茅根、藕节炭等以和络止血;若低热不退,可配银柴胡、地骨皮、功劳叶、胡黄连等以清退虚热,兼以杀虫;若久咳不已,声音嘶哑者,于前方中加诃子皮、木蝴蝶、凤凰衣等以养肺利咽,开音止咳。

2.阴虚火旺

主症:咳呛气急,痰少质黏,反复咯血,量多色鲜。

兼次症:五心烦热,两颧红赤,心烦口渴,骨蒸潮热,盗汗量多,形体日益消瘦,或吐痰黄稠量多,或急躁易怒,胸胁掣痛,失眠多梦,或男子遗精,女子月经不调。

舌脉:舌红绛而干,苔薄黄或剥;脉细数。

分析:肺虚及肾,肺肾阴伤,虚火内迫,气失润降而上逆,故咳呛、气急;虚火灼津,炼液成痰,故痰少质黏;若火盛热壅痰蕴,则咳痰黄稠量多;虚火伤络,迫血妄行故反复咯血,色鲜量多;肺肾阴虚,君相火旺,故午后潮热、颧红骨蒸、五心烦热;营阴夜行于外,虚火迫津外泄故盗汗;肾阴亏虚,肝失所养,心肝火盛故性急易怒、失眠多梦;肝经布两胁穿膈入肺,肝肺络脉失养,则胸胁掣痛;相火偏旺,扰动精室则梦遗失精;阴血亏耗,冲任失养则月经不调;阴精亏损,不能充养身体则形体日瘦;舌红绛而干,苔黄或剥,脉细数,乃阴虚火旺之征。

治法:补益肺肾,滋阴降火。

方药:百合固金汤合秦艽鳖甲散加减。百合固金汤功能滋养肺肾,用于阴虚阳浮,肾虚肺燥,咳痰带血,烦热咽干者。本方用百合、麦冬、玄参、生地黄滋阴润肺生津,当归、白芍、熟地养血柔肝,桔梗、贝母、甘草清热化痰止咳。秦艽鳖甲散滋阴清热除蒸,用于阴虚骨蒸,潮热盗汗等证。方中秦艽、青蒿、柴胡(用银柴胡)、地骨皮退热除蒸,鳖甲、知母、乌梅、当归滋阴清热,另加百部、白及止血杀虫。若火旺较甚,热象明显者,当增入胡黄连、黄芩苦寒泻火、坚阴清热;若咳痰黄稠量多,酌加桑白皮、竹茹、海蛤壳、鱼腥草等以清热化痰;咯血较著者,加牡丹皮、藕节、紫珠草、醋制大黄等,或配合十灰散以凉血止血;盗汗较著,加五味子、瘪桃干、糯稻根、浮小麦、煅龙骨、煅牡蛎等敛阴止汗;胸胁掣痛者,加川楝子、延胡索、广郁金等以和络止痛;烦躁不寐加酸枣仁、夜交藤、龙齿宁心安神;若遗精频繁,加黄柏、山茱萸、金樱子泻火涩精。服本方碍脾腻胃者可酌加佛手、香橼醒脾理气。

3.气阴耗伤

主症:咳嗽无力,痰中偶夹有血,血色淡红,气短声低。

兼次症:神疲倦怠,食少纳呆,面色㿠白,午后潮热但热势不剧,盗汗颧红,身体消瘦。

舌脉:舌质嫩红,边有齿印,苔薄,或有剥苔;脉细弱而数。

分析:本证为肺脾同病,阴伤及气,清肃失司,肺不主气则咳嗽无力;气阴两虚,肺虚络损则痰中夹血,虚火不著故血色淡红;肺阴不足,阴虚内热,则午后潮热、盗汗、颧红;子盗母气,脾气亏损,肺脾两虚,宗气不足,故气短声低,神疲倦怠,面色㿠白;脾虚失运,故食少纳呆,聚湿成痰,则咳痰色白;舌质嫩红,边有齿印,脉细弱而数,苔薄或剥为肺脾同病,气阴两虚之象。

治法:养阴润肺,益气健脾。

方药:保真汤加减。本方功能补气养阴,兼清虚热。药用太子参、黄芪、白术、茯苓补益肺脾之气,麦冬、天冬、生地黄、五味子滋养润肺之阴,当归、白芍、熟地黄滋补阴血;陈皮理气运脾,知母、黄柏、地骨皮、柴胡滋阴清热。并可加冬虫夏草、百部、白及以补肺杀虫;若咳嗽痰白者,可加姜半夏、橘红等燥湿化痰;咳嗽痰稀量多,可加白前、紫菀、款冬、苏子温润止咳;咯血色红量多者加白及、仙鹤草、地榆等凉血止血药,色淡红者,可加山茱萸、阿胶、仙鹤草、参三七等,配合补气药,共奏补气摄血之功;若骨蒸盗汗者,酌加鳖甲、牡蛎、五味子、地骨皮、银柴胡等以益阴除蒸敛汗;如纳少腹胀,大便溏薄者,加扁豆、薏苡仁、莲肉、山药、谷芽等甘淡健脾之品,并去知母、黄柏苦寒伤中及地黄、当归、阿胶等滋腻碍胃之品。

4.阴阳两虚

主症:咳逆喘息少气,痰中或夹血丝,血色暗淡,形体羸弱,劳热骨蒸,面浮肢肿。

兼次症:潮热,形寒,自汗,盗汗,声嘶或失声,心慌,唇紫,肢冷,或见五更泄泻,口舌生糜,大肉尽脱,男子滑精阳痿,女子经少、经闭。

舌脉:舌质光红少津,或淡胖边有齿痕,脉微细而数,或虚大无力。

分析:久痨不愈,阴伤及阳,则成阴阳俱损,肺、脾、肾多脏同病之证,为本病晚期证候,病情较为严重。精气虚损,无以充养形体,故形体羸弱,大肉尽脱;肺虚失降,肾虚不纳,则咳逆、喘息、少气;肺虚失润,金破不鸣故声嘶或失声;肺肾阴虚,虚火内盛,则劳热骨蒸、潮热盗汗;虚火上炎则口舌生糜;脾肾两虚,水失运化,外溢于肌肤则面浮肢肿;病及于心,心失所养,血行不畅则心慌、唇紫;"阳虚生外寒"则自汗、肢冷、形寒;脾肾两虚,肾虚不能温煦脾土,则五更泄泻;精亏失养,命

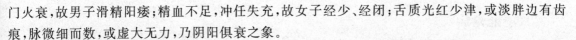

门火衰,故男子滑精阳痿;精血不足,冲任失充,故女子经少、经闭;舌质光红少津,或淡胖边有齿痕,脉微细而数,或虚大无力,乃阴阳俱衰之象。

治法:温补脾肾,滋阴养血。

方药:补天大造丸加减。本方功在温养精气,培补阴阳,用于肺痨五脏俱伤,真气亏损之证。方中人参、黄芪、白术、山药、茯苓补益肺脾之气;枸杞子、熟地黄、白芍、龟甲培补肺肾之阴;鹿角胶、紫河车、当归滋补精血以助阳气;酸枣仁、远志宁心安神。另可加百合、麦冬、阿胶、山茱萸滋补肺肾;若肾虚气逆喘息者,配冬虫夏草、蛤蚧、紫石英、诃子摄纳肾气;心慌者加丹参、柏子仁、龙齿镇心安神;见五更泄泻,配煨肉蔻、补骨脂补火暖土,并去地黄、阿胶等滋腻碍脾之品。阳虚血瘀唇紫水停肢肿者,加红花、泽兰、益母草、北五加皮温阳化瘀行水,咯血不止加云南白药。总之阴阳两虚证是气阴耗伤的进一步发展,因下损及肾,阴伤及阳而致,病情深重,当注意温养精气,以培根本。

六、转归预后

肺痨的转归预后主要取决于患者正气的盛衰、病情的轻重和治疗是否及时。若肺损不著,正气尚盛,或诊断及时,早期治疗,可逐渐康复;若邪盛正虚,正不胜邪,或误诊失治,邪气壅盛,病情可加重,甚至恶化,由肺虚渐及脾、肾、心、肝,由阴及气及阳,形成五脏皆损。若正气亏虚,正邪相持,可致病情慢性迁延。从证候而言,初期主要为阴虚肺燥,若失治误治,一则向气阴耗伤转化,久治不愈阴损及阳,可成阴阳两虚,此时多属晚期证候;另有少数阴虚火旺者,伤及肺络,大量咯血可使气阴欲脱危候,预后不良。正如《明医杂著》所言:"此病治之于早则易,若到肌肉消灼,沉困着床,脉沉伏细数,则难为矣。"

(马蒙蒙)

第五节　肺　痈

肺痈是指由于热毒血瘀,壅滞于肺,以致肺叶生疮,形成脓疡的一种病证。临床表现以咳嗽,胸痛,发热,咯吐腥臭浊痰,甚则脓血相兼为主要特征。

一、病因病机

本病主要是风热火毒,壅滞于肺,热盛血瘀,蕴酿成痈,血败肉腐化脓,肺络损伤而致本病。病位在肺,病理性质属实属热。热壅血瘀是成痈化脓的病理基础。

(一)感受外邪

多为风热毒邪,经口鼻或皮毛侵袭肺脏;或因风寒袭肺,未得及时表散,内蕴不解,郁而化热,邪热蕴肺,肺失清肃,肺络阻滞,以致热壅血瘀,蕴毒化脓而成痈。

(二)痰热内盛

平素嗜酒太过,或嗜食辛辣煎炸厚味,蕴湿蒸痰化热,熏灼于肺,或原有其他宿疾,肺经及他脏痰浊瘀热,蕴结日久,熏蒸于肺,以致热盛血瘀,蕴酿成痈。

二、辨证论治

(一)辨证要点

辨病程阶段,初期辨证总属实证,热证。一般按病程的先后划分为初期、成痈期、溃脓期、恢复期四个阶段。初期痰白或黄,量少,质黏,无特殊气味;成痈期痰呈黄绿色,量多,质黏稠有腥臭;溃脓期为脓血痰,其量较多,质如米粥,气味腥臭异常;恢复期痰色较黄,量减少,其质清稀,臭味渐轻。

(二)类证鉴别

风温:风温起病多表现为发热、恶寒、咳嗽、气急、胸痛等,但肺痈之寒战、高热、胸痛、咯吐浊痰明显,且喉中有腥味,与风温有别。且风温经正确及时治疗,一般邪在气分而解,多在一周内身热下降,病情向愈。如病经一周,身热不退或更盛,或退而复升,咯吐浊痰,喉中腥味明显,应进一步考虑有肺痈之可能。

(三)治疗原则

肺痈属实热证,治疗以祛邪为总则,清热解毒,化瘀排脓是治疗肺痈的基本原则。初期治以清肺散邪;成痈期则清热解毒,化瘀消痈;溃脓期治疗应排脓解毒;恢复期对阴伤气耗者治以养阴益气,如久病邪恋正虚者,当扶正祛邪,补虚养肺。

(四)分证论治

1.初期

证候:恶寒发热,咳嗽,胸痛,咳时尤甚。咯吐白色黏痰,痰量由少渐多,呼吸不利,口干鼻燥。舌质淡红,舌苔薄黄或薄白少津。脉浮数而滑。

治法:疏散风热,清肺散邪。

方药:银翘散加减。

2.成痈期

证候:身热转甚,时时振寒,继则壮热,胸满作痛,转侧不利,咳吐黄稠痰,或黄绿色痰,自觉喉间有腥味。咳嗽气急,口干咽燥,烦躁不安,汗出身热不解。舌质红,舌苔黄腻。脉滑数有力。

治法:清肺解毒,化瘀消痈。

方药:苇茎汤(《备急千金要方》)合如金解毒散加减。

3.溃脓期

证候:咳吐大量脓血痰,或如米粥,腥臭异常,有时咯血,胸中烦满而痛,甚则气喘不能卧。身热,面赤,烦渴喜饮。舌质红或绛,苔黄腻,脉滑数。

治法:排脓解毒。

方药:加味桔梗汤加减。

4.恢复期

证候:身热渐退,咳嗽减轻,咯吐脓血渐少,臭味不甚,痰液转为清稀。精神渐振,食欲渐增,或见胸胁隐痛,不耐久卧,气短,自汗,盗汗,低热,午后潮热,心烦,口燥咽干,面色不华,形体消瘦,精神萎靡;或见咳嗽,咯吐脓血痰日久不净,或痰液一度清稀而复转臭浊,病情时轻时重,迁延不愈。舌质红或淡红,苔薄。脉细或细数无力。

治法:养阴益气清肺。

方药:沙参清肺汤或桔梗杏仁煎加减。

(马蒙蒙)

第六节　肺　痿

肺痿是指肺叶痿弱不用,临床以咳吐浊唾涎沫为主症,为肺脏的慢性虚损性疾病。《金匮要略心典·肺痿肺痈咳嗽上气病》载:"痿者萎也,如草木之萎而不荣。"用形象比喻的方法以释其义。

一、源流

肺痿之病名,最早记载于仲景的《金匮要略》。该书将肺痿列为专篇,对肺痿的主症特点、病因、病机、辨证均做了较为系统的介绍。如《金匮要略·肺痿肺痈咳嗽上气病脉证并治》言:"寸口脉数,其人咳,口中反有浊唾涎沫者何? 师曰:为肺痿之病。""肺痿吐涎沫而不咳者,其人不渴,必遗尿,小便数,所以然者,以上虚不制下故也。"隋代巢元方在《金匮要略》的基础上,对本病的成因、转归等作了进一步探讨。其在《诸病源候论·肺痿候》论及肺痿曰:"肺主气,为五脏上盖,气主皮毛,故易伤于风邪,风邪伤于脏腑,而气血虚弱,又因劳役大汗之后,或经大下而亡津液,津液竭绝,肺气壅塞,不能宣通诸脏之气,因成肺痿也。"明确认为是外邪犯肺,或劳役过度,或大汗之后,津液亏耗,肺气受损,壅塞而成。并指出其预后、转归与咳吐涎沫之爽或不爽、小便之利或不利、咽燥之欲饮或不欲饮等都有关联,如"咳唾咽燥欲饮者,必愈;欲咳而不能咳,唾干沫,而小便不利者难治。"唐代孙思邈《备急千金要方·肺痿门》将肺痿分为热在上焦及肺中虚冷二类,认为"肺痿虽有寒热之分,从无实热之例。"清代李用粹结合丹溪之说,对肺痿的病因病机、证候特点作了简要而系统的归纳。如《证治汇补·胸膈门》言:"久嗽肺虚,寒热往来,皮毛枯燥,声音不清,或嗽血线,口中有浊唾涎沫,脉数而虚,为肺痿之病。因津液重亡,火炎金燥,如草木亢旱而枝叶萎落也。"《张氏医通·肺痿》对肺痈和肺痿的鉴别,进行了分析比较,提出"肺痈属在有形之血……肺痿属在无形之气。"

综上所述,历代医家共同认识到肺痿是多种肺系疾病的慢性转归,故常与相关疾病合并叙述,单独立论者较少,并且提示肺痈、肺痨、久嗽、喘哮等伤肺,均有转化成为肺痿的可能。如明代王肯堂将肺痿分别列入咳嗽门和血证门论述,在《证治准绳·诸气门》说:"肺痿或咳沫,或咯血,今编咳沫者于此,咯血者入血证门。"《证治准绳·诸血门》还认为"久嗽咯血成肺痿"。戴原礼在《证治要诀·诸嗽门》中提到:"劳嗽有久嗽成劳者,有因病劳久嗽者,其证往来寒热,或独热无寒,咽干嗌痛,精神疲极,所嗽之痰,或脓,或时有血,腥臭异常。"戴氏所指劳嗽之临床表现与肺痿有相似之处。陈实功在《外科正宗·肺痈论》中说:"久嗽劳伤,咳吐痰血,寒热往来,形体消削,咯吐瘀脓,声哑咽痛,其候转为肺痿。"指出肺痈溃后,热毒不净,伤阴耗气,可以转为肺痿。唐·王焘《外台秘要·咳嗽门》引许仁则论云:"肺气嗽经久将成肺痿,其状不限四时冷热,昼夜咳常不断,唾自如雪,细沫稠粘,喘息上气,乍寒乍热,发作有时,唇口喉舌干焦,亦有时唾血者,渐觉瘦悴,小便赤,颜色青白,毛耸,此亦成蒸。"说明肺痨久嗽,劳热熏肺,肺阴大伤,进一步发展则成肺痿;它如内伤久咳,或经常喘哮发作,伤津耗气,亦可形成肺痿。

在肺痿的治法方面,《金匮要略心典·肺痿肺痈咳嗽上气病脉证并治》对肺痿的治疗原则也作了初步的探讨,认为应以温法治之。清代李用粹在《证治汇补·胸膈门》说:"治宜养血润肺,养气清金。"喻嘉言在《医门法律》对本病的理论认识和治疗原则作了进一步的阐述,此后,有的医家主张用他创制的清燥救肺汤治疗虚热肺痿。张璐在其《张氏医通·肺痿》按喻嘉言之论将肺痿的治疗要点概括为:"缓而图之,生胃津,润肺燥,下逆气,开积痰,止浊唾,补真气",旨在"以通肺之小管","以复肺之清肃。"这些证治要点,理义精深,非常切合实用。

在肺痿的选方用药方面,《金匮要略》设甘草干姜汤以温肺中虚冷。唐代孙思邈在《备急千金要方·肺痿门》指出虚寒肺痿可用生姜甘草汤、甘草汤,虚热肺痿可用炙甘草汤、麦冬汤、白虎加人参汤,对《金匮要略》的治法,有所补充。清代李用粹在《证治汇补·胸膈门》主张根据本病的不同阶段分别施治:"初用二地二冬汤以滋阴,后用门冬清肺饮以收功。"沈金鳌在《杂病源流犀烛·肺病源流》中进一步对肺痿的用药忌宜等作了补充,他说:"其症之发,必寒热往来,自汗,气急,烦闷多唾,或带红线脓血,宜急治之,切忌升散辛燥温热。大约此证总以养肺、养气、养血、清金降火为主。"可谓要言不烦。

二、病因病机

本病病因可分久病损肺和误治津伤两个方面,而以前者为主。病变机制为肺虚津气失于濡养所致。

(一)久病损肺

如痰热久嗽,热灼阴伤;或肺痨久嗽,虚热内灼,耗伤阴津,肺痈余毒未清,灼伤肺阴;或消渴津液耗伤;或热病之后,邪热伤津,津液大亏,以致热壅上焦,消灼肺津,变生涎沫,肺燥阴竭,肺失濡养,日渐枯萎。若大病久病之后,耗伤阳气;或内伤久咳,冷哮不愈,肺虚久喘等,肺气日耗,渐伤及阳;或虚热肺痿日久,阴伤及阳,亦可致肺虚有寒,气不化津,津液失于温摄,反为涎沫,肺失濡养,肺叶渐痿不用。此即《金匮要略》所谓"肺中冷"之类。

(二)误治津伤

因医者误治,滥用汗、吐、下等治法,重亡津液,肺津大亏,肺失濡养,发为肺痿。如《金匮要略·肺痿肺痈咳嗽上气病脉证并治》曰:"热在上焦者,因咳为肺痿,肺痿之病……或从汗出,或从呕吐,或从消渴,小便利数,或从便难,又被快药下利,重亡津液,故得之。"

综上所述,本病总由肺虚,津气大伤,失于濡养,以致肺叶枯萎。其病位在肺,但与脾、胃、肾等脏腑密切相关。脾虚气弱,无以生化、布散津液,或胃阴耗伤,胃津不能上输养肺,土不生金,均可致肺燥津枯,肺失濡养;久病及肾,肾气不足,气化失司,气不化津,或因肾阴亏耗,肺失濡养,亦可发为肺痿。

因发病机制的不同,肺痿有虚热、虚寒之分。虚热肺痿,一为本脏自病所转归,一由失治误治,或它脏之病导致。因热在上焦,消亡津液,阴虚生内热,津枯则肺燥,肺燥且热,清肃之令不行,脾胃上输之津液转从热化,煎熬而成涎沫,或因脾阴胃液耗伤,不能上输于肺,肺失濡养,遂致肺叶枯萎。虚寒肺痿为肺气虚冷,不能温化布散脾胃上输之津液,反而聚为涎沫,复因治节无权,上虚不能制下,膀胱失于约束,而小便不禁。《金匮要略心典·肺痿肺痈咳嗽上气病》言:"盖肺为娇脏,热则气灼,故不用而痿;冷则气沮,故亦不用而痿也。遗尿,小便数者,肺金不用而气化无权,斯膀胱无制而津液不藏也。"指出肺主气化,为水之上源,若肺气虚冷,不能温化,固摄津液,由气虚导致津亏,肺失濡养,亦可渐致肺叶枯萎不用。

三、诊断

(1)有反复发作的特点。

(2)有肺系内伤久咳病史,如痰热久嗽,或肺痨久咳,或肺痈日久,或冷哮久延等。

(3)临床表现以咳吐浊唾涎沫、胸闷气短为主症。

四、鉴别诊断

肺痿为多种慢性肺系疾病转化而来,既应注意肺痿与其他肺系疾病的鉴别,又要了解其相互联系。

(一)肺痈

肺痿以咳吐浊唾涎沫为主症,而肺痈以咳则胸痛,吐痰腥臭,甚则咳吐脓血为主症。虽然多为肺中有热,但肺痈属实,肺痿属虚,肺痈失治久延,可以转为肺痿。

(二)肺痨

肺痨主症为咳嗽,咯血,潮热,盗汗等,与肺痿有别。肺痨后期可以转为肺痿重症。

五、辨证

(一)辨证要点

主要辨虚热虚寒,虚热证易火逆上气,常伴咳逆喘息,虚寒证常见上不制下,小便频数或遗尿。

(二)辨证候

1.虚热证

咳吐浊唾涎沫,其质较黏稠,或咳痰带血,咳声不扬,甚则音哑,气急喘促,口渴咽燥,午后潮热,形体消瘦,皮毛干枯,舌红而干,脉虚数。

病机分析:肺阴亏耗,虚火内炽,肺失肃降,则气逆咳喘。热灼津液成痰,故咯吐浊唾涎沫,其质黏稠。燥热伤津,津液不能濡润上承,故咳声不扬,音哑,咽燥,口渴。阴虚火旺,灼伤肺络,则午后潮热,咳痰带血。阴津枯竭,内不能洒陈脏腑,外不能充身泽毛,故形体消瘦,皮毛干枯。舌红而干,脉虚数,乃是阴枯热灼之象。

2.虚寒证

咯吐涎沫,其质清稀量多,不渴,短气不足以息,头眩,神疲乏力,食少,形寒,小便数,或遗尿,舌质淡,脉虚弱。

病机分析:肺气虚寒,气不化津,津反为涎,故咯吐多量清稀涎沫。阴津未伤故不渴。肺虚不能主气,则短气不足以息。脾肺气虚则神疲食少。清阳不升故头眩。阳不卫外则形寒。上虚不能制下,膀胱失约,故小便频数或遗尿。舌质淡,脉虚弱,皆属气虚有寒之征。

3.寒热夹杂证

虚热及虚寒症状可以同时出现,或虚热症状较多,或虚寒症状较多,如咳唾脓血,咽干口燥,同时又有下利肢凉,形寒气短等,即是上热下寒之证。其他情况亦可出现,可根据临床证候分析之。

六、治疗

(一)治疗要点

治疗总以补肺生津为原则。虚热证,治当生津清热,以润其枯;虚寒证,治当温肺益气,而摄涎沫。寒热夹杂证,治当寒热平调,温清并用。

临床以虚热证为多见,但久延伤气,亦可转为虚寒证。治应时刻注意保护津液,重视调理脾肾。脾胃为后天之本,肺金之母,培土有助于生金;肾为气之根,司摄纳,温肾可以助肺纳气,补上制下。不可妄投燥热之药,以免助火伤津,亦忌苦寒滋腻之品碍胃,切勿使用峻剂驱逐痰涎,犯虚虚之戒。

(二)分证论治

1.虚热证

治法:滋阴清热,润肺生津。

方药:麦冬汤合清燥救肺汤加减。前方润肺生津,降逆下气,用于咳嗽气逆,咽喉干燥不利,咳痰黏浊不爽。后方养阴润燥,清金降火,用于阴虚燥火内盛,干咳痰少,咽痒气逆。

药用麦冬滋阴润燥;太子参益气生津;甘草、大枣、粳米甘缓补中;伍入半夏下气降逆,止咳化痰,以辛燥之品,反佐润燥之功;桑叶、石膏清泄肺经燥热;阿胶、麦冬、胡麻仁以滋肺养阴;杏仁、枇杷叶可化痰止咳。

如火盛,出现虚烦、咳呛、呕逆者,则去大枣,加竹茹、竹叶清热和胃降逆。如咳吐浊黏痰,口干欲饮,则可加天花粉、知母、川贝母清热化痰。津伤甚者加沙参、玉竹以养肺津。潮热加银柴胡、地骨皮以清虚热,退蒸。

2.虚寒证

治法:温肺益气。

方药:甘草干姜汤或生姜甘草汤加减。前方甘辛合用,甘以滋液,辛以散寒。后方则以补脾助肺,益气生津为主。

药用甘草入脾益肺,取甘守津回之意;干姜温肺脾,使气能化津,水谷归于正化,则吐沫自止。肺寒不著者亦可改用生姜以辛散宣通,并取人参、大枣甘温补脾,益气生津。

另可加白术、茯苓增强健脾之功;尿频、涎沫多者加煨益智;喘息、短气可配钟乳石、五味子,另吞蛤蚧粉。

3.寒热夹杂证

治法:寒热平调,温清并用。

方药:麻黄升麻汤加减。本方温肺散寒与清热润肺并用,适合于寒热夹杂,肺失润降之咽喉不利,咳唾脓血等症。

药用麻黄、升麻以发浮热;用当归、桂枝、生姜以散其寒;用知母、黄芩寒凉清其上热;用茯苓、白术以补脾;用白芍以敛逆气;用葳蕤、麦冬、石膏、甘草以润肺除热。

七、单方验方

(1)紫河车1具,研末,每天1次,每次服3 g。适用于虚寒肺痿。

(2)制附块、淫羊藿、黄芪、白术、党参各9 g,补骨脂12 g,茯苓、陈皮、半夏各6 g,炙甘草4.5 g。适用于虚寒肺痿。

(3)山药30 g,太子参15 g,玉竹15 g,桔梗9 g。适用于肺痿气虚津伤者。

(4)百合30 g煮粥,每天1次。适用于虚热肺痿。

(5)银耳15 g,冰糖10 g,同煮内服。适用于虚热肺痿。

(6)冬虫夏草10~15 g,百合15 g,鲜胎盘半个,鲜藕50 g,隔水炖服,隔天1次,连服10~

15 次为 1 个疗程。

(7)新鲜萝卜 500 g,白糖适量。将萝卜洗净切碎,用洁净纱布绞取汁液,加白糖调服。每天 1 次,常服。

(8)夏枯草 15～25 g,麦冬 15 g,白糖 50 g。先将夏枯草、麦冬用水煎 10～15 分钟,再加白糖煮片刻,代茶饮,每天 1 剂,常服。适用于虚热肺痿。

八、中成药

(一)六味地黄丸
1.功能与主治

滋阴补肾。适用于虚热肺痿。

2.用法与用量

口服,一次 8 粒,一天 3 次。

(二)金匮肾气丸
1.功能与主治

温补肾阳。适用于虚寒肺痿。

2.用法与用量

口服,一次 8 粒,一天 3 次。

(三)补中益气口服液
1.功能与主治

补中益气,升阳举陷。适用于肺痿脾胃气虚,见发热、自汗、倦怠等症者。

2.用法与用量

口服,一次 1 支,一天 3 次。

(四)参苓白术散
1.功能与主治

益气健脾,和胃渗湿。适用于肺痿脾胃虚弱,见食少便溏,或吐或泻,胸脘胀闷,四肢乏力等症者。

2.用法与用量

口服,一次 5 g,一天 3 次。

(五)琼玉膏
1.功能与主治

滋阴润肺,降气安神。适用于虚热肺痿。

2.用法与用量

口服,一次 1 勺,一天 2 次。

九、其他疗法

艾条点燃,对准足三里穴,并保持一定距离,使局部有温热感、皮肤微红为度。艾灸时间一般为 10～15 分钟,每天 1 次。适用于虚寒肺痿。

(马蒙蒙)

第七节 哮 病

哮病是由于宿痰伏肺,遇诱因引触,导致痰阻气道,气道挛急,肺失肃降,肺气上逆所致的发作性痰鸣气喘疾病。发时喉中哮鸣有声,呼吸气促困难,甚则喘息不能平卧。

一、病因病机

哮病的发生,乃宿痰内伏于肺,复因外感、饮食、情志、劳倦等诱因引触,以致痰阻气道,气道挛急,肺失肃降,肺气上逆所致。

(一)外邪侵袭

外感风寒或风热之邪,未能及时表散,邪气内蕴于肺,壅遏肺气,气不布津,聚液生痰而成哮病之因。

(二)饮食不当

饮食不节致脾失健运,饮食不归正化,水湿不运,痰浊内生,上干于肺,壅阻肺气而发哮病。

(三)情志失调

情志不遂。肝气郁结,木不疏土;或郁怒伤肝,肝气横逆,木旺乘土均可致脾失健运,失于转输,水湿蕴成痰浊,上干于肺,阻遏肺气,发生哮病。

(四)体虚病后

素体禀赋薄弱,体质不强,或病后体弱(如幼年患麻疹、顿咳,或反复感冒,咳嗽日久等)导致肺、脾、肾虚损,痰浊内生,成为哮病之因。若肺气耗损,气不化津,痰饮内生;或阴虚火盛,热蒸液聚,痰热胶固;脾虚水湿不运,肾虚水湿不能蒸化,痰浊内生,均成为哮病之因。

哮病的病理因素以痰为根本,痰的产生责之于肺不能布散津液,脾不能转输精微,肾不能蒸化水液,以致津液凝聚成痰,伏藏于肺,成为哮病发生的"凤根"。此后每遇气候突变、饮食不当、情志失调、劳累过度等诱因导致气机逆乱而发作。

二、辨证论治

(一)辨证要点

1.辨已发未发

哮病发作期和缓解期临床表现不同,发作期以喉中哮鸣有声,呼吸气促困难,甚则喘息不能平卧等为典型临床表现。缓解期无典型症状,若病程日久,反复发作,导致身体虚弱,平时可有轻度哮症,而以肺、脾、肾虚损为主要表现,或肺气虚,或肺气阴两虚,或脾气虚、肾气虚、肺脾气虚、肺肾两虚等。

2.辨证候虚实

哮病属邪实正虚之证,发作时以邪实为主,证见呼吸困难,呼气延长,喉中痰鸣有声,痰粘量少,咯吐不利,甚则张口抬肩,不能平卧,端坐俯伏,胸闷窒塞,烦躁不安,或伴寒热,苔腻,脉实。未发时以正虚为主,肺虚者,气短声低,咳痰清稀色白,喉中常有轻度哮鸣音,自汗恶风;脾虚者,食少,便溏,痰多;肾虚者,平素短气息促,动则为甚,吸气不利,腰酸耳鸣。

3.辨痰性质

发作期痰阻气道，气道挛急，肺失肃降，以邪实为主，痰有寒痰、热痰、痰湿之异，分别引起寒哮、热哮、痰哮。一般寒哮内外皆寒，其证喉中哮鸣如水鸡声，咳痰清稀，或色白如泡沫，口不渴，舌质淡，苔白滑，脉浮紧；热哮痰热壅盛，其证喉中痰鸣如吼，胸高气粗，咳痰黄稠胶黏，咯吐不利，口渴喜饮，舌质红，苔黄腻，脉滑数。寒热征象不明显，喘咳胸满，但坐不得卧，痰涎涌盛，喉如曳锯，咳痰黏腻难出者，为痰哮。

(二)类证鉴别

喘证与哮病的病因病机不同，喘证由外感六淫，内伤饮食、情志，或劳欲、久病，致邪壅于肺，宣降失司所致，或肺不主气，肾失摄纳而成；哮病乃宿痰伏肺，遇诱因引触，致痰阻气道，气道挛急，肺失肃降而成。临床表现亦有明显区别，哮病与喘证都有呼吸急促的表现，但哮必兼喘，而喘未必兼哮。哮指声响言，喉中有哮鸣声，是一种反复发作的独立性疾病；喘指气息言，为呼吸气促困难，是多种急慢性疾病的一个症状。

(三)治疗原则

发时治标，平时治本为哮病治疗的基本原则。发时攻邪治标，祛痰利气，寒痰宜温化宣肺，热痰当清化肃肺，痰浊壅肺应去壅泻肺，风痰当祛风化痰，表证明显者兼以解表；反复日久，正虚邪实者又当攻补兼顾，不可拘泥；平时扶正治本，阳气虚者应温补，阴虚者宜滋养，分别采取补肺、健脾、益肾等法，以冀减轻、减少或控制其发作。

(四)分证论治

1.发作期

(1)寒哮。

证候：呼吸急促，喉中哮鸣有声，胸膈满闷如塞。咳不甚，痰少咯吐不爽，或清稀呈泡沫状，口不渴，或渴喜热饮，面色晦暗带青，形寒怕冷。或小便清，天冷或受寒易发，或恶寒、无汗、身痛。舌质淡，苔白滑。脉弦紧或浮紧。

治法：温肺散寒，化痰平喘。

方药：射干麻黄汤。若病久，本虚标实，当标本同治，温阳补虚，降气化痰，用苏子降气汤。

(2)热哮。

证候：气粗息涌，喉中痰鸣如吼，胸高胁胀。咳呛阵作，咳痰色黄或白，黏浊稠厚，咯吐不利，烦闷不安，不恶寒，汗出，面赤，口苦，口渴喜饮。舌质红，舌苔黄腻。脉滑数或弦滑。

治法：清热宣肺，化痰定喘。

方药：定喘汤。若病久痰热伤阴，可用麦冬汤加沙参、冬虫夏草、川贝母、天花粉。

(3)痰哮。

证候：喘咳胸满，但坐不得卧，痰涎壅盛，喉如曳锯，咳痰黏腻难出。呕恶，纳呆。口粘不渴，神倦乏力，或胃脘满闷，或便溏，或胸胁不舒，或唇甲发绀。舌质淡或淡胖，或舌质紫暗或淡紫，舌苔厚浊。脉滑实或带弦、涩。

治法：化浊除痰，降气平喘。

方药：二陈汤合三子养亲汤。如痰涎壅盛者。可合用葶苈大枣泻肺汤泻肺除壅；若兼意识朦胧，似清似寐者，可合用涤痰汤涤痰开窍。

2.缓解期

(1)肺虚。

证候:气短声低,咳痰清稀色白,喉中常有轻度哮鸣音,每因气候变化而诱发。面色㿠白,平素自汗,怕风,常易感冒,发前喷嚏频作,鼻塞流清涕。舌质淡,苔薄白。脉细弱或虚大。

治法:补肺固卫。

方药:玉屏风散。

(2)脾虚。

证候:气短不足以息,少气懒言,平素食少脘痞,痰多,便溏,倦怠无力,面色萎黄不华,或食油腻易腹泻,或泛吐清水,畏寒肢冷,或少腹坠感,脱肛。舌质淡,苔薄腻或白滑。脉象细软。

治法:健脾化痰。

方药:六君子汤。若脾阳不振,形寒肢冷,便溏者,加桂枝、干姜或合用理中丸以振奋脾阳;若中气下陷,见便溏,少腹下坠,脱肛等,则可改用补中益气汤。

(3)肾虚。

证候:平素短气息促,动则为甚,吸气不利,劳累后喘哮易发。腰酸腿软,脑转耳鸣。或畏寒肢冷,面色苍白;或颧红,烦热,汗出粘手。舌淡胖嫩,苔白;或舌红苔少。脉沉细或细数。

治法:补肾摄纳。

方药:金匮肾气丸或七味都气丸。阴虚痰盛者,可用金水六君煎滋阴化痰。

(马蒙蒙)

第八节 喘 证

喘证以呼吸困难,甚则张口抬肩,鼻翼翕动,难以平卧为特征,是肺系疾病常见症状之一,多由邪壅肺气,宣降不利或肺气出纳失常所致。

西医学中的喘息性支气管炎、肺部感染、肺气肿、慢性肺源性心脏病、心源性哮喘等,均可参照本节进行辨证治疗。

一、病因病机

(一)外邪犯肺

外感风寒、风热之邪,或肺素有痰饮,复感外邪,卫表闭塞,肺气壅滞,宣降失常,肺气上逆而喘。

(二)痰浊内蕴

恣食肥甘油腻,过食生冷或嗜酒伤中,脾失健运,湿浊内生,聚湿成痰,上渍于肺,阻遏气道,肃降失常,气逆而喘。

(三)久病劳欲

久病肺虚,劳欲伤肾,肺肾亏损,气失所主,肾不纳气,肺气上逆而喘。

二、辨证论治

喘证的辨证,重在辨虚实寒热。实喘一般起病急,病程短,呼吸深长有余,气粗声高,脉有力;虚喘多起病缓慢,病程长,呼吸短促难续,气怯声低,脉无力;热喘胸高气粗,痰黄黏稠难咯,面赤

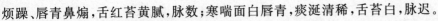

烦躁、唇青鼻煽,舌红苔黄腻,脉数;寒喘面白唇青,痰涎清稀,舌苔白,脉迟。

治疗原则:实证祛邪降逆平喘;虚证培补摄纳平喘。

(一)实喘

1.风寒束肺

证候:咳喘胸闷,痰稀色白,初起多兼恶寒发热,头痛无汗,身痛等表证,舌苔薄白,脉浮紧。

治法:祛风散寒,宣肺平喘。

方药:麻黄汤加减。方中麻黄、桂枝辛温发汗,散寒解表,宣肺平喘;杏仁、甘草降气化痰。若表寒不重,可去桂枝,即为宣肺平喘之三拗汤;痰白清稀量多起沫加细辛、生姜温肺化痰;痰多胸闷甚者加半夏、陈皮、白芥子理气化痰。

2.风热袭肺

证候:喘促气粗,痰黄而黏稠,身热烦躁,口干渴,汗出恶风,舌质红,苔薄黄,脉浮数。

治法:祛风清热,宣肺平喘。

方药:麻杏石甘汤加减。方中麻黄、石膏相使为用疏风清热,宣肺平喘;杏仁、甘草化痰利气。若痰多黏稠、烦闷者加黄芩、桑白皮、知母、瓜蒌皮、鱼腥草,增强清热泻肺化痰之力;大便秘结者加大黄、枳实泻热通便;喘甚者加葶苈子、白果化痰平喘。

3.痰浊壅肺

证候:喘咳痰多,胸闷,呕恶,纳呆,口黏不渴,舌淡胖有齿痕,苔白厚腻,脉缓滑。

治法:燥湿化痰,降逆平喘。

方药:二陈汤合三子养亲汤加减。方中陈皮、半夏、茯苓、甘草燥湿化痰,理气和中;莱菔子、紫苏子、白芥子化痰降逆平喘,二方合用效专力宏。若痰涌、便秘、喘不能卧加葶苈子、大黄涤痰通便。

(二)虚喘

1.肺气虚

证候:喘促气短,咳声低弱,神疲乏力,自汗畏风,痰清稀,舌淡苔白,脉缓无力。

治法:补肺益气定喘。

方药:补肺汤合玉屏风散加减。方中人参、黄芪补益肺气;白术、甘草健脾补中助肺;五味子、紫菀、桑白皮化痰止咳,敛肺定喘;防风助黄芪益气护表。若兼见痰少质黏,口干,舌红少津,脉细数者,为气阴两虚。治宜益气养阴,敛肺定喘。方用生脉散加沙参、玉竹、川贝、桑白皮、百合养阴益气滋肺。

2.肾气虚

证候:喘促日久,气不得续,动则尤甚,甚则张口抬肩,腰膝酸软,舌淡苔白,脉沉弱。

治法:补肾纳气平喘。

方药:七味都气丸合参蛤散加减。方中熟地黄、山茱萸、山药、牡丹皮、泽泻、茯苓、五味子补肾纳气;人参大补元气,蛤蚧肺肾两补,纳气平喘。

3.喘脱

证候:喘逆加剧,张口抬肩,鼻煽气促,不能平卧,心悸,烦躁不安,面青唇紫,汗出如珠,手足逆冷,舌淡苔白,脉浮大无根。

治法:扶阳固脱,镇摄纳气。

方药:参附汤送服黑锡丹。方中人参、附子回阳固脱、救逆;黑锡丹降气定喘。

三、针灸治疗

（一）实喘

尺泽、列缺、天突、大柱，针刺，用泻法。

（二）虚喘

鱼际、定喘、肺俞，针刺，用补法，可灸。

（三）喘脱

定喘、肺俞、关元、神阙，灸法。

四、护理与预防

饮食宜清淡而富有营养，忌油腻酒醴及辛热助湿生痰动火食物。室内空气要保持新鲜，避免烟尘刺激。痰多者要注意排痰，保持呼吸道通畅。慎起居，适寒温，节饮食，薄滋味，戒烟酒，节房事。适当参加体育活动，增强体质。保持良好的心态。

（马蒙蒙）

第五章 消化科病证的辨证诊疗

第一节 呕 吐

　　呕吐是指胃失和降,气逆于上,胃内容物经食管、口腔吐出的一类病证。古代医家认为呕吐有别,谓"有物有声为呕""有物无声为吐"。但呕与吐常同时发生,很难截然分开,故并称为呕吐。呕吐可见于多种急慢性病证中,本节讨论的是以呕吐为主症的病证。干呕、恶心病机相同,只是轻重有别,故合入本节讨论。

　　《黄帝内经》对呕吐的病因论述颇详。如《素问·举痛论》曰:"寒气客于肠胃,厥逆上出,故痛而呕也。"《素问·六元正纪大论》曰:"火郁之发,民病呕逆。"《素问·至真要大论》曰:"诸呕吐酸,暴注下迫,皆属于热";"厥阴司天,风淫所胜……食则呕";"少阴之胜……炎暑至……呕逆";"燥淫所胜……民病喜呕,呕有苦";"太阴之复,湿变乃举,体重中满,食饮不化,阴气上厥……呕而密默,唾吐清液。"认为呕吐可由寒气、火热、湿浊等引起。另外,还指出呕吐与饮食停滞有关,对肝、胆、脾在呕吐发生中的作用等都有论述,奠定了本病的理论基础。

　　在治疗上古代医家创立了许多至今行之有效的方剂,并指出呕吐有时是机体排除胃中有害物质的反应,如《金匮要略·呕吐哕下利病脉证治》曰:"夫呕家有痈脓,不可治呕,脓尽自愈。"《金匮要略·黄疸病脉证并治》曰:"酒疸,心中热,欲吐者,吐之愈。"这类呕吐常由痰水、宿食、脓血所致,不可止呕,邪去呕吐自止。

　　西医学的急慢性胃炎、胃黏膜脱垂症、贲门痉挛、幽门梗阻、十二指肠壅积症、肠梗阻、肝炎、胰腺炎、胆囊炎、尿毒症、颅脑疾病以及一些急性传染病等,当以呕吐为主要表现时,可参考本节进行辨证论治。

一、病因病机

　　胃主受纳和腐熟水谷,其气主降,以下行为顺,若邪气犯胃,或胃虚失和,气逆而上,则发生呕吐。《圣济总论·呕吐》曰:"呕吐者,胃气上逆而不下也。"

(一)外邪犯胃

　　感受风寒湿燥火之邪,或秽浊之气,邪犯胃腑,气机不利,胃失和降,水谷随气逆上出,发生呕

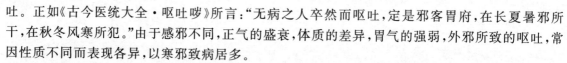

吐。正如《古今医统大全·呕吐哕》所言:"无病之人卒然而呕吐,定是邪客胃府,在长夏暑邪所干,在秋冬风寒所犯。"由于感邪不同,正气的盛衰,体质的差异,胃气的强弱,外邪所致的呕吐,常因性质不同而表现各异,以寒邪致病居多。

(二)饮食不节

暴饮暴食,温凉失宜,或过食生冷油腻不洁之物,皆可伤胃滞脾,食滞内停,胃失和降,胃气上逆,发生呕吐。如《重订严氏济生方·呕吐论治》所曰:"饮食失节,温凉失调,或喜餐腥烩乳酪,或贪食生冷肥腻,露卧湿处,当风取凉,动扰于胃,胃既病矣,则脾气停滞,清浊不分,中焦为之痞塞,遂成呕吐之患焉。"

(三)情志失调

恼怒伤肝,肝失条达,横逆犯胃,胃失和降,胃气上逆;或忧思伤脾,脾失健运,食停难化,胃失和降,亦可致呕。《景岳全书·呕吐》云:"气逆作呕者,多因郁怒致动肝气,胃受肝邪,所以作呕。"

(四)脾胃虚弱

脾胃素虚,病后体虚,劳倦过度,耗伤中气,胃虚不能受纳水谷,脾虚不能化生精微,停积胃中,上逆成呕。《古今医统大全·呕吐哕》谓:"久病吐者,胃气虚不纳谷也。"若脾阳不振,不能腐熟水谷,以致寒浊内生,气逆而呕;或热病伤阴,或久呕不愈,以致胃阴不足,胃失濡养,不得润降,而成呕吐。如《证治汇补·呕吐》所谓:"阴虚成呕,不独胃家为病,所谓无阴则呕也。"

(五)其他因素

误食毒物或使用化学药物,伤及胃肠,加之情志因素及饮食调养失当,导致脾胃进一步损伤,脾胃虚弱、升降失常而出现恶心、呕吐,脘腹胀满,纳呆,体倦乏力等症;后天之本受损,则气血化源不足,日久气阴亏虚。

呕吐的病因是多方面的,外感六淫,内伤饮食,情志不调,脏腑虚弱均可致呕。且常相互影响,兼杂致病。如外邪可以伤脾,气滞可以食停,脾虚或可成饮,故临床当辨证求因。

呕吐病位在胃,与肝、脾相关。胃气之和降,有赖于脾气的升清运化及肝气的疏泄条达,若脾失健运,则胃气失和,升降失职;肝失疏泄,则气机逆乱,胃失和降,均可致呕吐。

呕吐实者由外邪、饮食、痰饮等邪气犯胃,致胃失和降,气逆而发;虚者由气虚、阳虚、阴虚等正气不足,使胃失温养、濡润,胃气不降所致。一般说来,初病多实,呕吐日久,损伤脾胃,中气不足,由实转虚。基本病机在于胃失和降,胃气上逆。《景岳全书·呕吐》云:"呕吐一证,最当详辨虚实,实者有邪,去其邪则愈;虚者无邪,则全由胃气之虚也。所谓邪者,或暴伤寒凉,或暴伤饮食,或因胃火上冲,或因肝气上逆,或以痰饮水气聚于胸中,或以表邪传里,聚于少阳阳明之间,皆有呕证,此皆呕之实邪也。所谓虚证,或其本无内伤,又无外感,而常为呕吐者,此既无邪,必胃虚也。或遇微寒,或遇微劳,或遇饮食稍有不调,或肝气微逆,即为呕吐者,总胃虚也。"

二、诊断

(1)以呕吐食物、痰涎、水液诸物为主症,一天数次不等,持续或反复发作,常兼有脘腹不适,恶心纳呆,泛酸嗜杂等症。

(2)起病或急或缓,常有先恶心欲吐之感,多由气味、饮食、情志、冷热等因素而诱发,或因服用化学药物,误食毒物而致。

三、相关检查

(1)胃镜、上消化道钡餐透视可了解胃、十二指肠情况。

（2）血常规、血尿淀粉酶、腹部 B 超对确定胰腺及胆囊病变的性质有意义。

（3）腹部透视、头部 CT 或 MRI 以了解有无肠梗阻、颅脑占位性病变。

（4）若患者面色萎黄,呕吐不止,伴有尿少、水肿,应及时检查肾功能,以确诊肾功能不全所致呕吐。

（5）育龄期妇女,应做尿液检查,查妊娠试验。

（6）呕吐不止,需检查电解质,了解有无电解质紊乱。

四、鉴别诊断

(一)呕吐与反胃

反胃多系脾胃虚寒,胃中无火,难于腐熟,食入不化所致。表现为食饮入胃,停滞胃中,良久尽吐而出,吐后转舒,即古人称"朝食暮吐,暮食朝吐"。而呕吐是以有声有物为特征,病机为邪气干扰,胃虚失和所致。实者食入即吐,或不食亦吐,并无规律,虚者时吐时止,但多吐出当日之食。

(二)急性呕吐与霍乱

急性呕吐当与霍乱鉴别。急性呕吐以呕吐为主,不伴腹泻;而霍乱则上吐下泻,或伴有腹痛如绞,吐泻剧烈者可出现肢冷、脉沉等危象。

(三)呕吐与噎膈

呕吐与噎嗝,皆有呕吐的症状。然呕吐之病,进食顺畅,吐无定时。噎嗝的病位在食管,呕吐的病位在胃。噎嗝之病,进食哽噎不顺或食不得入,或食入即吐,甚者因噎废食。呕吐大多病情较轻,病程较短,预后尚好。而噎嗝多病情深重,病程较长,预后欠佳。

五、辨证要点

(一)辨可吐、不可吐

降逆止呕为治疗呕吐的正治之法,但人体在应激反应状态下会出现保护性的呕吐,使胃内有害物质排出体外,不需要运用止吐的方法。如胃有痰饮、食滞、毒物、痈脓等有害之物发生呕吐时,不可见呕止呕,因这类呕吐可使邪有出路,邪去则呕吐自止。甚至当呕吐不畅时,尚可用探吐之法,切不可降逆止呕,以免留邪,与应该止吐之证区别清楚。

(二)辨虚实

因外邪、饮食、七情因素,病邪犯胃所致,发病急骤,病程较短,呕吐量多,呕吐物多酸腐臭秽,或伴有表证,脉实有力,多为实证;因脾胃虚寒,胃阴不足而成,起病缓慢,病程较长,呕而无力,时作时止,吐物不多,酸臭不甚,常伴有精神萎靡,倦怠乏力,脉弱无力,多为虚证。

(三)辨呕吐物

吐物的性质常反映病变的寒热虚实、病变脏腑等。如酸腐难闻,多为食积内腐;黄水味苦,多为胆热犯胃;酸水绿水,多为肝气犯胃;痰浊涎沫,多为痰饮中阻;泛吐清水,多属胃中虚寒,或有虫积;黏沫量少,多属胃阴不足。

(四)辨可下与禁下

呕吐之病不宜用下法,病在胃不宜攻肠,以免引邪内陷。且呕吐尚能排除积食、败脓等,若属虚者更不宜下,兼表者下之亦误。所以,仲景有"患者欲吐者不可下之"之训。但若确属胃肠实热,大便秘结,腑气不通,而致浊气上逆,气逆作呕者,可用下法,通其便,折其逆,使浊气下行,呕吐自止。

六、治疗

呕吐的治疗原则以和胃降逆为主。实者重在祛邪,根据病因分别施以解表、消食、化痰、降气之法,辅以和胃降逆之品,以求邪去胃安呕止。虚者重在扶正,分别施以益气、温阳、养阴之法,辅以降逆止呕之药,以求正复胃和呕止之功。虚实夹杂者,应适当兼顾治之。

(一)实证

1.外邪犯胃

主症:发病急骤,突然呕吐。

兼次症:常伴发热恶寒,头身疼痛,或汗出,头身困重,胸脘满闷,不思饮食。

舌脉:苔白;脉濡缓。

分析:外感风寒之邪,或夏令暑秽浊之气,动扰胃腑,浊气上逆,故突然呕吐,胸脘满闷,不思饮食;邪束肌表,营卫失和,故恶寒发热,头身疼痛;伤于寒湿,则苔白,脉濡缓。

治法:解表疏邪,和胃降逆。

方药:藿香正气散加减。

随症加减:方中藿香辛散风寒,芳化湿浊,和胃悦脾;辅以半夏燥湿降气,和胃止呕;厚朴行气化湿,宽胸除满;紫苏叶、白芷助藿香外散风寒,兼可芳香化湿;陈皮理气燥湿,并能和中;茯苓、白术健脾运湿;大腹皮行气利湿;桔梗宣肺利膈;生姜、大枣和脾胃,共为佐药;使以甘草调和诸药。若风寒偏重,寒热无汗,可加荆芥、防风疏风散寒;若暑湿犯胃,身热汗出,可加香薷饮解暑化湿;如秽浊犯胃,呕吐甚剧,可吞服玉枢丹辟秽止呕;若风热犯胃,伴头痛身热,可用银翘散去桔梗之升提,加橘皮、竹茹清热和胃;若兼食滞,脘闷腹胀,嗳腐吞酸,可去白术、甘草,加神曲、鸡内金、莱菔子以消积导滞;若暑热犯胃,壮热口渴,可选用连朴饮。

2.饮食停滞

主症:呕吐酸腐,脘腹胀满,嗳气厌食,得食愈甚,吐后反快。

兼次症:大便或溏或结,气味臭秽。

舌脉:苔厚腻;脉滑实。

分析:食滞内阻,浊气上逆,故呕吐酸腐;食滞中焦,气机不利,故脘腹胀满,嗳气厌食;升降失常,传导失司,则大便不正常,化热与湿相搏,则便溏,热邪伤津,则便结;湿热内蕴,则苔厚腻,脉滑实。

治法:消食导滞,和胃降逆。

方药:保和丸加减。

随症加减:方中山楂为主药,以消一切饮食积滞;辅以神曲消食健脾,莱菔子消食下气;佐以半夏、陈皮行气化滞,和胃止呕;茯苓健脾利湿和中;食积易化热,故佐连翘清热而散结。若积滞化热,腹胀便秘,可合小承气汤通腑泄热,使浊气下行,呕吐自止;若食已即吐,口臭干渴,胃中积热上冲,可用大黄甘草汤清胃降逆;若误食不洁、酸腐败物,而见腹中疼痛,欲吐不得者,可因势利导,用瓜蒂散探吐祛邪。

3.痰饮内停

主症:呕吐多为清水痰涎,头眩心悸。

兼次症:胸脘痞闷,不思饮食,或呕而肠鸣有声。

舌脉:苔白腻;脉滑。

分析:脾不运化,痰饮内停,胃气不降,则胸脘痞闷,呕吐清水痰涎。水饮上犯,清阳之气不展,故头眩。水气凌心则心悸。苔白腻,脉滑,为痰饮内停之征。

治法:温化痰饮,和胃降逆。

方药:小半夏汤合苓桂术甘汤加减。

随症加减:前方重在和中止呕,为治痰饮呕吐的基础方;后方重在健脾燥湿,温化痰饮。方中半夏、生姜和胃降逆,茯苓、桂枝、白术、甘草温脾化饮。若气滞腹痛者,可加厚朴、枳壳行气除满;若脾气受困,脘闷不食,可加砂仁、白豆蔻、苍术开胃醒脾;若痰浊蒙蔽清阳,头晕目眩,可用半夏白术天麻汤;若痰郁化热,烦闷口苦,可用黄连温胆汤清热化痰。另还可辨证选用二陈汤、甘遂半夏汤等。

4.肝气犯胃

主症:呕吐吞酸,嗳气频作。

兼次症:胸胁胀满,烦闷不舒,每因情志不遂而呕吐吞酸更甚。

舌脉:舌边红,苔薄腻;脉弦。

分析:肝气不疏,横逆犯胃,胃失和降,因而呕吐吞酸,嗳气频作,气机阻滞,肝失疏泄,胸胁胀满,烦闷不舒;舌边红,苔薄腻,脉弦,为气滞肝旺之征。

治法:疏肝理气,和胃止呕。

方药:半夏厚朴汤合左金丸加减。

随症加减:前方以厚朴、紫苏理气宽中,半夏、生姜、茯苓降逆和胃止呕;后者黄连、吴茱萸辛开苦降以止呕。若气郁化火,心烦口苦咽干,可合小柴胡汤清热止呕;若兼腑气不通,大便秘结,可用大柴胡汤清热通腑;若气滞血瘀,胁肋刺痛,可用膈下逐瘀汤活血化瘀。还可辨证选用越鞠丸、柴胡疏肝散等。

(二)虚证

1.脾胃虚寒

主症:饮食稍有不慎,即易呕吐,大便溏薄,时作时止。

兼次症:胃纳不佳,食入难化,脘腹痞闷,口淡不渴,面色少华,倦怠乏力。

舌脉:舌质淡,苔薄白;脉濡弱。

分析:脾胃虚弱,中阳不振,水谷熟腐运化不及,故饮食稍有不慎即吐,时作时止,阳虚不能温布,则面白少华,倦怠乏力;中焦虚寒,气不化津,故口干而不欲饮。脾虚则运化失常,故大便溏薄。舌质淡,苔薄白,脉濡弱,乃脾阳不足象。

治法:益气健脾,和胃降逆。

方药:理中丸加味。

随症加减:方中人参甘温入脾,补中益气;干姜辛热温中;白术燥湿健脾;炙甘草和中扶正,以达益气健脾,和胃降逆。若胃虚气逆,心下痞硬,干噫食臭,可用旋覆花代赭汤降逆止呕;若中气大亏,少气乏力,可用补中益气汤补中益气,升阳举陷;若病久及肾,肾阳不足,腰膝酸软,肢冷汗出,可用附子理中汤加肉桂、吴茱萸等温补脾肾。

2.胃阴不足

主症:呕吐反复发作,时作干呕。

兼次症:呕吐量不多,或仅涎沫,口燥咽干,胃中嘈杂,似饥而不欲食。

舌脉:舌质红,少津;脉细数。

分析：胃热不清，耗伤胃阴，以致胃失濡养，气失和降，所以呕吐反复发作，时作干呕，似饥而不欲食。津液不能上承，故口燥咽干；舌质红少津，脉细数，为津液耗伤，虚中有热之象。

治法：滋养胃阴，降逆止呕。

方药：麦冬汤加减。

随症加减：方以人参、麦冬、粳米、甘草等滋养胃阴，半夏降逆止呕。若阴虚甚，五心烦热者，可加石斛、天花粉、知母养阴清热；若呕吐较甚，可加橘皮、竹茹、枇杷叶降气化痰止呕；若阴虚便秘，可加火麻仁、瓜蒌仁、白蜜润肠通便；阴虚呕吐者，去半夏加鲜芦根、刀豆子。

七、转归与预后

一般来说，实证呕吐病程短，病情轻，易治愈，虚证及虚实夹杂者，则病程长，病情重，反复发作，时作时止，较为难治。若失治误治，亦可由实转虚，虚实夹杂，由轻转重，久病久吐，脾胃衰败，化源不足，易生变证。所以，呕吐应及时诊治，防止后天之本受损。呕吐在其他各种病证过程中出现时也应重视。

（赵微微）

第二节 吐 血

一、概述

吐血是血从胃中经口吐出或呕出，血色多暗红，多夹有食物残渣，并常伴脘胁胀闷疼痛的病证。本病主要涵盖了西医学中的导致上消化道出血的疾病，其中以胃、十二指肠溃疡出血及肝硬化所致的食管、胃底静脉曲张破裂最多见，其次亦见于食管炎、急性胃炎、慢性胃炎、胃黏膜脱垂症等疾病。因某些全身性疾病如血液疾病、尿毒症、应激性溃疡等引起的吐血等，也可以参考本节辨证论治。

《黄帝内经》对本病早有记载，指出其病因为阳气厥逆，或大怒气逆血液妄行所致。如《素问·厥论》载："太阳厥逆，僵仆呕血"，"阳明厥逆，咳喘身热，善惊衄，呕血"。《素问·举痛论》云："怒则气逆，甚则呕血。"《黄帝内经》所载均以"呕血"而名。吐血之名首见于汉代《金匮要略》。张仲景在《金匮要略·惊悸吐衄下血胸满瘀血病脉证治》中指出吐血有虚寒及热盛的不同，虽无症状描述，但已提出具体治疗方剂。如"吐血不止者，柏叶汤主之"，"心气不足（按：当从《备急千金要方》改作'心气不定'），吐血、衄血，泻心汤主之"。柏叶汤与泻心汤，一寒一温，成为后世治疗吐血的两个常用方剂。

隋代巢元方在《诸病源候论·吐血候》中，首先指出吐血是"因伤损胃口"，提出吐血的病位在胃，其病因为"皆大虚损及饮酒劳伤所致"。同时，认为吐血往往可以由于他脏的影响，导致胃络受伤而引起。他说："上焦有邪则伤诸脏，脏伤血下入于胃，胃得血则闷满气逆，气逆故吐血也。"

唐代孙思邈《备急千金要方·吐血》载有治吐血的方剂 25 首，其中包括著名的犀角地黄汤及生地黄汁、大黄末等方药，为现今治疗吐血所广泛应用。宋代朱肱在《活人书》中提出吐血亦可以因热毒入深，结于五脏，脉络壅滞，瘀血内结而致，其治疗采用抵当丸、桃仁承气汤等化瘀止血的

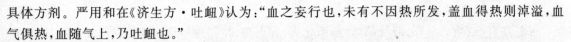

具体方剂。严用和在《济生方·吐衄》认为："血之妄行也,未有不因热所发,盖血得热则淖溢,血气俱热,血随气上,乃吐衄也。"

可见,唐宋以前的医家,对吐血的证候分类及病因病机,大多从寒与热两方面去认识,因而在治疗上亦比较局限,但其所提治疗方药,却一直为后世所沿用,具有较大的临床价值。

金代刘完素指出热甚在吐血发病中的重要作用,"心火热极,则血有余,热气上,甚则为血溢"(《河间六书·上溢》)。由于血因热迫,妄行于上而致吐血。朱震亨创"阳常有余,阴常不足"的理论,提出吐血由于"阳盛阴虚,故血不得下行,因火炎上之势而上出",以"补阴抑火,使复其位"(《丹溪心法·吐衄》)作为治疗原则,有一定的实用价值。

明代李梴认识到脾胃与气血关系的重要性,认为"脾胃能统气血",故治"血病每以胃药收功,胃气一复,其血自止"(《医学入门·血》)。同时根据血随气行,气行则行,气止则止,气温则滑,气寒则凝的特性,提出"凉血必先清气,知血出某经,即用某经清气之药,气凉则血自归经。若有瘀血凝滞,又当先去瘀而后调气,则其血立止"的治疗原则。《景岳全书·血证》言:"血本阴精,不宜动也,而动则为病","血动之由,惟火惟气耳"。并进一步阐明其病机说:"盖动者多由于火,火盛则逼血妄行;损者多由于气,气伤则血无以存。"在治疗上,张景岳指出,因阳盛阴虚血随气上者,则"惟补阴抑阳,则火清气降而血自静矣",而火有虚实,故或宜兼补,或宜兼清;而由元阴受损,营气失守而吐血者,则"但宜纯甘至静之品,以完固损伤,则营气自将宁谧,不待治血而自安矣"。明代缪希雍《先醒斋医学广笔记·吐血》明确提出治吐血有三要诀:"宜行血不宜止血",行血乃使血循经,不致瘀蓄;"宜补肝不宜伐肝";伐肝则损肝之体,使肝愈虚而血不藏;"宜降气不宜降火",气有余便是火,故降气即所以降火。这三项治疗原则,受到了后世医家的普遍重视。

清代唐容川在《血证论·吐血》中指出吐血责之于胃,认为"血之归宿,在于血海,冲为血海,其脉丽于阳明,未有冲气不逆上,而血逆上者也""……阳明之气,下行为顺,今乃逆吐,失其下行之令,急调其胃,使气顺吐止,则血不致奔脱矣"。在治法上,他认为"惟第用止血,庶血复还其道,不致奔脱尔,故以止血为第一法",血止之后,其离经而未吐出者,是为瘀血,故以消瘀为第二法。止吐消瘀之后,又恐血再潮动,则须用药安之,故以宁血为第三法。去血既多,气血无有不虚者,故又以补血为收功之法。"止血""消瘀""宁血""补血","四者乃通治血证之大纲",对临床上治疗吐血具有十分重要的指导意义。

总之,吐血的基本理论源出于《黄帝内经》,通过后世的逐步补充,尤其在金元以后,各家不断通过临床实践加以发展而渐趋完善,并且在证候分类、治疗用药等各方面已基本形成比较完整的理论体系。

二、病因病机

吐血主要属胃的病变。胃为水谷之海,乃多气多血之腑,若因饮食不节,劳倦内伤,或其他脏腑影响,均可使胃络损伤引起吐血。

(一)病因

1.饮食不节,热伤胃络

平素饮食不节,嗜食辛辣炙煿之品,致燥热蕴结于胃;或嗜食肥甘,饮酒过度,致湿热郁结于胃,燥热、湿热均可化火,灼伤胃络,血随胃气上逆而成吐血之症。若因暴饮暴食,使脾胃升降失司,运化失健,食滞内结,化火损伤阳络,亦可致吐血。

2.情志内伤,肝火犯胃

郁怒伤肝,或情志抑郁,肝气郁结,郁而化火,肝火犯胃,损伤胃络,迫血上行,或素有胃热,复因肝火扰动,气逆血奔而上逆以致吐血。

3.劳倦内伤,脾胃虚弱

劳倦过度,损伤脾胃,或久病脾虚,脾气虚弱,统血无权,血液外溢上逆而为吐血;或脾胃素虚,复因饮冷,致寒郁中宫,脾胃虚寒,不能摄血,血溢脉外而致吐血。

4.肝胃久病,胃络瘀阻

胃痛或肝病日久不愈致气滞血瘀,或久病入络,脉络瘀阻,血脉血络阻滞,血行不畅可致血不循经,外溢上逆而为吐血。

5.热病久病,阴虚火旺

热病之后或久病阴津耗伤,或气火内郁日久阴津耗伤,阴血不足,虚火内生,阴虚火旺,灼伤胃络,血溢上逆而为吐血。

总之,引起吐血之因,总由胃热、脾虚,火热灼伤胃络,或气虚血失统摄而妄溢于外。

(二)病机

1.发病

火热灼伤胃络所致之吐血,一般发病较急骤。而由久病入络,气滞血瘀或脾气虚弱,血不循经引起者则发病多较缓慢。

2.病位

主要在胃,与肝、脾关系密切。

3.病性

有实有虚。实者以火热、瘀阻为多,虚者以气虚、阴虚常见。

4.病势

吐血日久,无论何种证型均可致气血亏耗,甚而出现气随血脱之证。

5.病机转化

吐血以火热、脾虚、瘀阻为主要病机,新病吐血,一般以火热实证为多见。日久可耗阴伤气,而转化为阴虚火旺或气阴两虚的吐血,若出血量多,血失气伤,可致气亏血耗,甚则气随血脱之证。因火热、脾虚所致之吐血,血溢脉外,离经的血可停而为瘀,或久病入络,均可导致瘀阻胃络,从而出现虚实相因,虚实夹杂,吐血缠绵难愈的情况。

三、诊断与鉴别诊断

(一)诊断依据

(1)发病较缓,吐血前多有恶心、胃脘不适、头晕等先兆症状。血从胃或食管而来,随呕吐而出,常夹有食物残渣等胃内容物,血多呈紫红、紫暗色,也可以呈鲜红色,大便常色黑如漆或呈暗红色。

(2)有胃痛、胁痛、黄疸、癥积等宿疾。

(3)脘腹有压痛,肠鸣音活跃。出血量多者心率增快,血压下降,面色苍白。

(二)辅助检查

实验室检查呕吐物、大便潜血试验、上消化道钡餐造影、纤维胃镜和 B 超检查等有助于明确诊断。

(三)鉴别诊断

1.吐血与咳血

咳血的病位在肺与气道,而吐血的病位在胃与食管。咳血的血色鲜红,常伴泡沫痰液;吐血的血色紫暗,常混有食物残渣。咳血之前多伴有喉痒、胸闷之兆,血常随咳嗽而出;而吐血常伴胃脘不适、恶心等症状,血随呕吐而出。咳血的患者常有咳嗽、肺痨、喘证或心悸等旧疾;而呕血则往往有胃痛、胁痛、黄疸、臌胀等既往史。

2.吐血与鼻腔、口腔及咽喉出血

吐血经呕吐而出,血色紫暗,夹有食物残渣,常有胃病史。鼻腔、口腔及咽喉出血,血色鲜红,不夹食物残渣,在五官科做有关检查即可明确具体部位。

四、辨证论治

血得热则妄行,故吐血一证,初起大多由热迫血上行,虽有胃热和肝火之别,但两者均属实证。吐血量多或日久不愈者,每易由实证转为虚证,而出现中气虚弱、气虚血亏,以致脾肾两虚等虚损证候。亦有出血量多,正气已虚而热邪未清,或脉络瘀滞等虚实夹杂的证候。临床辨证时,应当详查证情,分清虚实,结合病情标本缓急。然后确立治则,进行治疗。

(一)辨证思路

1.辨有火无火

《景岳全书·吐血证治》曰:"凡治血证,须知其要,而血动之由,惟火惟气耳。"火盛破血妄行或火热灼伤胃络而致的吐血,一般多见心烦、面红、血色较红、脉数等症。有火者大多属实,或虚中夹实。无火者即气虚,多有中气虚弱或气血亏虚的症状。实证者一般多为初起,久病则多虚证。而有火者,当辨实火虚火,实火如热伤营血,胃火内炽,湿热伤胃,肝火犯胃等证;虚火引起的吐血,主要为阴虚火旺。

2.辨虚实

《血证论·吐血》言:"吐血之证,属实证者,十居六七。"辨别吐血的虚实,主要是根据病程、临床证候及血色。新病吐血,大多属实;久病多虚。实者症见胃脘部疼痛,胀满不舒,出血量多,血色较红或紫暗,夹有血块,苔黄脉数;虚者症见脘痛绵绵或不痛,吐血色淡或紫暗不鲜,舌淡脉虚等。

(二)治疗原则

吐血一证,病情较急,尤其是出血多者,往往危及生命。所以根据证候的不同,审证求因,辨证施治,具有十分重要的意义,正如唐容川在《血证论·吐血》强调"存得一分血,便保得一分命"。针对其主要病机,吐血的治疗以清火降逆、凉血止血、活血化瘀、益气摄血为主要治则。吐血初起,以热盛所致者为多,故当清火降逆,但应注意治胃治肝之别。吐血量多时,容易导致气随血脱,当急用益气固脱之法。气虚不摄者,则当大剂健脾益气,以复统摄之权。吐血之后及日久不止者,则需补养心脾,益气生血。

(三)分证论治

1.胃热壅盛

症状:脘腹胀满,甚则作痛,吐血色红或紫暗,或夹食物残渣,口臭便秘,舌红,苔黄腻,脉滑数。

病机分析:嗜食辛辣或炙煿之品,燥热蕴积于胃,热伤胃络,迫血上溢,而致吐血色红,若有瘀

85

结则色紫暗;热结于胃,胃失和降,饮食不化,故脘腹胀闷,甚则作痛;胃热熏蒸则口臭,便秘;苔黄腻,脉滑数亦为胃热之征。

治法: 清胃泻火,化瘀止血。

代表方药: 泻心汤合十灰散加减。泻心汤清胃泻火,《血证论·吐血》载:"方名泻心,实则泻胃。"十灰散凉血止血,兼能化瘀。方中黄连、黄芩清热泻火;大黄泄热通腑,降火消瘀;大小蓟、侧柏叶、茜草根、白茅根清热凉血止血;牡丹皮、栀子清热凉血。诸药效专力宏,清降之中使胃火去而血络和,吐衄得止。

随症加减: 如恶心、呕吐,加代赭石、竹茹、旋覆花;胃痛者,加三七末、白及末;泛酸者,加乌贼骨;热伤胃阴者,加石斛、天花粉;积滞者症见嗳腐吞酸夹不消化食物,加山楂、神曲、莱菔子消食导滞,降气消痰;饮酒过多,积热动血者,可加葛黄丸以泻火止血。

2.肝火犯胃

症状: 吐血色红或带紫,口苦胁痛,寐少梦多,烦躁易怒,舌质红绛,脉象弦数。

病机分析: 暴怒伤肝,肝火横逆犯胃,损伤阳络,则吐血色红或带紫;肝胆之火上逆,则口苦胁痛;肝火扰乱心神,则出现心烦易怒,多梦少寐;舌质红绛,脉弦数,为肝火上逆耗伤胃阴之象。

治法: 泻肝清胃,凉血止血。

代表方药: 龙胆泻肝汤加减。方中龙胆草泻肝经之实火,黄芩、栀子苦寒泻火止血,柴胡、甘草疏肝调中,木通、泽泻、车前草清利湿热,当归、生地滋阴养血,还可加白茅根、藕节、墨旱莲、茜草凉血止血。

随症加减: 如吐血不止,兼见胸脘满闷,口渴不欲饮者为有瘀血,可合花蕊石散或加三七末调服以化瘀止血;吐酸者,合左金丸;嗳气频作者,加沉香;胁痛者,加郁金。

3.瘀阻胃络

症状: 胃脘疼痛,痛有定处而拒按,痛如针刺或刀割,吐血紫暗,舌质紫,脉涩。

病机分析: 气滞日久或久病伤络,而致瘀血凝滞,瘀阻胃络故胃脘疼痛,痛有定处而拒按;瘀阻之处,脉络受伤,胃气失和,升降失司,血随胃气上逆则吐血紫暗;舌质紫,脉涩为血行不畅之征。

治法: 活血化瘀,理气止痛。

代表方药: 血府逐瘀汤加减。本方由四逆散与桃红四物汤加味而成,桃红四物汤活血祛瘀,四逆散疏肝解郁,配以桔梗开胸膈之气,牛膝引血下行,一升一降,使气机升降调和。可加茜草、小蓟或参三七以增强止血散瘀的功效。

随症加减: 胃脘刺痛者,加延胡索、乳香、没药;兼寒者,加艾叶炭、炮姜炭;兼热者,加大黄、虎杖;兼气虚者,加党参、黄芪;兼血虚者,加当归、鸡血藤。

4.脾虚不摄

症状: 吐血缠绵不止,时轻时重,血色淡,或伴胃痛隐隐喜温喜按,神疲乏力,心悸气短,面色苍白,舌质淡,脉细弱。

病机分析: 劳倦过度或饮食不节,饥饱失调,损伤脾胃,脾气虚弱,统摄无权,血无所主而妄行于外,故吐血缠绵不止,血色黯淡;中气虚弱,气血运行不畅,则胃脘隐痛,喜温喜按;气随血去,气血亏虚,心失所养则心悸气短;气虚血亏不能上荣于面,则面色苍白;舌质淡,脉细弱为气血双亏之象。

治法: 健脾益气,摄血止血。

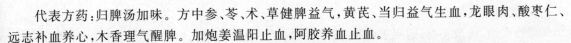

代表方药:归脾汤加味。方中参、苓、术、草健脾益气,黄芪、当归益气生血,龙眼肉、酸枣仁、远志补血养心,木香理气醒脾。加炮姜温阳止血,阿胶养血止血。

随症加减:偏于脾阳虚者,加炮姜、炮附子、灶心黄土,或用黄土汤加减;兼有肝郁者,加佛手、郁金、柴胡等。

5.阴虚火旺

症状:胃痛隐隐,吐血量多、色红,面色潮红,盗汗,口渴引饮,烦躁不安,头晕心悸,耳鸣,少寐,大便黑或干黑,舌红少苔,脉细数。

病机分析:热病之后或因气郁化火,津液耗伤,以致胃失濡养,故胃痛隐隐;阴虚火旺,灼伤胃络则吐血色红;津少上承则口渴引饮;虚火扰动则潮热盗汗、耳鸣、少寐、烦躁不安;肠道失润则大便干燥;舌质红,脉细数为阴虚火旺之象。

治法:滋阴清热,凉血止血。

代表方药:玉女煎加味。方中石膏、知母清胃热;地黄滋肾阴;麦冬清热养阴;牛膝导热下行,助降上炎之火而止上溢之血。酌加牡丹皮、侧柏叶、茅根、墨旱莲、藕节、紫珠草以凉血止血。

随症加减:兼气虚者加党参,或合生脉散;阴虚甚者,加龟甲、玄参;潮热者,选加地骨皮、青蒿、鳖甲、白薇;盗汗者,加五味子、牡蛎、浮小麦等;烦躁难眠者,加酸枣仁、知母。

上述五种证候的吐血,若吐血量多,出现面色青白,心慌气短,汗出肢冷,舌质淡,脉细数无力等症,为气随血脱之重危证候。当急用独参汤益气固脱,或参附汤益气回阳固脱,并可加三七粉、云南白药、阿胶等止血。

(四)其他疗法

1.单方验方

(1)生地黄 12 g,大黄粉 3 g,水煎服。滋阴止血。适用于各种证候的轻症吐血。

(2)藕节、大蓟各 15 g,水煎服。凉血止血。适用于各种证候的轻症吐血。

(3)白及、侧柏叶(或乌贼骨)各 30 g 共研细末,每天 2 次,每次 3～6 g,用温开水调服。收敛止血。适用于各种证候的轻症吐血。

(4)白及粉,每次 3～6 g,每天 2～4 次。收敛止血。适用于各种证候的轻症吐血。

(5)生地黄、地榆、白及各 15 g,水煎服。收敛止血。适用于各种证候的轻症吐血。

(6)花蕊石,火煅,醋浸,研细粉,每次 3～5 g,每天 3 次。收敛止血化瘀。适用于各种证候的轻症吐血。

(7)麦冬、大蓟、生地黄各 12 g,水煎服。滋阴凉血止血。适用于阴虚胃热之吐血。

(8)艾叶、炮姜炭、阿胶各 9 g,侧柏叶 12 g,水煎服。温中止血。适用于脾胃虚寒之吐血。

(9)三七 25 g,乌贼骨 50 g,嫩松叶 50 g,仙鹤草 50 g,先煎三七 3～4 沸后,纳其他三味文火同煎,温服,日 2～3 次。收敛固涩止血。适用于各种急性出血证。

2.常用中成药

(1)云南白药。

功效主治:化瘀止血,活血止痛;适用于瘀阻胃络所致的吐血及黑便。

用法用量:每次 0.25～0.5 g,每天 4 次。

(2)紫地宁血散。

功效主治:清热凉血,收敛止血;适用于胃中积热所致吐血、便血。

用法用量:每次 8 g,每天 3～4 次。

（3）胃血宁口服液。

功效主治：收敛止血；适用于各种原因导致的轻症吐血、便血。

用法用量：每次 20 mL，每天 2 次。

（4）溃平宁颗粒。

功效主治：止血止痛，收敛生肌；适用于郁热所致的胃痛、吐血及黑便。

用法用量：每次 4 g，每天 3～4 次。

（5）止血宝颗粒。

功效主治：凉血止血，祛瘀消肿；适用于郁热所致的咳血、吐血。

用法用量：每次 1 袋，每天 2～3 次。

3.针灸疗法

（1）体针：以取足阳明、足太阴经穴为主。

处方：足三里、公孙、膈俞、内关。

配穴：胃热者，加内庭；肝火者，加行间；久病体虚者，加关元、气海、隐白。

操作：足三里、公孙用补法；膈俞、内关用泻法。配穴按虚补实泻法操作。隐白可用灸法。

（2）耳针或耳穴贴压法：取耳穴心、肺、肾、神门、肝、脾、肾上腺及出血相应部位（如胃出血用胃区）。

（3）穴位注射：取血海、足三里穴，用卡巴克络（安络血）或血凝酶（立止血）做穴位注射。

4.外治疗法

（1）贴敷疗法：生栀子 15 g，生大黄 15 g，陈米醋适量。生药研极细末，醋调成膏状，敷脐。每天 1 次，待脐发痒，吐血止时可去掉，2 天为 1 个疗程。适用于胃热炽盛之吐血。

生地黄 15 g，咸附子 15 g。将药烘干，共研细末，过筛，用醋或盐水调成膏，敷双足涌泉穴。每天 1 次，3 天为 1 个疗程。适用于肝火犯胃之吐血。

（2）推拿按摩疗法：因热迫血行出血者，让患者取坐位，医者以双手拇指点按郄门，以清营凉血；施用提拿足三阴法，点按血海、内庭、上巨虚，以清阳明胃热，通腑下气，泻肠胃火，清营凉血止血。适合于胃热壅盛者。

肝火犯胃者，可让患者坐位，医者以双手拇指点按肝俞、膈俞，以调理肝经，调和气血；施用揉拿手三阴法，点按内关、大陵，以和胃宽胸、清营凉血；复取仰卧位，点按中脘，以和胃降逆；以双手拇指点按期门，以疏泄肝气，降逆；施用提足三阴法，点按太冲、行间，以泻肝经之热，共达泻肝清热、凉血止血之效。

气虚血溢者，可让患者取坐位，医者以双手拇指点按脾俞，以健脾。再取仰卧位，施用点鸠掐里法，加点中脘、气海，以扶助元气，培补中土，健脾和胃，培元补气，共达健脾益气、摄血止血；施用提足三阴法，提拿足三阳法，点按阴陵泉、公孙，以健脾和胃、补脾统血。

五、临证参考

（一）灵活运用血证治疗法则

中医药治疗对于治疗吐血病，唐容川提出的"止血""消瘀""宁血""补虚"的四大法则，确有其指导意义。这四大法则，既分阶段性，又有其统一性。治疗出血，止血当然为第一大法。出血期的止血法则可再辨证基础上灵活选用。清热止血法，药用仙鹤草、茜草根、侧柏叶、紫珠草、生地黄、玄参等；祛瘀止血法多选用三七、炒蒲黄、五灵脂、花蕊石；温中止血法用炮干姜、伏龙肝、艾叶等。而针对脉络损伤这一出血的主要病理结果,临床上常加用收敛止血药如白及、地榆,同时适当选择炭类药、收敛止血药。在出血期,其他三法可灵活运用,但需辨证准确,药物配伍得当。特别应该指出的是静止期的治疗非常重要,因此期治疗不当容易再度出血。静止期运用宁血大法首推清热地黄汤,在此基础上,还应适当加用少量止血药物,也可根据出血后的虚证表现,适度选用益气补血药,初期可用太子参、西洋参益气养阴,何首乌、阿胶养血补血,避免在余热未清时过早运用峻补药物助火动血,这对防止再出血,平稳进入恢复期大有帮助。恢复期采用益气活血、益气补血等法以防复发。四法也可在出血时同时采用。在治血过程中不忘治气,以平肝泄胃为主,使肝气不逆,胃气顺畅。但在出血过程中选用理气药不宜过多,应避免用过于温燥的药物治疗血热妄行的出血,因温燥药易燥火动血;理气药宜选用枳壳、川楝子、延胡索、郁金为宜。

(二)出血诱因多,止血非上策

诱发出血的原因是多种多样的,诸凡影响气血运行的一切因素,都可以引起出血,而瘀血滞留,阻隔脉络,又是出血的病理实质。所以在治疗时,应当审证求因,针对引起出血的原因,使瘀血消散,气血调和,血证才能真正治愈。对于行气(活血)而止血的治疗方法,并非局限于单纯使用活血的药物,而是泛指消除一切引起气血运行不畅的法则,也就是广义的行血(活血)概念,如若血热壅结而致瘀血者,则用凉血活血剂,气虚血滞而致瘀血者,则用益气升阳剂等;针对病因,谨守病机,疏通气血,令其条达,使瘀血消散,经络疏浚,血归循经,并根据具体情况和需要,佐以凉血止血的药物以治其标,标本兼顾,则出血可止。另外,中医药在治疗吐血时,中药剂型方面应多样化,服药方法可一天多次,给药途径可同时采用多种,目的只有一个,就是尽快止血。如武汉市第一医院消化内科在现代超微粉碎技术与传统炮制技术相结合的基础上研制微米大黄炭,应用于胃镜下喷洒治疗消化性溃疡出血,使该药物在保持原有药性的基础上又最大限度地提高药物的吸收和生物利用度,同时缩短了药物起效时间,取得了较好疗效。

(三)治疗当以补脾健胃为主

虚证吐血的根本原因是脾胃虚弱,其脉象多见涩细而弱,右脉尤弱,脾为气血生化之源,又主统血,人体血液运行的正常生理是由脾胃气健维持的。若是脾胃气虚,血液输布失常,则会发生血液停蓄,可由劳倦、饮食、情志等因素而致血液涌动,发生吐血。故治疗上应以补脾健胃为主,一则温补脾气可以使后天之本充足,全身脏腑得到温养,使龙雷之火不上越,达到预防吐血的作用;一则补脾健胃可以消除血液停蓄这个状态,从而使血液运行复常,不致在情志等因素引动下发生吐血;一则补脾健胃可以使饮食运化正常,气血生化有源,使机体及时补生新血,恢复健康。

(四)分清标本缓急,灵活施治

本病的主要病机为火热、脾虚及瘀阻,如出血量大可出现气随血脱之证;临证要重视标本变化,权衡标本轻重缓急;根据病情的矛盾变化,详析病机,明确病因,辨清病位,知常达变,灵活施治;急则治其标,予以止血为先,重视清热降气,待出血停止,以缓则治其本图之,灵活运用消瘀、宁血、补虚法则,防止再次出血至为重要。

六、预防调护

增强体质,避免情志刺激,调摄生活起居、饮食适宜,防止暴饮暴食,忌辛辣刺激之品及过量饮酒,是预防吐血发生和反复发作的重要方面。

在吐血发生时,应使患者情绪安定,卧床休息,并给予精神安慰,消除恐惧及忧虑。大吐血时宜禁食。血止后,给予流质和半流质饮食,并宜少吃多餐,以防伤络出血。饮食不宜过热,以免血热妄行,更使吐血不止。蔬菜、豆类等清淡而富有营养食物及藕、梨、橘子等水果,对防止出血和早日恢复健康有一定帮助。

(赵微微)

第三节 呃 逆

呃逆是以喉间呃呃有声,声短而频,不能自控为主要临床表现的一种病证。古称"哕",又称"哕逆",俗称打嗝。

呃逆在《黄帝内经》中称"哕",并阐发了其病机,《素问·宣明五气》篇曰:"胃气上逆,为哕。"同时记载了三种简便的治疗方法,如《灵枢·杂病》云:"哕,以草刺鼻,嚏而已;无息而立迎引之,立已;大惊之,亦可已。"至元·朱丹溪始称"呃",《丹溪心法·呃逆》篇曰:"古谓之哕,近谓之呃,乃胃寒所生,寒气自逆而呃上。亦有热呃,亦有其他病发呃者。"至明代统称"呃逆",《景岳全书·呃逆》篇曰:"而呃之大要,亦惟三者而已,则一曰寒呃,二曰热呃,三曰虚脱之呃。"对本病分类可谓提纲挈领。清·李用粹《证治汇补·呃逆》篇,将呃逆分为火、寒、痰、虚、瘀五种,并对每种呃逆的临床表现进行了较详细的论述,至今仍有一定的临床指导意义。

现代医学的单纯性膈肌痉挛、胃肠神经官能症、食管癌、胃炎、胃扩张、肝硬化晚期、脑血管病、尿毒症等疾病,以及胃、食管手术后或其他原因引起的膈肌痉挛,出现呃逆的临床表现时,可参考本节进行辨证论治。

一、病因病机

呃逆的病因多为饮食不当、情志不舒和正气亏虚等,或突然吸入冷空气而引发呃逆。其病机主要是胃失和降,胃气上逆,动膈冲喉。

(一)外感寒邪

外感寒邪,胃中吸入冷气,寒遏胃阳,气机不利,气逆动膈,上冲于喉,发出呃呃之声,不能自制。

(二)饮食不当

由于过食生冷,或因病而服寒凉药物过多,寒气蕴结中焦,损伤胃阳,胃失温煦,或过食辛辣煎炒之物,或醇酒厚味,或因病过用温补之剂,燥热内生,胃火炽盛,胃失和降,反作上逆,发生呃逆。

(三)情志不舒

因恼怒太过,肝失条达,气机不利,以致肝气横逆犯胃,胃失和降,气逆动膈。或因肝气郁结,不能助脾运化,聚湿生痰;或因忧思伤脾,脾失健运,滋生痰湿;或因气郁化火,灼津成痰;或素有痰饮内停,复因恼怒,皆可致逆气挟痰,上犯动膈而发生呃逆。

(四)体虚病后

禀赋不足,年老体弱,久病肾虚,或劳累太过耗伤中气,脾阳失温,胃气虚衰,清气不升,浊气不降,气逆动膈冲喉而发生呃逆。或过汗、吐、下,虚损误攻,妇人产后,或热病伤阴,使胃阴不足,失于润养,和降失职,虚火上炎动膈冲喉而发生呃逆。

呃逆之病位在膈,病变关键脏腑在胃,与肺、肝、脾、肾诸脏有关。膈位于肺胃之间,膈上为肺,膈下为胃,二脏与膈位置邻近,经脉又相连属。若肺失肃降或胃气上逆,皆可致膈间气机不利,逆气动膈,上冲喉间,发出呃呃之声。手太阴肺之经脉,起于中焦,下络大肠,还循胃口,上膈属肺,将胃、膈、肺三者紧密相连。另外,胃之和降,还赖于肝之条达,若肝气郁滞,横逆犯脾胃,气逆动膈,亦成呃逆。肺胃之气的和降,又赖于肾气的摄纳,若久病伤肾,肾失摄纳,则肺胃之气不能顺降,上逆动膈而发呃逆。可见呃逆病机关键在于胃失和降,胃气上逆,动膈冲喉。胃气上逆,除胃本身病变外,同时与肺气肃降,肾气摄纳,肝气条达之功能紊乱等均有关系。

二、诊断要点

(一)症状

自觉气逆上冲,喉间呃呃连声,声短而频,不能自制为主证,其呃声或高或低,发作间隔或疏或密,间歇时间不定。伴有胸膈痞闷,胃脘不舒,嘈杂灼热,腹胀嗳气,心烦不寐等症状。多与受凉,过食寒凉、辛辣,或情志郁怒等诱发因素有关。偶发性的呃逆,或病危胃气将绝时之呃逆,为短暂症状,不列为呃逆病。

(二)检查

X线胃肠钡透及内镜等检查有助于诊断。必要时检查肝、肾功能,进行 B 超、心电图、CT 等有助于鉴别诊断的检查。

三、鉴别诊断

(一)呃逆与嗳气

嗳气与呃逆同属胃气上逆之证,嗳气声音低缓而长,可伴酸腐气味,气排出后自感舒适,病势较缓,多在饱食、情志不畅时发病。而不同于呃逆喉间呃呃连声,声短而频,不能自制。

(二)呃逆与干呕

干呕与呃逆同属胃气上逆之证,干呕患者可见呕吐之状,但有声无物,或有少量痰涎而无食物吐出。干呕之声为呕声,也不同于呃逆的呃呃连声,声短而频。

四、辨证

辨证时首先要分清功能性呃逆、病理性呃逆。若因受寒或肝郁出现短暂的呃逆,又无明显兼症,可不治自愈。非器质性病变引起的呃逆为功能性疾病,经治可愈。若呃逆反复发作,并有明显的兼症,或出现在其他慢性病症的过程中,可视为病理性呃逆,当辨证治疗。首先辨清此病的寒热虚实。寒者呃声沉缓有力,得热则减,遇冷加重,伴胃脘不适,苔白脉缓;热者呃声洪亮,声高短促,伴口臭烦渴,便秘溲赤,苔黄脉大;虚者呃声低长,时断时续,体虚脉弱;实者呃声洪亮,连续发作,脉弦有力等。

(一)胃寒气逆

1.证候

呃逆声沉缓有力,得热则减,遇寒加重,喜食热饮,恶食冷饮,膈间及胃脘痞满不适,或有冷感,口淡不渴,舌质淡,苔白或白滑,脉象迟缓。多在过食生冷,受凉、受寒后发病。

2.分析

由过食生冷或受凉等,致寒积中焦,胃气为寒邪阻遏,胃失和降,上逆动膈冲喉而成呃逆;胃中实寒,故呃声沉缓有力;胃气不和,故脘膈痞闷不适。得热则减,遇寒更甚者,是因寒气得温则行,遇寒则凝之故;口淡不渴,舌苔白,脉迟缓者,均属胃中有寒之象。

(二)胃火上逆

1.证候

呃声洪亮,冲逆而出,口臭烦渴,多喜冷饮,尿黄便秘,舌红苔黄或黄燥,脉滑数。多在过食辛辣,或饮酒等后发病。

2.分析

由于嗜食辛辣烤制及醇酒厚味之品,或过用温补药物,或素体阳盛再加辛辣等品,久则胃肠积热化火,胃火上冲,故呃声洪亮,冲逆而出;阳明热盛,灼伤胃津,故口臭烦渴而喜冷饮;热邪内郁,肠间燥结,故大便秘结,小便短赤;舌苔黄,脉滑数,均为胃热内盛之象。

(三)气逆痰阻

1.证候

呃逆连声,呼吸不利,脘胁胀满,或肠鸣矢气,可伴恶心嗳气,头目昏眩,脘闷食少,或见形体肥胖,平时多痰,舌苔薄腻,脉象弦滑。常在抑郁恼怒后加重,情志舒畅时缓解。

2.分析

因七情所伤,肝气郁结,失于条达,横犯脾胃,胃气上冲动膈而成呃逆;肝郁气滞,故胸胁胀满不舒;气郁日久化火,灼津成痰,或因肝木克脾,脾失健运,聚湿成痰,痰气互结,阻于肺则呼吸不利,阻于胃则恶心嗳气,阻于肠则肠鸣矢气;清气不升,浊阴不降,故见头目昏眩;舌苔薄腻,脉象弦滑,皆为气逆痰阻之象。

(四)脾胃虚寒

1.证候

呃声低沉无力,气不得续,泛吐清水,面色苍白,手足欠温,伴有脘腹冷痛,食少乏力,或见腰膝无力,大便稀溏或久泻。舌淡苔白,脉沉细而弱。

2.分析

若饮食不节或劳倦伤中,使脾胃阳气受损;或素体阳虚,脾胃无力温养,脾胃升降失调,则胃气上逆,故呃声低弱无力,气不得续。脾胃俱虚,运化无力,则食少乏力;阳虚则水饮停胃,故泛吐清水;若久病及肾,肾阳衰微,则腰膝无力,便溏久泻;手足不温,舌淡苔白,脉沉而细,均为阳虚之象。

(五)胃阴不足

1.证候

呃声短促,气不连续,口干舌燥,烦渴少饮,伴不思饮食,或食后饱胀,大便干燥,舌质红少苔,或有裂纹,脉细而数。

2.分析

由于热病或郁火伤阴,或辛温燥热之品耗损津液,使胃中津液不足,胃失濡养,难以和降,气逆扰膈,故呃声短促,虚则气不连续;胃阴耗伤不能上润,则见口干舌燥,烦渴少饮;脾胃虚弱,运化无力,故见不思饮食,食后饱胀;津液耗伤,大肠失润,故大便干燥;舌质红,苔少而干,脉细数,均为阴虚之象。

五、治疗

呃逆治疗当以和胃、降逆、平呃为主。但要根据病情的寒热虚实之偏重不同,分别以寒则温之,热则清之,实则泻之,虚则补之。若重病中出现呃逆,治当大补元气,或滋阴养液以急救胃气。

(一)中药治疗

1.胃寒气逆

治法:温中散寒,降逆止呃。

处方:丁香散(《古今医统》)。方中丁香辛温,散寒暖胃为君,柿蒂味苦,下气降逆止呃为臣,二者相合,温中散寒,降逆止呃,两者相得益彰,疗效甚好,为临床治疗呃逆常用要药;佐以良姜温中散寒,宣通胃阳;使以炙甘草和胃益气。

若兼痰湿者,症见脘闷腹胀不舒,可加半夏、厚朴、陈皮等和降胃气,化痰导滞;兼表寒者,加紫苏叶、藿香以散寒解表,和胃降逆。

寒呃日久,中阳受伤可选用丁香柿蒂汤,以益气温中,降逆止呃;日久虚寒呃逆,可选用加味四逆汤,以补阳散寒,降逆止呃。

另可选用朴沉化郁丸,每次9g,每天2次,温开水送服;或用荜澄茄、良姜各等分,研末,加醋少许调服,每天1剂,连用3天。

2.胃火上逆

治法:清热和胃,降逆止呃。

处方:竹叶石膏汤(《伤寒论》)。方中竹叶、生石膏辛凉甘寒,清泻胃火为主药;佐以法半夏和胃降逆;人参、麦冬养胃生津;粳米、甘草益胃和中。

若胃气不虚者去人参,常加柿蒂、竹茹降逆止呃;便秘者则合小承气汤,用大黄、枳实、厚朴通利大便,釜底抽薪,此乃上病下治之法;若中焦积热日久伤阴,可选用清胃散以清泻胃火,凉血养阴,降逆止呃。

另可用左金丸,每次9g,每天2次,温开水送服;或用柿蒂、黄连各10g,水煎内服治疗热呃。

3.气逆痰阻

治法:理气化痰,降逆止呃。

处方:旋覆代赭石汤(《伤寒论》)方中旋覆花下气消痰,代赭石重镇降逆,二药相配,一轻一重,共成和降之功为主药;法半夏、生姜化痰和胃,佐以人参补中益气;甘草、大枣和中并引药归经。

如胃气不虚,可去人参、甘草、大枣,以防壅滞气机,加木香以行气止呃;若痰湿明显,可加陈皮、茯苓、浙贝母以醒脾化痰;若兼热象,可加黄芩、竹茹以清热化痰。

本型还可选用木香顺气丸,每次6g,每天2次,温开水冲服;疏肝丸,每次1丸,每天2次,温开水送服。

4.脾胃虚寒

治法:温补脾胃,和中降逆。

处方:理中丸(《伤寒论》)加减。方中干姜温中祛寒为主药;辅以人参、白术、炙甘草健脾益胃;加入刀豆甘温,温中下气,善治呃逆;丁香、白豆蔻辛温芳香,行气暖胃,宽膈止呃。

若寒甚者,加附子温中祛寒;肾阳不足者加肉桂、山茱萸等以温肾补脾。本型也可选用附子理中丸,每次1丸,每天2次,温开水送服。

5.胃阴不足

治法:益气养阴,和胃止呃。

处方:益胃汤(《温病条辨》)加减。方中沙参、麦冬、玉竹、生地黄、冰糖甘润养阴益胃;可酌加柿蒂、刀豆、枇杷叶等顺气降逆。全方合用以达益气养阴、和胃止呃之效。

若神疲乏力,气阴两虚者,可加沙参、白术、山药;若食欲缺乏腹胀加炒麦芽、炒谷芽等;若阴虚火旺,咽喉不利加石斛、芦根以养阴清热。

本型也可选用枇杷膏,每次 10 g,每天 3 次,温开水冲服;或用大补阴丸,每次 1 丸,每天 2 次,温开水送服。

(二)针灸治疗

1.基本处方

取穴:膈俞、内关、膻中、中脘、足三里。

膈俞利膈止呃;内关宽胸利膈,畅通三焦气机;膻中宽胸理气,降逆止呃;中脘、足三里和胃降逆。

2.加减运用

(1)胃寒气逆证:加梁门、气海以温胃散寒、疏通膈气、降逆止呃,针用补法,或加灸法。余穴针用平补平泻法,或加灸法。

(2)胃火上逆证:加内庭以清泻胃火、降逆止呃。诸穴针用泻法。

(3)气逆痰阻证:加太冲、阴陵泉以降逆化痰。诸穴针用平补平泻法。

(4)脾胃虚寒证:加关元、命门以温补中焦、和胃止呃。诸穴针用补法,或加灸法。

(5)胃阴不足证:加胃俞、三阴交以养阴止呃。诸穴针用补法。

3.其他

(1)耳针疗法:取耳中、胃、神门、肝、心,毫针强刺激,留针 30 分钟,每天 1 次;也可采用耳针埋藏或用王不留行贴压法。

(2)拔罐法:取中脘、梁门、气海,或用膈俞、肝俞、胃俞,每次留罐 15～20 分钟,每天 1～2 次。

(3)穴位贴敷法:用麝香粉 0.5 g,放入神阙穴内,用伤湿止痛膏固定,适用于实证呃逆,尤其以肝郁气滞者取效更捷;或用吴茱萸 10 g,研细末,用醋调成膏状,敷于双侧涌泉穴,胶布或伤湿止痛膏固定,可引气火下行,适用于各种呃逆,对肝、肾气逆引起的呃逆尤为适宜。

(4)指压疗法:翳风、攒竹、内关、天突,任取 1 穴,用拇指或中指重力按压,以患者能耐受为度,连续按揉 1～3 分钟,同时令患者深吸气后屏住呼吸,常能立即止呃;或取 T_2～L_1 双侧夹脊穴、肺俞-肾俞的膀胱经,先用拇指或掌根摩揉,再提捏膀胱经 3～5 遍,后用拇指点按双侧膈俞 1～2 分钟。

(赵微微)

第四节　痞　　满

痞满是指以自觉心下痞塞,胸膈胀满,触之无形,按之柔软,压之无痛为主要症状的病证。按部位痞满可分为胸痞、心下痞等。心下痞即胃脘部。本节主要讨论以胃脘部出现上述症状的痞满,又可称胃痞。

一、病因病机

感受外邪、内伤饮食、情志失调等可引起中焦气机不利,脾胃升降失职而发生痞满。

(一)病因

1.感受外邪

外感六淫,表邪入里,或误下伤中,邪气乘虚内陷,结于胃脘,阻塞中焦气机,升降失司,遂成痞满。如《伤寒论》曰:"脉浮而紧,而复下之,紧反入里,则作痞,按之自濡,但气痞耳。"

2.内伤饮食

暴饮暴食,或恣食生冷,或过食肥甘,或嗜酒无度,损伤脾胃,纳运无力,食滞内停,痰湿中阻,气机被阻,而生痞满。如《伤寒论》云:"胃中不和,心下痞硬,干噫食臭";"谷不化,腹中雷鸣,心下痞硬而满"。

3.情志失调

抑郁恼怒,情志不遂,肝气郁滞,失于疏泄,横逆乘脾犯胃,脾胃升降失常,或忧思伤脾,脾气受损,运化不力,胃腑失和,气机不畅,发为痞满。如《景岳全书·痞满》言:"怒气暴伤,肝气未平而痞。"

(二)病机

脾胃同居中焦,脾主运化,胃主受纳,共司饮食水谷的消化、吸收与输布。脾主升清,胃主降浊,清升浊降则气机调畅。肝主疏泄,调节脾胃气机。肝气条达,则脾升胃降,气机顺畅。上述病因均可影响到胃,并涉及脾、肝,使中焦气机不利,脾胃升降失职,而发痞满。

痞满初期,多为实证,因外邪入里,食滞内停,痰湿中阻等诸邪干胃,导致脾胃运纳失职,清阳不升,浊阴不降,中焦气机阻滞,升降失司出现痞满;如外感湿热、客寒,或食滞、痰湿停留日久,均可困阻脾胃而成痞;肝郁气滞,横逆犯脾,亦可致气机郁滞之痞满。实痞日久,可由实转虚,正气日渐消耗,损伤脾胃,或素体脾胃虚弱,而致中焦运化无力;湿热之邪或肝胃郁热日久伤阴,阴津伤则胃失濡养,和降失司而成虚痞。因痞满常与脾虚不运、升降无力有关,脾胃虚弱,易招致病邪内侵,形成虚实夹杂、寒热错杂之证。此外,痞满日久不愈,气血运行不畅,脉络瘀滞,血络损伤,可见吐血、黑便,亦可产生胃痛或积聚、噎膈等变证。

总之,痞满的基本病位在胃,与肝、脾的关系密切。中焦气机不利,脾胃升降失职为导致本病发生的病机关键。病理性质不外虚实两端,实即实邪内阻(食积、痰湿、外邪、气滞等),虚为脾胃虚弱(气虚或阴虚),虚实夹杂则两者兼而有之。因邪实多与中虚不运,升降无力有关,而中焦转运无力,最易招致病邪的内阻。

二、诊断要点

(一)诊断依据

(1)临床以胃脘痞塞,满闷不舒为主症,并有按之柔软,压之不痛,望无胀形的特点。

(2)发病缓慢,时轻时重,反复发作,病程漫长。

(3)多由饮食、情志、起居、寒温等因素诱发。

(二)相关检查

电子胃镜或纤维胃镜可诊断慢性胃炎并排除溃疡病、胃肿瘤等,病理组织活检可确定慢性胃炎的类型,以及是否有肠上皮化生、异型增生,X线钡餐检查也可以协助诊断慢性胃炎、胃下垂

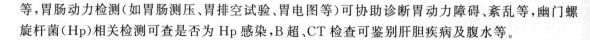

等,胃肠动力检测(如胃肠测压、胃排空试验、胃电图等)可协助诊断胃动力障碍、紊乱等,幽门螺旋杆菌(Hp)相关检测可查是否为 Hp 感染,B 超、CT 检查可鉴别肝胆疾病及腹水等。

三、鉴别诊断

(一)痞满与胃痛

两者病位同在胃脘部,且常相兼出现。然胃痛以疼痛为主,胃痞以满闷不适为患,可累及胸膈;胃痛病势多急,压之可痛,而胃痞起病较缓,压无痛感,两者差别显著。

(二)痞满与鼓胀

两者均为自觉腹部胀满的病证,但鼓胀以腹部胀大如鼓,皮色苍黄,脉络暴露为主症;胃痞则以自觉满闷不舒,外无胀形为特征;鼓胀发于大腹,胃痞则在胃脘;鼓胀按之腹皮绷急,胃痞却按之柔软。如《证治汇补·痞满》曰:"痞与胀满不同,胀满则内胀而外亦有形,痞满则内觉满塞而外无形迹。"

(三)痞满与胸痹

胸痹是胸中痞塞不通,而致胸膺内外疼痛之证,以胸闷、胸痛、短气为主症,偶兼脘腹不舒。如《金匮要略·胸痹心痛短气病脉证治》云:"胸痹气急胀满,胸背痛,短气。"而胃痞则以脘腹满闷不舒为主症,多兼饮食纳运无力之症,偶有胸膈不适,并无胸痛等表现。

(四)痞满与结胸

两者病位皆在脘部,然结胸以心下至小腹硬满而痛,拒按为特征;痞满则在心下胃脘,以满而不痛,手可按压,触之无形为特点。

四、辨证论治

辨证要点:应首辨虚实。外邪所犯,食滞内停,痰湿中阻,湿热内蕴,气机失调等所成之痞皆为有邪,有邪即为实痞;脾胃气虚,无力运化,或胃阴不足,失于濡养所致之痞,则属虚痞。痞满能食,食后尤甚,饥时可缓,伴便秘,舌苔厚腻,脉实有力者为实痞;饥饱均满,食少纳呆,大便清利,脉虚无力者属虚痞。次辨寒热。痞满绵绵,得热则减,口淡不渴,或渴不欲饮,舌淡苔白,脉沉迟或沉涩者属寒;而痞满势急,口渴喜冷,舌红苔黄,脉数者为热。临证还要辨虚实寒热的兼夹。

治疗原则:痞满的基本病机是中焦气机不利,脾胃升降失宜。所以,治疗总以调理脾胃升降、行气除痞消满为基本法则。根据其虚、实分治,实者泻之,虚者补之,虚实夹杂者补消并用。扶正重在健脾益胃,补中益气,或养阴益胃。祛邪则视具体证候,分别施以消食导滞、除湿化痰、理气解郁、清热祛湿等法。

(一)实痞

1.饮食内停证

脘腹痞闷而胀,进食尤甚,拒按,嗳腐吞酸,恶食呕吐,或大便不调,矢气频作,味臭如败卵,舌苔厚腻,脉滑。

证机概要:饮食停滞,胃腑失和,气机壅塞。

治法:消食和胃,行气消痞。

代表方:保和丸加减。本方消食导滞,和胃降逆,用于食谷不化,脘腹胀满者。

常用药:山楂、神曲、莱菔子消食导滞,行气除胀;制半夏、陈皮和胃化湿,行气消痞;茯苓健脾渗湿,和中止泻;连翘清热散结。

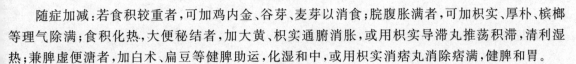

随症加减:若食积较重者,可加鸡内金、谷芽、麦芽以消食;脘腹胀满者,可加枳实、厚朴、槟榔等理气除满;食积化热,大便秘结者,加大黄、枳实通腑消胀,或用枳实导滞丸推荡积滞,清利湿热;兼脾虚便溏者,加白术、扁豆等健脾助运,化湿和中,或用枳实消痞丸消除痞满,健脾和胃。

2.痰湿中阻证

脘腹痞塞不舒,胸膈满闷,头晕目眩,身重困倦,呕恶纳呆,口淡不渴,小便不利,舌苔白厚腻,脉沉滑。

证机概要:痰浊阻滞,脾失健运,气机不和。

治法:除湿化痰,理气和中。

代表方:二陈平胃汤加减。本方燥湿健脾,化痰利气,用于脘腹胀满,呕恶纳呆之症。

常用药:制半夏、苍术、藿香燥湿化痰;陈皮、厚朴理气消胀;茯苓、甘草健脾和胃。

随症加减:若痰湿盛而胀满甚者,可加枳实、紫苏梗、桔梗等,或合用半夏厚朴汤以加强化痰理气;气逆不降,嗳气不止者,加旋覆花、代赭石、枳实、沉香等;痰湿郁久化热而口苦、舌苔黄者,改用黄连温胆汤;兼脾胃虚弱者加用党参、白术、砂仁健脾和中。

3.湿热阻胃证

脘腹痞闷,或嘈杂不舒,恶心、呕吐,口干不欲饮,口苦,纳少,舌红苔黄腻,脉滑数。

证机概要:湿热内蕴,困阻脾胃,气机不利。

治法:清热化湿,和胃消痞。

代表方:泻心汤合连朴饮加减。前方泻热破结,后方清热燥湿,理气化浊,两方合用可增强清热除湿,散结消痞,用于胃脘胀闷嘈杂,口干口苦,舌红苔黄腻之痞满者。

常用药:大黄泻热散痞,和胃开结;黄连、黄芩苦降泻热和中;厚朴理气祛湿;石菖蒲芳香化湿,醒脾开胃;制半夏和胃燥湿;芦根清热和胃,止呕除烦;栀子、豆豉清热除烦。

随症加减:若恶心、呕吐明显者,加竹茹、生姜、旋覆花以止呕;纳呆不食者,加鸡内金、谷芽、麦芽以开胃导滞;嘈杂不舒者,可合用左金丸;便溏者,去大黄,加扁豆、陈皮以化湿和胃。如寒热错杂,用半夏泻心汤苦辛通降。

4.肝胃不和证

脘腹痞闷,胸胁胀满,心烦易怒,善太息,呕恶嗳气,或吐苦水,大便不爽,舌质淡红,苔薄白,脉弦。

证机概要:肝气犯胃,胃气郁滞。

治法:疏肝解郁,和胃消痞。

代表方:越鞠丸合枳术丸加减。前者长于疏肝解郁,善解气、血、痰、火、湿、食六郁,后者消补兼施,长于健脾消痞,合用能增强行气消痞功效,适用于治疗胃脘胀满连及胸胁,郁怒心烦之痞满者。

常用药:香附、川芎疏肝散结,行气活血;苍术、神曲燥湿健脾,消食化滞;栀子泻火解郁;枳实行气消痞;白术健脾益胃;荷叶升养胃气。

随症加减:若气郁明显,胀满较甚者,酌加柴胡、郁金、厚朴等,或用五磨饮子加减以理气导滞消胀;郁而化火,口苦而干者,可加黄连、黄芩泻火解郁;呕恶明显者,加制半夏、生姜和胃止呕;嗳气甚者,加竹茹、沉香和胃降气。

(二)虚痞

1.脾胃虚弱证

脘腹满闷,时轻时重,喜温喜按,纳呆便溏,神疲乏力,少气懒言;语声低微,舌质淡,苔薄白,脉细弱。

证机概要:脾胃虚弱,健运失职,升降失司。

治法:补气健脾,升清降浊。

代表方:补中益气汤加减。本方健脾益气,升举清阳,用于治疗喜温喜按、少气乏力的胃脘胀满者。

常用药:黄芪、党参、白术、炙甘草益气健脾,鼓舞脾胃清阳之气;升麻、柴胡协同升举清阳;当归养血和营以助脾;陈皮理气消痞。

随症加减:若胀闷较重者,可加枳壳、木香、厚朴以理气运脾;四肢不温,阳虚明显者,加制附子、干姜温胃助阳,或合理中丸以温胃健脾;纳呆厌食者,加砂仁、神曲等理气开胃;舌苔厚腻,湿浊内蕴者,加制半夏、茯苓,或改用香砂六君子汤加减以健脾祛湿、理气除胀。

2.胃阴不足证

脘腹痞闷,嘈杂,饥不欲食,恶心嗳气,口燥咽干,大便秘结,舌红少苔,脉细数。

证机概要:胃阴亏虚,胃失濡养,和降失司。

治法:养阴益胃,调中消痞。

代表方:益胃汤加减。本方滋养胃阴,行气除痞,用于口燥咽干、舌红少苔之胃痞不舒者。

常用药:生地黄、麦冬、沙参、玉竹滋阴养胃;香橼疏肝理脾,消除心腹痞满。若津伤较重者,可加石斛、花粉等以加强生津;腹胀较著者,加枳壳、厚朴花理气消胀;食滞者加谷芽、麦芽等消食导滞;便秘者,加火麻仁、玄参润肠通便。

五、护理与预防

(1)患者应节制饮食,勿暴饮暴食,同时饮食宜清淡,忌肥甘厚味、辛辣醇酒以及生冷之品。

(2)注意精神调摄,保持乐观开朗,心情舒畅。

(3)慎起居,适寒温,防六淫,注意腹部保暖。

(4)适当参加体育锻炼,增强体质。

(赵微微)

第五节 胃 缓

一、概述

胃缓是由于长期饮食失调,或劳倦过度等,使中气亏虚,脾气下陷、肌肉瘦削不坚,固护升举无力,以致胃体下坠。以脘腹坠胀作痛,食后或站立时加重为主症的病证。本病主要指西医学中的胃下垂。各种慢性病中出现的胃肠功能障碍等类似病症者不在本病证范围。

《黄帝内经》提出胃缓之名,《灵枢·本脏》有"脾应肉,肉坚大者胃厚,肉么者胃薄。肉小而么者胃不坚;肉不称身者胃下,胃下者下管约不利。肉不坚者,胃缓"的记载,明确指出肌肉瘦弱与身形不相称的胃的位置偏下,肌肉不够坚实则胃缓。《灵枢·五癃津液别》云:"水谷入于口,输于肠胃,其液别为五……中热胃缓则为唾。"《灵枢·五味》云:"甘入于胃……而与谷留于胃中者,

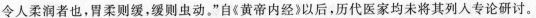

令人柔润者也,胃柔则缓,缓则虫动。"自《黄帝内经》以后,历代医家均未将其列入专论研讨。

《金匮要略》中有"其人素盛今瘦,水走肠间,沥沥有声,谓之痰饮"的论述,颇类似本病的症状。

朱良春认为:"久患胃疾,脾胃虚弱,中气久虚,水谷精微无力推动,日久则水湿中阻,故胃虚之证多见夹湿,湿浊不得宣化,清阳岂能上升。"自拟苍术饮配合补中益气汤、四逆散治胃缓。

徐景藩以胃下论治,认为其主要病机为脾胃中气虚弱,同时兼有气滞和痰饮的病理因素,久病之人,气虚、气滞而易兼血瘀。胃下病位在胃(脾),还涉及肝(胆)、肾等脏腑。治疗以"通补"为主,寓通于补,使气虚与气滞得以兼顾,应重视治肝和补益肾元。

二、病因病机

胃缓主要由饮食不节,内伤七情,劳倦过度;或先天禀赋薄弱等因素导致脾胃虚弱,中气下陷,升降失和,使形体瘦削,肌肉不坚所引起。

(一)病因

1.饮食不节,损伤脾胃

饮食不节,暴饮暴食,饥饱无常,损伤脾胃;或五味过极,辛辣无度,肥甘厚腻,过嗜烟酒,蕴湿生热,伤脾碍胃;或嗜食寒凉生冷,损伤脾阳,水谷不能化生精微,停痰留饮。均可因脾胃失和而致胃缓。《素问·痹论》云:"饮食自倍,肠胃乃伤。"

2.情志失调,内伤脾胃

情志拂逆,木郁不达,横逆犯胃,以致肝胃不和;忧思伤脾,脾失健运,胃失和降,升降失和致胃缓。

3.禀赋不足,脾胃虚弱

素体禀赋不足,或劳倦内伤,或久病产后等原因损伤脾胃,脾胃虚弱,中阳不足,虚寒内生,胃失温养;或因热病伤阴,或因胃热火郁,灼伤胃阴,或久服香燥之品,耗伤胃阴,或汗吐下太过,胃阴受损,胃失濡养;纳食减少,味不能归于形,形体瘦削,肌肉不坚而形成胃缓。

(二)病机

1.病机关键为脾胃失和,升降失常

脾主升,胃主降;脾主运化,胃主受纳,脾胃失和即表现为脾胃这一对矛盾的功能紊乱,或为脾气下陷,或为胃气上逆,或脾不运化,或胃不受纳。饮食不节,损伤脾胃,湿热痰饮内生;或情志失调,内伤脾胃;或禀赋不足,劳倦内伤、久病产后损伤脾胃,胃失温养或濡养,导致脾胃虚弱,中气下陷,升降失和而形成胃缓。

2.病位在胃,与肝脾肾密切相关

本病病位在胃,与肝、脾、肾相关。脾胃同居中焦,互为表里,共为后天之本。生理上两者纳运互用,升降协调,燥湿相济,阴阳相合,病理上也相互影响。肝与胃是木土乘克的关系,若肝气郁滞,势必克脾犯胃,致气机郁滞,胃失通降;肝气久郁,或化火伤阴,或成瘀入络,或伤脾生痰,使胃缓缠绵难愈。肾为胃之关,脾胃运化腐熟,全赖肾阳之温煦,若肾阳不足,可致脾肾阳虚,中焦虚寒,胃失温养;若肾阴亏虚不能上济于胃,则胃失于濡养。

3.病理性质有虚实寒热之异,且可相互兼夹

胃缓,本为虚证,脾胃气虚,脾肾阳虚或脾胃阴虚,脾胃脏腑功能失调,常导致气滞、热郁、血瘀、食积、湿阻、饮停,临床多见虚实夹杂。本病主要的病理因素气滞、热郁、血瘀、食积、湿阻、饮

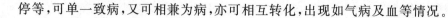

停等,可单一致病,又可相兼为病,亦可相互转化,出现如气病及血等情况。

三、诊断与鉴别诊断

(一)诊断依据

(1)不同程度的上腹部饱胀感,食后尤甚,腹胀可于餐后、站立过久和劳累后加重,平卧时减轻,腹部疼痛呈隐痛或胀痛,无周期性及节律性。

(2)常伴有厌食、嗳气、便秘、腹痛及消瘦、头晕、乏力等胃肠功能失调的症状及全身虚弱表现。

(3)起病缓慢,多发生于瘦长体形,经产妇及消耗性疾病进行性消瘦等。饮食不节、情志不畅、劳累等均为诱发因素。

(4)上消化道X线钡餐造影检查可见胃小弯角切迹、胃幽门管低于髂嵴连线水平;胃呈长钩形或无张力型,上窄下宽,胃体与胃窦靠近,胃角变锐。胃的位置及张力均低,整个胃几乎位于腹腔左侧。

根据站立位胃角切迹与两侧髂嵴连线的位置,将胃下垂分为三度:轻度角切迹的位置低于髂嵴连线下1.0~5.0 cm;中度角切迹的位置位于髂嵴连线下5.1~10.0 cm;重度角切迹的位置低于髂嵴连线下10.1 cm以上。

(二)辅助检查

上消化道钡餐是目前诊断的主要方法,饮水B超检查也具有辅助诊断作用。电子胃镜、上消化道钡餐,可排除胃黏膜糜烂,胃、十二指肠溃疡病,胃癌等病变并明确诊断;肝功能、淀粉酶化验和B超、CT、MRI等检查可与肝、胆、胰疾病作鉴别诊断;血常规、腹部X线检查可与肠梗阻、肠穿孔等作鉴别诊断;血糖、甲状腺功能检查可与糖尿病、甲状腺疾病作鉴别诊断。

(三)鉴别诊断

1.胃缓与胃痞

胃缓与胃痞均以脘腹痞满为主症,但胃缓的脘腹痞满多见于饭后,同时可兼见胀急疼痛,或胃脘部常有形可见,与一般的痞满不同。

2.胃缓与胃痛

胃缓可见脘腹痞满及疼痛,但胃缓之胃脘疼痛多为坠痛,餐后、站立过久和劳累后加重,平卧时减轻,呈隐痛或胀痛,无周期性及节律性,与一般胃痛不难鉴别。

四、辨证论治

(一)辨证思路

1.辨虚实

脾胃气虚者,病势绵绵,多伴有食欲欠振,纳后脘胀,神疲乏力,舌淡胖有齿印,脉弱;脾虚气陷者,脘腹重坠作胀,食后益甚,或便意频数,肛门重坠,或脱肛,或小便浑浊,或久泄不止;脾肾阳虚者,脘腹胀满,食后更甚,喜温喜按,食少便溏,畏冷肢凉,胃中振水,呕吐清水,腰酸,舌淡胖,苔白滑,脉沉弱。脾虚阴损者,胃脘痞满,食后更显,神疲乏力,气短懒言,咽干口燥,烦渴欲饮,午后颧红,小便短少,大便干结,舌体瘦薄,苔少而干,脉虚数。脾胃脏腑功能失调,常导致气滞、热郁、血瘀、食积、湿阻、饮停;气滞者,痛无定处,时发时止,胃痛且胀,多由情志诱发;热郁者,舌红苔黄,口臭泛酸,得热则甚,脉数;血瘀者,病久痛有定处,痛如针刺,入夜尤甚,舌紫暗或有瘀斑,脉涩。食积者,多有饮食不节史,可伴嗳腐泛酸,大便秘结;湿阻者,苔厚而腻,脉滑;饮停者,胃中振水,泛吐涎沫或呕吐清水,舌淡胖,苔白滑;临床多见虚实夹杂,相兼为病。

2.辨寒热

脾虚气陷,脾肾阳虚多见虚寒征象,表现为病程较久,脘腹痞满,隐隐而痛,喜温喜按,伴泛吐清水,遇寒痛甚,得温痛减,饮食喜温,舌苔白滑,脉象弦紧或舌淡苔薄,脉弱等特点;气滞郁而化热,湿阻或食积久而化热,阴液不足等均可见热之征象,如脘腹胀满,按之不适,口苦,厌食,舌苔黄腻或咽干口燥,午后颧红,小便短少,大便干结,舌体瘦薄,苔少而干,脉虚数。

3.辨脏腑

胃缓病位主要在胃,但与肝、脾、肾密切相关,辨证时要注意辨别病变脏腑的不同。脾胃虚弱,中气下陷所致胃缓,常见脘腹重坠作胀,食后益甚,或便意频数,肛门重坠,或脱肛;脾肾阳虚胃缓,常伴喜温喜按,食少便溏,畏冷肢凉,胃中振水,呕吐清水,腰膝酸软;肝郁气滞、肝胃郁热等致病多与情志因素有关,脘腹胀满,胸胁满闷,心烦易怒,嗳气频频。

(二)治疗原则

根据胃缓的病机,其治疗原则以益气升阳、行气降逆为主。凡脾气虚弱,治宜健脾益气;脾气不升或中气下陷,宜益气升阳;胃失和降,气机不利,上逆为呕、为哕,则宜行气降逆;胃缓多为虚中夹实,因脾阳不足而痰饮内停,治宜温化痰饮;因气机阻滞,久而入络有瘀血者,治宜活血化瘀;因脾胃升降失调,寒热夹杂或湿热蕴结者,治宜辛开苦泄。

(三)分证论治

1.脾虚气陷

症状:脘腹重坠作胀,食后益甚,或便意频数,肛门重坠,或脱肛,或小便浑浊,或久泄不止,神疲乏力,食少,消瘦,便溏,眩晕,舌淡,脉弱。

病机分析:脾胃气虚,升降失司,中气下陷,故脘腹重坠作胀,食后益甚,或便意频数,肛门重坠,或脱肛,或久泄不止;脾胃运化无力,故食少便溏;脾胃为气血生化之源,脾主四肢,脾失健运,清阳不升,生化不足,故神疲乏力,消瘦,眩晕;舌淡,脉弱亦为脾虚之征。

治法:补气升陷。

代表方药:补中益气汤合升陷汤加减。黄芪、党参、白术、当归、炙甘草益气健脾生血,柴胡、升麻、桔梗升举清阳,枳壳、陈皮理气和胃降逆。

随症加减:兼肝郁气滞,加柴胡、香附、厚朴、槟榔;泛酸,加左金丸、乌贼骨、煅瓦楞;瘀血阻滞,加丹参、蒲黄、五灵脂、三七;湿热中阻,加茵陈、佩兰、豆蔻、黄连;食积纳呆,加焦山楂、麦芽、谷芽、神曲;泄泻便溏,加仙鹤草、炒山药、芡实、莲子。

2.脾肾阳虚

症状:脘腹胀满,食后更甚,喜温喜按,食少便溏,畏冷肢凉,胃中振水,呕吐清水,腰酸,舌淡胖,苔白滑,脉沉弱。

病机分析:脾主运化,脾主四肢,脾肾阳虚,运化失司,故脘腹胀满,食后更甚,喜温喜按,食少便溏;四肢失于温煦,故畏冷肢凉;脾胃虚寒,痰饮内生,胃失和降故胃中振水,呕吐清水;腰为肾之府,肾阳虚衰故腰酸;舌淡胖,苔白滑,脉沉弱亦为脾肾阳虚,痰饮内停之征。

治法:温补脾肾。

代表方药:附子理中汤合苓桂术甘汤加减。干姜、附子、党参温补脾肾,桂枝、白术、炙甘草、茯苓以温化水饮。

随症加减:腰酸明显,加杜仲、牛膝、淫羊藿、续断;呕吐清水,加陈皮、半夏;久泄不止,加石榴皮(壳)、煨诃子、罂粟壳、芡实、莲子。

3.脾虚阴损

症状:胃脘痞满,食后更显,神疲乏力,气短懒言,咽干口燥,午后颧红,小便短少,大便干结,舌体瘦薄,苔少而干,脉虚数。

病机分析:脾胃气阴两虚,脾胃气虚,健运失常,故胃脘痞满,食后更显,神疲乏力,气短懒言;胃津不足,津液不能上承,故咽干口燥;阴虚内热,故午后颧红;阴液亏虚,化源不足,大肠失于濡润,故小便短少,大便干结;舌体瘦薄,苔少而干,脉虚数均为气阴亏虚,虚中有热之征。

治法:补脾益胃。

代表方药:参苓白术散合益胃汤加减。太子参、生黄芪、炙甘草、山药补脾益气,玉竹、麦冬、石斛益胃生津,佛手、桔梗理气和胃。

随症加减:失眠多梦,加夜交藤、酸枣仁、柏子仁、茯神;大便干结,加火麻仁、冬瓜仁、瓜蒌、杏仁。

(四)其他疗法

1.单方验方

(1)苍术15 g,加水武火煮沸3分钟,改用文火缓煎20分钟,亦可直接用沸水浸泡,少量频饮。适用于脾虚湿阻者。

(2)枳实12 g,水煎服。适用于脾虚气滞者。

(3)黄芪30 g,砂仁(布包)10 g,乌鸡半只,共煲至烂熟,去砂仁,加盐调味,饮汤吃肉。适用于脾虚气陷者。

(4)黄芪30 g,陈皮9 g,猪肚1只,猪肚洗净,将黄芪、陈皮用纱布包好放入猪肚中,麻线扎紧,加水文火炖煮,熟后去掉药包,趁热食肚饮汤。适用于中气不足、脾胃虚弱者。

(5)桂圆肉30 g,加水煮沸后备用,将鸡蛋1个打入碗内,用煮好的桂圆肉水冲入蛋中搅匀,煮熟食用,每天早、晚各1次。适用于脾胃阳虚者。

(6)乌龟肉250 g,炒枳壳15 g,共煲汤,加盐调味,吃肉饮汤。适用于胃阴亏虚者。

2.常用中成药

(1)补中益气丸。

功效主治:补中益气,升阳举陷。适用于脾胃虚弱、中气下陷所致的体倦乏力、食少腹胀、便溏久泻、肛门下坠。

用法用量:每次6 g,每天3次。

(2)枳术宽中胶囊。

功效主治:健脾和胃,理气消痞。适用于脾虚气滞引起的脘胀、呕吐、反胃、纳呆、反酸等。

用法用量:饭后服用。每次3粒,每天3次。

(3)香砂养胃丸。

功效主治:温中和胃。适用于不思饮食,胃脘满闷或泛吐酸水。

用法用量:每次3 g,每天3次。

(4)胃苏颗粒。

功效主治:理气消胀,和胃止痛。适用于胃脘胀痛。

用法用量:每次15 g,每天3次。

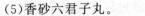

(5)香砂六君子丸。

功效主治:健脾理气,和胃化湿。适用于脾虚气滞,嗳气食少,脘腹胀满,大便溏泄者。

用法用量:每次 6 g,每天 2 次。

(6)保和丸。

功效主治:消食,导滞,和胃。适用于食积停滞,脘腹胀满,嗳腐吞酸,不欲饮食。

用法用量:每次 8 粒,每天 2 次。

(7)理中丸。

功效主治:温中祛寒,补气健脾。适用于胃下垂属脾胃虚寒者。

用法用量:每次 9 g,每天 2～3 次。

(8)金匮肾气丸。

功效主治:温补肾阳,化气行水。适用于肾阳虚损引起的脘腹胀满,腰膝酸软,小便不利,畏寒肢冷。

用法用量:每次 6 g,每天 2 次。

(9)胃乐宁。

功效主治:养阴和胃。适用于胃阴亏虚引起的痞满,腹胀。

用法用量:每次 1 片,每天 3 次。

(10)达立通颗粒。

功效主治:清热解郁,和胃降逆,通利消滞。适用于肝胃郁热所致痞满证,症见胃脘胀满、嗳气、食欲缺乏、胃中灼热、嘈杂泛酸、脘腹疼痛、口干口苦;运动障碍型功能性消化不良见上述症状者。

用法用量:温开水冲服,一次 1 袋,一天 3 次。于饭前服用。

3.针灸疗法

(1)针刺:针足三里、中脘、关元、中极、梁门、解溪、脾俞、胃俞等穴。

(2)灸法:灸足三里、天枢、气海、关元等穴。

(3)耳针:用毫针柄在耳郭的胃肠区按压,寻找敏感点,然后在此点上加压 2～3 分钟,每天 1 次。

4.外治疗法

(1)外敷法:①取升麻研粉与石榴皮适量捣烂,制成 1 枚直径 1 cm 的药球,置于患者神阙穴,胶布固定。患者取水平卧位,将水温 60 ℃的热水袋熨敷肚脐,每次半小时以上,每天 3 次。②用蓖麻子仁 98％、五倍子末 2％,按此比例打成烂糊,制成每颗约 10 g,直径 1.5 cm 的药饼备用。用时在百会穴剃去与药饼等大头发一块,将药饼紧贴百会穴上,纱布绷带固定,每天早、中、晚各 1 次,每次 10 分钟左右,以感觉温热而不烫痛皮肤为度。

(2)推拿疗法:患者先取俯卧位,医师双手由患者之第 3 胸椎至第 5 腰椎两侧揉捏 2～3 遍,用右肘尖分别在脊柱两旁按压肝俞、胆俞、脾俞、胃俞等穴 2～3 遍,双手掌根同时由腰部向背部弹性快速推按 4～5 遍。转仰卧位,医师双手掌自下而上反复波形揉压腹部 2～3 遍,然后用拇指点压中脘、天枢、气海、关元、气冲、足三里、内关各 1 分钟,每次约按摩 30 分钟,每天 1 次,2 个月为 1 个疗程。

五、临证参考

(一)以虚为主,虚中兼实

临床上胃缓多以虚为主,脾胃气虚是其发病的根本,临床常见脾虚气陷,脾肾阳虚,脾虚阴损

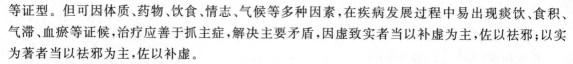

等证型。但可因体质、药物、饮食、情志、气候等多种因素,在疾病发展过程中易出现痰饮、食积、气滞、血瘀等证候,治疗应善于抓主症,解决主要矛盾,因虚致实者当以补虚为主,佐以祛邪;以实为著者当以祛邪为主,佐以补虚。

(二)病在脾胃,涉及肝肾

生理上,脾胃同居中焦,脾以升为健;胃以降为和,两者升降相因,为气机升降之枢纽。病理情况下,脾胃气机升降失常,脾气不能升清,则胃气不能降浊;胃气失于和降,则脾的运化功能失常。治疗时注意调畅中焦气机,恢复脾胃受纳运化之职,以合"治中焦如衡,非平不安"的用药原则,常用方法有补中益气法、益胃养阴法、辛开苦降法等。肝属木,脾胃属土,土壅木郁,土虚木乘,临床上常见肝脾不和及肝胃不和,故从肝论治胃缓也十分重要。叶天士提出"醒胃必先制肝""培土必先制木"的用药原则。在具体用药中,又当区分肝气郁滞、肝郁化火、肝阴不足等不同的病理机制,给予疏肝、清肝、泄肝、柔肝和平肝等治疗。肾为胃之关,脾胃运化腐熟,全赖肾阳之温煦,若肾阳不足,可致脾肾阳虚,中焦虚寒;若肾阴亏虚不能上济于胃,则胃失于濡养而脾虚阴损。胃缓久病勿忘补肾,适当参以补肾之品。

(三)内外兼治,综合治疗

胃缓多病程较长,以虚为主,患者餐后脘腹坠胀,食欲缺乏,消瘦,若单纯以汤药长期调养,患者的依从性较差。因此,治疗胃缓应内服与外治结合,内服以汤药浓煎,多次频服,或以膏散剂型;外治以敷贴、针灸、推拿,兼以自我锻炼。

(四)合理营养,增强信心

胃缓者多脘腹坠胀,食欲缺乏,消瘦,存在营养不良,久而影响康复的信心,出现焦虑或抑郁的情绪。膳食应荤素搭配,食材新鲜,营养合理,做工精细;忌肥甘厚腻、粗糙不易消化之物。也要注意调节患者的情绪,并得到患者家庭的支持,以增强康复的信心。

六、预防调护

(1)加强体育锻炼,如仰卧起坐、俯卧撑等可增加肌力,有助于防治本病。

(2)饮食营养丰富,烹调以蒸、煮、炖为主,宜少吃多餐,餐后宜平卧少许时间;进餐定时,细嚼慢咽,禁止暴饮暴食,避免进食不易消化的食物,如坚硬、粗糙、油腻及粗纤维的食品。

(3)经产多胎易致腹壁松弛,应计划生育,少生优生。

(4)保持心情舒畅,生活作息规律,避免过度劳累。

(陈　静)

第六节　腹　　痛

腹痛是指胃脘以下、耻骨毛际以上部位疼痛为主症的病证。感受六淫之邪,虫积、食滞所伤,气滞血瘀,或气血亏虚,经脉失荣等,均可导致腹痛。

腹痛也是一个症状,西医学多种疾病,如急性胰腺炎、胃肠痉挛、嵌顿疝早期、肠易激综合征腹痛、消化不良腹痛,以及腹型过敏性紫癜、腹型癫痫等引起的腹痛均可参考本节进行辨证论治。

一、历史沿革

腹痛首见于《黄帝内经》。其对腹痛的论述,多从寒热邪气客于肠胃立论。《素问·举痛论篇》谓:"寒气客于肠胃之间,膜原之下,血不得散,小络急引故痛""热气留于小肠,肠中痛,瘅热焦渴,则坚干不得出,故痛而闭不通矣。"

《素问·气交变大论》篇还分别对雨湿、风气、燥气所致腹痛的症状作了描述。《灵枢·邪气脏腑病形》及"师传""胀论""经脉"等篇对感寒泄泻,肠鸣飧泄,胃热肠寒,热病挟脐急痛等腹痛亦有所论述。

汉代张仲景《金匮要略》在有关篇章中对腹痛辨证确切,并创立了许多有效治法方剂。如《金匮要略·腹满寒疝宿食病脉证治》谓:"病者腹满,按之不痛为虚,痛者为实,可下之。舌黄未下者,下之黄自去。"指出按之而痛者,为有形之邪,结而不行,其满为痛,并以舌黄作为实热积滞之征象,治当攻下。对"腹中寒气,雷鸣切痛,胸胁逆满,呕吐"的脾胃虚寒,水湿内停的腹满痛证及寒邪攻冲之证分别提出附子粳米汤及大建中汤治疗,而"心下满痛"及"痛而闭"则有大柴胡汤、厚朴三物汤,提示了热结、气滞腹痛的治法。此外"疮痈肠痈浸淫病脉证治"篇还对"肠痈"加以论治。以上,在理论与实践方面,均有很大的指导价值。

隋代巢元方在《诸病源候论》将腹痛专立单独病候,分为急腹痛与久腹痛。该书"腹痛病诸候"篇谓:"凡腹急痛,此里之有病""由府藏虚,寒冷之气客于肠胃膜原之间,结聚不散,正气与邪气交争,相击故痛""久腹痛者,藏府虚而有寒,客于腹内,连滞不歇,发作有时,发则肠鸣而腹绞痛,谓之寒中。是冷搏于阴经,令阳气不足,阴气有余也。寒中久痛不瘥,冷入于大肠,则变下利。"对病因、证候描述较之前人为详。

唐代孙思邈在《备急千金要方》立"心腹痛门",该书提出注心痛、虫心痛、风心痛、悸心痛、食心痛、饮心痛、冷心痛、热心痛、去来心痛等9种心痛名称,其中包括某些上腹部疼痛。孙氏列有治心腹痛及腹痛方十多首,如有治虚冷腹痛的当归汤方、腹冷绞痛的羊肉当归汤方、腹痛脐下绞结的温脾汤方等。包括了温中、化瘀、理气止痛等治法。此外还包括若干熨法和刺灸法,反映了治疗手段日趋丰富。王焘在《外台秘要》对许多心腹痛方进行了收集,如该书载有《广济秘籍》疗心腹中气时之痛等症的桔梗散方,《肘后备急方》疗心腹俱胀痛等症的栀豉汤方,《深师方》疗久寒冷心腹绞痛等症的前胡汤方,《小品方》疗心腹绞痛等症的当归汤方,《古今录验》疗心腹积聚寒中绞痛等症的通命丸方等,对急性腹痛提供了更多方剂。

宋代杨士瀛在《仁斋直指方》对腹痛分寒热、死血、食积、痰饮、虫等,并对不同腹痛提出鉴别,如谓:"气血、痰水、食积、风冷诸症之痛,每每停聚而不散,惟虫病则乍作乍止,来去无定,又有呕吐清沫之可验。"对临床辨证颇有裨益。

金元时期,李杲将腹痛按三阴经及杂病进行辨证论治,尤其强调腹痛不同部位分经辨治,对后世颇有启发。如谓中脘痛太阴也,理中汤、加味小建中汤、草豆蔻丸之类主之;脐腹痛,少阴也,四逆汤、姜附汤或五积散加吴茱萸主之;少腹痛,厥阴也,当归四逆汤加吴茱萸主之;杂证腹痛以四物苦楝汤或芍药甘草汤等为主方,并依据不同脉象进行加减。尤其李氏在《医学发明·泄可去闭葶苈大黄之属》明确提出了"痛则不通"的病机学说,并在治疗上确立了"痛随利减,当通其经络,则疼痛去矣"之说,给后世很大的影响。

《丹溪心法》对腹痛以寒、积热、死血、食积、痰湿划分,尤对气、血、痰、湿作痛提出相应的用药,强调对老人、肥人应该根据不同体质施治,并提出初痛宜攻,久痛宜升消的治则,立"痛忌补气"之说。此外,朱氏对感受外邪作痛及伤食痛,跌仆损伤腹痛亦分列了处方。

明代《古今医鉴》在治法上提出"是寒则温之,是热则清之,是痰则化之,是血则散之,是气则顺之,是虫则杀之,临证不可惑也"。《医学正传》亦提出"浊气在上者涌之,清气在下者提之,寒者温之,热者清之,虚者培之,实者泻之,结者散之,留者行之,此治法之大要也"等原则。

明代李梴在《医学入门》对腹痛分证治疗及症状的描述则更加具体。如谓:"瘀血痛有常处,或忧思逆郁,跌扑伤瘀,或妇女经来产后,恶瘀不尽而凝,四物汤去地黄,加桃仁、大黄、红花。又血虚郁火燥结阻气,不运而痛者,四物汤倍芍药加炒干姜,凡痛多属血涩,通用芍药甘草汤为主。"

《医方考》则对治疗腹痛的丁香止痛散、三因七气汤、桂枝加大黄汤等有效方剂的组成、功用、配伍、适应症状等加以解说,以便于临床运用。张景岳对腹痛虚实辨证,尤为精详,认为暴痛多由食滞、寒滞、气滞;渐痛多由虫、火、痰、血。明确提出"多滞多逆者,方是实证,如无滞运则不得以实论也"。并从喜按与否、痛徐而缓、痛剧而坚以及脉象和痛的部位等方面辨证。可以看出这一时期对腹痛的病因、病机及治疗,无论理论实践,均有了进一步的深化和提高。

清代医家对腹痛证治疗更有发展。如《张氏医通》对腹痛证候方药详备。其谓感暑而痛,或泻利并作,用十味香薷饮;腹中常热作痛,此为积热,用调胃承气汤;七情内结心腹绞痛选用七气汤;酒积作痛曲药丸等皆逐一叙述,并载有大寒腹痛,瘀血留结腹痛等验案,其理法方药均可体现。

叶天士在《临证指南医案》对腹痛记载了发疹腹痛。该书对腹痛辨证强调:须知其无形为患者,如寒凝、火郁、气阻、营虚及夏秋暑湿痧秽之类;所谓有形为患者,如蓄血、食滞、癥瘕、蛔蛲内疝及平素嗜好成积之类。对其治疗方法则是强调以"通"为主,如用吴茱萸汤、四逆汤为通阳泄浊法;左金丸及金铃子散为清火泄郁法;四七汤、五磨饮为开通气分法;甲片、桃仁、当归须、韭根及下瘀血汤为宣通营络法,芍药甘草汤加减及甘麦大枣汤为缓而和法;肉苁蓉、柏子仁、肉桂、当归之剂及复脉加减为柔而通法。至于食滞消之,蛔扰安之,癥瘕理之,内疝平之,痧秽芳香解之,均理法方药具备,形成了较为完整的理论。而《医林改错》《血证论》对瘀血腹痛的治则方剂,更有新的创见。如王清任的少腹逐瘀汤即为治疗瘀血腹痛的名方。

二、病因病机

腹痛病因很多,外感风、寒、暑、湿,或内伤饮食,或手术外伤等均可导致腹痛,总体均可归纳为气机阻滞,或脏腑失养两端。

(一)感受寒邪,阻逆为痛

外受寒邪风冷,侵袭于中,或寒冷积滞阻结胃肠,或恣食生冷太过,中阳受戕,均可导致气机升降失常,阴寒内盛作痛。《素问·举痛论》篇指出:"寒气客于脉外则脉寒,脉寒则缩蜷,缩蜷则脉绌急,绌急则外引小络,故卒然而痛。"又言:"寒气客于肠胃,厥逆上出,故痛而呕也;寒气客于小肠,小肠不得成聚,故后泄腹痛矣。"均说明感受外寒与腹痛有密切的关系。

(二)素体阳虚,寒从内生

多有脾阳不运,脏腑虚而有寒;或因中阳虚馁,寒湿停滞;或因气血不足,脏腑失其温养而致腹痛。亦有房事之后为寒邪所中而导致阴寒腹痛者。

(三)饮食不节,邪滞内结

恣饮暴食,肥甘厚味停滞不化,误食腐馊不洁之物,脾胃损伤,为导致腹痛之因;里热内结,积滞胃肠,壅遏不通;或恣食辛辣,湿热食滞交阻,使气机失其疏利,传道之令不行而痛。此外暑热

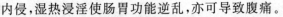

内侵,湿热浸淫使肠胃功能逆乱,亦可导致腹痛。

(四)情志失调,气滞不通

情志怫郁,恼怒伤肝,肝失疏泄,气失条达,肝郁气滞,横逆攻脾,肝脾不和,气机失畅,可引起气滞腹痛。正如《类证治裁·腹痛》云:"七情气郁,攻冲作痛。"《证治汇补·腹痛》谓:"暴触怒气,则两胁先痛而后入腹。"可见,情志失调、气机郁滞是产生腹痛的重要因素之一。

(五)跌仆创伤,瘀阻为痛

跌仆创伤,或腹部手术以致脏腑经络受损,气血瘀滞不通。如《丹溪心法·腹痛》载:"如颠仆损伤而腹痛者,乃是瘀血。"血络受损,络脉不通,则腹部疼痛如针刺,痛处固定不移,痛而拒按。

总之,腹痛最主要的病机特点是"不通则痛",或因邪滞而不通,或由正虚运行迟缓而不通。病机性质有虚有实。外邪侵袭、饮食不节、情志失调、跌仆创伤等因素导致腹内脏腑气机郁滞、血行受阻,或腹部经脉为病邪所滞,络脉痹阻,不通而痛,此属实痛。而素体阳虚,气血不足,脏腑失养所产生的腹痛,此属虚痛。与腹痛的相关病理因素有寒凝、湿热、瘀血、积食等。

腹痛之虚、实、寒、热、气、血之间常相互转化兼夹为病。如寒痛日久,郁而化热,可致郁热内结;气滞作痛,迁延不愈,由气入血,可致血瘀腹痛;实证腹痛,经久不愈,耗伤气血,可由实转虚,或虚实夹杂;虚痛感邪或夹食滞则成虚实夹杂,本虚标实之证。

三、诊断与鉴别诊断

(一)诊断

1.发病特点

本病发作多以外感、劳作、饮食不节或情志郁怒等为诱因。

2.临床表现

腹痛以脘以下、耻骨毛际以上部位疼痛为主要表现。急性发作时常伴有呕吐、腹泻、便秘、发热等症状。腹痛由癫病引起者,发作过程或中止后可出现意识障碍,嗜睡,腹部或肢体肌肉跳动或抽动,流涎,偏头痛和吞咽咀嚼动作表现。

(二)鉴别诊断

1.胃脘痛

胃居上脘,其疼痛部位在胃脘近心窝处。而腹痛在胃脘以下,耻骨毛际以上的部位。胃脘痛多伴嗳气、吐酸、嘈杂或得食痛减,或食后痛增等特征。而腹痛常少有这些症状,但胃痛与腹痛因部位相近,关系密切,故临证时需谨慎鉴别。

2.胁痛

胁痛的疼痛部位在一侧或双侧季肋下,很少有痛及脐腹及小腹者,故不难与腹痛鉴别。

3.淋证

淋证之腹痛,多属于小腹,并伴有排尿窘迫,茎中涩痛等症。

4.痢疾、霍乱、癥积

痢疾之腹痛与里急后重、下痢赤白黏冻同见;霍乱之腹痛往往卒然发病,上吐下泻互见;癥积之腹痛与腹内包块并见,但有时也可以腹痛为首发症状,须注意观察鉴别。

5.外科、妇科腹痛

内科腹痛常先发热,后腹痛,一般疼痛不剧,痛无定处,难以定位,压痛不明显,腹部柔软。而外科腹痛,一般先腹痛,后发热,疼痛较剧,痛有定处,部位局限,压痛明显,常伴有肌紧张或反跳痛。妇科腹痛多在小腹,常与经、带、胎、产有关。

四、辨证

(一)辨证要点

1.注意分别腹痛的性质

(1)寒痛:寒主收引,寒气所客,则痛多拘急,腹鸣切痛,寒实可兼气逆呕吐,坚满急痛;虚寒则痛势绵绵。

(2)热痛:多痛在脐腹,痛处亦热,或伴有便秘、喜饮冷等症。

(3)瘀血痛:多痛而不移其处,刺痛,拒按,经常在夜间加剧,一般伴有面色晦暗,口唇色紫。

(4)气滞痛:疼痛时轻时重,部位不固定,攻冲作痛,伴有胸胁不舒,嗳气,腹胀,排气之后暂得减轻。

(5)伤食痛:多因饮食过多,或食积不化,肠胃作痛,嗳腐,痛甚欲便,得便则减。

(6)虚痛:一般久痛属虚,虚痛多痛势绵绵不休,可按或喜按。

(7)实痛:暴痛多属实。实痛多有腹胀,呕逆,拒按等表现。

2.注意分别腹痛的部位

(1)少腹痛:腹痛偏在少腹,或左或右,或两侧均痛,多属于肝经症状。少腹痛偏于右侧,按之更剧,常欲蜷足而卧,发热,恶心,大便欲解不利,为"肠痈"。少腹近脐左右痛,按之有长形结块(按之大者如臂,如黄瓜,小者如指),劲如弓弦,往往牵及胁下,名为"疝瘕"。

(2)脐腹痛:肠内绞痛,欲吐不吐,欲泻不泻,烦躁闷乱,严重者面色青惨,四肢逆冷,头汗出,脉沉浮,名为"干霍乱"。时痛时止,痛时剧烈难忍,或吐青黄绿水,或吐出蛔虫,痛止又饮食如常,为"虫积痛",多见于小儿。腹中拘挛,绕脐疼痛,冷汗出,怯寒肢冷,脉沉紧者,名为"寒疝"。

(3)小腹痛:小腹痛偏在脐下,痛时拘急结聚硬满,小便自利,甚至发狂,为下焦蓄血。

(二)证候

1.实寒腹痛

症状:腹痛较剧烈,大便不通,胁下偏痛,手足厥逆。苔白,脉弦紧。

病机分析:寒实内结,升降之机痞塞,阳气不通,故腹胀或胁下痛;手足厥逆,为阳气不能布达之象;大肠为传导之官,寒邪积滞阻结于内,传化失司,故大便秘结;舌白为寒,脉弦主痛,紧主寒。

2.虚寒腹痛

症状:腹中时痛或绵绵不休,喜得温按,按之则痛减,伴见面色无华,神疲,畏寒,气短等症。舌淡苔白,脉细无力。

病机分析:中阳虚寒,络脉不和,故腹中时痛或绵绵不休,寒得温散则痛减,虚痛得按则松;中虚不运化源不足,则面色无华,伴见气短神疲;中阳不足,卫外之阳亦虚,故形寒畏冷。舌淡苔白,脉来无力,均为虚寒之征。

3.实热腹痛

症状:腹部痞满胀痛,拒按,潮热,大便不通,并见于口干渴引饮,手足汗出,矢气频转,或下利清水,色纯青,腹部作痛,按之硬满,所下臭秽。苔焦黄起刺或焦黑干燥,脉沉实有力。

病机分析:热结于内,腑气不痛,不通则痛,故腹痛拒按,大便不通,矢气频转;实热积滞壅结,灼伤津液,故口渴引饮,潮热,手足汗出;肠中实热积滞较甚,"热结旁流",故下利清水。苔黄,脉沉实有力,均为实热之象。

4.气滞腹痛

症状:腹痛兼胀闷不舒,攻窜不定,痛引少腹,嗳气则舒,情绪急躁加剧。苔薄白,脉弦。

病机分析:气机郁滞,升降失司,故腹痛且胀;病在气分,忽聚忽散,故攻窜不定,痛引少腹;嗳气后气机暂得疏通,故痛势稍减;若遇郁怒,肝气横逆,气聚为患,故痛势增重;脉弦为肝气不疏之象。

5.瘀血腹痛

症状:少腹痛积块疼痛,或有积块不疼痛,或疼痛无积块,痛处不移。舌质青紫,脉涩。

病机分析:瘀血阻滞,阻碍气机,不通则痛,故无论积块之有无,而腹痛可见;瘀血入络,痹阻不移,故痛有定处。舌紫,脉涩,皆为瘀血之象。

6.食积腹痛

症状:脘腹胀满疼痛,拒按,嗳腐吞酸,厌食呕恶,痛甚欲便,得大便痛减,或大便不通。舌苔厚腻,脉滑有力。

病机分析:饮食不节或暴饮暴食,以至食积不化,肠胃壅滞,故腹痛,胀满拒按;胃失和降,浊气上逆,故厌食呕恶,嗳腐吞酸;食滞中阻欲得外泄,故得便痛减;传化失司,腑气不行,故大便不通。苔腻脉滑,均为食积内停之象。

五、治疗

(一)治疗原则

治疗腹痛,多以"通"字为法。但"通"者,绝非单指攻下通利。正如《医学真传》载:"夫通则不痛,理也。但通之之法,各有不同,调气以和血,调血以和气,通也;下逆者使之上行,中结者使之旁达,亦通也;虚者助之使之通,寒者温之使之通,无非通之之法也。若必以下泄为通则妄矣。"明代龚廷贤提出"寒者温之,热者清之,虚者补之,实者泻之"的治疗原则。由此可见,具体施治时应视其证候的虚实寒热,在气在血,予以不同的治法。

1.注意补通关系

腹痛初起,邪实为主,元气未虚,当首推泻法,或祛邪,或导滞,或驱虫,通则不痛,所谓"痛随利减"。若妄投补气之法,必使邪留、食滞、虫积,气机不畅,腹痛益增。然久病体虚之人,可以温中补虚,缓急止痛之法,冀其中阳恢复,腹痛逐渐向愈。虚实夹杂者,审其虚实程度,或通利为主,或补虚为主,或攻补兼施,不可一味使用补气法。

2.寒热实证各有侧重

寒实腹痛,因阴寒凝滞所致,有大便秘结者,虽可加大黄等荡除积滞,通里攻下,以救其急,切勿过度,以免日久伤正。实热腹痛,在泄热通腑基础上,可选用理气和中之品,如木香、白蔻仁、陈皮、姜半夏之属,有助通滞。

3.暴痛重气,久痛在血

腹痛暴作,胀痛拒按,部位不定,乃气机阻滞所致。宜通利气机,通阳泄浊。腹痛缠绵不愈,痛如针刺,部位固定,或腹痛日久,邪滞经络,由气入血,血行不畅,气滞血瘀,正如叶天士所谓"久痛入络"。宜采用辛润活血通络之法,亦可加入理气之品,气血同治,冀气行则血行。

(二)治法方药

1.寒实腹痛

治法:温里散寒,通便止痛。

方药:大黄附子汤加味。本方主在温散寒凝而开闭结,通下大便以除积滞,故用附子辛热以温里散寒治疗心腹痛。大黄荡除积结,细辛辛温宣通,散寒止痛,协助附子以增加散寒作用,共成温散寒凝,苦辛通降之剂。寒实积腹痛,在非温不能避其寒,非下不能去其实时,使用本方最为恰当。

随症加减:腹胀满,可加厚朴、木香以加强行气导滞作用;体虚而有积滞者,可用制大黄,以缓其峻下之力;如体虚较甚,可加党参、当归益气养血。恶寒腹痛,绵绵不已,手足厥冷者,亦可选五积散温通经脉。卒然心腹胀痛,痛如锥刺,口噤暴厥者,可用三物备急丸。

2.虚寒腹痛

治法:温中补虚,缓急止痛。

方药:小建中汤加减。本方以桂枝温阳,芍药益阳,饴糖补脾缓急,生姜辛温散寒,炙甘草、大枣甘温补中。其中芍药倍炙草为芍药甘草汤,有缓急止痛之效。

随症加减:若失血虚羸不足,腹中疼痛不止,或少腹拘急,痛引腰背,不能饮食,属营血内虚,可于本方加当归,名当归建中汤;若兼气虚,自汗,短气困倦者,本方加黄芪,名为黄芪建中汤;若阴寒内盛,脘腹剧痛,呕不能食,上冲皮起,按之似有头足,上下攻痛,不可触近,或腹中漉漉有声,用大建中汤温阳逐寒,降逆止痛;肠鸣腹痛,喜按喜湿,大便溏泻或反秘结,小便清长,手足不温,脉沉细或迟缓,舌淡苔白滑,属太阴寒痛,用理中汤;若厥阴寒痛,肢厥,脉细欲绝,用当归四逆汤;若大肠虚寒,冷积便秘腹痛,用温脾汤,温补寓以通下导滞;男女同房之后,中寒而痛,属于阴寒,用葱姜捣烂炒热,熨其脐腹,以解其阴寒凝滞之气,并用理阴煎或理中汤服之。

3.实热腹痛

治法:清热通肠。

方药:大承气汤加减。方中大黄苦寒泄热通便,荡涤肠胃;辅以芒硝咸寒泻热,软坚润燥;积滞内阻,每致气滞不行,故以厚朴,行气散结,消痞除满,使积滞迅速得以外泄,其痛自已。

随症加减:若属火郁腹痛,时作时止,按之有热感,用清中汤,或二陈汤、金铃子散加栀子、黄连、芍药、郁金;合并紫癜者,可再加牡丹皮、失笑散等;伤暑腹痛宜香薷散加生姜、木瓜。

4.气滞腹痛

治法:疏肝解郁,理气止痛。

方药:四逆散加减。本方具疏肝行气解郁,调和肝脾之功。柴胡苦平,条达肝木而疏少阳之郁;芍药微苦寒,平肝止痛;枳实苦辛破积行滞;甘草性平,缓急而和诸药,共成疏肝理气,和中缓急之剂。本方加川芎、香附、枳实易枳壳,名柴胡疏肝散,兼有活血作用。

随症加减:若腹痛拘急可加芍药甘草汤缓急止痛;若少腹绞痛,腹部胀满,肠鸣漉漉,排气则舒,或阴囊疝痛,苔白,脉弦,用天台乌药散加减,或选五磨饮子、立效散等;若寒气滞痛而腹满者,用排气饮加砂仁去泽泻。

5.瘀血腹痛

治法:活血化瘀。

方药:少腹逐瘀汤加减。方中当归、川芎、赤芍养血和营,小茴香、肉桂、干姜温通下焦而止痛;生蒲黄、五灵脂、没药、延胡索活血化瘀,和络定痛。亦可选用活血汤和营通络止通。

随症加减:若瘀血积于腹部,连及胁间刺痛,用小柴胡汤加香附、姜黄、桃仁、大黄;若血蓄下焦,则季肋、少腹胀满刺痛,大便色黑,用手拈散加制大黄、桃仁,或用桃仁承气汤加苏木、红花;若合并癫痫者也可参照本型论治。

6.食积腹痛

治法：消食导滞。

方药：枳术汤加木香、砂仁送服保和丸。本方重用枳实行气消痞，辅以白术健脾，加木香、砂仁醒胃宽中，送服保和丸以助消食导滞之功。

随症加减：若胸腹痞满，下痢，泄泻腹痛后重，或大便秘结，小便短赤，舌红，苔黄腻，脉沉实等，可用枳实导滞丸。

（三）其他治法

1.针刺

（1）腹痛取内关、支沟、照海、巨阙、足三里。

（2）脐腹痛取阴陵泉、太冲、足三里、支沟、中脘、关元、天枢、公孙、三阴交、阴谷。

（3）腹中切痛取公孙；积痛取气海、中脘、隐白。

2.灸法

脐中痛、大便溏，灸神阙。

六、转归及预后

腹痛一证，病情复杂，如治不及时常可产生多种变证。如因暴饮暴食，进食大量肥甘厚味，或酗酒过度，致使湿热壅滞，宿食停滞，腑气不通，若治不及时，湿热蕴而化毒，气滞血瘀，腹痛益增，痛处固定拒按，腹肌紧张如板，痛引后背；因湿毒中阻，胃气上逆而呕吐频作；因湿热熏蒸而见黄疸、发热，可转为重症胆瘅、胰瘅，病情危急，预后难料。若腹痛日久，气机阻滞，血行不畅，气滞血瘀，邪滞经络，经久不散，可逐步形成积聚，预后欠佳。若虚寒腹痛，日久耗伤气血，脾胃中阳衰微，又可转为虚劳。

腹痛的预后尚取决于患者的体质、病程、病变的性质等因素。若感受时邪、饮食不节、情志抑郁，正气强盛，邪实不甚，治疗及时，则腹痛迅速缓解，预后较佳。若反复恼怒，肝郁气滞日久，或跌仆损伤、腹部手术后，血络受损，气滞血瘀，则腹痛时作时止，迁延难愈。

七、预防与护理

腹痛的发病，与感受寒邪、暴饮暴食、肝郁气滞关系最为密切。尤其是阳虚阴盛之体，在寒冷季节，更要加强腹部保暖，并避免生冷饮食，养成良好卫生习惯，不食不洁瓜果蔬菜，以防虫卵入侵。饮食须有节制，切忌暴饮暴食、过食辛辣厚味、酗酒过度。饭后不要剧烈运动。加强精神调摄，平时要保持心情舒畅，避免忧思过度、暴怒惊恐。

急性腹痛剧烈者，应卧床休息，视病情或禁食，或少量进半流质、流质饮食，一般以少油腻、高能量饮食为主；慢性腹痛者，应根据疾病性质，采用综合治疗，适当运动，避免过于劳作。对剧烈腹痛，或疼痛不止者，应卧床休息，并加强护理与临床观察。对伴见面色苍白、冷汗淋漓、肢冷、脉微者，尤应注意，谨防变端。

（张琳琳）

第七节 纳 呆

一、概述

纳呆，是指胃的受纳功能呆滞，也称"胃呆"，即消化不良、食欲缺乏的症状。如果胃口欠佳，常有饱滞之感，称为"胃纳呆滞"。胃的受纳功能降低，食欲减退，又称纳呆、纳少或食少。西医学中急性胃炎、慢性胃炎、消化性溃疡、功能性消化不良、胃下垂等疾病，若以食欲缺乏、消化不良等为主症时，均属于中医学纳呆范畴，均可参考本节进行辨证论治。肝硬化、肿瘤等患者可能出现食欲缺乏等类似主症，不属于该疾病范畴。

古代文献对纳呆的专门记载不多。有关本病的论述，如《灵枢·脉度》云："脾气同于口，脾和则口能知五味矣。"说明脾气调和，则知饥纳谷，食而知味。这一论述为本病奠定了理论基础。在病因方面，《诸病源候论·脾胃病诸候》云："脾者脏也，胃者腑也。脾胃二气相为表里，胃为水谷之海，主受盛饮食者也。脾气磨而消之，则能食。今脾胃二气俱虚弱，故不能饮食也。"《脾胃论·饮食伤脾论》云："夫脾者，行胃津液，磨胃中之谷，主五味也。胃既伤，则饮食不化，口不知味，四肢倦困，心腹痞满，兀兀欲吐而恶食，或为飧泄，或为肠澼，此胃伤脾亦伤明矣。"《赤水玄珠全集·伤饮伤食》云："不能食者，由脾胃馁弱，或病后而脾胃之气未复，或痰客中焦，以故不思食，非心下痞满而恶食也。"《临证指南医案·不食》云："其余一切诸症不食者，当责之胃阳虚，胃阴虚，或湿热阻气，或命门火衰，其他散见诸门者甚多，要知此症，淡饮淡粥，人皆恶之，或辛或咸，人所喜也，或其人素好之物，亦可酌而投之，以醒胃气，唯酸腻甜浊不可进。"在治疗方面，《奇效良方》载运脾散（人参、白术、藿香、肉豆蔻、丁香、砂仁、甘草）对脾虚失运者颇为适宜。《类证治裁·脾胃论治》云："治胃阴虚不饥不纳，用清补，如麦冬、沙参、玉竹、杏仁、白芍、石斛、茯神、粳米、麻仁、扁豆子。"指出胃阴不足之纳呆宜清补而不宜腻补，并列举了具体用药。

二、病因病机

纳呆主要由感受时邪、饮食伤胃、情志失调和脾胃虚弱等因素导致胃失受纳，功能呆滞。《证治汇补·脾胃》云："胃可纳受，脾主消导，一纳一消，运行不息，生化气液……若饮食饥饱，寒暑不调，则伤胃，胃伤则不能纳；忧思恚怒，劳役过度，则伤脾，脾伤则不能化。二者俱伤，纳化皆难。"

（一）病因

1.感受时邪

外感寒、热、暑、湿诸邪，内客于胃，皆可导致胃脘气机升降失常，运化失职。如因感受风寒之邪，风寒之邪客胃，使胃之受纳功能受损；或因感受暑热时邪，热邪干胃，胃气受损，亦可使胃之消化吸收功能障碍；若感受湿邪，湿性黏腻，最易伤害人体脾胃之消化吸收功能，同时脾主湿而恶湿，湿多则能郁遏脾阳，使脾运受损，胃气不开则不思饮食。

2.饮食所伤

若饮食有节，起居有常，不妄作劳，则能形与神俱。若生活起居有逆生理，或过食甘肥厚腻，以酒为浆，以妄为常，醇酒甘肥过度，伐伤脾胃，使胃气受伤，则胃气不能腐熟水谷精微，则不思饮食。

3.情志失调

抑郁恼怒,情志不遂,肝失疏泄,横逆犯胃,脾胃升降失常,或忧思伤脾,脾失健运,运化无力,胃腑失和,气机不畅,均发为本病。

4.脾胃虚弱

脾胃为后天之本,中运之轴。陈修园说:"中央健,四旁如。"讲的就是脾胃功能健旺。胃气受损,则恶闻食臭,导致食欲缺乏。胃中元气盛,则能食而不伤,过时而不饥,脾胃俱旺,则能食而肥,脾胃俱衰,则不能食而瘦。

(二)病机

1.纳呆的发病机制总为脾胃气机升降失常

其病理表现可有虚实之分,实证者因外邪、食滞、肝气等邪气犯胃,以致胃气痞塞升降失常;虚证为脾胃气阴亏虚,运化失常,脾不升清,胃失和降。一般初病多实,实证日久,脾胃受损,可致脾胃虚弱,由实转虚,若再次为饮食、外邪等所伤,可出现虚实夹杂之证。

2.病变脏腑主要在脾胃,与肝、肾等密切相关

外感寒、热、暑、湿诸邪,内客于胃,皆可致胃脘气机升降失常,运化失职,胃纳失和而致纳呆。若过食甘肥厚腻,伐伤脾胃,使胃气受伤,则胃气不能腐熟水谷精微,则不思饮食。肝气郁结,横逆犯胃,胃气失和;或肝气不足,木不疏土而致纳呆。肾为胃之关,脾胃运化腐熟,全赖肾阳之温煦,若肾阳不足,可致脾肾阳虚,中焦虚寒,胃失温养;或肾阴亏虚不能上济于胃,胃失濡养而纳呆。

3.病理性质有虚实之异,病情演变有轻重之别

由于病因、病程、体质的差异,证候有偏于脾胃运化功能的失调和偏于脾胃气阴的虚弱。纳呆一般属于脾胃病证,证候表现多与脾胃失调有关,全身症状不重,脾胃失调者病程迁延可演变为虚证。纳呆属实证者,如湿热、寒湿、食滞者,治疗较易,去除病因后,预后良好。而脾胃气阴亏虚、脾肾阳虚者,病情易反复,病程较长,较为难治。

三、诊断与鉴别诊断

(一)诊断依据

(1)以食欲缺乏、不思饮食、脘腹胀满不适等为主症,可伴有嗳腐吞酸、呃逆、乏力、胸脘痞闷、情绪不畅、大便不调等症状。

(2)如明确与肿瘤相关、肝硬化失代偿期、尿毒症等疾病相关者,不属于此病范畴。

(3)注意其起病经过,与饮食、情志、受凉等关系,其他伴发症状,以资鉴别其不同病理性质。

(二)辅助检查

消化道钡餐、电子胃镜、肠镜等内镜检查可诊断胃肠道器质性疾病、胃炎、胃扩张、胃下垂、胃肠道肿瘤等;胃肠道压力测定有助于胃肠功能紊乱性疾病的诊断。肝肾功能、B超、CT等检查有助于确定病变部位及性质,亦可排除肝硬化、尿毒症、脑血管病以及胸腹腔肿瘤等。

(三)鉴别诊断

1.纳呆与疰夏

两者皆有食欲缺乏,同时疰夏可见全身倦怠,大便不调,或有身热,其特点为发病有严格的季节性,"春夏剧,秋冬瘥",秋凉后自行转愈。纳呆虽可起病于夏,但秋后不会恢复正常,而是持久胃纳不开,且一般无便溏、身热等见症。

2.纳呆与反胃

两者都可以不思饮食为主症,都与胃肠气机升降失常密切相关。反胃是指饮食入胃,宿谷不化,经过良久,由胃反出之病。多因饮食不当,饥饱无常,或嗜食生冷,或忧愁思虑,损伤脾胃,中焦阳气不正,寒从内生,而致脾胃虚寒,不能腐熟水谷,饮食入胃,停留不化,逆而向上,终至尽吐而出,治当温中健脾,降逆和胃。

四、辨证论治

(一)辨证思路

1.辨虚实

凡起病急骤,病程较短,伴有脘腹胀痛,嗳气酸腐,大便不调,舌苔厚腻者,多属实证;凡病程较长,不思饮食,少气懒言,乏力、倦怠者,多属虚证。实有湿热、寒湿、食滞、气滞等因,虚有气虚、阴虚、阳虚之异。

2.辨脏腑

纳呆病变脏腑主要在脾胃,与肝、肾等密切相关,辨证时要注意辨别病变脏腑的不同。如嗳气、恶心、苔腻,多食后脘腹作胀呕吐,多属脾失健运;食而不化,大便偏稀,伴面色白形瘦,多汗易感者,多属脾胃气虚;食少饮多,大便干结,伴面色萎黄者多胃阴不足;与情志因素有关,痛及两胁,心烦易怒、嗳气频频,多肝气犯胃;伴肢冷、畏寒,小便清长,腰膝酸软者,多为久病及肾,脾肾两虚。

(二)治疗原则

纳呆的治疗原则为调整气机升降,兼顾活血和络,消补并用,润燥相宜,动静结合。具体治疗大法宜根据其病因及不同的证候特点,灵活运用。以湿热内蕴为主者,宜以清化湿热为主;寒湿盛者,宜温中散寒,理气化湿;食滞所致者,应着重消积导滞;肝气克犯脾胃者,宜疏肝理气和胃;脾胃虚弱者,宜健脾益气;胃阴不足者,养阴益胃为主;脾肾阳虚者,当温补脾肾。

(三)分证论治

1.湿热蕴结

症状:纳呆,脘腹胀闷,呕恶便溏,胃脘灼痛,吞酸嘈杂,口干而苦,渴喜凉饮,而不欲饮,舌红苔黄,脉滑数。

病机分析:湿热蕴中,脾胃气机升降失调,纳呆,脘腹胀满、呕恶便溏;湿热熏蒸,热郁于内,吞酸嘈杂,口干而苦;热中兼湿,渴喜凉饮,而不欲饮;舌红苔黄,脉滑数,均为湿热中阻之征。

治法:清化湿热。

代表方药:清中汤加味。药选制厚朴、川黄连(姜汁炒)、石菖蒲、制半夏、香豉(炒)、焦栀子、芦根。黄连清热燥湿,厚朴理气化湿,均为君药,焦栀、香豉清郁热,除烦闷,芦根清热生津,均为臣药,石菖蒲芳香化浊,制半夏化湿和中,均为佐使药。诸药相伍,共奏清热化湿,理气和中之效。

随症加减:湿偏盛者可加藿香、苍术等以增化湿理气之功;热偏盛者可加黄芩、蒲公英等清泄胃热。

2.寒湿困脾

症状:纳呆,脘腹胀闷,呕恶便溏,食少,舌淡黏腻,头身困沉,懒动懒言,脘腹隐痛,体虚浮肿,面色皮肤晦黄。白带过多。舌胖苔白滑腻,脉濡缓或细滑。

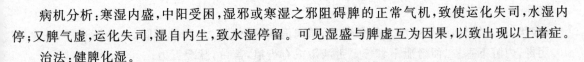

病机分析:寒湿内盛,中阳受困,湿邪或寒湿之邪阻碍脾的正常气机,致使运化失司,水湿内停;又脾气虚,运化失司,湿自内生,致水湿停留。可见湿盛与脾虚互为因果,以致出现以上诸症。

治法:健脾化湿。

代表方药:藿香正气散加减。药选藿香、白术、半夏、厚朴、大腹皮、白芷、紫苏、茯苓、陈皮、桔梗、甘草等。方中藿香芳香化温,和中止呕,并能发散风寒,紫苏、白芷辛香发散,助藿香外散风寒,兼可芳香化浊;厚朴、陈皮、半夏曲行气燥湿,和中消滞;白术、茯苓健脾去湿;大腹皮行气利水;桔梗宣肺利膈;生姜、大枣、甘草调和脾胃,且和药性。诸药合用,共成健脾化湿,理气和中之功。

随症加减:气逆不降,嗳气不止者,加旋覆花、代赭石、沉香等降气;兼脾胃虚弱者,加党参、砂仁加强健脾;痰湿郁久化热而口苦、舌苔黄者,改用清中汤等加减清化湿热。

3.食滞胃脘

症状:脘腹胀满疼痛,拒按厌食,纳呆呃逆,恶心、呕吐,嗳气吞酸,大便不畅,便下恶臭,舌苔厚腻,脉弦滑。

病机分析:暴食多饮,饮停食滞,损伤脾胃,脾胃纳化失常,中焦气机受阻所致。食浊内阻则脘腹胀满,导致胃脘疼痛,纳呆,大便不畅或稀溏,便下恶臭,舌苔厚腻,脉滑。胃气不得下降则上逆故恶心、呕吐、呃逆、嗳气吞酸。

治法:消食导滞。

代表方药:保和丸加减。药用山楂、神曲、半夏、陈皮、茯苓、连翘、莱菔子。方中山楂、神曲、莱菔子合用,消肉、酒、麦、面诸积;半夏、陈皮既有辛散开结之效,又有降浊化气之功;茯苓健脾行湿;连翘辛凉开结,解郁热。诸药共成化滞开胃之剂,积去则胃纳自开。

随症加减:米面食滞者,可加谷芽、麦芽以消食化滞;肉食积滞者,重用山楂,可加鸡内金以消食化积;伴脘腹胀甚者,加枳实、木香、青皮、槟榔等行气消滞;胃脘胀痛而便秘者,可合用小承气汤或改用枳实导滞丸以通腑行气;胃痛急剧拒按、伴苔黄腻而便秘者,为食积化热成燥,可合用大承气汤以泄热通腑。

4.肝气犯胃

症状:纳呆腹胀,胃脘胀痛,以胀为主,或攻窜两胁,或胃脘痞满,恼怒生气则发作或加重,嗳气得舒,胸闷叹息,排便不畅,舌苔薄白或薄黄,脉弦。

病机分析:"肝为起病之源,胃为传病之所。"肝失疏泄,气机不调,肝木之气克犯脾土。导致胃脘气机升降失常,气滞不行则出现纳呆,腹胀,甚至胃痛,攻窜两胁,恼怒生气则发作或加重,嗳气得舒,常有胸闷叹息。

治法:疏肝和胃。

代表方药:柴胡疏肝散加减。药用柴胡、芍药、川芎、香附、陈皮、枳壳、甘草。方中柴胡主散能升,长于舒展气机,疏解郁结,此外柴胡在方中还具有引诸药入肝之长;枳壳行气导滞,与柴胡相配,一升一降,疏肝胃,导壅滞;柴胡配柔肝缓急之芍药,调肝护阴,刚柔相济,相辅相成,既除芍药之腻,又缓解柴胡之燥,体用兼顾,互为制约;芍药合甘草,缓急舒挛,止痛和中;香附、陈皮行气疏肝理脾;川芎为血中气药,善于行散开郁止痛,上述诸药共成疏肝和胃之剂。

随症加减:若见肝郁化火,气火上逆,则兼有头痛头胀,目赤口苦,急躁易怒,胁肋灼痛等症,可加牡丹皮、川连、左金丸;胀痛甚加延胡索、沉香、郁金;嗳气频作加旋覆代赭汤;腹中胀满加厚朴、槟榔;胸中痞闷加佛手、香橼、砂仁、瓜蒌等。

5.脾胃气虚

症状:食少纳呆,腹胀便溏。面色萎黄,肌肉消瘦,肢倦乏力,四肢浮肿,小便清长等,或见脱肛,阴挺,内脏下垂,二便滑泄不禁等。舌淡嫩或有齿痕,苔白,脉缓无力。

病机分析:脾失健运,生化无源,精微失布。脾主运化,脾气虚则胃气亦弱,腐熟不及,运化失健,不能升清降浊。脾虚不运,水湿停聚。中气下陷,升举不能,脏腑维系无力。

治法:健脾益气。

代表方药:补中益气汤加减。药用炙黄芪、党参、白术、陈皮、升麻、当归、柴胡、炙甘草。方中黄芪补中益气为君;人参、白术、甘草甘温益气,补益脾胃为臣;陈皮调理气机,当归补血和营为佐;升麻、柴胡协同参、芪升举清阳为使。综合全方,补气健脾,使后天生化有源,脾胃气虚诸证自可痊愈。

随症加减:临床若见胃脘胀重加木香、佛手;大便稀加藿香、山药、肉豆蔻;食欲差加砂仁、鸡内金、焦三仙;脘腹冷痛用延胡索配吴茱萸;泛酸加海螵蛸或煅瓦楞、紫苏叶;汗出不止加牡蛎,失眠多梦加酸枣仁、肢体酸痛加桂枝。

6.胃阴不足

症状:饥不欲食,胃脘隐痛或灼痛,嘈杂嗳气,唇舌干燥,或干呕呃逆,脘痞不畅,便干溲短,舌光红少津,或剥苔、少苔,舌面有小裂纹,脉小弦或细数。

病机分析:胃阴不足,阴虚生热扰于胃中,胃失津润,故脘痞不畅,饥不欲食,胃失和降则干呕呃逆;津伤胃燥而及于肠故便干溲短。

治法:养阴益胃。

代表方药:益胃汤加减,药用沙参、麦冬、生地黄、玉竹、石斛、甘草等。生地黄、麦冬味甘性寒,养阴清热,生津润燥,为甘凉益胃之上品。北沙参、玉竹养阴生津,以加强生地黄、麦冬益胃养阴之力,诸药共奏养阴益胃之功。

随症加减:临床若见胃中嘈杂、反酸,可加左金丸;阴虚呕恶可加竹茹、芦根、半夏;胃酸减少可加乌梅、焦三仙;大便艰涩加瓜蒌、槟榔、大黄。

7.脾肾阳虚

症状:食少脘痞,时呕清水或夹不消化食物,口淡不渴,倦怠乏力,手足不温,腰膝酸软,小便清长,大便溏薄,舌淡胖,脉沉弱。

病机分析:火不暖土,脾运迟缓,水饮停留,胃虚通降无权,故食少脘痞、泛呕清水、宿食;脾阳不达四肢,则手足不温;肾阳失于温煦,故腰膝酸软,小便清长,大便溏薄,舌淡胖,脉沉弱,为中虚有寒、脾阳虚弱之象。

治法:温阳健脾。

代表方药:附子理中汤加减。药用党参、白术、附子、干姜、肉桂、甘草等。方中附子、干姜辛热,温中散寒共为主药;党参甘温入脾,补气健脾为辅药,白术健脾燥湿为佐药;甘草缓急止痛,调和诸药为使药。全方合用,共奏温阳健脾之功。

随症加减:泛吐清水,加干姜、半夏、茯苓、陈皮;无泛吐清水或手足不温者,可改用香砂六君子汤。

(四)其他疗法

1.单方验方

(1)蒲公英 15～30 g,水煎服。适用于湿热中阻。

(2)藿香 10～15 g,白术 10～15 g,水煎服。适用于寒湿内蕴。

(3)莱菔子 15 g 水煎,送服木香面 4.5 g。适用于食积胃脘。

(4)香附 6 g,水煎服。适用于肝胃气滞者。

(5)党参 10～15 g,白术 10～15 g,水煎服。适用于脾胃气虚。

(6)百合 30 g,玉竹 10 g,水煎服。适用于胃阴亏虚。

(7)肉桂 3 g,巴戟天 10 g,白术 10 g。适用于脾肾阳虚。

2.常用中成药

(1)香砂六君子丸。

功效主治:健脾理气,和胃化湿。适用于脾虚气滞,嗳气食少,脘腹胀满,大便溏泄之胃痛者。

用法用量:每次 6 g,每天 2 次。

(2)保和丸。

功效主治:消食,导滞,和胃。适用于食积停滞,脘腹胀满,嗳腐吞酸,不欲饮食。

用法用量:每次 1～2 丸,每天 2 次。

(3)胃苏冲剂。

功效主治:理气消胀,和胃止痛。适用于胃脘胀痛。

用法用量:每次 15 g,每天 3 次。

(4)香砂养胃丸。

功效主治:温中和胃。适用于不思饮食,胃脘满闷或泛吐酸水。

用法用量:每次 3 g,每天 3 次。

(5)温胃舒。

功效主治:温中健脾。适用于脾胃虚寒,脘腹冷痛,呕吐泄泻,手足不温之胃痛。

用法用量:每次 1～2 包,每天 3 次。

(6)养胃舒。

功效主治:滋阴养胃,行气消导。适用于口干、口苦、食欲缺乏、消瘦等阴虚胃痛证。

用法用量:每次 1～2 袋,每天 2 次。

(7)三九胃泰。

功效主治:清热化湿,理气和胃。适用于湿热交阻,脾胃不和所致胃痛。

用法用量:每次 1～2 包,每天 3 次。

3.针灸疗法

(1)体针:以取足阳明、手厥阴、足太阴经、任脉穴为主。

处方:脾俞、胃俞、内关、中脘、足三里。

操作:毫针刺,实证用泻法,虚证用补法,胃寒及脾胃虚寒宜加灸。

(2)耳针:取胃、肝、脾、神门、交感。毫针刺中等强度刺激,或用王不留行贴压或埋针。

(3)穴位注射:取脾俞、胃俞、中脘、足三里,每次选 2 穴,用黄芪、丹参或当归注射液,每穴注射药液1 mL,每天 1 次。

4.外治疗法

(1)外敷法:①取藿香、佩兰、陈皮、山药、扁豆、白芷、白术各等分,研为细末,用纱布包扎,外敷神阙穴,7 天为 1 个疗程,每 2～3 天换药 1 次。②取高良姜、青皮、陈皮、苍术、薄荷、蜀椒各等量,研为细末,做成香袋,佩戴于胸前。

(2)推拿疗法：以健脾理气为治疗大法，用一指禅推、按、揉、摩、拿、搓、擦等法。

取穴及部位：脾俞、胃俞、中脘、合谷、天枢、手三里、内关、足三里、气海、胃脘部、背部、肩及胁部。

操作：①患者仰卧位，医者站于一侧。用轻快的一指禅推法在中脘、天枢、气海施术，每穴2分钟，四指摩胃脘部1～2分钟，按揉足三里2分钟。②患者俯卧位，用一指禅推法自肝俞至三焦俞，往返施术5～10遍，再用较重的按揉法在肝俞至三焦俞施术，时间约为5分钟。最后施以擦法，以透热为度。③患者坐位，较重力按揉手三里、内关、合谷，搓肩臂和两胁，往返10～20遍。

五、临证参考

(1)临证时需积极寻找纳呆病因，因该症状可见于西医学的多种疾病，如肿瘤等恶性消耗性疾病多有纳呆之证，需排除器质性病变，在辨证施治的同时，应结合辨病治疗。

(2)现代医学在单方验方药物的选择上有所研究，如和胃常用白芍、荷叶、陈皮等，益胃常选石斛、玉竹、沙参等，养胃常用麦冬、佛手、藿香等，清胃常用青皮、牡丹皮、黄连等，温胃常用桂枝、吴茱萸、细辛等，健胃常用白术、茯苓、山药、苍术等，开胃常用砂仁、厚朴、草豆蔻等。

(3)对于临床反复发作，药物疗效欠佳患者，可配合使用针灸治疗，采用针刺中脘、气海、双天枢、双足三里。中脘为六腑之会，胃之募穴。足三里为足阳明胃经之合穴。两穴相配伍调中益气、升清降浊、调理肠胃与气血的功用。

六、预防调护

(1)起居有常，生活有节，注意寒温适宜，避免外邪侵袭。

(2)一天三餐定时定量，细嚼慢咽，可少吃多餐，平常尽量不吃零食，避免进食过烫、过冷的食物和辛辣刺激性食品，避免进食不易消化的食物，如坚硬、粗糙、油腻及粗纤维的食品，戒烟酒等。

(3)保持精神舒畅，避免过喜、暴怒等不良情志刺激，对于肝气犯胃者，尤当注意。

（陈　静）

第八节　痢　疾

一、概述

痢疾为夏秋季之常见传染病之一，以腹痛、里急后重、下痢赤血为其主要特征，本病古时称为"肠澼""滞下"等。多由饮食不洁、伤及肠胃、湿热蕴积、邪毒滞留所致。临床可分为湿热痢、疫毒痢、寒湿痢、噤口痢、虚寒痢及休息痢等，治疗以清热化湿、凉血解毒、温化寒湿、降逆开噤、温下固脱及补气温中等法为主。

二、辨证用药

(一)湿热痢

1.主要证候

腹痛、里急后重、下痢赤白相兼、便次频多、肛门灼热、小便赤涩，伴有发热口渴、烦躁不安，苔黄腻、脉滑数。

2.治则

清热除湿解毒。

3.方药

白头翁汤加味：白头翁 12 g，黄芩 9 g，黄连 5 g，黄柏 9 g，秦皮 9 g，当归 9 g，赤芍、白芍各 9 g，木香 9 g。

若有下血多加地榆炭、槐花炭；若食滞加枳术、山楂；若疫毒内盛而见壮热，腹痛剧烈可加金银花、赤芍、牡丹皮、生地黄；若面色苍白，四肢厥冷，汗出欲绝可加人参、附子、麦冬、五味子等品。

(二)寒湿痢

1.主要证候

痢下白多赤少，或纯白稍黏冻，胸腹痞痛，头身困重，纳呆无力，苔白腻质淡，脉濡缓。

2.治则

温中健脾，散寒化湿。

3.方药

胃苓汤加味：苍术、白术各 9 g，厚朴 6 g，桂枝 9 g，茯苓 9 g，陈皮 6 g，木香 9 g，槟榔 9 g，炮姜 9 g。

(三)休息痢

1.主要证候

下痢时发时止，缠绵难愈，食欲缺乏，神疲乏力，临厕里急后重，大便或硬或溏，时夹有黏液，或呈赤色，肛门重坠，苔腻质淡，脉濡软或虚大。

2.治则

若痢疾休止期以补气健脾，并以导滞为主，若在发作期，可参照以上分型论治。

3.方药

参苓白术散加减：党参 12 g，白术 12 g，茯苓 9 g，炙甘草 9 g，山药 9 g，莲子肉 9 g，炒扁豆 9 g，薏苡仁 12 g，砂仁 6 g，陈皮 6 g，桔梗 6 g。

(四)噤口痢

1.主要证候

饮食不进，恶心、呕吐，下痢赤白或纯血、腹痛或胸腹胀满，神倦肌瘦，舌苔黄腻，脉濡数。

2.治则

和胃降浊，滋阴清热。

3.方药

开噤散加减：黄连 6 g，石菖蒲 12 g，丹参 12 g，茯苓 9 g，陈皮 6 g，冬瓜子 9 g，荷叶蒂 9 g，陈米 30 g，半夏 9 g，大黄 9 g。若汤水难下，可先用玉枢丹磨冲少量服之，再服上方；若食入即吐，加吴茱萸、竹茹；胸腹胀满加藿香、厚朴；如痢下呕吐，舌红而干，脉细数，加石斛、沙参、麦冬；若呕吐频繁，汤水不进，加人参、麦冬等。

三、单方验方

(1)北山楂 15 g，乌梅 17 g，白头翁 3.3 g。先加水浸泡，煎煮过滤，然后加糖 14 g，浓缩至 40 mL，成人每天 1 剂，连服 3 天，儿童 1～5 岁每天服 10 mL，6～10 岁服 20 mL，11～15 岁服

30 mL。预防细菌性痢疾。

(2)鲜紫花地丁 120 g,蒲公英 90 g。煮汤常服,预防痢疾。

(3)马齿苋 60 g,大蒜适量。共捣泥拌和,入米糊为丸,如龙眼大,春末夏初时,早晚各吞服 1 丸,连服 1 周。预防痢疾。如一方单用大蒜或加绿豆也有效,一方加黄芩更佳。

(4)墨旱莲 120 g,糖 30 g(白痢用红糖,赤痢用白糖,赤白痢则红白糖各半)。水煎服,每天 3 次分服。适用于急性菌痢。

(5)鲜苦瓜花 12 朵。捣取汁和蜜适量。赤痢加红曲 3 g,白痢加入六一散 10 g,开水冲服。适用于急性痢疾。

(6)苦参 30 g。加水 200 mL,煎至 100 mL。每次服 50 mL,每天 2 次。以苦参作丸敷脐也有效。

(7)新鲜黄瓜藤 60 g(或干品 30 g)。加水 300 mL,煎至 200 mL,每天服 4 次,每次 50 mL,7 天为 1 个疗程,如无效,可再服 1 个疗程。如将藤煅烧存性,香油调做饼贴敷脐中也有效。

(8)石榴皮 60 g。加水 200 mL,用陶瓷锅煎成 100 mL,过滤去渣,即成 60% 石榴皮煎剂。成人每天服 3 次,每次 20 mL,饭后服,对慢性阿米巴痢疾,以连服 6 天为 1 个疗程,如无效,可继续服 1 个疗程。慢性痢疾以连服 2 周,停药 1 周,继续服 2 周为 1 个疗程。

(9)红茶叶 10 g,山楂干 15 g,木香 6 g,食醋 20 g(红痢用白糖,白痢用红糖,红白痢用红白糖各半)。煎汤 500 mL,顿服,早晚各 1 剂。适用于菌痢。

(10)巴豆(去油)2 粒,绿豆 6 粒,胡椒 6 粒,枣肉 4 枚。前三味用布包住,捣油加枣肉捣泥状,贴肚脐眼上。分 2 次贴完,12 小时更换,止痢快速。适用于红白痢疾。

四、药膳食疗

(1)黄瓜、蜂蜜:各适量。嫩黄瓜同蜜食 10 余枚;或用黄瓜藤叶不拘量,水煎服,或用黄瓜根 60 g,煎后加白糖饮服。

(2)马齿苋、萝卜、大蒜:鲜马齿苋、鲜萝卜叶各 250 g,大蒜 7 瓣,食醋少许。将前三味合在一起,洗净,捣烂,将汁液挤出滴在碗里,加食醋少许即可。病情轻者每天早中晚各服 1 次;病情重者上下午各增服 1 次,亦可少量频频饮服。

(3)苦瓜:生苦瓜 1 条。捣烂如泥,加糖 100 g 搅匀,两小时后将水滤出,冷饮服;或用苦瓜藤叶,晒干研末,每次 6 g,每天 2 次。适用于菌痢。

(4)杏:青杏(将熟者)适量。用水洗净,去核,碾榨取汁,过滤去渣,文火烧浓缩或太阳晒浓缩(不可用金属器皿)如膏状,装瓶备用。适用于菌痢、急性肠炎。

(5)乌梅、鸡蛋:乌梅 10 个,鸡蛋 1 只。煎汤服。适用于菌痢。如去鸡蛋加壳末 9 g,大枣 5 枚,加蜂蜜调服也验;另方以醋蛋治之也验。

(6)大蒜:大蒜头适量(以紫皮的为佳)。捣烂取汁 30 mL,加入冷开水 300 mL 充分搅匀。用灌肠器将大蒜液从肛门缓缓注入肠内,每天 1 次,成人 300 mL/d,10～15 岁儿童 150 mL/d,10 岁以下儿童 75～100 mL/d,连用 3～5 天。如加红糖煎或加大枣煎服也宜。另方将蒜捣烂如泥贴脐也可。菌痢加山楂、木香、苦参各 30 g,同煎服效佳。

(7)柿子:柿饼 50 g,青柿子 5 个。烘干研末,每次服 6 g,早晚各 1 次,开水冲服,红痢加白糖 15 g,白痢加红糖 15 g。适用于红白痢疾。

(8)黄花菜:黄花菜 30 g,红糖 60 g。水煮熟服用,每天 2 次。适用于痢疾、便血、腹痛。

(9)白扁豆:白扁豆花 20 g。水煎服。适用于下痢脓血或赤白带下。

(10)大枣、鸦胆子:大枣适量,鸦胆子 10～30 粒。去核,火边烤软,鸦胆子 10～30 粒,去壳,分装枣内,每天分 2～3 次吃,儿童酌减。

五、针灸治疗

(一)针法
天枢,上巨虚。

随症加减:湿热痢加大肠俞、曲池、合谷;寒湿痢加三焦俞、阴陵泉;休息痢加脾俞、关元、血海;噤口痢加内关、中脘、足三里。

(二)耳针
大肠,小肠,胃,直肠下段,下脚端,神门。

六、推拿治疗

(1)推脐下任脉,胃经来回各五遍。
(2)重点点按关元、天枢、足三里、上巨虚各 5 分钟。

（陈　静）

第六章 泌尿科病证的辨证诊疗

第一节 遗 尿

遗尿是指在睡眠中小便自遗,醒后方知的疾病,也称尿床。临床上,以儿童为多见,成年男女也可以有此疾病。有些成年人因不好意思就诊,故常常使病情拖延很长时间,造成治疗上十分困难。

现代医学认为,遗传、熟睡或做梦、精神因素、尿路病变、下尿路梗阻及不稳定性膀胱等均可引起遗尿。

《素问·宣明五气论》言:"膀胱不利为癃,不约为遗溺"。又《咳论》载:"膀胱咳状,咳而遗溺"。《灵枢·本输》曰:"虚则遗尿,遗尿则补之"。遗溺与遗尿同。

遗尿一词最早见于《伤寒论》。在"辨阳明病脉证并治"中说:"三阳合病,腹满身重,难以转侧,口不仁,面垢,谵语遗尿"。又"辨太阳病脉证并治"中说:"若被下者,小便不利,直视失溲"。这种与高热昏迷联系在一起的"遗尿""失溲",主要是指外感热病危重阶段出现的尿失禁,实际上是属于广义之遗尿。

狭义之遗尿也称尿床。最早见于隋代巢元方的《诸病源候论·尿床候》,且巢氏有指出:"夫人有于睡眠不觉尿出者,是其禀质阴气偏盛,阳气便虚也"。唐代孙思邈在《备急千金要方》把遗尿、小便失禁、尿床并列为名。至《仁斋直指附遗方论》提出了遗尿和尿床的不同概念,认为:"出而不禁为之遗尿;睡里自出,谓之尿床"。此处遗尿实际上就是指小便不禁。

明代张介宾所称为遗尿亦是广义的。《景岳全书·遗尿》言:"遗尿一症,有自遗者,以睡中而遗失也;有不禁者,以气门不固而频数不能禁也;又有气脱于上,则下焦不约而遗失不知者"。又如清代何梦瑶在《医碥·遗尿小便不禁》说:"不知而出为遗;知而不能忍为不禁,比小便数为甚,故另为一类"。从内涵分析,"不知而出为遗"还包括睡熟中遗尿和昏迷中遗尿。

近代才把昏迷中的遗尿归入尿失禁,而遗尿只是指睡熟中的遗尿,即本节所讨论之内容。

一、病因病机

根据历代医家所述,遗尿的病因病机可以归纳以下几个方面:①心肾虚热,心气亏损,或者心肾不交,每致传送失度,水液无制,而为遗尿。②肝肾积热,肾督经脉虚衰,失于固摄,肝气失于疏泄,无以调节尿道之开启,则为遗尿。③湿热蕴结于里,下注膀胱,膀胱失约,亦可导致遗尿。

遗尿的病因病机与五脏虚损关系密切。肺虚不能化气,脾虚中气下陷,心虚小肠传送失度,肝失疏泄而开启失常,最终使肾虚不能温化水液而尿出不知。

二、诊断要点

遗尿的诊断依据。

(1)三岁以上儿童,或成年人,在睡眠中小便自遗,或者有梦自遗,醒后方知。

(2)凡属功能性遗尿,中医有较好的疗效,但若经1个月左右的治疗,效果不显著者,应转西医进一步查明原因,以排除器质性病变。

三、类证鉴别

遗尿须与下列病证作鉴别。

(一)小便不禁

此为在平时清醒状态下,小便不随意流出。而一旦咳嗽较剧,直立过久,行走过多,心急,大笑,高声,惊吓时尿自出。大多数见于妇女及老年人。在昏迷时小便自遗亦属小便不禁,与睡熟中的小便尿床是容易鉴别的。

(二)膀胱咳

在咳嗽剧烈时,小便自遗,而咳嗽痊愈后,小便自遗亦见消失。

四、辨证论治

(一)辨证要点

1.辨病程之长短

遗尿多见于儿童。随着年龄的增长,肾气渐充而自愈。乃至成年尚未愈者,这与体质素弱或与大病以后气血亏损有关。因此,病程之长短常能反映病情的一定变化。

如幼年病程短者,系阳气未充。发病至年少者则为生长发育不够健全,理宜积极调理。而病程长于成年者,则为身体衰弱,气阳不能固守,当应积极治疗。所以,本病病程长者,病情多较重。

2.辨寒热虚实

遗尿以五脏虚亏见多,故常表现出阳衰寒象,如形体怯冷,小便清长,腰脊酸软而感寒冷,肢末不温,或者见有大便稀溏,舌质淡,苔白,脉象沉细无力。而心肾不交则表现热象,如阴虚潮热,心烦,口咽干燥,手心足心烦热,小便短黄,舌质红,苔少或光,脉象细数。因湿热下注而表现热象,口苦口干,心烦呕恶,胸腹胀满,舌苔黄腻,脉象濡滑而数。病程中也可出现虚实互见,寒热错杂,应注意详辨施治。

(二)治疗原则

遗尿的治疗,虚则以补,热则以清为原则。当然须佐以固涩之品。但补益固涩,又以无实邪,湿热清为前提,有时清中固涩,常常互用,可见用药配伍得当是十分重要的。

(三)分证论治

1.肾督虚损

证候:神疲怯寒,小便自遗,头晕眼花,腰膝酸痛,脊背酸楚,两足无力,舌淡苔白,脉细无力。

治法:补肾填精。

方药:菟丝子煎合缩泉丸加减(菟丝子、补骨脂各 15 g,小茴香、桑螵蛸、覆盆子各 10 g,益智仁、当归、乌药、山药各 10 g)。

若少腹不温,乏力恶寒,加制附片、肉桂各 6 g;若脘腹作胀、纳食减少,加神曲、砂仁各 10 g。

2.心肾虚热

证候:夜寐遗尿,精神不振,形体消瘦,寐不安宁,心烦而溲数淋沥,舌苔薄,舌尖有红刺,脉沉细而数。

治法:补心肾,清虚热。

方药:桑螵蛸散(人参、茯神、远志各 15 g,石菖蒲 12 g,龟甲、桑螵蛸、龙骨各 30 g)。

随症加减:若心肾不交,而夜寐不安者,可加交泰丸;若肾阴虚,而相火偏亢,加滋水清肝饮,另加益智仁、山药各 10 g,五味子 6 g。

3.湿热下注

证候:夜寐遗尿,小便频数,淋沥短涩,且有灼热感,舌偏红,苔薄腻,脉细滑而数。

治法:清利湿热。

方药:八正散加减(瞿麦、萹蓄、车前子各 10 g,大黄 6 g,栀子、滑石各 12 g,生草梢 5 g,灯心草、山药、桑螵蛸、菟丝子各 15 g)。

随症加减:若湿热较盛,加白茅根、石韦各 15 g;若湿热伤阴,加知母、黄柏、麦冬各 10 g。

五、其他疗法

(一)单方验方

(1)蜂房焙干研末,每次服 3~5 g,加白糖少许,开水冲服,每天 2 次。

(2)白薇散:白薇、白蔹、白芍各 30 g。以上各药捣细末为散,每于食前以粥饮调下 6 g。主要适用于湿热内盛或下注于膀胱之遗尿。

(3)秘元丹:白龙骨 90 g,诃子 10 个去核,缩砂仁 30 g 去皮。上药为末,糯米粥丸梧桐子大,每服 50 g,空心盐酒下。适用于内虚里寒的遗尿。

(4)遗尿汤:桑螵蛸、黄芪、龙骨各 15 g,肉桂 6 g。水煎服,每天 1 剂,分 2 次服。功效补肾固肾。适用于肾气不足、下元虚冷、膀胱失约所致遗尿。

(5)固本止遗汤:党参、白术、菟丝子、枸杞子、当归各 6 g,黄芪、山药、五味子、覆盆子各 9 g,肉桂 2 g,小茴香 3 g。上药用于清水泡 20 分钟,再用文火煎 30 分钟,每剂煎 2 次。以上为 10 岁小儿用量,年龄小于 10 岁者酌减,大于 10 岁者酌增,每天 1 剂,将煎好的药液混匀,早晚各服 1 次。功效益气健脾、温肾止遗。适用于小儿及成人遗尿。

(二)食疗

(1)鸡肠散:黄雄鸡肠 4 具,切碎,净洗,炙令黄熟;肉苁蓉、苦参、赤石脂、白石脂、黄连各 150 g,捣罗同研匀细为散,每次服 6 g,酒调,食前服,白天服 2 次,睡前服 1 次。适用于肾气不固,而心火偏盛之遗尿。

(2)猪肚 1 具,莲子 150 g,同煮至稀烂,食用。主要适用于脾气不足之遗尿。

(3)洋参猪腰:西洋参、龙眼干各 15 g,猪腰 1 对。以上三味蒸熟食用。适用于小儿遗尿。

(4)龙骨鸡蛋:生龙骨 30 g,鸡蛋若干。将生龙骨加水适量煎煮,取汤煮荷包鸡蛋。3 岁以下每次 1 个,3 岁以上每次 2 个,每晚服 1 次。第 2 次煎龙骨时,可加入第 1 次煮后之龙骨汤煎,如此逐日加入,连用3～6天。功效镇心安神、收敛固涩。适用于小儿遗尿。

（5）复方猪脬汤:鲜猪脬2个,茯苓、桂圆肉各30g。将猪脬反复清洗干净,两味药共研末,每取药末30g装入猪脬内,置于碗上,上蒸笼蒸2～3小时。睡前将猪脬同药一起吃尽,第2天晚上再吃1次。功效健脾固肾。适用于遗尿症。

（三）外治法

1.脐疗法

丁香、肉桂各3g。将两者研细,与米饭适量共捣成泥,作成小饼,每晚敷于肚脐上。功效补火助阳。适用于遗尿。

2.针灸疗法

针刺气海、太渊、足三里、三阴交,用补法,并配合艾灸,每天1次。适用于脾肺气虚所致遗尿。

3.穴位埋线疗法

在百会穴行常规消毒,埋入0号～1号羊肠线2 mm,30天1次,1～2次即可。

（马蒙蒙）

第二节　淋　证

淋证是指小便频数短涩、滴沥刺痛,欲出未尽,小便拘急,或痛引腰腹的病症。

淋之病证名称,最早见于《黄帝内经》,《金匮要略》称"淋秘"。"淋"是小便涩痛,淋沥不爽;"秘"指小便秘涩难通,又曰:"淋之为病,小便如粟状,小腹弦急,痛引脐中。"清代顾靖远在《顾松园医镜》曰:"淋者,欲尿而不能出,胀急痛甚;不欲尿而点滴淋沥。"对本病症状作了形象的描述。

淋证的分类。在《中藏经》载有冷、热、气、血、劳、膏、虚、实八种。《备急千金要方》提出"五淋"之名。《外台秘要》指出五淋是石淋、气淋、膏淋、劳淋、热淋。后代医家沿用五淋之名,现代医家分为热淋、石淋、气淋、血淋、膏淋、劳淋六种。

一、病因病机

淋证病位在于膀胱和肾,且与肝脾有关。中医认为,肾与膀胱通过静脉互为络属,膀胱的贮尿和排尿功能依赖于肾阳的气化,肾气充足,则固肾有权,膀胱开合有度,反之肾的气化失常,固摄无摄,则出现尿频尿急,尿痛或是小便不利等症。又肝主疏泄,有调畅气机,促进脾脏运化的功能。脾的运化水液功能减退,必致水液停滞在体内,产生湿浊等病理产物。

淋证的病因是以膀胱湿热为主,亦有因肾虚和气郁而发,其病机主要是湿热蕴结下焦,导致膀胱气化不利。

据临床所见,淋证以实证居多,若病延日久,又可从实转虚,或以虚实并见,多食辛辣肥甘之品,或嗜酒太过酿成湿热,影响膀胱的气化功能。若小便灼热刺痛者为热淋;若湿热蕴积,尿液受其煎熬,日积月累,尿中杂质凝结为砂石,则为石淋;若湿热蕴结于下,以致气化不利,无以分清泌浊,脂液随小便而去,小便如脂如膏,则膏淋,若热盛伤络迫血,妄行,小便涩痛有血,或肾阴亏虚,虚火灼络,尿中夹血,则为血淋;如久淋不愈,湿热之邪,耗伤正气或年老久病,房劳等可致脾

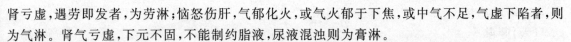

肾亏虚,遇劳即发者,为劳淋;恼怒伤肝,气郁化火,或气火郁于下焦,或中气不足,气虚下陷者,则为气淋。肾气亏虚,下元不固,不能制约脂液,尿液混浊则为膏淋。

淋证多见于现代医学的泌尿系统感染,肾结核、尿路结石、肾盂肾炎、膀胱癌、前列腺炎、老年前列腺肥大、前列腺癌及各种原因引起的乳糜尿等疾病。

二、辨证论治

(一)热淋

症状:小便短数,灼热刺痛,尿色黄赤,小腹拘急胀痛,或有寒热等,舌苔黄腻,脉滑数。

治法:清热利湿通淋。

方药:八正散加减。

处方:萹蓄、瞿麦、木通、车前子、滑石、大黄、栀子、甘草梢、川楝子、土茯苓。

随症加减:大便秘结者,可重用生大黄,并加枳实以通腑泄热,小便涩痛剧烈,可配用琥珀、川牛膝、天台乌药行气止痛。

(二)石淋

症状:尿中挟砂石,小便难涩,或突然中断,腰腹剧痛难忍,舌红,苔黄脉数。

治法:清热利湿,通淋排石。

方药:石韦散合三金汤。

处方:石韦、冬葵子、金钱草、鸡内金、瞿麦、滑石、海金砂、川楝子、玄胡等。

随症加减:若体壮者,可重用金钱草 50～80 g,如见尿中带血,可加小蓟、生地黄、藕节。

(三)气淋

症状:属肝郁气滞者,小便涩滞,淋沥不尽,少腹满痛,舌苔薄白,脉沉弦。

治法:利气疏导。

方药:沉香散。

处方:沉香、石韦、滑石、当归、橘皮、白芍、王不留行、青皮等。如属中气不足者,可用补中益气汤(黄芪、党参、白术、升麻、柴胡、大枣、川楝子、川牛膝等)。

(四)血淋

症状:属湿热下注者,小便热涩刺痛,尿涩深红,或排出血丝,血块,舌红苔黄腻,脉滑数。

方药:小蓟饮子合导赤散。

处方:生地黄、小蓟、通草、滑石、蒲黄、竹叶、甘草梢、当归、瞿麦、白茅根、木通、侧柏炭、茜草炭、车前草、炒栀子炭。

随症加减:属阴虚火旺者,方选知柏地黄汤加味;属心脾两虚者,方选归脾汤(黄芪、党参、白术、茯苓、桂圆肉、酸枣仁、木香、当归、大枣、远志、仙鹤草、茜草炭、侧柏炭)。

(五)膏淋

症状:属湿热下注者,小便混浊,如米泔水,尿道热涩疼痛,舌红,苔腻,脉滑数。

治法:清热利湿,分清泌浊。

方药:萆薢分清饮加减。

处方:川草薢、石菖蒲、黄柏、茯苓、丹参、泽泻、薏苡仁、益智仁、车前子、白术、莲子心等。

随症加减:属肾虚不固者,淋久不已,淋出如脂,涩痛虽见减轻,见形体日渐消瘦者。治宜补肾固涩。方选都气丸加味(五味子、熟地黄、枣皮、山药、茯苓、泽泻、牡丹皮、芡实、金樱子、煅龙骨、煅牡蛎）。

（六）劳淋

症状：尿涩痛不甚明显，但淋沥不已，时作时止，遇劳即发，腰酸膝软，神疲乏力，舌质淡，脉虚弱。

治法：健脾益肾。

方药：方用无比山药丸加减。

处方：山药、茯苓、泽泻、熟地黄、枣皮、巴戟天、菟丝子、杜仲、怀牛膝、五味子、肉苁蓉、赤石脂等。

随症加减：属肾阴不足者，用六味地黄丸；属肾气虚者，用菟丝子汤（丸）；兼见畏寒肢冷者为肾阳虚，用金匮肾气丸。

淋证是多种原因引起的疾病。临床但见有小便淋漓而痛者，不论起病缓急，均可诊为淋病（证）。而六淋之症各有特殊。如石淋，以排出砂石为主；膏淋，排出小便混浊如米泔水，或滑利如脂膏；血淋，尿血而痛；气淋，则少腹胀满明显，尿有余沥；热淋，必见小便刺痛；劳淋，常遇劳复发，小便淋漓不已。淋证虽有六淋之分，但各淋之间可互相转化，病情的转归亦有虚实相兼，故辨治上要分清虚实，审查证候的标本缓急，并应注意以下几点。

（1）热淋多初起伴有发热恶寒，此为湿热熏蒸，邪正相搏所致，虽非外邪袭表，发汗解表自非所宜，况且热淋乃膀胱有热，阴液易耗，若妄投辛散发表之品，不仅不能退热，反有劫伤营阴之弊。故仲景曾告诫："淋家不可发汗"。后世尚有"淋家忌补"之说。这是治疗淋证初起和虚实夹杂时，必须注意的。如若过早滥用温补，腻补，易造成湿热化燥，或寇邪留恋，使病情迁延难愈。若见本虚标实，也宜育阴清化，标本兼顾，方能奏效。

（2）淋证初起，多由下焦湿热引起，湿热交结，得热易发，故治疗剂量要足，要有连贯性，"祛邪务尽"。后期亦虚实夹杂居多，治疗应持续"祛邪扶正"法则，使之邪去正安。

（3）治疗气淋、石淋，可配用理气药，如沉香、木香、青皮、枳壳、乌药等。意在舒展宣通气机。另石淋兼有大便秘结者，可配用大黄、芒硝是取其通腑导结、助排石之用。

（4）淋证在治疗期间，应嘱患者多饮开水，增加尿液使邪有出路。规劝患者饮食宜清淡，禁食肥腻、辛辣、香燥之品，防湿热内生，注意休息，节房事，防损肾气。保持外阴清洁，防外感以免病情反复影响治疗效果。

三、尿路感染的中医辨证论治

（一）概述

尿路感染统属于中医"淋证"范畴。中医学对本病的定义为"小便频数短涩，滴沥刺痛，少腹拘急，痛引腰腹的病症"。"热"在本病发生发展中极为重要，或为湿热，或为郁热，或为虚热，总与"热"有关。因此，《丹溪心法·淋》提出"淋有五，皆属于'热'"的观点，为后人称道。

对于本病，我们不得不正视其容易反复发作的特性。因为此特性致久病而伤正，导致虚实夹杂，治疗时需要祛邪扶正兼顾。这也是巢元方在《诸病源候论·淋病诸候》提出来"诸淋者，由肾虚而膀胱热故也"的原因。上述两种观点的有机结合也是现今治疗尿路感染的主要中医理论基石，临证不可不思。

（二）辨证论治

1.膀胱湿热型

症状：小便频数，短涩刺痛，点滴而下，急迫灼热，尿色黄赤，少腹拘急胀痛，或发热恶寒，口苦呕恶,或腹痛拒按,大便秘结,舌红,苔黄腻,脉滑数。

病机:多食辛辣肥甘之品,或嗜酒过度,酿成湿热,下注膀胱;或下阴不洁,湿热秽浊毒邪侵入膀胱,酿成湿热;或肝胆湿热下注皆可使湿热蕴结下焦,膀胱气化不利,发为淋证。甚至因湿热炽盛,可灼伤脉络,破血妄下,可导致血随尿出;另外湿热久蕴,煎熬尿液,日积月累,可结成砂石,同时湿热蕴结,膀胱气化不利,不能分清别浊,亦可导致脂液随小便而出。

治法:清热解毒,利湿通淋。

方药:八正散加减。

基本方:丝通草10 g,瞿麦15 g,萹蓄15 g,车前草30 g,滑石(包)30 g,炒栀子10 g,制大黄12 g,灯心草10 g,甘草6 g。

随症加减:如伴有砂石集聚,可加金钱草、海金沙、鸡内金各30 g以加强排石消坚,同时配合车前子、冬葵子、王不留行加强排石通淋。如伴有尿血滴沥,可加小蓟草、生地黄、生蒲黄、白茅根等加强清热凉血,止血;如伴有尿中如脂如膏,可加用萆薢、石菖蒲、黄柏、莲子心、茯苓等清利湿浊;如伴有少腹胀闷疼痛,可加用沉香、陈皮、小茴香利气,当归、白芍柔肝,甚至可配合青皮、乌药、川楝子、槟榔加强理气止痛之力。

同时,大肠埃希菌仍是尿路感染主要的致病菌,按照现代药理学研究成果诸如红藤、败酱草、蒲公英等对此类细菌效果较好,临床亦可参照使用。

2.肝郁气滞型

症状:小便涩痛,淋漓不尽,小腹胀满疼痛,苔薄白,脉多沉弦。兼虚者可表现为尿时涩滞,小便坠胀,尿有余沥,面色不华,舌质淡,脉虚细无力。

病机:因情志失和,恼怒伤肝,肝失疏泄;或气郁于下焦,久郁化火,循经下注膀胱。均可导致肝气郁结,膀胱气化不利,发为本病。

治法:实证宜利气疏导,虚证宜补中益气;实证用沉香散,虚证用补中益气汤。

基本方1(无虚证):沉香5 g,橘皮10 g,当归10 g,白芍15 g,甘草6 g,石韦15 g,冬葵子15 g,滑石(包)30 g,王不留行15 g。

随症加减:胸闷肋胀者,可加青皮、乌药、小茴香以疏肝理气;日久气滞血瘀者,可加红花、赤芍、川牛膝以活血化瘀。

基本方2(有虚证):生黄芪15 g,党参10 g,炙甘草6 g,白术15 g,当归10 g,陈皮10 g,升麻6 g,柴胡6 g,滑石30 g,车前草30 g,黄柏10 g,土茯苓30 g。

3.脾肾亏虚型

症状:小便不甚赤涩,但淋沥不已,时感小便涩滞,时作时止,遇劳即发,腰膝酸软,神疲乏力,舌质淡,脉细弱。

病机:久淋不愈,湿热耗伤正气;或劳累过度,房事不节或年老,久病,体弱,皆可致脾肾亏虚。脾虚而中气不足,气虚下陷;或肾虚而下元不固,肾失固摄,不能制约脂液,脂液下注,随尿而去;或肾虚而阴虚火旺,火热灼伤脉络,血随尿出;或病久伤正,遇劳即发者,发则为淋。

治法:健脾补肾,佐以清化湿热。

方药:知母地黄汤加减。

基本方:知母10 g,黄柏10 g,生地黄15 g,山药15 g,枣皮10 g,牡丹皮12 g,茯苓15 g,泽泻12 g,金樱子30 g,车前子(布包)15 g,滑石(布包)30 g,玉米须15 g。

随症加减:如伴有阴虚火旺,尿血明显者,加女贞子、墨旱莲各20 g;如神疲乏力明显,气短自汗,加用生黄芪 30 g,党参 15 g,生薏苡仁 30 g,竹叶 10 g。

(马蒙蒙)

第三节 癃 闭

癃闭主要是由于肾和膀胱气化失司而导致尿量减少,排尿困难,甚则小便闭塞不通为主症的一种疾病。其中又以小便不利、点滴而短少、病势较缓者称为"癃";以小便闭塞、点滴不通,病势较急者称为"闭"。癃和闭虽有区别,但都是指排尿困难,只有程度上的不同,因此多合称为癃闭。

一、病因病机

本病的发生,除与肾、膀胱密切相关外,还和肺、脾、三焦有关。若肺失肃降,不能通调水道;脾失转输,不能升清降浊;肾失蒸化,关门开合不利;肝郁气滞、瘀血阻塞影响三焦的气化,均可导致癃闭的发生。

(一)湿热蕴结

过食辛辣厚味,酿湿生热,湿热不解,下注膀胱,或湿热素盛,肾热下移膀胱,膀胱湿热阻滞,气化不利,而为癃闭。

(二)肺热气壅

肺为水之上源,热壅于肺,肺气不能肃降,津液输布失常,水道通调不利,不能下输膀胱;又因热气过盛,下移膀胱,以致上下焦均为热气闭阻,而成癃闭。

(三)脾气不升

劳倦伤脾,饮食不节,或久病体弱,导致脾虚而清气不能上升,则浊气难以下降,小便因而不利。

(四)肾元亏虚

年老体弱或久病体虚,肾阳不足,命门火衰,气不化水,是以"无阳则阴无以化",而致尿不得出;或因下焦积热,日久不愈,耗损津液,以致肾阴亏耗,水府枯竭而无尿。

(五)肝郁气滞

七情所伤,引起肝气郁结,疏泄不及,从而影响三焦水液的运化及气化功能,致使水道通调受阻,形成癃闭。且从经脉的分布来看,肝经绕阴器,抵少腹,这也是肝经有病,导致癃闭的原因。

(六)尿路阻塞

瘀血败精,或肿块结石,阻塞尿路,小便难以排出,因而形成癃闭。

二、辨证要点

(1)小便不利,点滴不畅,或小便闭塞不通,尿道无涩痛,小腹胀满。
(2)多见于老年男性,或产后妇女及手术后的患者。

三、类证鉴别

淋证:淋证以小便频数短涩,滴沥刺痛,欲出未尽为特征,其小便量少,排尿困难与癃闭相似,

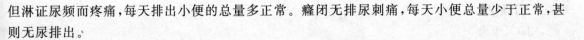

但淋证尿频而疼痛,每天排出小便的总量多正常。癃闭无排尿刺痛,每天小便总量少于正常,甚则无尿排出。

四、辨证论治

若尿热赤短涩、舌红、苔黄,脉数者属热;若口渴欲饮、咽干、气促者,为热壅于肺;若口渴不欲饮,小腹胀满者,为热积膀胱;若时欲小便而不得出、神疲乏力者,属虚;若年老排尿无力,腰膝酸冷,为肾虚命门火衰;若小便不利兼有少腹坠胀,肛门下坠者,为脾虚中气不足;若尿线变细或排尿中断、腰腹疼痛、舌质紫暗者,属浊瘀阻滞。

辨别虚实的主要依据:若起病较急,病程较短,体质较好,尿流窘迫,赤热或短涩,苔黄腻或薄黄,脉弦涩或数,属于实证;若起病较缓,病程较长,体质较差,尿流无力,精神疲乏,舌质淡,脉沉细弱,属于虚证。

治疗原则:癃闭的治疗应根据"腑以通为用"的原则,着眼于通。实证治宜清湿热、散瘀结、利气机而通水道;虚证治宜补脾肾、助气化,使气化得行,小便自通。此外,根据"上窍开则下窍自通"的理论,尚可应用开提肺气的治法,开上以通下,即所谓"提壶揭盖"之法治疗。若小腹胀急,小便点滴不下,内服药物缓不济急,应配合导尿或针灸以急通小便。

(一)实证

1.膀胱湿热

证候:小便点滴不通,或量少而短赤灼热、小腹胀满。口苦口黏,或口渴不欲饮或大便不畅。舌苔根黄腻,舌质红,脉濡数。

治法:清热利湿,通利小便。

方药:八正散加减。若兼心烦,口舌生疮糜烂者,可合导赤散。若湿热久恋下焦,又可导致肾阴灼伤,可改用滋肾通关丸加生地黄、车前子、牛膝等,以滋肾阴,清湿热而助气化;若因湿热蕴结日久,三焦气化不利,小便量极少或无尿,面色晦滞,胸闷烦躁,恶心呕吐,口中尿臭,甚则神昏谵语,舌暗红、有瘀点、瘀斑等,治宜降浊和胃、清热化湿,方用黄连温胆汤加大黄、丹参、车前子、白茅根、泽兰叶等。

2.肺热壅盛

证候:小便不畅或点滴不通、呼吸急促或咳嗽,咽干,烦渴欲饮。舌苔薄黄,脉滑数。

治法:清肺热,利水道。

方药:清肺饮。

3.肝郁气滞

证候:小便不通或通而不爽,胁腹胀满,多烦善怒。舌苔薄黄,舌红,脉弦。

治法:疏调气机,通利小便。

方药:沉香散加减。可合六磨汤加减。

4.尿道阻塞

证候:小便点滴而下,或尿如细线,甚则阻塞不通,小腹胀满疼痛。舌紫暗或有瘀点、瘀斑,脉细涩。

治法:行瘀散结,通利水道。

方药:代抵当丸。

(二)虚证

1.脾气不升

证候:时欲小便而不得出,或尿量少而不爽利,小腹坠胀。气短,语声低微,精神疲乏,食欲缺乏。舌质淡,舌边有齿印,脉细弱。

治法:升清降浊,化气利尿。

方药:补中益气汤合春泽汤。若气虚及阴,脾阴不足,清气不升,气阴两虚,症见舌质红者,可改用补阴益气煎;若脾虚及肾,而见肾虚证候者,可加用肾气丸(《济生方》),以温补脾肾、化气利尿。

2.肾阳衰惫

证候:小便不通或点滴不爽,排出无力,畏寒怕冷,腰膝冷而酸软无力。面色㿠白,神气怯弱。舌质淡,苔白,脉沉细尺弱。

治法:温补肾阳,化气利尿。

方药:肾气丸(《济生方》)为主方。若兼有脾虚证候者,可合补中益气汤或春泽汤同用。若因肾阳衰惫,命火式微,致三焦气化无权,浊阴内蕴,症见小便量少,甚至无尿、呕吐、烦躁、神昏者,可用温脾汤(《备急千金要方》)合吴茱萸汤,以温补脾肾、和胃降浊。

(朱丹丹)

第七章 内分泌科病证的辨证诊疗

第一节 肥 胖

肥胖是指以体内膏脂堆积过多,体重异常增加为主要临床表现的一种病证,常伴有头晕乏力、神疲懒言、少动气短等症。

肥胖早在《黄帝内经》中就有记载,《素问·阴阳应象大论》有"肥贵人"及"年五十,体重,耳目不聪明"的描述。《灵枢·逆顺肥瘦》记载了"广肩腋项,肉薄厚皮而黑色,唇临临然,其血黑以浊,其气涩以迟"的证候。

《素问·奇病论》中认为本病的病因是"喜食甘美而多肥"。《灵枢·卫气失常》将肥胖分为"有肥,有膏,有肉"三种证型。

在此基础上,后世医家认识到肥胖的病机还与气虚、痰湿、七情及地理环境等因素有关。如《景岳全书·杂证谟·非风》认为肥人多气虚,《丹溪心法》《医门法律》则认为肥人多痰湿。

在治疗方面,《丹溪心法·中湿》认为肥胖应从湿热及气虚两方面论治。《石室秘录·肥治法》认为治痰须补气兼消痰,并补命火,使气足而痰消。此外,前人还认识到肥胖与消渴、仆击、偏枯、痿厥、气满发逆等多种疾病有关。《女科切要》中指出:"肥白妇人,经闭而不通者,必是痰湿与脂膜壅塞之故也。"

现代医学的单纯性(体质性)肥胖、继发性肥胖(如继发于下丘脑及垂体病、胰岛病及甲状腺功能低下等的肥胖),可参考本节进行辨证论治。

一、病因病机

肥胖多由年老体弱、过食肥甘、缺乏运动、先天禀赋等病因,导致气虚阳衰、痰湿瘀滞形成。

(一)年老体弱

中年以后,阴气自半,脏气功能减退;或过食肥甘,脾之运化不及,聚湿生痰;或脾虚失治,阳气衰弱,久之损及肾阳,而致脾肾阳虚,脾虚不能运化水湿,肾虚不能化气行水,水湿痰浊内停,浸淫肌肤而成肥胖。

(二)饮食不节

饮食不节,或暴饮暴食,或饥饱失常,损伤脾胃,中焦失运,积热内滞;或嗜食辛辣煎炸之品,

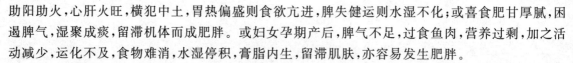

助阳助火,心肝火旺,横犯中土,胃热偏盛则食欲亢进,脾失健运则水湿不化;或喜食肥甘厚腻,困遏脾气,湿聚成痰,留滞机体而成肥胖。或妇女孕期产后,脾气不足,过食鱼肉,营养过剩,加之活动减少,运化不及,食物难消,水湿停积,膏脂内生,留滞肌肤,亦容易发生肥胖。

(三)运动缺乏

喜卧好坐,缺乏运动,气血运行不畅,脾胃呆滞,运化失常,不能布散水谷精微及运化水湿,致使湿浊内生,蕴酿成痰,化为膏脂,聚于肌肤、脏腑、经络而致肥胖证候。

(四)先天禀赋

禀赋不同,体质有异。若阳热体质,胃热偏盛者,食欲亢进,食量过大,脾胃运化不及,易致痰湿膏脂堆积,而成肥胖。

此外,肥胖的发生与性别、地理环境等因素都有关,由于女性活动量少于男性,故女性肥胖者较男性为多。

肥胖之病位主要在脾与肌肉,而与心、肺、肝、肾有关。肾虚不能化气行水,易酿水湿痰浊;心肺功能失调,肝失疏泄,亦每致痰湿瘀滞。病机总属气虚阳衰,痰湿偏盛,膏脂内停。

肥胖之病性属本虚标实之候。本虚多为脾肾气虚,标实为痰湿膏脂内停,临床常有偏于本虚及标实之不同。虚实之间常可发生转化,如食欲亢进,过食肥甘,湿浊积聚体内,化为膏脂,形成肥胖,但长期饮食不节,可损伤脾胃,致脾虚不运,甚至脾病及肾,导致脾肾两虚,从而由实转虚;而脾虚日久,运化失司,湿浊内生,或土塞木郁,肝失疏泄,气滞血瘀,或脾病及肾,肾阳虚衰,不能化气行水,而致水湿内停,泛溢于肌肤,阻滞于经络,使肥胖加重,从而由虚转实或呈虚实夹杂之证。

二、诊断

(一)症状

体重超出标准体重{标准体重(kg)=[身高(cm)-100]×0.9}(Broca 标准体重)20%以上,或体重质量指数[体重质量指数=体重(kg)/身高(m)^2](正常为 18.5~23.9)超过 24 为超重,大于或等于 28 为肥胖。排除肌肉发达或水分潴留因素,即可诊断为本病。男性腰围≥85 cm、女性腰围≥80 cm为腹部肥胖标准。轻度肥胖仅体重增加 20%~30%,常无自觉症状。中重度肥胖常见伴随症状,如神疲乏力,少气懒言,气短气喘,腹大胀满等。

(二)检查

肥胖患者一般应做相关检查,如身高、体重、血压,血脂,空腹血糖、葡萄糖耐量试验、血清胰岛素、皮质醇,抗利尿激素,雌二醇、睾酮、黄体生成素,心电图、心功能、眼底及微循环,以及 T_3、T_4、TSH、头颅X线摄片或头颅、双肾上腺 CT 扫描等测定,以排除内分泌功能异常引起肥胖的可能性。

(三)世界卫生组织(WHO)的肥胖诊断标准

WHO 最近制定了新的肥胖诊断标准,把体重指数(BMI)为 25 以上者定为肥胖。内脏脂肪型肥胖的诊断标准是,经 CT 检查内脏脂肪面积达 100 cm^2 以上者。

WHO 规定,BMI 把体重划为 6 类,BMI<18.5、BMI=18.5~25.5、BMI=25.5~30、BMI=30~35、BMI=35~40、BMI≥40,分别定为低体重、普通体重、肥胖 1 度、肥胖 2 度、肥胖 3 度、肥胖 4 度。

肥胖的诊断,首先 BMI 达 25 以上,如合并有与肥胖有关联的健康障碍 10 项(2 型糖尿病、脂

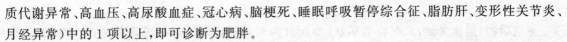

质代谢异常、高血压、高尿酸血症、冠心病、脑梗死、睡眠呼吸暂停综合征、脂肪肝、变形性关节炎、月经异常)中的 1 项以上,即可诊断为肥胖。

作为预测合并危险因子的指标,已明确用腰围做指标。WHO 的标准是:因肥胖而伴有危险因子增加者,男性为 94 cm,女性为 80 cm 以上。

三、鉴别诊断

(一)水肿

水肿严重时,体重亦增加,也可出现肥胖的伴随症状,但水肿以颜面及四肢水肿为主,严重者可出现腹部胀满,甚至全身皆肿,与本病症状有别。水肿经治疗病理性水湿排出体外后,体重可迅速减轻,降至正常,而肥胖患者体重减轻则相对较缓。

(二)黄胖

黄胖由肠道寄生虫与食积所致,以面部黄胖肿大为特征,与肥胖迥然有别。

四、辨证

本虚标实为本病之候。本虚有气虚、阳虚之别,标实有痰湿、水湿及瘀血之异,临证当辨明。本病有在脾、在胃、在肾、在肝、在心、在肺的不同,临证时需详加辨别。

肥胖病变与脾胃关系最为密切,临床症见身体重着,神疲乏力,腹大胀满,头沉胸闷,痰多者,病变主要在脾。若食欲旺盛,口渴恶心者,病变在胃;症见腰膝酸软疼痛,动则气喘,嗜睡,形寒肢冷,夜尿频多,下肢水肿,病变在肾;若心烦善怒,失眠多梦,病变在心、肝;症见心悸气短,少气懒言,神疲自汗,病变在心、肺。

(一)胃热滞脾

1.证候

多食易饥,形体肥胖,脘腹胀满,面色红润,心烦头昏,嘈杂,得食则缓,舌红苔黄腻,脉弦滑。

2.分析

胃火亢盛则消谷善饥,多食,嘈杂,得食则缓;食积气滞中焦则脘腹胀满;脾失健运,痰湿内停则形体肥胖;胃火上冲扰心则面色红润,头昏心烦;舌红苔黄腻,脉弦滑为湿热内盛之象。

(二)痰湿内盛

1.证候

形盛体胖,身体重着,肢体困倦,胸膈痞满,痰涎壅盛,头晕目眩,口干而不欲饮,嗜食肥甘厚味,神疲嗜卧,苔白腻或白滑,脉滑。

2.分析

痰湿内盛,充斥肌肤则形盛体胖,内阻气机则胸膈痞满,痰涎壅盛,上蒙于头则头晕目眩;湿困脾阳,则身体重着,肢体困倦,神疲嗜卧;痰湿中阻,津不输布则口干而不欲饮;苔白腻或白滑,脉滑为痰湿内盛之象。

(三)脾虚不运

1.证候

肥胖臃肿,神疲乏力,身体困重,胸腹胀闷,四肢轻度水肿,晨轻暮重,劳累后明显,饮食如常或减少,既往多有暴饮暴食史,小便不利,大便秘结或溏薄,舌淡胖,边有齿印,苔薄白或白腻,脉濡细。

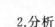

2.分析

脾气虚弱,运化失健,水湿流溢肌肤,则肥胖臃肿,四肢轻度水肿,晨轻暮重;气虚则神疲乏力,劳则耗气,则诸症劳累后明显;湿困中焦则身体困重,胸腹胀闷;津液不布则饮食偏少,便秘;水湿趋下则小便不利,便溏;舌淡胖,边有齿印,苔薄白或白腻,脉濡细为气虚湿盛之象。

(四)脾肾阳虚

1.证候

形体肥胖,颜面水肿,神疲嗜卧,气短乏力,腹胀便溏,气喘自汗,动则更甚,形寒肢冷,下肢水肿,小便昼少夜频,舌淡胖,苔薄白,脉沉细。

2.分析

脾肾阳虚,不能化气行水,水液泛溢肌肤则形体肥胖,颜面水肿,下肢水肿;阳气不足则神疲嗜卧,气短乏力;肾阳不能温煦脾阳,水谷不化则腹胀便溏;肾不纳气则自汗气喘,动则更甚;阳虚肢体失温则形寒肢冷;肾阳虚弱则小便昼少夜频;舌淡胖,苔薄白,脉沉细为阳虚之象。

五、治疗

肥胖具有本虚标实的特点,治疗当以补虚泻实为原则。补虚常用健脾益气;脾病及肾,结合益气补肾。泻实常用祛湿化痰,结合行气、利水、通腑、消导、化瘀等法,以祛除体内病理性痰浊、水湿、膏脂、瘀血等,其中祛湿化痰法是治疗肥胖的最常用的方法,贯穿于肥胖治疗过程的始终。

(一)中药治疗

1.胃热滞脾

治法:清泻胃火,佐以消导。

处方:小承气汤合保和丸加减。

前方通腑泻热,行气散结,用于胃肠积热,热邪伤津而见肠有燥屎者;后方重在消食导滞,用于食积于胃而见胃气不和者。两方合用,有清热泻火、消食导滞之功,使胃热除,脾湿化,水谷精微运化归于正化。

方中大黄泻热通腑;连翘、黄连清泻胃火;枳实、厚朴行气散结;山楂、神曲、莱菔子消食导滞;陈皮、半夏理气和胃化痰;茯苓健脾利湿。

随症加减:若肝胃郁热,症见胸胁苦满,急躁易怒,口苦舌燥,腹胀纳呆,月经不调,脉弦,可加柴胡、黄芩、栀子;肝火旺致便秘者,加更衣丸;食积化热,形成湿热,内阻肠胃,而致脘腹胀满,大便秘结,或泄泻,小便短赤,苔黄腻,脉沉有力,可用枳实导滞丸或木香槟榔丸;湿热郁于肝胆,可用龙胆泻肝汤;风火积滞壅积肠胃,表里俱实者,可用防风通圣散。

2.痰湿内盛

治法:燥湿化痰,理气消痞。

处方:导痰汤加减。

方中半夏、制南星、生姜燥湿化痰和胃;枳实、橘红理气化痰;冬瓜皮、泽泻淡渗利湿;决明子润肠通便;莱菔子消食化痰;白术、茯苓健脾化湿;甘草调和诸药。

随症加减:若湿邪偏盛者,可加苍术、薏苡仁、防己、赤小豆、车前子;痰湿化热,症见心烦少寐,食少便秘,舌红苔黄,脉滑数,可酌加竹茹、浙贝母、黄连、黄芩、瓜蒌仁等,并以胆南星易制南星;痰湿郁久,壅阻气机,以致痰瘀交阻,伴见舌暗或有瘀斑者,可酌加当归、赤芍、川芎、桃仁、红花、泽兰、丹参等。

3.脾虚不运

治法:健脾益气,渗湿利水。

处方:参苓白术散合防己黄芪汤加减。

前方健脾益气渗湿,适用于脾虚不运之肥胖;后方益气健脾利水,适用于气虚水停之肥胖。两方相合,健脾益气作用加强,以助恢复脾的运化功能,杜生湿之源,同时应用渗湿利水之品,祛除水湿以减肥。

方中黄芪、党参、白术、茯苓、大枣健脾益气;桔梗性上浮,兼补益肺气;山药、扁豆、薏苡仁、莲子肉健脾渗湿;陈皮、砂仁理气化滞,醒脾和胃;防己、猪苓、泽泻、车前子利水渗湿。

随症加减:若脾虚湿盛,肢体肿胀明显者,加大腹皮、桑白皮、木瓜,或加五皮饮;腹胀便溏者,加厚朴、陈皮、广木香以理气消胀;腹中畏寒者,加干姜、肉桂等以温中散寒。

4.脾肾阳虚

治法:温补脾肾,利水化饮。

处方:真武汤合苓桂术甘汤加减。

前方温肾助阳,化气行水,适用于肾阳虚衰,水气内停之肥胖;后方健脾利湿,温阳化饮,适用于脾虚湿聚饮停之肥胖。两方合用,共奏温补脾肾、利水化饮之功。

方中附子、桂枝温补脾肾之阳,助阳化气;茯苓、白术健脾利水化饮;白芍敛阴;甘草和中;生姜温阳散寒。

随症加减:若气虚明显,伴见气短,自汗者,加人参、黄芪;水湿内停明显,症见尿少水肿,加五苓散,或泽泻、猪苓、大腹皮;若见形寒肢冷者,加补骨脂、仙茅、淫羊藿、益智仁,并重用肉桂、附子以温肾祛寒。

临床本型肥胖多兼见并发症,如胸痹、消渴、眩晕等,遣方用药时亦可参照相关疾病辨证施治。

(二)针灸治疗

1.基本处方

中脘、曲池、天枢、上巨虚、大横、丰隆、阴陵泉、支沟、内庭。

中脘乃胃募、腑会,曲池为手阳明大肠经的合穴,天枢为大肠的募穴,上巨虚为大肠的下合穴,四穴合用可通利肠腑,降浊消脂;大横健脾助运;丰隆、阴陵泉分利水湿、蠲化痰浊;支沟疏调三焦;内庭清泻胃腑。

2.加减运用

(1)胃热滞脾证:加合谷、太白以清泻胃肠、运脾化滞。诸穴针用泻法。

(2)痰湿内盛证:加水分、下巨虚以利湿化痰。诸穴针用平补平泻法。

(3)脾虚不运证:加脾俞、足三里以健脾助运。针用补法,或加灸法,余穴针用平补平泻法。

(4)脾肾阳虚证:加肾俞、关元以益肾培元。针用补法,或加灸法,余穴针用平补平泻法。

(5)少气懒言:加太白、气海以补中益气。诸穴针用平补平泻法。

(6)心悸:加神门、心俞以宁心安神。诸穴针用平补平泻法。

(7)胸闷:加膻中、内关以宽胸理气。诸穴针用平补平泻法。

(8)嗜睡:加照海、申脉以调理阴阳。诸穴针用平补平泻法。

3.其他

(1)皮肤针疗法:按基本处方及加减选穴,或取肥胖局部穴位,用皮肤针叩刺。实证重力叩刺,以皮肤渗血为度;虚证中等力度刺激,以皮肤潮红为度。2天1次。

(2)耳针疗法:取口、胃、脾、肺、肾、三焦、饥点、内分泌、皮质下等穴。每次选3～5穴。毫针浅刺,中强刺激,留针30分钟,每天或隔天1次;或用埋针法、药丸贴压法,留置和更换时间视季节而定,其间嘱患者餐前或有饥饿感时,自行按压穴位2～3分钟,以增强刺激。

(3)电针疗法:按针灸主方及加减选穴,针刺得气后接电针治疗仪,用疏密波强刺激25～35分钟。2天1次。

六、预防与护理

在药物治疗的同时,积极进行饮食调摄,饮食宜清淡,忌肥甘醇酒厚味,多食蔬菜、水果等富含纤维、维生素的食物,适当补充蛋白质,宜低糖、低脂、低盐,养成良好的饮食习惯,忌多食、暴饮暴食,忌食零食,必要时有针对性地配合药膳疗法。

适当参加体育锻炼或体力劳动,如根据情况可选择散步、快走、慢跑、骑车、爬楼、拳击等,也可做适当的家务等体力劳动。运动不可太过,以防难以耐受,贵在持之以恒,一般勿中途中断。

减肥须循序渐进,使体重逐渐减轻接近或达到正常体重,而不宜骤减,以免损伤正气,降低体力。

(张晓琳)

第二节 虚 劳

虚劳是指以五脏虚证为主要临床表现的多种慢性虚弱证候的总称。又称虚损。

历代医籍对虚劳的论述甚多。《素问·通评虚实论》提出的"精气夺则虚"是虚证的提纲。而《素问·调经论》所谓"阳虚则外寒,阴虚则内热",进一步说明虚证有阴虚、阳虚之别,并明确了阴虚、阳虚的主要特点。《难经·十四难》论述了"五损"的症状及病势传变,并根据五脏的所主及其特性提出相应的治疗大法,如"损其肺者益其气,损其心者调其营卫,损其脾者调其饮食、适其寒温,损其肝者缓其中,损其肾者益其精"。汉代张仲景在《金匮要略·血痹虚劳病脉证并治》篇首先提出了"虚劳"的病名,分阳虚、阴虚、阴阳两虚三类,详述症、因、脉、治,治疗着重于温补脾肾,并提出扶正祛邪、祛瘀生新等治法,首倡补虚不忘治实的治疗要点。《诸病源候论·虚劳病诸候》比较详细地论述了虚劳的原因及各类症状,对五劳(心劳、肝劳、肺劳、脾劳、肾劳)、六极(气极、血极、筋极、骨极、肌极、精极)、七伤(大饱伤脾,大怒气逆伤肝,强力举重、久坐湿地伤肾,形寒、寒饮伤肺,忧愁思虑伤心,风雨寒暑伤形,大恐惧不节伤志)等内容做了具体阐释。金元以后,对虚劳的理论认识及临床治疗都有较大的发展。如李东垣重视脾胃,长于甘温补中。朱丹溪重视肝肾,善用滋阴降火。明代张景岳深刻地阐发了阴阳互根的理论。提出"阴中求阳,阳中求阴"的治则,在治疗肾阴虚、肾阳虚的理论及方药方面有新的发展。汪绮石重视肺、脾、肾在虚劳中的重要性,所著《理虚元鉴》中明确指出:"治虚有三本,肺、脾、肾是也。肺为五脏之天,脾为百骸之母,肾为性命之根,治肺、治脾、治肾,治虚之道毕矣。"清代吴澄的《不居集》系统汇集整理了虚劳的资料,是研究虚劳的一部有价值的参考书。

虚劳所涉内容很广,是中医内科中范围最广的一种病证。凡先天禀赋不足,后天调护失当,病久体虚,积劳内伤,久虚不复等导致的多种以脏腑气血阴阳亏损为主要表现的病证,均属于本病证的范畴。

现代医学中多系统的众多慢性消耗性疾病以及功能衰退性疾病出现虚劳的临床表现时,可参考本节进行辨证论治。

一、病因病机

引起虚劳的原因很多。《理虚元鉴·虚证有六因》全面归纳了虚劳之因,提出"有先天之因,有后天之因,有痘疹及病后之因,有外感之因,有境遇之因,有医药之因",表明多种病因作用于人体,引起脏腑亏损,气血阴阳亏虚,日久不复,皆可发展为虚劳。概言之,其病因不外先天、后天两大因素。以脏腑亏损、气血阴阳虚衰为主要病机。

(一)禀赋不足

因父母体虚,禀赋薄弱,或孕育不足,胎中失养,或后天喂养不当,水谷精气不充,均可导致先天禀赋不足,体质不强,易于患病,病后久虚不复,脏腑气血阴阳日渐亏虚,发为虚劳。

(二)烦劳过度

烦劳过度,因劳致虚,损伤五脏。如《素问·宣明五气》篇指出:"久视伤血,久卧伤气,久坐伤肉,久立伤骨,久行伤筋。"《医家四要·病机约论》也载:"曲运神机则劳心,尽心谋虑则劳肝,意外过思则劳脾,预事而忧则劳肺,色欲过度则劳肾。"在各种劳损中,尤以劳神过度及恣情纵欲较为常见。

(三)饮食不节

暴饮暴食,饥饱无常,或嗜欲偏食,营养不良,或饮酒过度,均会损伤脾胃,久则气血无以生化,内不能和调于五脏六腑,外不能洒陈于营卫经脉,形成虚劳。

(四)大病久病

邪气强盛,正气短时难复,损伤脏气,耗伤气血阴阳,复以病后失于调养,每易发展为虚劳;或久病迁延失治,邪气留恋,病情传变日深,损耗人体的气血阴阳;或妇人产后调理失当,正虚难复,均可演变为虚劳。

(五)误治失治

因误诊误治,或遣方用药不当,以致精气耗损,既延误治疗,又损及阴精或阳气,从而发为虚劳。

虚劳之病位主要在五脏,尤以脾肾为主。由于五脏相关,气血同源,阴阳互根,所以一脏受病,可以累及他脏,互相影响和转化。虽病因各异,或是因虚致病,因病致劳,或是因病致虚,久虚不复成劳,但究其病理性质,主要为气、血、阴、阳的亏耗。气虚不能生血,血虚无以载气。气虚日久阳亦渐衰,血虚日久阴也不足。阳损日久,累及于阴;阴亏日久,累及于阳。病势日渐发展,而病情趋于复杂。

二、诊断要点

(一)症状

多见于形神衰败,身体瘦弱,大肉尽脱,心悸气短,自汗盗汗,面容憔悴,食少厌食,或五心烦热,或畏寒肢冷、脉虚无力等症,具有引起虚劳的致病因素及较长的病史。

（二）检查

虚劳涉及的病种甚多，必须结合患者的具体情况，针对主要症状有选择地做相应的检查，以便重点掌握病情。一般常选用血常规、血生化、心电图、X线摄片、免疫功能测定等检查。特别要结合原发病做相关检查。

三、鉴别诊断

（一）肺痨

宋代严用和在《济生方·五劳六极论治》中指出："医经载五劳六极之证，非传尸、骨蒸之比，多由不能卫生施于过用，逆于阴阳，伤于荣卫，遂成五劳六极之病焉。"两者鉴别的要点是：肺痨乃因正气不足而被痨虫侵袭所致，病位主要在肺，具有传染性，以阴虚火旺为其病理特点，以咳嗽、咯痰、咳血、潮热、盗汗、消瘦为主要临床症状；而虚劳由多种原因所导致，久虚不复，病程较长，一般无传染性，以脏腑气、血、阴、阳亏虚为其基本病机，可分别出现五脏气、血、阴、阳亏虚的多种临床症状。

（二）其他疾病中的虚证

虚劳与内科其他病证中的虚证证型虽然在临床表现、治疗方药方面有类似之处，但两者仍有区别：虚劳的各种证候，均以出现一系列精气亏虚的症状为特征；而其他病证的虚证则各以其病证的主要症状为突出表现。例如，眩晕一证的气血亏虚型，虽有气血亏虚的症状，但以眩晕为最突出、最基本的表现；水肿一证的脾阳不振型，虽有脾阳亏虚的症状，但以水肿为最基本、最突出的表现。此外，虚劳一般都有比较长的病程，且病势缠绵，往往涉及多脏甚至整体。而其他病证的虚证类型虽然也以久病属虚居多，但亦有病程较短而表现虚证者。例如，泄泻一证的脾胃虚弱型，以泄泻为主要临床表现，有病程长者，亦有病程短者。

四、辨证

《杂病源流犀烛·虚损劳瘵源流》载："虽分五脏，而五脏所藏无非精气，其所以致损者有四，曰气虚，曰血虚，曰阳虚，曰阴虚""气血阴阳各有专主，认得真确，方可施治"。一般说来，病情单纯者，病变比较局限，容易辨清受累脏腑及其气、血、阴、阳亏虚的属性。但由于气血同源，阴阳互根，五脏相关，所以各种原因所致的虚损往往相互影响，由一虚而渐致多虚，由一脏而累及他脏，使病情趋于复杂和严重，辨证时应加以注意。

虚劳的证候虽繁，但总离不开五脏，而五脏之虚损，又不外乎气、血、阴、阳。因此，现以气、血、阴、阳为纲，五脏虚证为目，分类列述其证治。

（一）气虚

症见面色㿠白或萎黄，少气懒言，声音低怯，头昏神疲，肢体无力，舌苔淡白，脉细软弱。

1.肺气虚

证候：咳嗽无力，痰液清稀，自汗气短，语声低微，时寒时热，平素易于感冒，面白，舌质淡，脉弱。

分析：肺气不足，则咳嗽无力，痰液清稀；表卫不固，故自汗气短，语声低微；肺气亏虚，营卫失和则时寒时热；肺主皮毛，肺虚则腠理疏松，故易感受外邪；肺气亏虚，不能朝百脉，故见面白、舌淡、脉弱。

2.心气虚

证候：心悸，气短，动则尤甚，神疲体倦，自汗，面色㿠白，舌质淡，脉弱。

分析：心气虚弱，心失所养，则心悸、气短；因心开窍于舌，其华在面，故心气不足则面色㿠白，舌质淡；心主血脉，故心气虚则脉道空虚；汗为心之液，故心气不足则摄津无力，而见自汗；心主神志，心气不足，则神疲体倦、劳则尤甚、舌淡、脉弱。

3.脾气虚

证候：纳食减少，食后胃脘不适，神疲乏力，大便溏薄，面色萎黄，舌淡苔薄，脉弱。

分析：脾虚不能健运，胃肠受纳及传化功能失常，故纳食减少，食后胃脘不适，大便溏薄；脾虚不能化生水谷精微，气血来源不充，形体失养，故倦怠乏力，面色萎黄，舌淡，脉弱。

4.肾气虚

症状：神疲乏力，腰膝酸软，小便频数而清长，白带清稀，舌质淡，脉弱。

分析：肾气亏虚则固摄无力，故小便频数而清长，白带清稀；腰为肾之府，故肾虚则腰膝酸软；神疲乏力、舌质淡、脉弱均为气虚之征。

（二）血虚

症见面色淡黄或淡白无华，唇、舌、指甲色淡，头晕目眩，肌肤枯燥，舌质淡红，苔少，脉细。心主血，脾统血，肝藏血，故血虚之中以心、脾、肝的血虚较为多见。

1.心血虚

症状：心悸怔忡，健忘，失眠，多梦，面色不华，舌质淡，脉细或结代。

分析：心血亏虚，血不养心，则心神不宁，故致心悸怔忡，健忘，失眠或多梦；血虚不能上荣头面，故面色不华，舌质淡；血虚气少，血脉不充，故脉细或结代。

2.肝血虚

症状：头晕目眩，胁肋疼痛，肢体麻木，筋脉拘急，或惊惕肉瞤，妇女月经不调甚则闭经，面色无华，舌质淡，脉弦细或细涩。

分析：肝血亏虚，不能上养头目，故致头晕目眩；血不养肝，肝气郁滞故胁肋疼痛；由于血虚生风，筋脉失养，以致肢体麻木，筋脉拘急，或惊惕肉瞤；肝血不足，妇女冲任空虚，则月经不调甚或闭经；面色无华，舌淡，脉弦细或细涩，为肝血不足、血脉不充之象。

（三）阴虚

症见面赤颧红，唇红，手足心热，虚烦不安，潮热盗汗，口干，舌质光红少津，脉细数无力。五脏的阴虚在临床上均较常见，而以肾、肝、肺为主，且以肝肾为根本。病情较重时，可出现气阴两虚或阴阳两虚。

1.肺阴虚

症状：咳嗽，咽干，咳血，甚或失音，潮热盗汗，颧红如妆，舌红少津，脉细数。

分析：肺阴亏耗，肺失濡润，故干咳；肺络损伤，则咳血；阴虚津不上承，故咽干，甚则失音；阴虚火旺，虚热迫津外泄，则潮热盗汗；颧红如妆、舌红少津、脉细数均为阴虚有热之象。

2.心阴虚

症状：心悸，失眠，烦躁，潮热，盗汗，面部潮红，口舌生疮，舌红少津，脉细数。

分析：心阴亏虚，心失濡养，故心悸，失眠；阴虚生内热，虚火亢盛，故烦躁，面部潮红，口舌生疮；虚热迫津外泄，则盗汗；舌红少津，脉细数，为阴虚内热、津液不足之象。

3.胃阴虚

症状:口干唇燥,不思饮食,大便秘结,甚则干呕,呃逆,面部潮红,舌干,少苔或无苔,脉细数。

分析:脾胃阴虚,运化失常,故不思饮食;津亏不能上承,故口干;胃肠失于滋润则大便秘结;若阴亏较甚,胃气失于和降,上逆为患,则干呕、呃逆。面部潮红,舌红、苔少、脉细数均为阴虚内热之象。

4.肝阴虚

症状:头痛,眩晕,耳鸣,视物不明,目干畏光,急躁易怒,或肢体麻木,筋惕肉瞤,面部潮红,舌干红,脉弦细数。

分析:肝阴不足,肝阳偏亢,上扰清窍,故头痛,眩晕,耳鸣;肝阴不能上荣于目,故视物不明,目干畏光;阴血不能濡养筋脉,虚风内动,故肢体麻木,筋惕肉瞤;阴虚火旺,肝火上炎,则面部潮红;舌红少津、脉弦细数为阴虚肝旺之象。

5.肾阴虚

症状:腰酸,遗精,两足痿软,眩晕,耳鸣,甚则耳聋,口干,咽痛,颧红,舌红少津,脉沉细数。

分析:肾虚失养,故感腰酸;肾阴亏损,相火妄动,精关不固,则遗精;肾阴亏虚,髓海不充,脑失濡养,则眩晕,耳鸣;虚火上炎,故口干、咽痛、颧红;舌红少津、脉沉细数均为肾阴亏虚之征。

(四)阳虚

症见面色苍白或晦暗,畏寒肢冷,出冷汗,神疲乏力,气息微弱,或水肿,下肢较甚,舌质胖嫩,边有齿印,苔淡白而润,脉沉迟或虚大。阳虚常由气虚进一步发展而成,阳虚则寒,其症比气虚更重,并出现里寒的征象。阳虚之中,以心、脾、肾的阳虚为多见。由于肾阳为人身之元阳,所以心、脾阳虚日久,必累及于肾,而出现心肾阳虚或脾肾阳虚的病变。

1.心阳虚

症状:心悸,自汗,神倦嗜卧,形寒肢冷,心胸憋闷疼痛,面色苍白,舌淡或紫暗,脉细弱或沉迟。

分析:心阳不足,心气亏虚,故心悸、自汗,神倦嗜卧;阳虚不能温养四肢百骸,故形寒肢冷;阳虚气弱,不能推动血液运行,心脉瘀阻,气机滞塞,故心胸憋闷疼痛,舌质紫暗;面色苍白、舌淡、脉沉迟均属心阳亏虚、运血无力之征。

2.脾阳虚

症状:面色萎黄,形寒,食少,神倦乏力,少气懒言,大便溏泄,肠鸣腹痛,每因遇寒或饮食不慎而加剧,舌质淡,苔白,脉弱。

分析:脾阳亏虚,不能运化水谷,充养四肢百骸,故形寒,食少,神倦乏力,少气懒言;气虚中寒,清阳不升,寒凝气滞则腹痛肠鸣,大便溏泄;感受寒邪或饮食不慎,以致中阳更虚,更易加重病情;面色萎黄、舌淡、苔白、脉弱均为中阳虚衰之征。

3.肾阳虚

症状:腰背酸痛,遗精,阳痿,多尿或尿失禁,面色苍白,形寒肢冷,下利清谷或五更泄泻,舌质淡胖,有齿痕,苔白,脉沉迟。

分析:肾阳不足,失于温煦,故腰背酸痛,形寒肢冷;阳气衰微,精关不固,故遗精,阳痿;肾气不固,则小便失禁;气化不及,则尿多;命门火衰,火不生土,不能蒸化腐熟水谷,故下利清谷或五更泄泻;面色苍白、舌淡胖有齿痕、脉沉迟均为阳气亏虚、阴寒内盛之象。

五、治疗

对于虚劳的治疗,根据"虚则补之""损者益之"的理论,当以补益为原则。在进行补益的时候,一是必须根据病理属性的不同,分别采取益气、养血、滋阴、温阳的治疗方药;二是要密切结合五脏病位的不同而选用方药,以加强治疗的针对性。此外,由于脾为后天之本,是水谷、气血生化之源;肾为先天之本,寓元阴元阳,是生命的本源,所以补益脾肾在虚劳的治疗中具有比较重要的意义。

(一)气虚

1.中药治疗

(1)肺气虚。

治法:补益肺气。

处方:补肺汤。方中人参、黄芪益气补肺固表;因肺气根于肾,故以熟地黄、五味子益肾固元敛肺;桑白皮、紫菀清肃肺气。

随症加减:若自汗较多者,加牡蛎、麻黄根固表止汗;若气阴两虚,而兼见潮热盗汗者,加鳖甲、地骨皮、秦艽等养阴清热;肺气虚损,卫阳不固,易感外邪,症见发热恶寒,身重,头目眩冒,治宜扶正祛邪,可仿《金匮要略》薯蓣丸意,佐防风、豆卷、桂枝、生姜、杏仁、桔梗之品,以疏风散表。

(2)心气虚。

治法:益气养心。

处方:七福饮。方中人参、白术、炙甘草益气养心;熟地黄、当归滋阴补血;酸枣仁、远志养心安神。

随症加减:若自汗多者,加黄芪、五味子益气敛汗;不思饮食,加砂仁、茯苓开胃健脾。

(3)脾气虚。

治法:健脾益气。

处方:加味四君子汤。方中以人参、黄芪、白术、甘草益气健脾;茯苓、扁豆健脾除湿。

随症加减:若兼胃脘胀满,嗳气呕吐者,加陈皮、半夏理气和胃降逆;腹胀脘闷,嗳气,苔腻者,证属食积停滞,酌加神曲、麦芽、山楂、鸡内金消食健胃;若气虚及阳,脾阳渐虚而兼见腹痛泄泻,手足欠温者,加肉桂、炮姜温中散寒止痛;若脾气虚损而主要表现为中气下陷,症见脘腹坠胀,气短,脱肛者,可改用补中益气汤以补益中气,升阳举陷。

(4)肾气虚。

治法:益气补肾。

处方:大补元煎。方中用人参、山药、炙甘草益气强肾固本;杜仲、山茱萸温补肾气;熟地黄、枸杞子、当归补精养血。

随症加减:若神疲乏力较甚者,加黄芪补气;尿频较甚及小便失禁者,加菟丝子、五味子、益智仁补肾摄精;脾失健运而兼见大便溏薄者,去熟地黄、当归,加肉豆蔻,补骨脂以温补脾肾、涩肠止泄。

在气、血、阴、阳的亏虚中,气虚是临床最常见的一类,尤以肺、脾气虚为多见,而心、肾气虚亦不少。肝病而出现神疲乏力,纳少便溏,舌质淡,脉弱等气虚症状时,多在治肝的基础上结合脾气亏虚论治。

2.针灸治疗

(1)基本处方:膻中、中脘、气海。膻中补上焦肺气,中脘补中焦水谷之气,气海补下焦元气。

(2)加减运用。①肺气虚证:加肺俞、膏肓以培补肺气。诸穴针用补法,或加灸法。②心气虚证:加心俞、内关以培补心气。诸穴针用补法,或加灸法。③脾气虚证:加百会、足三里以升阳举陷。诸穴针用补法,或加灸法。④肾气虚证:加肾俞关元以补肾纳气。诸穴针用补法,或加灸法。

(二)血虚

1.中药治疗

(1)心血虚。

治法:养血宁心。

处方:养心汤。方中人参、黄芪、茯苓、甘草益气养血;当归、川芎、五味子、柏子仁、酸枣仁、远志养血宁心安神;肉桂、半夏曲温中健脾,以助气血之生化。

随症加减:若失眠、多梦,加夜交藤、合欢花养心安神。

脾血虚常与心血虚同时并见,临床常称心脾血虚。除养心汤外,还可选用归脾汤。归脾汤为补脾与养心并进,益气与养血相融之剂,具有补益心脾、益气摄血的功能,是治疗心脾血虚的常用方剂。

(2)肝血虚。

治法:补血养肝。

处方:四物汤。方中熟地黄、当归补血养肝;芍药、川芎调和营血。

随症加减:血虚甚者,加制首乌、枸杞子、鸡血藤以增强补血养肝的作用;胁痛,加丝瓜络、郁金、香附理气通络止痛;肝血不足,目失所养所致视物模糊,加枸杞子、决明子养肝明目。

若肝郁血瘀,新血不生,羸瘦,腹满,腹部触有瘕块,质硬而痛,拒按,肌肤甲错,状如鱼鳞,妇女经闭,两目暗黑,舌有青紫瘀点、瘀斑,脉细涩者,可同服大黄䗪虫丸祛瘀生新。

2.针灸治疗

(1)基本处方:膈俞、肝俞、足三里、三阴交。血会膈俞,辅以肝俞,养血补血;足三里、三阴交健脾养胃,补气养血。

(2)加减运用。①心血虚证:加心俞、内关、神门以养血安神。诸穴针用补法。②肝血虚证:加期门、太冲、阳陵泉以补血养肝、柔筋缓急。诸穴针用补法。

(三)阴虚

1.中药治疗

(1)肺阴虚。

治法:养阴润肺。

处方:沙参麦冬汤。方中用沙参、麦冬、玉竹滋补肺阴;天花粉、桑叶、甘草清热润燥生津。

随症加减:咳甚者,加百部、款冬花肃肺止咳;咳血,酌加白及、仙鹤草、鲜茅根凉血止血;潮热,加地骨皮、银柴胡、秦艽、鳖甲养阴清热;盗汗,加五味子、乌梅、瘪桃干敛阴止汗。

(2)心阴虚。

治法:滋阴养心。

处方:天王补心丹。方中以生地黄、玄参、麦冬、天冬养阴清热;人参、茯苓、五味子、当归益气养血;丹参、柏子仁、酸枣仁、远志养心安神;桔梗载药上行。本方重在滋阴养心,适用于阴虚较甚而火热不亢者。

随症加减:若火热旺盛而见烦躁不安,口舌生疮者,去当归、远志之辛温,加黄连、木通、淡竹叶清泻心火,导热下行;若见潮热,加地骨皮、银柴胡清虚热;盗汗,加牡蛎、浮小麦固表敛汗。

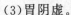

（3）胃阴虚。

治法：养阴和胃。

处方：益胃汤。方中以沙参、麦冬、生地黄、玉竹滋阴养液；配伍冰糖养胃和中。

随症加减：若口唇干燥，津亏较甚者，加石斛、花粉养阴生津；不思饮食者，加麦芽、扁豆、山药益胃健脾；呃逆，加刀豆、柿蒂、竹茹和胃降逆止呃；大便干结者，用蜂蜜润肠通便。

（4）肝阴虚。

治法：滋养肝阴。

处方：补肝汤。方中以四物汤养血柔肝；木瓜、甘草、酸枣仁酸甘化阴。

随症加减：若头痛、眩晕、耳鸣较甚，或筋惕肉瞤，为肝风内动之征，加石决明、菊花、钩藤、刺蒺藜镇肝熄风潜阳；目干涩畏光，或视物不明者，加枸杞子、女贞子、决明子养肝明目；若肝火亢盛而见急躁易怒，尿赤便秘，舌红脉数者，加夏枯草、龙胆草、栀子清肝泻火。若肝阴虚证而表现为以胁痛为主要症状者，可改用一贯煎。

（5）肾阴虚。

治法：滋补肾阴。

处方：左归丸。方中以熟地黄、龟甲胶、枸杞子、山药、牛膝滋阴补肾；山茱萸、菟丝子、鹿角胶补肾填精。

随症加减：若精关不固，腰酸遗精，加牡蛎、金樱子、芡实、莲须固肾涩精；虚火较甚，而见潮热，口干，咽痛，舌红，脉细数者，去鹿角胶、山茱萸，加知母、黄柏、地骨皮滋阴泻火。

2.针灸治疗

（1）基本处方：肾俞、足三里、三阴交。肾俞、足三里补先后天而益阴；三阴交为精血之穴，益肝脾肾之阴。

（2）加减运用。①肺阴虚证：加肺俞、膏肓、太渊以养阴润肺。诸穴针用补法。②心阴虚证：加心俞、神门以滋阴养心。诸穴针用补法。③胃阴虚证：加胃俞、中脘以养阴和胃。诸穴针用补法。④肝阴虚证：加肝俞、期门、太冲以滋养肝阴。诸穴针用补法。⑤肾阴虚证：加志室、太溪以滋补肾阴。诸穴针用补法。

（四）阳虚

1.中药治疗

（1）心阳虚。

治法：益气温阳。

处方：保元汤。方中以人参、黄芪益气扶正；肉桂、甘草、生姜温通心阳。

随症加减：若血脉瘀阻，而见心胸疼痛者，酌加郁金、丹参、川芎、三七活血定痛；阳虚较甚，而见形寒肢冷，脉迟者，酌加附子、巴戟天、仙茅、淫羊藿、鹿茸温补阳气。

（2）脾阳虚。

治法：温中健脾。

处方：附子理中汤。方中以党参、白术、甘草益气健脾，燥湿和中；附子、干姜温中祛寒。

随症加减：若腹中冷痛较甚，为寒凝气滞，可加高良姜、香附或丁香、吴茱萸温中散寒，理气止痛；食后腹胀及呕逆者，为胃寒气逆，加砂仁、半夏、陈皮温中和胃，降逆止呃；腹泻较甚，为阳虚寒甚，加肉豆蔻、补骨脂、薏苡仁温补脾肾，涩肠止泻。

(3)肾阳虚。

治法:温补肾阳。

处方:右归丸。方中以附子、肉桂温肾补阳;杜仲、山茱萸、菟丝子、鹿角胶补益肾气;熟地黄、山药、枸杞子、当归补益精血,滋阴以助阳。

随症加减:若精关不固而见遗精,加金樱子、桑螵蛸、莲须,或金锁固精丸以收涩固精;若脾虚而见下利清谷,则去熟地黄、当归等滋腻滑润之品,加党参、白术、薏苡仁补气健脾,渗湿止泻;若命门火衰而见五更泄泻,宜合四神丸(《证治准绳》)温补脾肾,固肠止泻;若阳虚水泛而见水肿、尿少者,加茯苓、泽泻、车前子、白术利水消肿;若肾阳虚衰,肾不纳气而见喘促短气,动则尤甚,加补骨脂、五味子、蛤蚧补肾纳气。

2.针灸治疗

(1)基本处方:关元、命门、肾俞。关元、命门温肾固本,培养下元;肾为水火之宅,肾俞温阳化气。

(2)加减运用。①心阳虚证:加心俞、内关、少海、膻中以益气温阳。诸穴针用补法,或加灸法。②脾阳虚证:加脾俞、胃俞、中脘以温中健脾。诸穴针用补法,或加灸法。③肾阳虚证:加志室、神阙以温补肾阳。诸穴针用补法,或加灸法。

(张晓琳)

第三节 消　渴

消渴是以多饮、多食、多尿、形体消瘦为主要临床表现的一类疾病。消渴的临床表现及发病规律与西医学的糖尿病基本一致。消渴是由于先天禀赋不足,素体阴虚,复加过食肥甘,形体肥胖,活动减少,情志失调,外感六淫,劳欲过度所致。其病变过程可分为三个阶段,即脾瘅期(糖尿病前期)、消渴期(糖尿病期)、消瘅期(糖尿病并发症期)。脾瘅期大多表现为形体肥胖、食欲旺盛,其他症状不明显;典型的消渴期可出现多饮、多尿、多食、形体消瘦、疲乏无力等临床表现,但目前由于健康查体使消渴早期发现,大多症状不明显或无症状;消瘅期常伴有心、脑、肾、视网膜、神经及下肢血管病变,严重可导致失明、肾衰竭、截肢。其基本病机是阴虚燥热,以阴虚为本,燥热为标。故治疗以养阴生津、清热润燥为基本原则。

根据国际糖尿病联盟(IDF)统计数据显示:全球糖尿病成人患者约有 4.25 亿,全球 20～79 岁女性的糖尿病患病率约为 8.4%,男性患病率约为 9.1%。预计到 2045 年,糖尿病患者可能达到 6.29 亿。我国糖尿病患病率也呈快速增长趋势,但是我国糖尿病的诊断率仅有30%～40%,即每 10 个糖尿病患者中,只有 3～4 人知道自己有糖尿病。目前,中国糖尿病患者估计达1.18 亿,位列世界第一。我国 2 型糖尿病的患病率为10.4%,男性和女性患病率分别为11.1%和9.6%,男性高于女性。肥胖和超重人群的糖尿病患病率显著增加。空腹静脉血浆葡萄糖(简称空腹血糖)和口服葡萄糖耐量试验(oral glucose tolerance test,OGTT)负荷后 2 小时血糖是诊断2 型糖尿病的主要指标。其治疗是以生活方式干预结合控制体重、降糖、降压、调脂、抗血小板治疗等多方面的综合管理。

中医预防与治疗糖尿病有悠久的历史,积累了较为丰富的经验,具有鲜明的特色,尤其在诊治糖尿病慢性并发症方面具有一定优势。形成了包括中药、针灸、食疗、体育、推拿按摩等独特的治疗方法。

中医防治糖尿病的研究，从临床治疗经验的汇总、发掘，到循证医学理论指导下的大样本证候学特点的系统化研究，再到中医综合治疗方案的规范化临床试验，从基础理论到临床实践的研究均取得较大的进展。已经完成的国家"九五""十五"攻关课题结果显示，中医治疗糖尿病微血管并发症疗效显著，中医综合治疗方案已经建立，并在初步的临床实践中得到验证，展示了中医综合治疗糖尿病及其并发症的良好前景。

一、诊断标准

(一)中医诊断标准

(1)口渴多饮，多食易饥，尿频量多，形体消瘦。

(2)初起可"三多"症状不著。病久常并发眩晕、肺痨、胸痹、中风、雀目、疮疖等。严重者可见烦渴、头痛、呕吐、腹痛、呼吸短促，甚或昏迷厥脱危象。

(3)查空腹、餐后2小时尿糖和血糖，尿比重，葡萄糖耐量试验。必要时查尿酮体，血尿素氮、肌酐、二氧化碳结合力及血钾、钠、钙、氯化物等。

(二)西医诊断标准

1.糖尿病的诊断标准

(1)糖尿病诊断是依据空腹、任意时间或 OGTT 中2小时血糖值。空腹指8~14小时内无任何热量摄入；任意时间指1天内任何时间，与上次进餐时间及食物摄入量无关；口服葡萄糖耐量试验(OGTT)是指以75 g无水葡萄糖为负荷量，溶于水内口服(如为含1分子水的葡萄糖则为82.5 g)。

(2)在无高血糖危象，即无糖尿病酮症酸中毒及高血糖高渗性非酮症昏迷状态下，一次血糖值达到糖尿病诊断标准者必须在另一天按三个标准之一复测核实。如复测未达到糖尿病诊断标准，则需在随访中复查明确。再次强调，对无高血糖危象者诊断糖尿病时，绝不能依据一次血糖测定值进行诊断。

(3)糖耐量减低(IGT)诊断标准：空腹血浆血糖<7 mmol/L，OGTT 2小时血糖≥7.8 mmol/L，<11.1 mmol/L。

(4)空腹血糖受损(IFG)诊断标准：空腹血浆血糖≥6.1 mmol/L，<7.0 mmol/L，OGTT 2小时血糖<7.8 mmol/L。

(5)IGT 和 IFG 统称为糖调节受损(IGR)。

(6)以上血糖水平均指静脉血浆葡萄糖，用葡萄糖氧化酶法测定。

(7)急性感染、创伤或其他应激情况下可出现暂时血糖升高，不能依此诊断为糖尿病，须在应激消除后复查。

(8)儿童的糖尿病诊断标准与成人一致。

(9)妊娠妇女的糖尿病诊断标准长期以来未统一，建议亦采用75 g OGTT。

2.糖尿病的分型

糖尿病分型包括临床阶段及病因分型两方面。

(1)临床阶段：指无论病因类型，在糖尿病自然病程中患者的血糖控制状态可能经过以下阶段：①正常血糖至正常糖耐量阶段。②高血糖阶段。后一阶段中又分为两个时期：糖调节受损期和糖尿病期。糖尿病进展中可经过不需用胰岛素、为控制糖代谢而需用胰岛素及为了生存而需用胰岛素 3 个过程。

(2)病因分型:根据目前对糖尿病病因的认识,将糖尿病分为 4 大类,即 1 型糖尿病、2 型糖尿病、其他特殊类型糖尿病及妊娠糖尿病。

二、鉴别诊断

(一)口渴症

口渴症是指口渴饮水的症状,可出现于多种疾病过程中,外感热病之实热证为多见,或失血后,或其他原因导致的阴液耗伤后,与本病的口渴有相似之处。但口渴症无多食、多尿、消瘦等临床表现,一般随原发病的好转,口渴能缓解或消失,且血糖、尿糖检查均正常。

(二)瘿病

瘿病中气郁化火、阴虚火旺型,以急躁易怒、多食易饥、形体日渐消瘦、心悸、眼突、颈前一侧或两侧肿大为特征。其中的多食易饥、消瘦,类似消渴的中消。但瘿病还有心悸、多汗、眼突、发热、颈部一侧或两侧肿大等症状和体征,甲状腺功能检查异常等,无明显的多饮、多尿症状及血糖偏高。两者一般不难区别。

三、证候诊断

为了便于临床诊治,根据《黄帝内经》记载,将本病分为三期。发展到三期即为并发症期,根据各种并发症的严重程度,又分为Ⅲ早、Ⅲ中、Ⅲ晚期。

(一)Ⅰ期

消渴(糖尿病)隐匿期(脾瘅)。

1.临床特征

(1)多为肥胖形体,体质尚壮,食欲旺盛,耐久力有所减退,舌红,脉数。

(2)血糖偏高,常无尿糖,应激状态下血糖明显升高,出现尿糖。血脂多数偏高(胆固醇、甘油三酯,其中 1 项高即是)。

2.病机特点与证候

阴虚为主。常见以下 3 种证候。①阴虚肝旺证:食欲旺盛,便干尿黄,急躁易怒,舌红苔黄,脉弦细数。②阴虚阳亢证:阴虚加头晕目眩。③气阴两虚证:气虚加阴虚。

(二)Ⅱ期

消渴(糖尿病)期(消渴)。

1.临床特征

(1)常有多尿、多饮、多食、消瘦、怕热,口舌咽干,尿黄便干,舌红苔黄,脉数。

(2)血糖、糖化血红蛋白、尿糖均高,血脂偏高。

2.病机特点与证候

阴虚化热为主,常见以下 5 种证候。①胃肠结热证:大便干结,消谷善饥,口咽干燥,多饮多尿,怕热喜凉,舌红苔黄,脉数有力。②湿热困脾证:胸脘腹胀,纳后饱满,渴不欲饮,肌肉酸胀,四肢沉重,舌胖嫩红,苔黄厚腻,脉滑数。③肝郁化热证:胸胁苦满,急躁易怒,常有太息,口苦咽干,头晕目眩,易于疲乏,舌质暗红,舌苔薄黄,脉沉弦。④燥热伤阴证:口咽干燥,多饮多尿,大便干结,怕热喜凉,舌红有裂,舌苔糙黄,脉细数。⑤气阴两伤,经脉失养证:气虚＋阴虚＋肢体酸软、不耐劳作。

（三）Ⅲ期

消渴（糖尿病）并发症期（消瘅）由于个体差异并发症的发生不完全相同，可单一出现，也可两种以上并见，严重程度也不尽相同，可能心病在早期，而眼病已进入中期或晚期。所以在研究各种并发症时，尚需拟定各种并发症发展到早、中、晚期的具体指标，总体上以全身病变及主要脏器的损害程度分辨。

1.Ⅲ早期

（1）主要病机：气阴两虚，经脉不和。

（2）临床特征：气阴两虚加腰背或肢体酸疼，或有胸闷、心悸、心痛、记忆力减退，头晕，手足麻疼，性功能减退等。但其功能仍可代偿，即维持原有的工作和生活。

2.Ⅲ中期

（1）主要病机：痰瘀互结，阴损及阳。

（2）临床特征：神疲乏力、胸闷心悸，咳有黏痰，心悸气短，头晕目眩，记忆力减退，下肢水肿，手足发凉，口唇舌暗，脉弱等。如视网膜病变进入Ⅲ～Ⅳ期，冠心病心绞痛频发，肾功能失代偿致血红蛋白下降，肌酐、尿素氮升高，脑血管病致脑供血不全而眩晕，记忆力减退不能正常工作，因神经疼痛，血管坏疽，肌肉萎缩致不能正常生活和工作。

3.Ⅲ晚期

（1）主要病机：气血阴阳俱虚，痰湿瘀郁互结。

（2）临床特征：在Ⅲ中期基础上发展成肢体残废，脏器严重受损甚至危及生命。如冠心病发展为心肌梗死、严重的心律失常、心力衰竭，肾衰竭尿毒症期，视网膜病变Ⅱ～Ⅳ期，脑血栓形成或脑出血等。

四、病因

消渴的发生与诸多因素有关，是一复合病因的综合病症。发病的内因为素体阴虚，禀赋不足。外因有饮食不节，过食肥甘；形体肥胖，体力活动减少，精神刺激，情志失调；外感六淫，邪毒侵害；化学毒物损害或嗜服温燥药物；劳欲过度，损耗阴精等。外因通过内因而发病。

（一）素体阴虚，五脏虚弱

素体阴虚，五脏虚弱是消渴发病的内在因素。素体阴虚是指机体阴液亏虚及阴液中某些成分缺乏。其主要原因是先天禀赋不足、五脏虚弱，后天阴津化生不足。

（二）饮食不节，过食肥甘

长期过食肥甘，醇酒厚味，损伤脾胃，脾胃运化失司，积热内蕴，消谷耗液，损耗阴津，易发生消渴。

（三）活动减少，形体肥胖

富贵人由于营养丰盛，体力活动减少，形体肥胖，故易患消渴。随着经济的发展，生活水平提高，由于长期摄取高热量饮食，或过多膳食，加之体力活动的减少，身体肥胖，糖尿病的发病率也逐渐增高。

（四）精神刺激，情志失调

长期过度的精神刺激，情志不舒，或郁怒伤肝，肝失疏泄，气郁化火，上灼肺胃阴津，下灼肾阴；或思虑过度，心气郁结，郁而化火，心火亢盛，损耗心脾精血，灼伤胃肾阴液，均可导致消渴的发生。

(五)外感六淫,毒邪侵害

外感六淫,燥火风热毒邪内侵散膏(胰腺),旁及脏腑,化燥伤津,也可发生消渴。

(六)久服丹药,化燥伤津

在中国古代,自隋唐以后,常有人为了壮阳纵欲或养生延寿而嗜服用矿石类药物炼制的丹药,致使燥热内生,阴津耗损而发生消渴。现服石药之风不复存在,但长期服用温燥壮阳之剂,也可导致燥热伤阴,继发消渴。

(七)长期饮酒,房劳过度

长期嗜酒,损伤脾胃,积热内蕴,化燥伤津;或房事不节,劳伤过度,肾精亏损,虚火内生,灼伤阴津可发生消渴。

五、病机

(一)发病

消渴可发生于任何年龄。中年以后发病者所占比例较大,多数起病缓慢,病势由轻渐重;青少年患消渴者所占比例较小,但发病急骤,病势较重。

(二)病位

病位在肺胃肾,涉及肝脾二脏,晚期则侵及五脏六腑,筋脉骨髓。

(三)病性

消渴以本虚标实、虚实夹杂为特点。本虚以气阴两虚为主,标实以燥热内结、瘀血内停和痰浊中阻为多见。

(四)病势

突发者重,缓发者轻;年少发病者重,年老发病者轻;单发本病者轻,出现变证者重。

(五)病机转化

1.病变早期,阴津亏耗,燥热偏盛

消渴是一个复合病因的病证。素体阴虚,五脏虚弱是消渴发病的内在因素;过食肥甘、形体肥胖、情志失调、外感六淫、房劳过度为消渴发病的重要环境因素。过食肥甘,醇酒厚味,损伤脾胃,积热内蕴;精神刺激,气郁化火;外感六淫,毒邪侵害,均可化燥伤津,发生消渴。消渴早期,基本病机为阴津亏耗,燥热偏盛,阴虚为本,燥热为标。

消渴虽有在肺、脾(胃)、肾的不同,但常相互影响,如肺燥津伤,津液失于敷布,则脾不得濡养,肾精不得滋助;脾胃燥热偏盛,上可灼伤肺津,下可耗损肾阴;肾阴不足则阴虚火旺,也可上灼肺胃,终至肺燥胃热脾虚肾亏常可同时存在,而多饮、多食、多尿三多症状常可相互并见。

2.病程迁延,久病入络,气阴两伤,络脉瘀阻

若病程迁延,阴损耗气,燥热伤阴耗气而致气阴两虚,脏腑功能失调,津液代谢障碍,气血运行受阻,痰浊瘀血内生。消渴中阴虚的形成已如前述,气虚主要由于阴损耗气,燥热伤气,先天不足、后天失养,过度安逸,体力活动减少所致;痰浊主要由于过食肥甘厚味,损伤脾胃,健运失职,聚湿成痰所致;瘀血主要由于热灼津亏,气滞血瘀、气虚血瘀、阳虚寒凝、痰湿阻络而致。气阴两虚,痰瘀阻络,久病入络导致络病,从而产生络气郁滞、络脉瘀阻、络脉绌急、络脉瘀塞、络脉瘀结、络虚失荣等主要病理变化,而导致多种慢性并发症的发生。

(1)消渴心病:气阴两虚,心之络脉瘀阻则出现胸痹、心痛、心悸、征忡等心系并发症,上述并

发症病位在心,继发于消渴,因此称为消渴心病。其病机特点是心络郁滞或心络虚滞为发病之本,基本病理环节为心络瘀阻、心络绌急、心络瘀塞。气阴两伤,心络郁滞则气机不畅,故胸中憋闷;若心络虚滞则心痛隐隐,心悸、怔忡、气短、活动后加重;若心络瘀阻则心胸憋闷疼痛,痛引肩背内臂,胸痛以刺痛为特点;若受寒或情志刺激可诱发心络绌急,猝然不通,则见突然性胸闷胸痛发作;若心络瘀塞则气血完全阻塞不通,则突发胸痛,痛势剧烈,不能缓解,伴有大汗淋漓、口唇青紫;若病情进一步发展,心气虚衰,血运无力,络脉瘀阻、津运失常,湿聚为水而见水肿,可伴有心悸、胸闷、呼吸困难、不能平卧。

(2)消渴脑病:肝肾气阴两虚,脑之络脉瘀阻则出现眩晕、中风偏瘫、口僻、健忘、痴呆等脑系并发症,上述并发症病位在脑,继发于消渴,因此称为消渴脑病。其基本病机为肝肾气阴两虚,风痰瘀血阻滞脑络所致,基本病理环节为脑络瘀阻、脑络绌急、脑络瘀塞。若肝肾阴虚,水不涵木,肝阳上亢则头晕目眩;若痰瘀阻滞脑络,脑神失养,则健忘、反应迟钝或痴呆;若脑络绌急,气血一过性闭塞不通,脑神失用则偏身麻木、视物昏花、一过性半身不遂、语言謇涩;若脑络瘀塞,脑神失去气血濡养而发生功能障碍,而见半身不遂,口眼㖞斜,语言謇涩;若病程迁延日久,络气虚滞,络脉瘀阻,肢体筋脉失去气血濡养,则出现肢体瘫软无力,肌肉萎缩等后遗症。

(3)消渴肾病:肝肾气阴两虚,肾络瘀阻则出现尿浊、水肿、腰疼、癃闭、关格等肾系并发症,上述并发症病位在肾,继发于消渴,因此称为消渴肾病。其基本病机以肝肾气阴两虚,肾络瘀滞为发病之本,基本病理环节为肾络瘀阻、肾络瘀结。发病之初,病在肝肾,气阴两虚,肾络瘀滞。肾主水,司开阖,消渴日久,肾阴亏损,阴损耗气,而致肾气虚损,固摄无权,开阖失司,尿频尿多,尿浊而甜;肝肾阴虚,阴虚阳亢,头晕、耳鸣,血压偏高。病程迁延,阴损及阳,脾肾虚衰,肾络瘀阻。脾肾虚衰,肾络瘀阻,水液代谢障碍则水湿潴留,泛溢肌肤,则面足水肿,甚则胸腔积液腹水;阳虚不能温煦四末,则畏寒肢冷。病变晚期,肾络瘀结,肾体劳衰,肾用失司,浊毒内停,五脏受损,气血阴阳衰败。肾阳衰败,水湿泛滥,浊毒内停,变证蜂起。浊毒上泛,胃失和降,则恶心呕吐,食欲缺乏;脾肾衰败,浊毒内停,血液化生无源,则见面色萎黄,唇甲舌淡,血虚之候;水湿浊毒上犯,凌心射肺,则心悸气短,胸闷喘憋不能平卧;肾元衰竭,浊邪壅塞三焦,肾关不开,则少尿或无尿,已发展为关格病终末阶段。

(4)消渴眼病:肝肾亏虚,目络瘀滞,则出现视物模糊,双目干涩,眼底出血,甚则目盲失明等眼部并发症,上述并发症病位在眼,继发于消渴,因此称为消渴眼病。肝肾亏虚,目络瘀滞,精血不能上承于目则视物模糊,双目干涩;病变早期,目络瘀滞,血流瘀缓,眼底可见目之络脉扩张形成葡萄珠样微血管瘤;病变中期,肝肾阴虚,阴虚火旺,灼伤目之血络,血溢脉外则眼底出血,视物模糊;病变晚期,肝肾亏虚,痰瘀阻塞目络,络息成积,目络瘀结,精血完全阻塞,不能濡养于目,则目盲失明。

(5)消渴痹痿:肝肾阴虚,络气虚滞,经脉失养,早期出现肢体麻木,疼痛,感觉障碍,晚期出现肌肉萎缩等肢体并发症,上述症状类似中医学的"痹证""痿证",继发于消渴,因此称为消渴痹痿。肝肾阴虚,络气虚滞,则温煦充养功能障碍,可见下肢麻木发凉;痰浊瘀血瘀阻四肢络脉,不通则痛,故见肢体疼痛、窜痛、刺痛、电击样疼痛;病程日久,肾虚真精亏乏,肝虚阴血不足,肝主筋,肾主骨,络虚失荣,髓枯筋痿,则出现下肢痿软,肌瘦无力,甚则腿胫肉脱,步履全废。

(6)消渴脱疽:肝肾亏虚,肢体络脉瘀阻,则出现肢端发凉,患肢疼痛,间歇跛行,甚则肢端坏疽等足部并发症,上述症状类似于中医学的"脱疽",继发于消渴,因此称之为消渴脱疽。肝肾亏虚,肢体络脉瘀滞,筋脉失养,则肢端发凉,肤温降低;病程进展,肢体络脉瘀阻,血流不畅,则出现患肢疼痛,间歇跛行,肤色暗红;病程日久,肢体络脉瘀塞,气血完全阻塞不通,患肢缺血坏死,肢端焦黑干枯;若肢体络脉瘀阻,气血壅滞,热腐成脓,则出现肢端坏疽,腐黑湿烂,脓水臭秽,甚则腐化筋骨,足残废用。

综上,消渴慢性并发症是消渴日久,久病入络所致,络病是广泛存在于消渴慢性并发症中的病理状态,其病理环节虽有络气瘀滞、络脉瘀阻、络脉绌急、络脉瘀塞、络脉毒结等不同,但是"瘀阻"则是其共同的病机。因此,从络病论治消渴慢性并发症,应以通为用,化瘀通络是其重要治则,在消渴慢性并发症中,络病常是络虚与络瘀并存,治疗当以通补为宜。

3.病变后期,阴损及阳,阴阳俱虚

消渴之本在于阴虚,若病程迁延日久,阴损及阳,或因治疗失当,过用苦寒伤阳之品,终致阴阳俱虚。若脾阳亏虚,肾阳衰败,水湿潴留,浊毒内停,壅塞三焦则出现全身水肿,四肢厥冷,纳呆呕恶,面色苍白,尿少尿闭等症;若心肾阳衰,阳不化阴,水湿浊邪上凌心肺则出现胸闷心悸,水肿喘促,不能平卧,甚则突然出现心阳欲脱,气急倚息,大汗淋漓,四肢厥逆,脉微欲绝等危候;若肝肾阴竭,五脏之气衰微,虚阳外脱,则出现猝然昏仆,神志昏迷,目合口张,鼻鼾息微,手撒肢冷,二便自遗等阴阳离决之象。临床资料表明消渴晚期大多因并发消渴心病、消渴脑病、消渴肾病而死亡。

另有少数消渴患者发病急骤,病情严重,迅速导致阴津极度损耗,阴不敛阳,虚阳浮越而出现面赤烦躁,头疼呕吐,皮肤干燥,目眶下陷,唇舌干红,呼吸深长,有烂苹果样气味。若不及时抢救,则真阴耗竭,阴绝阳亡,昏迷死亡。

六、辨证论治

(一)辨证思路

1.辨病位

本病病位在肺、胃、脾、肾,日久五脏六腑、四肢五官均可受累。口干舌燥,烦渴多饮,病在肺;多食善饥,多饮多尿,神疲乏力,病在脾胃;尿频量多,尿浊如膏,腰酸耳鸣,病在肾;病久视物模糊,雀目内障,病在肝;胸闷气短,胸痛彻背,病在心;神志昏迷,肢体偏瘫,偏身麻木,病在脑;肢体水肿,腰酸乏力,尿浊如膏,病在脾肾。

2.辨病性

消渴之病性为本虚标实。阴津亏耗为本虚,燥热偏盛为标实。烦渴多饮,多食善饥,大便干结,舌红苔黄,为阴虚热盛;口干欲饮,腰酸乏力,舌胖有齿印,脉沉细,为气阴两虚;口干欲饮,倦怠乏力,舌胖质黯,舌有瘀斑瘀点,为气阴两虚兼瘀血阻络;尿频量多,腰膝酸软,头晕耳鸣,舌红少苔,为肾阴亏虚;饮多溲多,手足心热,畏寒肢冷,为阴阳两虚。

消渴的基本病机是阴虚燥热,以阴虚为本,燥热为标。故治疗以养阴生津,清热润燥为基本原则。治疗应在此基础上,根据肺、胃、脾、肾病位的偏重不同,阴精亏损,阴虚燥热,气阴两虚证候的情况,配合清热生津、益气养阴及润肺、养胃、健脾、滋肾等法为治。病久阴损及阳,阴阳俱虚者,则应阴阳俱补。夹瘀者则宜活血化瘀。合并心脑疾病、水肿、眼疾、痈疽、肺痨、肢体麻木等兼证者,又当视具体情况,合理选用补肺健脾、滋养肝肾、益气养血、通络祛风、清热解毒、化瘀除湿等治法。

(二)分证论治

1.阴津亏虚

症状:口干欲饮,尿频量多,形体消瘦,头晕耳鸣,腰膝酸软,皮肤干燥瘙痒,舌瘦红而干,苔薄少或黄或白,脉细。

病机分析:阴津亏虚不足,脏腑失去濡养,脾胃阴虚则见口干欲饮,脾主肌肉,病久则见形体消瘦;后天之本亏虚,则五脏失去精微物质濡养,日久则肝肾亏虚,头晕耳鸣,腰膝酸软;津液不能上达于肺,则见肺燥,肺主皮毛,见皮肤干燥瘙痒;舌瘦红而干,苔薄,脉细均为阴津亏虚之征象。

治法:滋阴增液。

常用方:六味地黄丸(《小儿药证直诀》)加减。生地黄、山茱萸、怀山药、牡丹皮、茯苓、泽泻、麦冬、北沙参。

随症加减:阴虚肝旺,加柴胡、赤白芍、牡丹皮、栀子;阴虚阳亢加天麻、钩藤、赤白芍、菊花、枸杞子、石决明。

常用中成药:六味地黄丸每次 20～30 粒,每天 2 次。滋阴补肾。适用于肾阴亏损、头晕、耳鸣、腰膝酸软、骨蒸潮热、盗汗遗精、消渴者。杞菊地黄丸每次 1 丸,每天 1 次。滋肾养肝。用于肝肾阴亏的眩晕,耳鸣,目涩畏光,视物昏花者。

针灸。①治法:滋阴生津。②配穴:膈俞、脾俞、胰俞、肾俞、足三里、曲池、太溪。③操作:平补平泻,得气为度,留针 15～20 分钟。④方解:膈俞、脾俞、胰俞、肾俞等背阳穴从阳引阴,使阴生而燥热除,足三里为胃足阳明之合穴,可使气升津生,曲池、太溪泄热益阴。

临证参考:此证型多见于消渴前期,血糖偏高,多见于 40 岁以上的中老年患者,临床症状多不明显,仔细询问才有腰酸乏力、口干等症状,临床需结合舌象和脉象进行辨证。

2.阴虚热盛

症状:烦渴多饮,多食易饥,尿频量多,舌红少津,苔黄而燥,脉滑数。

病机分析:饮食不节,积热于胃,胃热熏灼于肺,肺热伤阴,阴津耗伤,欲饮水以自救,故烦渴多饮;胃主腐熟水谷,今胃热内盛,腐熟力强,则多食易饥;肺主宣发,今肺热内盛,则肺失宣降而治节失职,饮水虽多,但不能敷布全身,加之肾关不固,故而尿频量多;舌红少津、苔黄而燥,脉滑数,均为阴虚热盛征象。

治法:滋阴清热。

常用方:增液汤(《温病条辨》)加白虎汤(《伤寒论》)加减。生地黄、玄参、麦冬、生石膏、知母、葛根、天花粉、黄连、枳实、甘草。

随症加减:胃肠结热,合小承气汤;肝郁化热,合大柴胡汤。

常用中成药:玉泉丸每次 9 g,每天 4 次,3 个月为 1 个疗程。生津消渴,清热除烦,养阴滋肾,益气和中。适用于虚热烦咳,多饮,多尿,烦躁失眠等症;亦用于因胰岛功能减退而引起的物质代谢、碳水化合物代谢紊乱,血糖升高之糖尿病。麻仁软胶囊每次 3～4 粒,每天 2 次。润肠通便。适用于津亏肠燥之便秘。

针灸。①治法:养阴清热。②配穴:膈俞、脾俞、胰俞、肾俞、足三里、曲池、太溪、肺俞、胃俞、丰隆。③操作:平补平泻,得气为度,留针 15～20 分钟。④方解:膈俞、脾俞、胰俞、肾俞等背阳穴从阳引阴,使阴生而燥热除,足三里为胃足阳明之合穴,可使气升津生,曲池、太溪泄热益阴,肺俞生津止渴,胃俞、丰隆泄热通便。

临证参考:此证型多见于消渴血糖明显升高的患者,一般血糖在 13.9 mmol/L 以上,可出现明显的三多一少症状,但目前在城市中三多一少症状并不明显,可能与健康查体早期发现糖尿病有关,而在农村由于缺少健康查体,血糖升高明显,此证型多见。

3.气阴两虚

症状:典型的多饮、多尿、多食症状不明显,口干咽干,神疲乏力,腰膝酸软,心悸气短,舌体胖或有齿印,苔白,脉沉细。

病机分析:消渴日久,阴精亏虚,同时燥热日久伤及元气而致全身五脏元气不足,阴液不足,不能上承口咽而见口干咽干,脾气亏虚则神疲乏力,肾虚无以益其府故腰膝酸软,心气不足则见心悸气短;舌体胖或有齿印、苔白、脉沉细均为气阴两虚征象。

治法:益气养阴。

常用方:生脉散(《医学启源》)合增液汤(《温病条辨》)加减。黄精、太子参、麦冬、五味子、生地黄、玄参。

随症加减:气虚明显者,加党参、黄芪;夹有血瘀证者,加桃仁、红花、丹参、赤芍、牡丹皮等活血化瘀药。

常用中成药:消渴丸每天 3 次,初服者每次 5 丸,逐渐递增至每次 10 丸,出现疗效后,再逐渐减少为每天 2 次的维持量。滋肾养阴,益气生津。适用于多饮,多尿,多食,消瘦,体倦无力,眠差腰痛,尿糖及血糖升高之气阴两虚型消渴症。注:每 10 丸消渴丸中含有 2.5 mg 格列本脲,服用本品时禁止再服用磺脲类降糖药。可乐定胶囊每次 4 粒,每天 3 次,3 个月为 1 个疗程。益气养阴,生津止渴。用于 2 型糖尿病。降糖甲片每次 6 片,每天 3 次,1 个月为 1 个疗程。补中益气,养阴生津。用于气阴两虚型消渴(2 型糖尿病)。

针灸。①治法:益气养阴。②配穴:中脘、气海、足三里、脾俞、肾俞、地机、三阴交。③操作:平补平泻,得气为度,留针 15～20 分钟。④方解:中脘、气海、足三里、脾俞健脾益气,肾俞、三阴交滋补肝肾。

临证参考:本型多见于血糖控制较好的消渴患者,是临床上消渴最常见的证型,本型多与瘀血阻络证候合并出现,此时大多有消渴早期并发症。临床研究显示,益气养阴、活血化瘀治则不仅可以治疗并发症,而且可以预防并发症。

4.脾虚痰湿

症状:形盛体胖,身体重着,困乏神疲,晕眩,胸闷,口干,舌胖,苔腻或黄腻,脉弦滑。

病机分析:形盛体胖,而肥人多痰湿,故湿浊内盛,湿郁肌肤故身体重着;湿浊内盛日久损伤脾气,故见困乏神疲;湿浊中阻,清阳不升,可致眩晕;消渴久入络,瘀血阻滞,气血运行不畅,阻于胸中则可见胸闷不舒;舌质暗、苔腻或黄腻、脉弦滑均为湿浊痰瘀征象。

治法:健脾化湿。

常用方:六君子汤(《校注妇人良方》)加减。党参、白术、茯苓、生甘草、陈皮、半夏、砂仁、泽泻、瓜蒌。

随症加减:化热加小陷胸汤。

针灸。①治法:健脾化痰。②配穴:足三里、脾俞、胰俞、丰隆、中脘。③操作:平补平泻,得气为度,留针 15～20 分钟。④方解:中脘、胰俞、足三里、脾俞健脾益气,丰隆化痰。

临证参考:本证型多见于消渴早期及消渴并发症期,消渴早期空腹血糖或餐后血糖偏高,但达不到糖尿病诊断标准,辨证以体胖、苔腻、倦怠为主要辨证依据,在消渴并发症期多见于消渴腹泻和消渴肾病,辨证以苔腻、舌胖为主要辨证依据。

5.阴阳两虚

症状:小便频数,夜尿增多,浑浊如脂膏,甚至饮一溲一,五心烦热,口干咽燥,神疲乏力,耳轮干枯,面色黧黑,腰膝酸软,畏寒肢凉,阳痿,下肢水肿,舌淡,苔白,脉沉细无力。

病机分析:阴阳互根互用,病程日久,阴损及阳,造成阴阳两虚。阴阳两虚,肾之固摄失常,则见小便频数,夜尿增多,甚至饮一溲一;大量水谷精微下泄,则尿如膏脂;肾开窍于耳,五色主黑,肾阴阳两亏,可见耳轮干枯,面色黧黑;肝肾同源,肾阴阳两虚致肝主筋功能受到影响,则腰膝酸软,阳痿;肾损及脾,脾运化失司,则见神疲乏力,下肢水肿;肺主皮毛,卫阳不足则见畏寒肢凉;舌淡,苔白,脉沉细无力亦为阴阳亏虚的征象。

治法:滋阴补阳。

常用方:金匮肾气丸(《金匮要略》)加减。附子、肉桂、熟地黄、山茱萸、怀山药、牡丹皮、茯苓、泽泻。

随症加减:阴虚明显者加生地黄、玄参、麦冬;阳虚明显者加重肉桂附子用量,选加鹿茸、仙茅、淫羊藿等;阳虚水泛者,合用真武汤。

常用中成药:金匮肾气丸每次20～30粒,每天2次。温补肾阳,化气行水。适用于肾阳虚之消渴,腰膝酸软,小便不利,畏寒肢冷。

针灸。①治法:滋阴补阳。②配穴:气海、关元、中脘、足三里、地机、肾俞、脾俞、三阴交、尺泽。③操作:均用补法,得气后留针30分钟。阳虚寒盛者灸气海、关元、中脘各5壮。④方解:气海、中脘、关元为腹阴之穴,从阴引阳,壮阳补虚,肾俞、三阴交补益肝肾,足三里、地机、脾俞、尺泽助脾胃之运化,肺之输布,诸穴相配,共奏健脾温肾,调补阴阳之功效。

临证参考:本证型多见于消渴并发症的中晚期阶段,常见于消渴肾病、消渴眼病、消渴心病、消渴脱疽、消渴痹痿等多种并发症同时并见,临床治疗应根据各并发症的轻重程度,在调补阴阳的基础上,结合辨病遣方用药。

(三)兼夹证

1.血瘀

临床表现:肢体麻木或疼痛,下肢紫暗,胸闷刺痛,中风偏瘫,或言语謇涩,眼底出血,唇舌紫暗,舌有瘀点、瘀斑,或舌下青筋显露,苔薄白,脉弦涩。

病机分析:消渴日久入络,气阴两虚,气虚无力推动血行,阴虚则血失化源,而致瘀血阻络。瘀阻于肢体,则见肢体麻木或疼痛,下肢紫暗;阻于清窍,则见中风偏瘫,或言语謇涩;阻于目络,则见眼底出血;阻于胸胁,则见胸闷刺痛;血瘀之象在舌脉则表现为舌有瘀点、瘀斑,或舌下青筋显露,脉弦涩。

治法:活血化瘀。

常用方:桃红四物汤(《医宗金鉴》)加减。桃仁、红花、丹参、生地黄、当归、赤芍、牡丹皮。

常用中成药:丹七片每次2片,每天2～3次。活血化瘀。适用于血瘀气滞,心胸痹痛,眩晕头痛,经期腹痛;亦适用于消渴见血瘀证表现者。复方丹参滴丸每次10粒,每天3次。活血化瘀。理气止痛。适用于胸中憋闷,心绞痛;亦适用于消渴见血瘀证表现者。苦碟子注射液:40 mL加入0.9%氯化钠注射液250 mL中,静脉滴注,每天1次,14天为1个疗程。苦碟子注射液适用于消渴瘀血闭阻者。

临证参考:血瘀证病机贯穿于消渴始终,随着消渴病程的延长,血瘀证的表现也越来越重,血瘀证常常与气阴两虚和阴阳两虚证同时并见,活血化瘀治法常常贯穿于消渴治疗的始终,临床上单独运用活血化瘀法比较少,常与益气养阴、健脾化痰、调补阴阳等治法配合使用。

2.气滞

临床表现:胸闷不舒,喜叹息,以一呼为快,胁腹胀满,急躁易怒,或情志抑郁,口苦咽干,脉弦。

病机分析:消渴日久,痰浊、瘀血内生,阻碍气机;肝体阴而用阳,肝阴虚导致肝用失司,失于疏泄,肝郁气滞,可见胸闷不舒,胁腹胀满,喜叹息,以一呼为快,口苦咽干;肝主情志,肝郁则急躁易怒,或情志抑郁;脉弦亦为肝郁气滞的征象。

治法:疏肝理气。

常用方:四逆散(《伤寒论》)加减。柴胡、赤白芍、枳实、生甘草。

常用中成药:逍遥颗粒每次1袋,每天2次。疏肝健脾,养血调经。适用于肝气不舒所致胸胁胀痛,头晕目眩,食欲缺乏。

临证参考:气滞也是消渴最常见的兼夹证候之一,可见于消渴前期、消渴期和消渴并发症期,在消渴前期和消渴期以肝郁化热多见,而在消渴并发症期以肝郁脾虚为多见,临床研究证实,疏肝理气可以改善临床症状,同时可以降低血糖。

七、变证治疗

(一)消渴肾病

发病之初,病在肝肾,气阴两虚,络脉瘀结。病程迁延,阴损及阳,脾肾虚衰。病变晚期,肾体劳衰,肾用失司,浊毒内停,五脏受损,气血阴阳衰败,变证蜂起。水湿浊毒上犯,凌心射肺可致心衰;浊邪壅塞三焦,肾关不开,则少尿或无尿,发展为关格。

1.肝肾气阴两虚,肾络瘀滞

临床表现:腰膝酸软,疲乏无力,头晕目眩,怕热,便干,双目干涩,视物模糊,舌体胖,舌质暗,或有瘀斑瘀点,苔白,脉弦细数。

治法:滋补肝肾,益气养阴,化瘀通络。

常用方:山茱萸、枸杞子、生黄芪、太子参、首乌、生地黄、丹参、川芎、谷精草。

2.脾肾两虚,肾络瘀阻

临床表现:腰膝酸疼,神疲乏力,纳少腹胀,面足水肿,畏寒肢冷,夜尿多。舌体胖有齿印,舌质淡暗或有瘀斑瘀点,苔白,脉沉细无力。

治法:温肾健脾,益气活血。

常用方:仙茅、淫羊藿、白术、生黄芪、当归、川芎、丹参、猪茯苓、芡实、金樱子、熟大黄。

3.气血阴阳俱虚,肾络瘀结,浊毒内停

临床表现:腰膝酸疼,神疲乏力,面色萎黄,唇甲色淡,心悸喘憋,尿少水肿,纳呆呕恶,大便秘结。舌体胖,舌质暗淡无华,苔厚腻,脉沉细无力。

治法:益气养血,化瘀散结,通腑泻浊。

常用方:生黄芪、当归、卫矛、莪术、瓜蒌、大黄。

(二)消渴痹痿

肝肾阴虚,络气虚滞,经脉失养,早期出现肢体麻木,疼痛,感觉障碍,晚期出现肌肉萎缩,甚则腿胫肉脱,步履全废等并发症,因继发于消渴,故称为消渴痹痿。

1.分证论治

(1)气血两虚,络脉失荣:步履欹侧,或站立不稳,两足如踩棉花,手足指趾麻木,甚或手指不能摄物,肌肤不仁,触之木然,腓肠触痛,肌肉瘦瘪,且觉无力,张力减退。舌胖嫩红,边有齿痕,苔薄净,脉濡细。

治法:益气养血,调和营卫。

常用方:黄芪桂枝五物汤(《金匮要略》)合当归补血汤(《内外伤辨惑论》)加减。生黄芪、当归、白芍、桂枝、白术、川牛膝、木瓜。

(2)气阴两虚,络脉瘀阻:始觉足趾发冷,渐次麻木,年经月累,上蔓至膝,渐及上肢,手指麻木,甚或痛如针刺,或如电灼,拘挛急痛,或如撕裂,昼轻夜重,轻轻抚摸,即觉疼痛,肌肤干燥,甚或皲裂,乏力,口干喜饮,大便干燥,四末欠温。舌暗红,舌体胖大,苔薄而干或少苔,脉弦细或数。

治法:益气养阴,活血通络。

常用方:生黄芪、生地黄、山茱萸、丹参、鬼箭羽、赤芍、狗脊、牛膝、木瓜、枸杞子、当归、全蝎、蜈蚣。

(3)肝肾亏虚,络虚风动:腰尻腿股剧烈疼痛,犹如刀割电灼,无时或休,入夜尤甚,腿股无力,张力低下,肌肉萎缩,久坐之后,未能站立。腰酸腿软,头晕耳鸣,骨松齿摇。舌淡,少苔或有剥裂,脉弦细无力。

治法:滋补肝肾,益精填髓。

常用方:狗脊、续断、牛膝、木瓜、杜仲、熟地黄、当归、枸杞子、菟丝子、丹参、赤白芍、炙龟甲、地龙。

2.其他治疗

(1)中成药:丹参注射液 20 mL 溶于 0.9％氯化钠注射液 250 mL 中,静脉滴注,每天 1 次。

(2)按摩:双下肢按摩可促进局部血液循环,改善症状,但用力应轻柔,或局部穴位按摩,取双侧足三里、环跳、委中、承山、三阴交、涌泉穴,每次 15 分钟,每天 1~2 次,具有滋养肝肾、疏通脉络、调畅气血的功能。

(三)消渴眼病

糖尿病日久,耗气伤阴,气阴两虚,瘀阻目络;或阴损及阳,致阴阳两虚,目络阻滞,痰瘀互结,而导致目络受损,以眼底出血、渗出、水肿、增殖,视物模糊,视力下降为主要临床表现。本病病位在目,主要涉及肝、脾、肾等脏腑;病性为本虚标实,虚实夹杂,寒热并见。在治疗上以益气养阴、滋养肝肾、阴阳双补治其本;通络明目、活血化瘀、化痰散结治其标。

临证要整体辨证与眼局部辨证相结合。首当辨全身虚实、寒热,根据眼底出血时间,酌加化瘀通络之品。早期出血以凉血化瘀为主,出血停止两周后以活血化瘀为主,后期加用化痰软坚散结之剂。

1.分证论治

(1)气阴两虚,脉络瘀滞:多饮、多尿、多食症状不典型,口咽干燥,神疲乏力,少气懒言,眠少汗多,大便干结,或头晕耳鸣,或肢体麻木,舌体胖,舌淡红,苔薄白或舌红少苔,中有裂纹,脉细或细而无力。眼症:视力减退,视网膜病变多为单纯型的Ⅰ~Ⅱ期,如见或多或少的视网膜微血管瘤,并有小点片状出血或黄白色硬性渗出。

治法:益气生津,化瘀通络。

常用方:生脉饮(《内外伤辨惑论》)加减。生黄芪、太子参、麦冬、五味子、枸杞子、菊花、丹参、当归。

(2)肝肾阴虚,脉络瘀阻:多饮、多尿、多食症状不明显,口干乏力,心悸气短,头晕耳鸣,腰膝酸软,肢体麻木,或双下肢微肿,大便干燥与稀溏交替出现,舌体胖嫩,舌色紫暗或有瘀斑,脉细乏力或细涩。眼症:视物模糊,或视物变形,或自觉眼前黑花漂移,甚至视力严重障碍,视网膜病变多为单纯型或由单纯型向增殖型发展(Ⅱ~Ⅳ期),如见或多或少的视网膜微血管瘤,新旧杂陈的点片状和火焰状出血,黄白色的硬性渗出及白色的棉絮状斑,或黄斑水肿渗出,视网膜新生血管等。眼底出血多时可融合成片,或积聚于视网膜前,或形成玻璃体出血。

治法:滋补肝肾,化瘀通络。

常用方:杞菊地黄丸(《医级宝鉴》)加减。枸杞子、菊花、熟地黄、山茱萸、怀山药、茯苓、泽泻、牡丹皮、丹参。

(3)阴阳两虚,痰瘀阻络:面色苍黄晦暗,气短乏力,腰膝酸软,畏寒肢冷,颜面或下肢水肿,食欲缺乏,大便溏泻或溏泻与便秘交替,夜尿频数,浑浊如膏,舌淡苔白,脉沉细无力。眼症:视力严重障碍,甚至盲无所见。视网膜病变多为增殖型(Ⅳ~Ⅵ期),眼底所见同前。

治法:阴阳双补,逐瘀散结。

常用方:右归饮(《景岳全书》)加减。附子、肉桂、鹿角胶、熟地黄、山茱萸、枸杞子、怀山药、菟丝子、杜仲、当归、淫羊藿、鬼箭羽、甲片、瓦楞子、浙贝母、海藻、昆布、三七。

2.其他疗法

(1)中成药:明目地黄丸水蜜丸每次6g,小蜜丸每次9g,大蜜丸每次1丸,每天2次。滋肾、养肝、明目。适用于肝肾阴虚,目涩畏光,视物模糊等。石斛夜光丸每次5片,每天3次。清除湿热,利尿排石。适用于肝肾两亏,阴虚火旺,内障目暗,视物昏花等。

(2)针灸:对于糖尿病视网膜病变Ⅰ~Ⅲ期,出血较少者可慎用针刺疗法,取太阳、阳白、攒竹、足三里、三阴交、光明、肝俞、肾俞等穴,可分两组轮流取用,每次取眼区1~2个穴,四肢及背部3~5个穴,平补平泻。

(3)电离子导入:采用电离子导入的方式,使中药制剂直接到达眼部的病灶组织,从而促进视网膜出血、渗出和水肿的吸收,具有方法简便、创伤小、作用直接等特点。

(四)消渴脱疽

糖尿病日久,耗气伤阴,五脏气血阴阳俱损,肌肤失养,血脉瘀滞,日久化热,灼伤肌肤和(或)感受外邪致气滞、血瘀、痰阻、热毒积聚,以致肉腐骨枯所致。病情发展至后期则阴损及阳,阴阳两虚,阳气不能敷布温煦,致肢端阴寒凝滞,血脉瘀阻,发为脱疽。

临证辨治要分清标本,强调整体辨证与局部辨证相结合,注意扶正与祛邪并重。内治法重在整体辨证,结合局部辨证;外治法以局部辨证为主。

1.分证论治

(1)湿热毒盛,络脉瘀阻:患趾腐黑湿烂,脓水色败臭秽,坏疽有蔓延趋势,坏死部分向近心端扩展并累及旁趾,足部红肿疼痛,边界不清,甚者肿及小腿,可伴有发热。舌质暗红或淡,苔黄腻,脉沉滑。

治法:清热利湿,解毒通络。

常用方:四妙丸(《成方便读》)加减。苍术、黄柏、牛膝、薏苡仁、萆薢、金银花、生地黄、白花蛇舌草、蒲公英、川黄连、红花、忍冬藤、赤芍、牡丹皮、丹参。

(2)气阴两伤,络脉瘀毒:患足红肿消退,蔓延之势得到控制,患趾干黑,脓水减少,臭秽之气渐消,坏死部分与正常组织界线日趋清楚,疼痛缓解,口干,乏力,舌胖,质暗,苔薄白或薄腻,脉沉细。

治法:益气养阴,祛瘀托毒。

常用方:托里消毒散(《外科正宗》)加减。生黄芪、太子参、丹参、白花蛇舌草、鹿衔草、麦冬、五味子、白术、桃仁、红花、地龙、川芎、丝瓜络、忍冬藤。

(3)气血两虚,络脉瘀阻:截趾创面脓腐已去,腐化筋膜组织减少,并逐渐内缩,新生肉芽红润,上皮新生,疮面渐收,足部无红肿疼痛,全身情况平稳。

治法:益气养血,化瘀通络。

常用方:生黄芪、当归、太子参、丹参、鹿衔草、鸡血藤、茯苓、山茱萸、红花、地龙、川芎、丝瓜络。

2.其他疗法

(1)局部处理:局部清创的方法有一次性清法和蚕食清法两种。一次性清法适应于:生命体征稳定,全身状况良好;湿性坏疽(筋疽)或以湿性坏疽为主,而且坏死达筋膜肌肉以下,局部肿胀明显、感染严重、血糖难以控制者。蚕食清法适应于:生命体征不稳定,全身状况不良,预知一次性清创难以承受;干性坏疽(脱疽)分界清楚者或混合型坏疽,感染、血糖控制良好者。

(2)外敷药。①湿热毒盛期:疮面糜烂,脓腔,秽臭难闻,肉腐筋烂,多为早期(炎症坏死期),宜祛腐为主,方连九一丹等。②正邪纷争期:疮面分泌物少,异味轻,肉芽渐红,多为中期(肉芽增生期),宜祛腐生肌为主,方选红油膏等。③毒去正胜期:疮面干净,肉芽嫩红,多为后期(瘢痕长皮期),宜生肌长皮为主,方选生肌玉红膏等。

(3)中药浸泡熏洗。①清化湿毒法:适用于脓水多而臭秽重、引流通畅者,药用土茯苓、马齿苋、苦参、明矾、黄连、重楼等煎汤,温浸泡患足。②温通经脉法:适用于阳虚络阻者,药用桂枝、细辛、红花、苍术、土茯苓、黄柏、百部、苦参、毛冬青、忍冬藤等煎汤,温浸泡患足。③清热解毒、活血化瘀法:适用于局部红、肿、热、痛明显,热毒较甚者,药用大黄、毛冬青、枯矾、马勃、玄明粉等煎汤,温浸泡患足。中药浸泡熏洗时,应特别注意引流通畅和防止药液烫伤。

(五)消渴阳痿

糖尿病日久,肝脾肾受损,气血阴阳亏虚,阴络失荣导致宗筋不用而成。本病的病位在宗筋,主要病变脏腑为肝、脾、肾。病理性质有虚实之分,且多虚实相兼。

1.分证论治

(1)肾阳不足:阳痿阴冷,精薄精冷,头晕耳鸣,面色㿠白,精神萎靡,腰膝酸软,畏寒肢冷,短气乏力,舌淡胖润,或有齿痕,脉沉细尺弱。

治法:温补肾阳。

常用方:右归丸(《景岳全书》)加减。鹿角胶、附子、肉桂、熟地黄、菟丝子、当归、杜仲、怀山药、山茱萸、枸杞子。

(2)心脾两虚:阳痿不举,精神不振,心悸气短,乏力自汗,形瘦神疲,夜寐不安,胃纳不佳,面色不华,舌质淡,脉沉细。

治法:补益心脾。

常用方:归脾汤(《济生方》)加减。黄芪、白术、茯神、龙眼肉、人参、木香、当归、远志、甘草、酸枣仁。

(3)湿热下注:阳痿茎软,阴囊潮湿,臊臭或痒痛,下肢酸困,小便短赤,舌苔黄腻,脉濡数。

治法:清热利湿。

常用方:龙胆泻肝汤(《医方集解》)加减。龙胆草、黄芩、栀子、泽泻、车前子、当归、柴胡、生地黄、薏苡仁、甘草。

随症加减:阴部瘙痒、潮湿甚加地肤子、蛇床子。

(4)肝郁气滞:阳痿失用,情志抑郁或易激动,失眠多梦,腰膝酸软,舌暗苔白,脉沉弦细。

治法:疏肝理气,兼以活血。

常用方:四逆散(《伤寒论》)加减。柴胡、枳实、枳壳、当归、白芍、蜈蚣、甘草、佛手、刺猬皮。

(5)气滞血瘀:阳痿不举,龟头青暗,或见腰、小腹、会阴部位刺痛或不适,舌质紫暗或有瘀斑瘀点,脉弦涩。

治法:行气活血,化瘀起痿。

常用方:少腹逐瘀汤(《医林改错》)加减。小茴香、干姜、延胡索、当归、川芎、肉桂、赤芍、生蒲黄、五灵脂。

2.其他疗法

(1)中成药:五子衍宗丸水蜜丸每次 6 g,小蜜丸每次 9 g,大蜜丸每次 1 丸,每天 2 次。补肾益精。适用于肾虚精亏所致的阳痿不育、遗精早泄等。参茸丸水蜜丸每次 5 g,大蜜丸每次 1 丸,每天 2 次。滋阴补肾,益精壮阳。适用于肾虚肾寒、腰腿酸痛等。

(2)针灸:①取穴神阙、气海、关元、肾俞、命门、百会、太溪、足三里。前三穴用灸法,余用针刺施以补法,使腹部穴热感传至阴部。②主穴取大赫、命门,配穴取足三里、气海、关元。操作采用"探刺感传法",随意轻微使捻转,使针感传向阴茎;取"烧山火"补法,作龙眼推使,完毕,左手拇指、示指用力夹住针柄上端,不使针向回松动,以右手拇指指甲从上向下刮动针柄。退针时,用左手拇指、示指向下轻压,待针下松弛时,右手将针快速撤出,急速揉按针孔。③主穴取中极、归来、大赫,配穴取风池、内关。操作:针刺中极、归来、大赫时,需使针感传至尿道;针刺风池时,应是针感放射至整个头部。适用于各型患者。若命门火衰者,加腰阳关、命门、关元;心脾受损者,加脾俞、足三里、神门;肝气郁结者,加肝俞、太溪、阳陵泉;惊恐伤肾者,加心俞、志室、神门;湿热下注者,加足三里、膀胱俞、丰隆。

(六)消渴汗证

糖尿病泌汗异常病位在皮肤腠理,病位虽在表,却是体内脏腑功能失调的表现。病性为本虚标实。汗出过多主要为气虚不固或热逼汗出,汗出过少则主要为阴津亏虚。

1.分证论治

(1)阴阳失调:上半身多汗,下半身少汗或无汗,怕冷又怕热,失眠多梦,每遇情绪波动时,常易自汗,甚则汗出淋漓,舌暗苔白,脉沉细。

治法:调和阴阳。

常用方:桂枝加龙骨牡蛎汤(《伤寒论》)加减。桂枝、白芍、五味子、龙骨、牡蛎、浮小麦、炙甘草。

(2)脾肺气虚:心胸头面汗出,进食尤甚,面色㿠白,气短乏力,心悸健忘,纳呆便溏,舌质淡嫩,脉象虚弱。

治法:补益脾肺,固表止汗。

常用方:玉屏风散(《丹溪心法》)加减。黄芪、白术、防风、党参、黄精、炙甘草、生龙牡。

(3)心肾阴虚:心胸汗出,虚烦失眠,心悸健忘,头晕耳鸣,咽干舌燥,腰酸膝软,多梦遗精,骨蒸潮热,小便短赤,舌红苔白,脉象细弱。

治法:补益心肾,敛阴止汗。

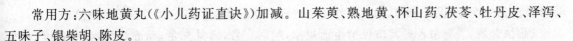

常用方:六味地黄丸(《小儿药证直诀》)加减。山茱萸、熟地黄、怀山药、茯苓、牡丹皮、泽泻、五味子、银柴胡、陈皮。

2.其他疗法

(1)中成药:玉屏风颗粒每次 5 g,每天 3 次。益气,固表,止汗。适用于表虚不固,自汗恶风等。知柏地黄丸水蜜丸每次 6 g,小蜜丸每次 9 g,大蜜丸每次 1 丸,每天 2 次。滋阴降火。适用于阴虚火旺、潮热盗汗等。

(2)外治:以麻黄根、牡蛎火煅,与赤石脂、龙骨共为细末,以绢袋贮存备用。将皮肤汗液擦干后,以此粉扑之。

八、疗效评定标准

本标准是对患者治疗中总体的评定标准,在科研中应说明研究的主要目标,若单为降血糖,可按降糖程度评定,但应说明配合其他治疗的方法。各种并发症的评定标准另订。

(一)临床缓解

包括:① 空腹血糖 < 6.1 mmol/L(110 mg/dL),餐后 2 小时血糖 ≤ 8.3 mmol/L(150 mg/dL),糖化血红蛋白<6%。②血脂正常。③24 小时尿糖<5 g。④临床症状消失。⑤体重向标准方向发展,并在标准体重上下 20%以内。⑥生存质量上升 2 级以上。⑦并发症缓解(各病症解除的具体指标另订)。

(二)显效

包括:① 空腹血糖 < 7.2 mmol/L(130 mg/dL),餐后 2 小时血糖 ≤ 10.8 mmol/L(180 mg/dL),糖化血红蛋白<8%。②血脂:总胆固醇(TC)<5.96 mmol/L(230 mg/dL),甘油三酯(TG)<1.47 mmol/L(180 mg/dL)。③24 小时尿糖<10 g。④临床症状明显减轻。⑤体重向标准方向发展,疗程内体重趋向标准体重>2 kg(偏瘦者,体重增加>2 kg,偏胖者,体重减少>2 kg)。⑥生存质量提高到相应期的上限。⑦并发症显著减轻(各病症解除的具体指标另订)。

(三)有效

包括:① 空腹血糖 < 8.3 mmol/L(150 mg/dL),餐后 2 小时血糖 ≤ 11.1 mmol/L(200 mg/dL)。②血脂:TC<6.48 mmol/L(250 mg/dL),TG <1.7 mmol/L(200 mg/dL)。③24 小时尿糖<15 g。④临床症状有所减轻。⑤体重向标准方向有所发展。⑥生存质量有所提高。⑦合并症有所减轻(各病症解除的具体指标另订)。

(四)无效

各项指标达不到上述要求标准。

九、护理与调摄

(1)宣传消渴知识,使患者及其家属对本病有基本的认识,解除心理负担,配合医师对消渴进行合理、全面的治疗和监测。

(2)节饮食:节制饮食在消渴的调护中占有相当重要的位置。对于消渴患者来讲,无论采取何种治疗措施,不管形体、年龄、证候类型如何,合理的饮食控制是治疗成功的关键。主要包括对饮食数量、品种及规律饮食进行合理的安排。

(3)调情志:中医学认为,消渴的发生和情志异常有密切关系。发生消渴后,若情志不遂可加重病情,而调节情志可以消除内部之火,解除消渴诱发因素。日常生活中,消渴患者应避免太过或不及的情志变化,保持平和的心态,使精神内守。切忌恼怒、郁闷、忧思等不良情绪。

(4)慎起居:消渴患者平常应保持生活规律,起居有常,睡觉充足,动静结合,劳役适度,避免外邪侵入肌体。同时,保持适当、规律、定时的体育锻炼,增强体质,提高抗病能力。

(5)坚持治疗:消渴难痊愈。治疗后虽症状或有所缓解,但疾病多未痊愈,此时应注意监测病情,坚持服药治疗而万不可中断。

十、预后与转归

目前认为消渴尚无法根治,但是通过多种措施,可使本病得到良好的控制,控制良好的患者与正常人的寿命及生活质量接近,而控制不良的患者寿命缩短,生活质量明显降低。消渴常病及多个脏腑,病变影响广泛,最终引发各种并发症,形成消渴与其他病证共见的复杂局面。其预后与多种因素相关:①各项相关指标控制的好坏,血压、血糖、血脂、体重及临床症状 5 个指标不仅是消渴控制好坏的指标,而且也是并发症发证的重要危险因素,这五个指标控制良好者,预后较好,控制不佳者则易于发生变证,预后较差;②是否合并有并发症及其病变的程度,若并发症较少或不严重,则预后尚可,若并发症较多且较重,则预后,病情较重。

(张晓琳)

第四节　汗　　证

汗证是指人体阴阳失调,营卫不和,腠理不固引起汗液外泄失常的一类病证。根据汗出的临床表现,可分为自汗、盗汗、脱汗、战汗、黄汗五种。

早在《黄帝内经》中就有对汗的生理和病机的精辟论述,《素问·宣明五气》篇载"心为汗",《素问·阴阳别论》篇载"阳加于阴谓之汗",明确指出汗为心液,为心所主,是阳气蒸化阴液而形成。《灵枢·五癃津液别》曰:"天暑衣厚则腠理开,故汗出……天寒则腠理闭,气湿不行,水下留于膀胱,则为溺与气。"《素问·经脉别论》曰:"故饮食饱甚,汗出于胃;惊而夺精,汗出于心;持重远行,汗出于肾;疾走恐惧,汗出于肝;摇体劳苦,汗出于脾。"均阐明了出汗与外界环境的关系,及汗证与脏腑的关系。

在病机上《灵枢·经脉》曰:"六阳气绝,则阴与阳相离,离则腠理发泄,绝汗乃出。"这些论述为后世认识和治疗汗证奠定了理论基础。汉代张仲景将外感病汗出的症状分为汗出、自汗出、大汗出、手足濈然汗出、头汗出、额汗出、汗出而喘、盗汗和黄汗等,并根据汗出的性质、程度、部位来推断疾病的病机,判别表、里、寒、热、虚、实的差异,拟定了桂枝汤、白虎汤、承气汤、茵陈蒿汤等,给予对症治疗。有关盗汗,《金匮要略·水气病脉证并治》指出:"食已汗出,又常暮盗汗者,此劳气也。"《金匮要略·血痹虚劳病脉证并治》又指出:"男子平人,脉虚弱细微者,喜盗汗也。"有关战汗,《伤寒论·辨太阳病脉证并治》指出:"太阳病未解,脉阴阳俱实,必先振栗,汗出而解。"有关黄汗,《金匮要略·水气病脉证并治》指出:"黄汗之为病,身体肿,发热汗出而渴,状如风水,汗沾衣,腰髋弛痛,如有物在皮中状,剧者不能食,身疼重,烦躁,小便不利。"以上论述对后世认识和治疗汗证很有启发。前人有自汗属阳虚,盗汗属阴虚之说,系指自汗、盗汗发病的一般规律,但不能概括全部,如《丹溪心法》载:"自汗属气虚、血虚、湿、阳虚、痰""盗汗属血虚、气虚"《景岳全书·汗证》载："自汗、盗汗亦各有阴阳之证,不得谓自汗必属阳虚,盗汗必属阴虚也。""凡伤寒欲解,将汗之时,若是正气内盛,邪不能与之争,汗出自不作战,所谓不战,应知体不虚也。若其人本虚,邪与之争,微者为振,甚者为战,正胜邪则战而汗解也。"《温疫论》对战汗的发生机制,以及病情转归的关系都有一定见解,认为战汗在临床上常作为观察病情变化和预后的一个重要标志。清代王清任在《医林改错·血腑逐瘀汤所治之症目》曰:"竟有用补气、固表、滋阴、降火,服之不效,而反加重者,不知血瘀亦令人自汗、盗汗,用血府逐瘀汤。"对血瘀导致自汗、盗汗的治疗作了补充。

西医学多种疾病如甲状腺功能亢进、自主神经功能紊乱、更年期综合征、风湿热、结核病、低血糖、虚脱、休克及肝病、黄疸等某些传染病以汗出为主要症状者,均可参考本节进行辨证论治。

一、病因病机

本病大多由邪客表虚、营卫不和、肺气亏虚、卫表不固、阳气虚衰、津液失摄、阴虚火旺、虚火烁津、热邪郁蒸、迫津外泄等所致。

(一)营卫不和

阴阳偏盛、偏衰之体,或表虚之人,卒感风邪,可使营卫不和,卫强营弱,卫外失司,营阴不能内守而汗出。

(二)肺气亏虚

素体虚弱,病后体虚,或久患咳喘之人,肺气不足,肌表疏松,腠理不固而汗自出。如明代王肯堂在《证治准绳·自汗》曰:"或肺气微弱,不能宣行荣卫而津脱者"。

(三)阳气虚衰

《素问·生气通天论》云:"阳者卫外而为固也"。久病重病,脏气不足,阳气过耗,不能敛阴,卫外不固而汗液外泄,甚则发生大汗亡阳之变。

(四)虚火扰津

烦劳过度,精神过用,伤血失精,致血虚精亏,或邪热伤阴,阴液不足,虚火内生,心液被扰,不能自藏而外泄作汗,如《素问·评热病论》云:"阴虚者,阳必凑之,故少气时热而汗出也"。

(五)心血不足

劳心过度,或久病血虚,致心血不足,心失所养,心液不藏而外泄则盗汗。

(六)热邪郁蒸

风寒入里化热或感受风热、暑热之邪,热淫于内,迫津外泄则大汗出,如《素问·举痛论》载:"炅则腠理开,荣卫通,汗大泄。"或因饮食不节,湿热蕴结,熏蒸肝胆,见汗出色黄等。

综上所述,汗证的病位在卫表肌腠,其发生与肺、心、肾密切相关。病机性质有虚、实两端。由热邪郁蒸,迫津外泄者属实;由肺气亏虚、阳气虚衰、阴虚火旺所致者属虚,因气属阳,血属阴,故此类汗证总由阴阳失衡所导致,或为阴血不足,虚火内生,津液被扰而汗出,或为阳气不足,固摄无权,心液外泄而汗出;至于邪客表虚,营卫不和则为本虚标实之证。古有自汗多阳气虚,盗汗多阴血虚之说,此为常理,但临证每见兼夹错杂,需详加鉴别。

二、诊断

(1)不因外界环境影响,在头面、颈胸、四肢、全身出汗超出正常者为诊断的主要依据。

(2)昼日汗出溱溱,动则益甚者为自汗;寐中汗出津津,醒后自止者为盗汗;在外感热病中,全身战栗而汗出为战汗;在病情危重时全身大汗淋漓,汗出如油者为脱汗;汗出色黄,染衣着色者为黄汗。

三、相关检查

血沉、抗"O"、血清甲状腺激素和性激素测定、胸部 X 线摄片、痰培养等,以鉴别风湿热、甲状腺功能亢进、肺结核等疾病引起的汗多。

四、鉴别诊断

生理性汗出与病理性汗出出汗为人体的生理现象。因外界气候、运动、饮食等生活环境等因素影响,稍有出汗,其人并无不适,此属正常现象,应与病理性汗出鉴别。

五、辨证要点

(一)辨虚实

邪气盛多实,或存表,或在里,或为寒,或为热;正气衰则虚,或气虚,或血虚,或阴虚,或阳虚;正衰邪恋则虚实夹杂。一般来说自汗多属气虚不固,然实证也或有之;盗汗多属阴虚内热,然气虚、阳虚、湿热也间或有之;脱汗多属阳气亏虚,阴不内守,阴极阳竭。黄汗多属感受外邪,湿热内蕴,则为实证。战汗则常发于外感热病,为邪正相争之证以实证为主,若病变重者正不胜邪,则可出现虚实错杂的情况。

(二)辨寒热

汗证由热邪迫津外泄或阴虚火旺,心液被扰而失常者属热;由表里阳气虚衰,津液不固外泄为汗者属寒。

六、治疗原则

治疗当以虚者补之,脱者固之,实者泄之,热者清之,寒者热之为原则。虚证当根据证候的不同而治以益气、温阳、滋阴、养血、调和营卫;实证当清泄里热、清热利湿、化湿和营;虚实夹杂者,则根据证候的虚实主次而适当兼顾。此外,汗证以腠理不固、津液外泄为基本病变,故可酌加麻黄根、浮小麦、牡蛎等固涩止汗之品。

七、分证论治

(一)自汗

1.营卫不和

主症:汗出恶风,周身酸楚。

兼次症:或微发热,头痛,失眠,多梦,心悸。

舌脉:苔薄白,脉浮或缓。

分析:营卫失和,腠理不固,故汗出恶风,周身酸楚。如风邪在表者,则兼见头痛,发热,脉浮等。营卫不和,心失所养,心神不宁,则失眠,多梦,心悸,苔薄白,脉缓。

治法:调和营卫。

方药:桂枝汤。本方解肌发表,调和营卫。既可用于风寒表虚证,又可用于体虚营卫不和之证。方中桂枝温经解肌,白芍敛阴和营,桂枝、白芍同用,调和营卫以使腠理固密,佐生姜、大枣、炙甘草和中,助其调和营卫之功。

随症加减:若气虚明显,加黄芪益气固表;失眠多梦、心悸者,加龙骨、牡蛎,以安神止汗。

2.肺气虚弱

主症:汗出恶风,动则益甚。

兼次症:久病体虚,平时不耐风寒,易于感冒,体倦乏力。

舌脉:苔薄白,脉细弱。

分析:肺主皮毛,病久体虚,伤及肺气,皮毛不固而见汗出畏风,平素易于感冒,动则耗气,气不摄津,故汗出益甚,体倦乏力,脉细弱,苔薄白,均为肺气不足之征。

治法:益气固表。

方药:玉屏风散。本方益气固表止汗,用于肺气虚弱、卫气不固的自汗。方中黄芪补气固表,白术健脾补气以实表,佐防风祛风走表而助黄芪固表之力。

随症加减:汗多者加麻黄根、浮小麦、五味子、煅牡蛎以止汗敛阴;病久脾胃虚弱者合用四君子汤培土生金;兼中气虚者加补中益气汤补中益气。

3.心肾亏虚

主症:动则心悸汗出,或身寒汗冷。

兼次症:胸闷气短,腰酸腿软,面白唇淡,小便频数而色清,夜尿多。

舌脉:舌质淡,舌体胖润,有齿痕,苔白,脉沉细。

分析:久病重病,耗伤心肾之阳,阳气不足,不能护卫腠理,故见汗出;心失温养则见心悸。身寒,腰酸腿软,面白唇淡,小便频数而色清,夜尿多,舌质淡体胖有齿痕,苔白,脉沉细,均为肾阳亏虚之征。

治法:益气温阳。

方药:芪附汤加味。本方补气温阳,主治气阳不足,虚汗不已之证。方中黄芪益气固表止汗,附子温肾益阳,以振奋卫气生发之源。

随症加减:乏力甚加人参、白术、大枣补中益气;四肢厥冷加桂枝、肉桂通阳补肾;汗多者加浮小麦、龙骨、牡蛎以止汗敛阴。

4.热郁于内

主症:蒸蒸汗出,或但头汗出,或手足汗出。

兼次症:面赤,发热,气粗口渴,口苦,喜冷饮,胸腹胀闷,烦躁不安,大便干结,或见胁肋胀痛,身目发黄,小便短赤。

舌脉:舌质红,苔黄厚,脉洪大或滑数。

分析:素体阳盛,感邪日久,郁而化热,热淫于内,迫津外泄,故见蒸蒸汗出,面赤气粗;津液被劫,故口渴饮冷,大便干结。舌质红,苔黄,脉洪大滑数,为内有积热之征。若饮食不节,湿热蕴结肝胆,则见胁肋胀痛,身目发黄,小便短赤。

治法:清泄里热。

方药:竹叶石膏汤加减。本方清热养阴,生津止汗,适用于热病伤阴,方中生石膏、竹叶清气分热,人参(可改用沙参)、麦冬滋养阴液;白芍敛阴,甘草和中;里热得清,汗出自止。

随症加减:宿食在胃者,可用枳实导滞丸消导和胃,佐以泄热;如大便秘结,潮热汗出,脉沉实者,可用增液承气汤,不应,改大承气汤攻下热结。肝胆湿热者,可用龙胆泻肝汤清热利湿。

(二)盗汗

1.心血不足

主症:睡则汗出,醒则自止,心悸怔忡,失眠多梦。

兼次症:眩晕健忘,气短神疲,面色少华或萎黄,口唇色淡。

舌脉:舌质淡,苔薄,脉虚或细。

分析:劳心过度,心血耗伤,或久病血虚,心血不足,神不守舍,入睡神气外浮则盗汗;血不养心,故心悸怔忡,失眠多梦;气血不足,故面色不华,气短神疲,眩晕健忘,口唇色淡;舌质淡,苔薄,脉虚或细,均为心血亏虚之征。

治法:补血养心。

方药:归脾汤加减。方中茯神、酸枣仁、龙眼肉、远志养心安神,当归养血补血,人参、黄芪、白术、甘草补脾益气;脾为后天之本,气血生化之源,脾健气旺则血生,化源不绝,心神得养。

随症加减:若心悸甚者加龙骨、琥珀粉、朱砂以镇惊安神;不寐加柏子仁、合欢皮以养心安神;气虚甚者加生黄芪、浮小麦以固表敛汗。

2.阴虚火旺

主症:寐则汗出,虚烦少寐,五心烦热。

兼次症:久咳虚喘,形体消瘦,两颧发红,午后潮热,女子月经不调,男子梦遗。

舌脉:舌质红少津,少苔,脉细数。

分析:肺痨久咳,或亡血失精,阴血亏虚,虚火内生,寐则阳气入阴,营阴受蒸则外泄,故见夜寐盗汗。阴虚则阳亢,虚火内生,形体消瘦,午后潮热,两颧发红,五心烦热;热扰神明,则虚烦少寐;阴虚火旺,相火妄动,引起女子月经不调,男子遗精。舌质红少津少苔,脉细数,为阴虚火旺之象。

治法:滋阴降火。

方药:当归六黄汤加减。方中当归、生地黄、熟地黄滋阴养血;黄芩、黄连清心肺之火;黄柏泻相火而坚阴;黄芪益气固表。可加龙骨、牡蛎、糯稻根以敛汗。

随症加减:骨蒸潮热重者,可合青蒿鳖甲汤滋阴退热;阴虚相火妄动者,可合知柏地黄丸加减应用。

(三)脱汗

主症:多在病情危重之时,出现大汗淋漓,汗出如油。

兼次症:精神疲惫,四肢厥冷,气短息微。

舌脉:舌萎少津,脉微欲绝,或脉大无力。

分析:急病或重病耗伤正气,阳气暴脱,阳不敛阴,阴阳离绝,汗液大泄,故见突然大汗淋漓,汗出如油,精神疲惫,四肢厥冷,声短息微。脉微欲绝或散大无力,舌萎少津为阴阳离决之象。

治法:益气回阳固脱。

方药:参附汤加味。方中重用人参大补元气,益气固脱;附子回阳救逆。可加生黄芪益气止汗。病情危急,用药应功专力宏,积极抢救。亦可静脉滴注黄芪注射液、参麦注射液等急救之品。

随症加减:若在热病中所见,尚可加麦冬、五味子敛阴止汗;汗多时可加煅龙骨、煅牡蛎、麻黄根等敛汗之品,随症应用;亦可用止汗红粉,绢布包扑之以助止汗。

(四)战汗

主症:多在急性热病中,突然全身恶寒、战栗,而后汗出。

兼次症:发热口渴,躁扰不宁。

舌脉:舌质红,苔薄黄,脉细数。

分析:热邪客于气分,故见发热口渴,躁扰不宁。正气抗邪外出,正邪交争,故恶寒、战栗。若正能胜邪,则汗出病退,脉静身凉,烦渴自除。舌质红、苔薄黄、脉浮数为邪热在气分之象,脉细示正气已伤。

治法:扶正祛邪。

方药:主要针对原发病进行辨证论治。战栗恶寒而汗出顺利者,一般不需特殊治疗,可适当进食热汤、稀粥之品,予以调养。

随症加减:若恶寒战栗而无汗者,此属正气亏虚,用人参、生姜煎汤服之,以扶正祛邪;若汗出过多,见精神疲惫,四肢厥冷者,治宜益气回阳固脱,用参附汤、生脉散煎汤频服;若战汗之后,汗出不解,再战再汗病情反复者,若已无表证,里热内结,可用滋阴增液,通便泄热之法,以增液承气汤加减治之。若表证未尽,腑气热闭,应表里同治,以凉膈散加减治之。

(五)黄汗

主症:汗出色黄,染衣着色。

兼次症:或有身目黄染,胁肋胀痛,小便短赤;或有发热、口渴不欲饮,或身体水肿。

舌脉:舌质红,苔黄腻;脉弦滑或滑数。

分析:湿热素盛,感受温热之邪,湿热熏蒸肝胆,胆汁不循常道,随汗液外渍肌肤,故汗出色黄,染衣着色,身目黄染,胁肋胀痛;或感受温热之邪,交阻于肌表,故发热,身体水肿;湿热交阻中焦,故口渴不欲饮;舌质红,苔黄腻,脉弦滑或滑数,皆为湿热之征。

治法:清热化湿。

方药:龙胆泻肝汤加减。本方清肝火,清利湿热,主治肝胆实火,湿热内蕴,适用于邪热郁蒸所致的黄汗。方中龙胆草、黄芩、栀子清泄肝热,泽泻、木通、车前子清热利湿,柴胡、当归、生地黄疏肝滋阴、养血和营,甘草调和诸药,清热解毒。

随症加减:若热势不甚,小便短赤,身体水肿,予茵陈五苓散清热利水退黄;若湿热未清而气阴已亏者,可用清暑益气汤清热利湿,益气养阴并举。

八、转归与预后

单纯出现的自汗、盗汗,一般预后良好,经过治疗大多可在短期内好转。若伴见于其他疾病过程中出现出汗,往往病情较重,治疗时应着重针对原发病,随着原发病的好转,出汗才能减轻或消失。由于引起汗证的疾病较多,如结核、感染性疾病、肝胆病及危重病证等引起的汗证,则该病的发展转归决定其预后。

(张晓琳)

第八章 肛肠科病证的辨证诊疗

第一节 直肠脱垂

直肠脱垂是指肛管、直肠黏膜、直肠全层,甚至乙状结肠部分向下移位而脱出肛门外的一种疾病。我国是世界上最早对本病进行记述的国家,首见于《五十二病方》,称其为"人州出"。隋代《诸病源候论·痢病诸候》将其命名为"脱肛",谓"脱肛者,肛门脱出也"。本病各年龄均可发病,多见于小儿、老人、经产妇及体弱的青壮年。在儿童,直肠脱垂是一种自限性疾病,大多可随年龄增长而逐渐自行恢复正常,成人发病者则多随发病时间的增加而逐渐加重。长期反复脱垂可引起神经损伤并导致肛门失禁,还可能出现出血、水肿、绞窄坏死、皮肤湿疹等并发症,因此需积极治疗。

一、病因

中医学中有关直肠脱垂病因的论述颇多,总结各代医家的不同学说,可归纳为虚、实两端。

(一)虚证致病

(1)久痢而致大肠虚冷、脾虚气陷,如《诸病源候论·痢病诸候》云:"脱肛者,肛门脱出也,多因久痢后大肠虚冷所为",《景岳全书·脱肛》谓:"有因久泻久痢脾肾气陷而脱出者"。

(2)肺脏虚寒,如《丹溪心法·脱肛》云:"肺与大肠相表里……肺脏虚寒,则肛门脱出。"

(3)纵欲过度、产育用力,如《医学入门·脱肛》云:"劳倦房欲过度及产育用力……具有此证,非虚如何?"

(4)小儿先天不足,后天失养,脾肾气虚或老人肾气不充。

(二)实证致病

实证多责之于湿热下坠,若饮食不节、恣食辛辣、肥甘厚味、饮酒无度等,可积湿酿热,湿热下坠,可发为脱肛。

二、病机

(一)直肠黏膜脱垂

直肠黏膜层与肌层之间的组织发生分离、断裂,对黏膜的固摄作用消失,黏膜松弛、下移,甚至脱出肛门,如经常暴露在体外,受摩擦、挤压等刺激会出现循环障碍及炎症,并导致水肿、糜烂、黏膜增厚等病理改变。

(二)直肠全层脱垂

直肠周围的支持组织和肌肉松弛,固定提升功能减弱,使直肠与其分离下移,而出现全层脱垂,重者牵拉部分乙状结肠脱出肛门。除出现与黏膜脱出相同的病理改变外,脱出时间较长未能回纳者,还可发生肠壁坏死。

长期反复的直肠脱垂,可使肛门长期受到扩张而松弛无力,发生肛门松弛,而肛门松弛又进一步加重脱垂,形成"脱垂-肛门松弛-加重脱垂"的恶性循环。

三、辨证分型

(一)肾气不固

肛内肿物便时滑脱,肛门下坠,伴头昏耳鸣,神疲乏力,腰膝酸软,小便频数,夜尿多,舌淡苔白,脉沉弱。

(二)中气下陷

便时肛内肿物脱出,重者行走、咳嗽、下蹲时即可脱出,劳累后加重,伴有肛门坠胀,神疲乏力,食欲缺乏,气短声低。舌质淡胖,苔薄白,脉弱。

(三)湿热下注

肛内肿物脱出,色紫暗或深红,甚则表面部分溃破,糜烂,肛门坠痛,小便短赤,肛内指诊有灼热感。舌红,苔黄腻,脉弦数。

四、临床表现

(一)内脱垂

松弛黏膜或套叠肠管在肠腔内堆积,主要引起出口梗阻型便秘和便不尽感,多无其他局部或全身症状。检查时,黏膜松弛可在肛门镜下直接观察到,呈淡红色,并表现为黏膜褶皱、堆积堵塞肠腔,指诊时黏膜皱襞柔软;如为直肠全层套叠,检查则需患者下蹲并屏气用力,指诊可及其肠壁呈环状折叠,质地较硬而富有弹性。

(二)外脱垂

1.症状

(1)脱出:脱出是直肠脱垂的最典型症状。初期,多在便时下蹲用力后脱出,便后可自行还纳复位。随着病情迁延日久,脱出物逐渐增长、变粗,咳嗽、屏气用力、下蹲时也会脱出,并且不易复位,须用手托回肛内或卧床休息,方能还纳。脱出物还纳情况与其大小有关,如脱出体积较大,还纳较难,体积小,则还纳易。脱出后如未及时还纳,还可出现脱垂嵌顿,重者可出现绞窄或坏死。

(2)出血:初期一般无出血症状。病久反复脱出和纳入,以及衣裤摩擦的刺激,可使肠黏膜发生充血、水肿和糜烂,出现大便时滴血、粪便带血或擦血,一般出血量均较少。

(3)潮湿和瘙痒:长期的脱出等同于反复被动扩肛,可使括约肌收缩功能下降,肛门弛张闭合不紧,肠内黏液可外溢;脱垂长时间暴露不还纳,受外界刺激后,分泌物可增多。以上两种情况,均可使肛周出现潮湿和黏液、分泌物刺激导致的皮肤瘙痒。

(4)坠胀:多由脱出肠段的炎症及其压迫肛门,影响血液淋巴回流引起。脱出后长时间不还纳或嵌顿则可引起较强烈的坠胀感。

(5)其他症状:除以上症状外,直肠脱垂尚可引起腰骶部酸痛、尿频和大便次数增多等。

2.检查

专科检查时,脱垂段未脱出时肛门外观通常无明显变化,部分可因肠内溢液和分泌物刺激出现肛周皮肤增厚、皲裂、脱屑等湿疹样表现,重者还可发现肛门弛张、闭合不紧。患者下蹲并屏气用力,可使脱垂部分完全脱出肛外。其中Ⅰ度直肠脱垂多见于直肠黏膜脱出,属不完全性脱垂,脱出部分呈环状外翻,长度<4 cm,色淡红,不出血,质软,肛门括约肌功能良好者,站起后可自行还纳。Ⅱ度直肠脱垂,为直肠全层脱出,长度在4~8 cm,颜色红,呈圆锥形,质软,表面为环状有层次的黏膜皱襞。便后需手法复位,肛门括约功能下降,为完全性脱垂。Ⅲ度直肠脱垂,为直肠全层或部分乙状结肠脱出,长度>8 cm,呈圆柱形,表面有较浅的环状皱襞,触之很厚,需手法复位,肛门松弛,括约功能明显下降,为重度脱垂。发生嵌顿者,多由Ⅱ度和Ⅲ度脱垂未能及时复位引起,嵌顿初起阶段,黏膜因静脉回流受阻而淤血、水肿,随着嵌顿时间延长,黏膜由红色逐渐变成暗红色,甚至出现表浅黏膜糜烂坏死,最后脱垂段如仍未还纳,则可出现绞窄或坏死。

五、诊断

(一)内脱垂

属直肠黏膜松弛者,诊断主要依靠肛门镜检查;属直肠套叠者,肛内指诊可初步诊断,如排粪造影力排时直肠黏膜呈环形皱襞下移,形如"环凹状",则可确诊。

(二)外脱垂

直肠外脱垂的诊断主要依靠脱出症状和脱垂段的大小和外形特点。也可借助排粪造影诊断,表现为力排时肛门外出现圆柱或圆锥形黏膜皱襞及大小、长度不等的肿物。

六、鉴别诊断

(一)直肠黏膜松弛与肛内痔核鉴别

二者均为齿线以上的黏膜隆起,但前者表现为黏膜松弛褶皱,呈粉红色,后者表现为黏膜饱满肿胀,颜色鲜红或暗红,并可有糜烂和出血点。

(二)Ⅰ度直肠脱垂与内痔脱出鉴别

Ⅰ度直肠脱垂脱出后呈环状,黏膜平滑光亮,色淡红,并可出现括约肌收缩力减弱;内痔脱出后可见到肥大的痔块,表面常呈紫暗色,痔块之间有黏膜凹陷形成的边界沟,指诊括约肌收缩有力。

七、治疗

直肠脱垂的治疗方法众多,包括保守治疗、注射治疗、手术治疗等,临床应根据脱垂类型不同,选用不同的治疗方法。此次主要介绍保守治疗和注射治疗。

(一)保守治疗

保守疗法可暂时缓解脱出、坠胀等不适,多用于不宜行注射或手术治疗的患者。另外小儿直肠脱垂有自限性,也应以保守治疗为主,而不需要注射或手术。

1.中药内治法

直肠脱垂的中医辨证分型包括肾气不固、中气下陷和湿热下注3种,用药须依证立法和选方。

(1)肾气不固:症见肛内肿物便时滑脱,肛门下坠,伴头昏耳鸣,神疲乏力,腰膝酸软,小便频数,夜尿多,舌淡苔白,脉沉弱。治宜健脾益气、补肾固脱,方用金匮肾气丸加黄芪、升麻。

(2)中气下陷:症见便时肛内肿物脱出,劳累后加重,伴有肛门坠胀,神疲乏力,食欲缺乏,气短声低,舌质淡胖,苔薄白,脉弱。治宜补中益气、升提固脱,方用补中益气汤。

(3)湿热下注:症见肛内肿物脱出,色紫暗或深红,甚则表面部分溃破,糜烂,肛门坠痛,小便短赤,肛内指诊有灼热感,舌红,苔黄腻,脉弦数。治宜清热利湿,方用升阳除湿汤(《薛氏医案》)。

2.中药外治法

包括坐浴、灌肠和药物外敷法。

(1)坐浴和灌肠:依据"酸可收敛、涩能固脱"的理论,药物多采用具有酸涩收敛功效的五倍子、乌梅、金樱子、石榴皮等,如有局部糜烂、灼热等湿热之象,可加苦参、马齿苋,如有脱肛不收、局部紫暗刺痛,可加红花或乳香、没药。

(2)外敷:可用枯矾、五倍子、石榴皮、冰片等共研细末,敷于脱出的黏膜上,然后将脱出部分回纳,外加纱布加压固定。

3.针灸和穴位注射法

适用于小儿直肠脱垂和部分成人Ⅰ度脱垂。针刺选用长强、百会、足三里、承山等穴,耳针选用直肠下端、神门、皮质下等穴;穴位注射法多采用维生素B_{12}注射于长强穴3次以上。针刺和注射可增强盆腔内肌肉和其他支持组织的紧张程度,加强对直肠的支撑和固定作用。

4.手法复位

用于防止脱垂段长时间暴露导致的充血、水肿甚至绞窄、坏死。复位时一般取侧卧位,医者戴无菌手套并涂抹润滑剂,自脱垂段顶端向肛内持续用力压迫直至全部还纳复位,如患者因疼痛等不能完全放松,可在肛缘3、6、9点行局部麻醉,肛门松弛后,配合手法亦可复位。

5.其他方法

肛门闭合不紧者,可通过锻炼加强括约肌收缩力量缓解,通常的方法是每天分2~3次做提肛运动60~90次。另外直肠脱垂患者还应注意增加营养、避免劳累、保持肛门清洁和积极治疗其他可引起腹压增的慢性病和消耗性疾病。

(二)注射疗法

该法是目前国内治疗直肠脱垂的主要手段。注射方法主要有直肠黏膜下点状注射、柱状注射和直肠周围间隙注射,常用的药物包括芍倍注射液、5%~10%酚甘油、5%的苯酚植物油、枯痔液、消痔灵注射液等。

1.芍倍注射液黏膜下注射术

(1)适应证:黏膜松弛型内脱垂。

(2)禁忌证:急、慢性肠炎和腹泻。

(3)使用药物:1:1浓度芍倍注射液(1单位芍倍注射液加1单位0.5%利多卡因)。

(4)操作方法:取侧卧位,常规消毒铺巾,局麻松弛肛门。①肛门镜下暴露松弛隆起的黏膜,在隆起明显处进针,遇抵抗感后退针给药,每个注射点黏膜下注射药物1~2 mL,以黏膜饱满为度。②视野内注射完毕后,退镜继续注射,直至齿线以上。根据黏膜松弛程度,可酌情调整注射点位数量和药量。③在肛镜下检查有无遗漏注射点,如有遗漏可补充注射。④压迫针孔出血点以止血,术毕。

(5)术后处理:术后当天予半流食,次日起正常饮食。常规应用抗菌药物3~5天预防感染。

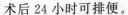

术后 24 小时可排便。

(6)操作要点和注意事项:①肛门镜下要充分暴露松弛隆起的黏膜,选择隆起明显处注射。②进针遇抵抗感后退针给药,每点注射完毕后以光亮饱满为佳,呈淡粉色。可随着肛门镜退出,沿其顶端环状逐层向下均匀注射,勿集中于一点。③注意注射点位应均匀分布,不能过于集中,勿过深注射入肌层或过浅注射入黏膜内。女性前侧直肠阴道壁较薄,男性有前列腺存在,注射时注意防止刺穿或刺伤。④凡肝肾功能严重异常、放化疗后、凝血功能障碍或伴其他严重内科疾病者,为避免局部刺激和出血不止,禁止注射,可使用芍倍注射液原液保留灌肠。

2.芍倍注射液黏膜下注射加近心端黏膜结扎固定术

(1)适应证:Ⅰ度和较小的Ⅱ度直肠脱垂。

(2)禁忌证:急、慢性肠炎和腹泻。

(3)使用药物:芍倍注射液原液。

(4)操作方法:取侧卧位,常规消毒铺巾,局麻松弛肛门。①嘱患者屏气用力,肛门努挣,使脱垂部分充分暴露在肛外。体弱者侧卧位不能完全暴露脱垂时,可将干纱布置入肠腔与患者共同向外用力协助其脱出。②在近心端(肛门远端)同一层面上,用弯头止血钳钳夹截石位 3、7、11 点的黏膜,并用丝线结扎固定,以作为注射标记。如脱垂较长,可以近心端结扎点为基础,在其上方选择不同层面再做一至两圈环状结扎,所选层面之间和结扎点之间均保持 1~1.5 cm 间距。③小角度或平行进针,分别向未翻出的肠腔黏膜下层和暴露在肛外的结扎点间黏膜下层均匀注射芍倍原液,使其饱满。④注射完毕后,将脱垂部分全部手托还纳肛内。肛门松弛者,结扎齿线以上黏膜紧缩肛管。⑤在齿线上区未注射的位置补充注射,以防遗漏。⑥乳胶管引流,包扎固定。

(5)术后处理:术后当天禁食,次日起少量进半流食。常规静脉补液,并使用抗菌药物 5~7 天预防感染。术后 48 小时排便,便后正常饮食,并每天以生理盐水清洁灌肠。

(6)操作要点和注意事项:①术前使脱垂部分充分暴露在肛外。②近心端结扎时,切勿结扎到肌层,以免结扎线脱落后出血。③注射时小角度或与脱垂平行进针,进针遇抵抗感后退针给药,勿过深注射入肌层或过浅注射入黏膜内,注射以饱满为度。④注射过硬化剂的患者,其直肠黏膜质脆易出血,结扎和注射进针时需谨慎,必要时给予止血药物。

3.芍倍注射液黏膜下注射加黏膜多点结扎固定术

(1)适应证:Ⅱ度较大和Ⅲ度直肠脱垂。

(2)禁忌证:急、慢性肠炎和腹泻。

(3)使用药物:芍倍注射液原液。

(4)操作方法:取侧卧位,常规消毒铺巾,局麻松弛肛门。①嘱患者屏气用力,肛门努挣,使脱垂部分充分暴露在肛外。②在近心端同一层面上,用弯头止血钳钳夹截石位 3、6、9、12 点的黏膜,并用丝线结扎固定,以此作为注射和结扎的起始位置。③小角度或平行进针,自注射起始位置向未翻出的肠腔黏膜下层均匀注射芍倍原液,并使其饱满。④自脱垂顶端起始位置开始至脱垂底部,沿直线每隔 1~1.5 cm 做黏膜结扎固定,使结扎点成一纵行。⑤保持结扎点纵行与纵行之间的平行及间距约 2 cm,重复步骤④结扎脱垂段的全部黏膜。⑥在每两纵行结扎点之间的黏膜下,自脱垂顶端起至底部,纵向注射较多量的芍倍原液(柱状注射),使注药区隆起呈串珠状。⑦全部注射完毕后将脱垂手托还纳肛内,并于齿线上区黏膜补充结扎和注射,以达到防止遗漏,紧缩肛管的目的。⑧乳胶管引流,包扎固定。

（5）术后处理：术后当天禁食，次日起少量进半流食。常规静脉补液，并使用抗菌药物5～7天预防感染。术后48小时排便。便后正常饮食，并每天以生理盐水清洁灌肠。

（6）操作要点和注意事项：①结扎点的多少由脱垂部分的大小决定。②Ⅱ度较大或Ⅲ度脱垂各行结扎点应平行等间距，以保证受力均匀。③结扎固定时，切勿结扎到肌层，以免结扎线脱落后出血。

除芍倍注射法外，目前临床仍在使用的直肠脱垂注射疗法还包括明矾液注射法和消痔灵注射法。明矾液和消痔灵注射液均为硬化剂，使用时需严格掌握用药剂量和操作规程，以避免后遗症的发生。

4.明矾液直肠周围注射术

（1）适应证：完全性直肠外脱垂。

（2）使用药物和器械：药物为6％～10％浓度明矾液，常用浓度为7％，制液时需加枸橼酸钠稳定剂，或加适量普鲁卡因。特殊器械为8 cm长封闭针头。

（3）操作方法：取臀高伏卧位，常规消毒，局部浸润麻醉。①一手示指伸入肠腔内作引导，另一手持注射器，自左中位或右中位（截石位3点或9点）距肛缘1～2 cm处进针，进针后先平行肛管，当穿过肛管直肠环后使针斜向外侧。②刺入4～7 cm，至直肠黏膜下层，此时引导示指可感到与刺针仅有一薄膜之隔，触得明显。回抽无血，缓慢注入药液，约注入2/5，退针向外继续注完。注意勿将药液注入括约肌内，否则可引起疼痛，并可降低疗效。③同样方法在对侧中位注射，必要时还可增加右前、后中两处注射点，严重者除上述几处刺点外，右后、左前、左后也可穿刺注药，但前中位不宜注射。如为7％浓度，成人总用药量一般为20～60 mL。④将裹有硬橡皮管的凡士林纱卷放入肛管直肠腔中，以压迫固定，术毕。

（4）注射前后处理：术前1天起进软食，当晚用温生理盐水灌肠，注射当天限制进食量，注射前3～5小时再次灌肠。注射后卧床休息1～2天，必要时可控制大便2天，如有全身或局部不适，应及时处理。

5.消痔灵黏膜下加直肠周围间隙注射法

（1）适应证：完全性直肠脱垂。

（2）使用药物和器械：黏膜下注射药物使用1∶1消痔灵注射液（1单位消痔灵加入1单位0.25％利多卡因）；高位间隙注射使用消痔灵原液。特殊器械为7.5号腰穿针。

（3）操作方法：骶麻成功后，患者取膀胱截石位，常规消毒。

1）骨盆直肠间隙注射：①用7.5号腰穿针，自截石位3点肛缘外1.5～2 cm处平行肛管进针，通过肛提肌后进入骨盆直肠间隙，此时使针斜向外侧。②将另一手示指伸入肛内，确定未穿透直肠壁则继续进针至腰穿针全部刺入，触摸肠壁感知针尖部位，如感到与针尖仅隔肠壁肌层，触得明显，即为正确刺入部位。③回抽无血，可开始边注药边退针，使药液呈柱状均匀分布，一侧注射药量为15～25 mL。

2）直肠后间隙注射：①更换腰穿针头及手套。②一手示指在肛内引导，另一手持针自6点位肛门与尾骨尖中点处进针约7 cm。③针尖活动于直肠壁后，表明已达直肠后间隙，退针给10～15 mL。

3）直肠黏膜下多点注射：在喇叭状肛门镜下，自齿线以上8 cm起向下，每1～2 cm看作一截面，并自上而下在每一截面均匀选取4～6个点位注射药液，每点均注射1 mL到黏膜下。如上一截面注射在1、3、5、7、9、11点，则下一截面注射在2、4、6、8、10、12点，如此错落注射，直至齿线上方。

（4）注射后处理：术后当天禁食，使用抗菌药物 7 天，控制排便 5 天，注意卧床休息，避免过度活动和增加腹压。

（孟　泳）

第二节　肛　裂

一、概述

（一）概念

肛裂是指发生于肛管皮肤的全层纵行裂开并形成感染性溃疡。呈梭形或是椭圆形，长 0.5～1.5 cm。肛裂是一种常见病，发病率在肛门直肠疾病中占 20%，仅次于痔疮。

本病青壮年多见，男女发病无差别。近年来，婴幼儿肛裂的发生呈上升趋势。临床特点以肛门部周期性疼痛、出血、便秘为主要特点。肛裂的部位一般在肛门前后正中位，尤以后位多见。

中医学文献中没有"肛裂"的病名，认为此病属于"痔"的范畴，故有"痔裂"之称。《外科大成》记有二十四痔，其中对"钩肠痔"的描述：肛"门内外有痔，折缝破裂，便如羊粪、粪后出血，秽臭大痛者……"这是指肛裂的症状。《疮疡经验全书·卷七》记有"担肠痔"，其痔横在肛门。《医宗金鉴·痔疮》篇中记载："肛门围绕折纹破裂，便结者，火燥也。"《诸病源候论脉痔候》记有："肛边生裂，痒而复痛出血者，脉痔也。"也是指肛裂。总之，中医文献中的"钩肠痔""担肠痔""脉痔""裂肛痔"等描述，均属肛裂。

（二）分类

对于肛裂的分类，目前国内外尚不统一。1975 年全国第一次肛肠学术会议，对肛裂的诊断分类统一规定为初发性肛裂（新鲜肛裂）和陈旧性肛裂两种类型。

此外，还有三期分类法和五型分类法。

1.三期分类法

（1）Ⅰ期肛裂：该期为单纯性肛裂，肛管皮肤浅表纵裂，溃疡边缘整齐，基底新鲜，色红，触痛明显，创面富于弹性。

（2）Ⅱ期肛裂：该期有肛裂反复发作史，创缘不规则，增厚，弹性差，溃疡基底部呈紫红色或有脓性分泌物。

（3）Ⅲ期肛裂：该期溃疡边缘发硬，基底色紫红，有脓性分泌物，上端邻近肛窦处肛乳头肥大，创缘下端有哨兵痔，或有皮下瘘管形成。

2.五型分类法

（1）狭窄型肛裂：此型多伴有肛窦炎，由于内括约肌呈痉挛性收缩，使肛管狭窄，肛门缩小，此型症状以疼痛为主。

（2）脱出型肛裂：此型多为内痔、混合痔、肛乳头肥大等脱出，发炎而引起的肛裂，疼痛较轻，肛管狭窄部明显。

（3）混合型肛裂：此型同时具有狭窄和脱出型的特点。

（4）脆弱型肛裂：此型多有肛门周围皮肤湿疹、皮炎、致使肛管皮肤脆弱，其表现为多发性表浅性肛裂。

（5）症状型肛裂：此型因溃疡性结肠炎、克罗恩病、肛管结核等或其他疾病及肛门部手术后创伤延期愈合，造成肛管溃疡者。

以上各种分类法，以二期分类法较为常用。

二、病因病机

中医学认为本病多是由感受风热邪气，致使血热肠燥或阴虚津亏，导致大便秘结，排便努挣，引起肛门皮肤裂伤，湿毒之邪乘虚而入皮肤经络，局部气血瘀滞，运行不畅，破溃之处缺乏气血营养，经久不敛而发病。

（1）血热肠燥：患者常因饮食不节，恣饮醇酒，过食辛辣厚味，以致燥热内结，耗伤津液，无以下润大肠，则大便干结；临厕努挣，使肛门裂伤而致便血。

（2）阴虚津亏：患者素有血虚，津亏生燥，肠道失于濡润，可致大便燥结，损伤肛门而致肛裂；阴血亏虚则生肌迟缓，疮口不易愈合。

（3）气滞血瘀：气为血之帅，气行则血行，气滞则血瘀。热结肠燥，气机阻滞而运行不畅，气滞则血瘀阻于肛门，使肛门紧缩，便后肛门刺痛明显。

三、临床表现

（一）病史
患者多有大便困难史，病情反复发作，有典型的周期性疼痛。

（二）症状
1.疼痛

肛门疼痛是肛裂的主要症状，其诱因多为便秘。用力排便导致肛管破裂，呈刀割样疼痛或灼痛，排便后数分钟内疼痛减轻或消失，称为疼痛间歇期。便后约半小时出现反射性内括约肌痉挛收缩而引起剧烈疼痛，往往持续数小时，多能逐渐缓解，形成周期性疼痛。剧烈的肛门疼痛使患者产生恐惧感而不愿排便，从而加重便秘，进一步加重肛裂。

除排便外，如检查、排尿、咳嗽等刺激，也可引起肛裂产生周期性疼痛。因此，在检查肛裂患者时，一定要注意动作轻柔，尽量避免行内镜等器械检查。

2.便血

大便时出血，色鲜红，滴血或粪便上有血丝，手纸带血。感染后可见脓血及黏液。

3.便秘

便秘与肛裂互为因果，两者互相影响。肛裂患者多有便秘，大便干硬，排便时撕裂肛管皮肤而激发感染。肛裂的疼痛又可导致患者主观上对排便产生恐惧感，使粪便在直肠内停留过久，水分被吸收而干结，在排便时引起疼痛更加剧烈，由此产生恶性循环。

4.瘙痒

肛裂溃疡面或伴发的肛窦炎、肛乳头肥大炎症产生的分泌物可引起肛门瘙痒。

（三）体征
1.局部视诊

肛管局部可见有一纵行梭形裂口或椭网形溃疡。初期溃疡颜色鲜红、底浅，边缘无明显增

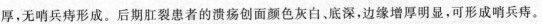

厚,无哨兵痔形成。后期肛裂患者的溃疡创面颜色灰白、底深,边缘增厚明显,可形成哨兵痔。

2.指诊

本病患者由于肛门括约肌痉挛,指诊时可引起剧烈疼痛,一般患者不宜施行指诊或指诊前使用麻醉剂。初期肛裂指诊可在肛管内触及边缘稍有凸起的纵行裂口;后期肛裂可触及裂口边缘隆起肥厚、坚硬,并常能触及肛乳头肥大;可触及皮下瘘管,在肛缘裂口下端轻压可有少量脓性分泌物溢出。

3.肛门镜检查

一般患者不宜施行肛门镜检查,或进行肛门镜检查时使用一定的麻醉剂。初期肛裂的溃疡边缘整齐,底色红,后期肛裂的溃疡边缘不整齐,底深,呈灰白色,溃疡上端的肛窦呈深红色,外科常见病诊断与治疗见到肥大的肛乳头。

4.辅助检查

肛裂一般通过询问相关病史及局部视诊,可明确诊断;但需手术治疗时,常可进行如下实验室检查。

(1)一般检查:一般检查包括血常规、尿常规、肝肾功能、出凝血时间、心电图、超声波和 X 线检查。

(2)肛管压力测定:肛裂患者的肛管静息压明显高于正常人,并且肛裂患者有着较正常人明显增强的肛管收缩波。

(3)肛管直径测量:肛管直径测量即以肛管直径测量仪测量肛裂患者肛管直径。

四、诊断

(一)主要症状

疼痛、便血和便秘。

(二)指诊

肛门指诊可引起肛裂患者疼痛加剧,一般患者不宜施行,或进行指检前使用一定的麻醉剂。

(三)肛门镜检查

该检查一般患者不宜施行,或检查前使用一定的麻醉剂。一期肛裂的溃疡边缘整齐,底色红;二、三期肛裂的溃疡边缘不整齐,底深,呈灰白色,溃疡上段的肛窦呈深红色,并可见肛乳头肥大。

五、鉴别诊断

根据患者主诉,有肛门周期性疼痛、出血及便秘的病史,检查时发现肛管皮肤有梭形溃疡,疼痛敏感及肛门紧缩等体征时,即可明确诊断,但应与肛管皮肤轻微损伤及肛门皮肤皲裂相区别(表 8-1)。

表 8-1　肛裂的鉴别诊断

项目	疼痛	出血	便秘	溃疡	瘙痒	伴随症状
肛裂	周期性	有	有	梭形溃疡	偶有	伴裂痔、肛乳头肥大
肛门皲裂	轻	有	有	无	明显	伴肛周皮肤病
肠管结合性溃疡	轻	有	无	不规则潜行溃疡	偶有	伴结核病史,溃疡底部呈污灰色苔膜

续表

项目	疼痛	出血	便秘	溃疡	瘙痒	伴随症状
肛管皮肤癌	持续性	有	有	不规则溃疡,边缘隆起,底部凹凸不平,表面覆盖坏死组织	偶有	伴特殊臭味
克罗恩病并发肛裂	轻	有	无	不规则溃疡,底深、边缘潜行裂口周边皮色青紫	偶有	伴贫血、腹疼、腹泻、间歇性低热和体重减轻等
溃疡性结肠炎并发肛裂	轻	有	无	肛裂较浅,多见于肛门两侧	偶有	伴脓血便、腹泻、腹痛
肛管上皮缺损	有	有	有	未愈合创面或肛管全周或部分环状瘢痕	偶有	伴肛门病手术史

六、治疗

以润肠通便为主,在大便通畅的前提下,再结合其他治疗。

(一)辨证论治

1.血热肠燥证

证候:大便二三天一行,质地干硬,便时肛门疼痛剧烈,大便时滴血或手纸染血,血色鲜红,裂口色红,肛门部灼热瘙痒;腹满胀痛,小便短赤;舌质偏红,苔黄燥,脉弦数。

治法:泄热通便,滋阴凉血。

方药:凉血地黄汤加减。

2.阴虚津亏证

证候:大便干燥,数天一行,便时疼痛,点滴下血,肛管裂口深红;口干咽燥,五心烦热,食欲缺乏,或头昏心悸;舌红,苔少或无苔,脉细数。

治法:补血养阴,润肠通便。

3.气滞血瘀证

证候:肛门刺痛明显,便时便后尤甚,肛门紧缩,肛管裂口色紫暗,肛外有裂痔,便时可有肿物脱出;舌暗,苔薄,脉弦或涩。

治法:理气活血,润肠通便。

方药:六磨汤加减。

(二)中成药治疗

常用的中成药有槐角丸、化痔丸、麻子仁丸等。

(三)其他药物治疗方法

1.熏洗法

此法常用具有活血止痛、收敛消肿的五倍子汤、苦参汤、止痛如神汤等熏洗或坐浴。便前坐浴可使肛门括约肌松弛,以减轻粪便对裂口的刺激;便后坐浴可洗净粪渣,保持局部清洁,改善局部血液循环,减轻肛门括约肌痉挛,缓解疼痛,促进溃疡愈合。

2.敷药法

此法适用于新鲜单纯性肛裂,可用消肿止痛、收敛止血、去腐生肌作用的九华膏或白玉膏等外敷。或用含有表面麻醉剂的软膏如太宁软膏等适量涂抹患处,直至创面愈合。

3.塞药法

该法是将具有保护黏膜、润滑肠道、止痛止血作用的各种栓剂塞入肛内,在体温的作用下融化后直接作用于患处,消除和改善症状,如太宁栓、痔疮栓等。

(四)非药物治疗

1.侧方括约肌切断术

侧方括约肌切断术(LIS)于截石位 5 点或 7 点位距肛缘 1.5 cm 处做长 0.5～1.0 cm 放射状切口,左手食指伸入肛内引导,弯钳从切口沿肛管皮下分离至齿状线,自括约肌间沟及齿状线分离并挑出、切断部分内括约肌,以肛门松弛、可容 2 指轻松进出为度(为公认的治疗陈旧性肛裂的"金标准")。

2.局部封闭法

该法是用麻醉药物和长效止痛注射液或其他复方制剂注射到肛裂周围,阻断恶性循环的刺激,即解除疼痛和括约肌痉挛,使创面得到修复。有长效止痛注射液封闭法、乙醇封闭法、激素封闭法、复方枸橼酸液封闭法等。

3.扩肛法

该法适应于Ⅰ～Ⅱ期肛裂,无裂痔、肥大肛乳头及皮下瘘等并发症者。取截石位或侧卧位,局部常规消毒,在局麻或骶麻下,术者以戴手套的两手示指交叉,涂液状石蜡油掌面向外扩张肛管,再伸入两中指,呈 4 指扩肛,持续 3～5 分钟。在扩肛中要着力均匀,不可粗暴。扩肛后局部敷九华膏。

4.针刺法

医者取承山、长强、白环俞等穴位。得气后留针 2～5 分钟,每天 1 次,7 天 1 个疗程。针刺法有止痛、止血、缓解括约肌痉挛功效,适用于肛裂早期。

5.穴位封闭法

该法是用复方亚甲蓝长效止痛注射液行长强穴封闭,一般注射 5～10 mL,如注射 1 次不愈者,7 天后可再注射 1 次。

6.腐蚀法

该法常用 10％硝酸银溶液或硝酸银棒涂抹溃疡,然后用生理盐水冲洗,直至创面愈合;或先用 5％石炭酸甘油涂擦后再用乙醇擦去,或用七三丹祛腐,以后改用黄连膏外敷,可减轻疼痛、降低肛管静息压、增加肛管血供。

7.烧灼法

该法是用高热烧焦溃疡面,使之形成焦痂,脱落后逐渐形成新鲜创面而达到治疗目的。可用烙铁或用电灼器,或用二氧化碳激光等烧灼或切割。

8.肉毒杆菌毒素局部注射法

该法是通过肉毒杆菌抑制乙酰胆碱的释放,使局部肌肉松弛,降低肛管内压及肛管张力,促进肛裂愈合。方法是在肛裂两侧的外括约肌处各注射 0.1 mL 经稀释的肉毒杆菌毒素,然后配合坐浴等疗法。

此外,还可通过理疗改善局部血液循环,促进溃疡愈合。

七、预防

(1)养成良好的排便习惯,及时治疗便秘。

(2)饮食中应多含蔬菜、水果,防止大便干燥,避免粗硬粪便擦伤肛门。

(3)注意肛门清洁,避免感染。肛裂宜及早治疗,防止继发其他肛门疾病。

(孟　泳)

第三节 肛　瘘

一、概述

(一)概念

肛管直肠因肛门周围间隙感染、损伤、异物等病理因素形成的与肛门周围皮肤相通的一种异常通道,称为肛管直肠瘘,常称为肛瘘。肛瘘是一种常见的肛门直肠疾病,发病率仅次于痔,且复发率较高。可发生于不同性别、年龄,以 20~40 岁青壮年为主,男性多于女性,婴幼儿发病者亦不少见。中医称为肛漏。

(二)分类

肛瘘的分类方法有很多种,中医学把肛瘘(肛漏)分为肾囊漏、大肠漏、屈曲漏、中臀漏、蜂巢漏、通肠漏、阴漏等。现代医学按照不同的标准对肛瘘主要有以下分类。

1.按病源

按病源分化脓性肛瘘和结核性肛瘘。

2.按内外口数目、分支及分支情况

按内外口数目、分支及分支情况分单口内瘘、单口外瘘、内外瘘、全内瘘、全外瘘、直瘘、弯曲瘘、简单瘘和复杂瘘等。

3.按病变程度

(1)低位单纯性肛瘘:本病仅有 1 条管道,且在肛管直肠环以下。

(2)低位复杂性肛瘘:低位复杂性肛瘘具有 2 条以上管道,位于肛管直肠环以下,具有 2 个以上外口或内口。

(3)高位单纯性肛瘘:本病只有 1 条管道,穿越肛管直肠环或位于其上。

(4)高位复杂性肛瘘:高位复杂性肛瘘管道有 2 条以上,位于肛管直肠环以上,且有 2 个以上外口或内口。

此外,瘘管主管在肛提肌以下,呈环形或半环形的称为低位马蹄形肛瘘;瘘管主管在肛提肌以上,呈环形或半环形的称为高位马蹄形肛瘘。马蹄形肛瘘内口多在截石位 6 点(称后马蹄形)或 12 点(称前马蹄形)。

4.Parks 分类法(根据瘘管与肛门括约肌的解剖关系分类)

(1)括约肌间肛瘘:本病多为低位肛瘘,约占 70%。瘘管只穿过肛门内括约肌,位置较低。内口多位于齿线部位,外口常只有 1 个,距离肛门 3~5 cm。

(2)经括约肌肛瘘:经括约肌肛瘘可以为低位或高位肛瘘,约占 25%。瘘管穿过肛门内、外括约肌,位置稍高。内口多在齿状线处,外口常不止 1 个。

(3)括约肌上肛瘘:本病为高位肛瘘,少见,约占 5%。瘘管向上穿过肛提肌,达肛管直肠环

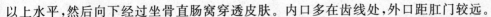

以上水平,然后向下经过坐骨直肠窝穿透皮肤。内口多在齿线处,外口距肛门较远。

(4)括约肌外肛瘘:括约肌外肛瘘最少见,约占1%。瘘管穿过肛提肌直接与直肠相通,这种肛瘘多非腺源性感染,而是由于克罗恩病、肠癌或外伤所致,因此在治疗时需要注意其原发病灶。

二、病因病理

(一)病因

中医学认为本病多为肛痈溃后久不收口,湿热余毒未尽;或痨虫内侵,肺、脾、肾三脏亏损;或因肛裂损伤日久染毒而成。病因包括外感风、热、燥、火、湿邪,饮食醇酒厚味、劳伤忧思、便秘、房劳过度等,导致机体阴阳失调,经络壅塞,气血不畅,正气内伤,毒邪乘虚而入;或机体脾胃功能受损,内生湿热,湿热下注,郁久不化,热腐成脓,穿肠穿臀,日久成漏。

(二)病理

肛窦、肛腺感染→炎症扩散肛门内直肠周围脓肿→破溃排脓肛瘘,这是肛瘘形成过程中的3个主要阶段。

现代医学认为,肛窦是细菌入侵的门户,而引起脓肿和肛瘘的真正感染灶是肛腺。因此,在肛瘘手术时,不应该把切开内口看作是彻底清除感染灶的方法,而应该在切开的同时,对其周围的结缔组织进行清创、搔刮,防止遗留肛腺导管及肛腺分支,致使肛瘘复发。

肛瘘一般是由内口、瘘管、外口三部分组成。内口多为原发性感染病灶,绝大多数位于肛管齿线处的肛窦部位;外口多是继发性,在肛门周围皮肤上,可为一个或多个;瘘管是指连接内外口之间的纤维性管道,可有一条或多条,但主瘘管常为一个。瘘管可以穿过内外括约肌和肛提肌向直肠、肛管间隙穿通。大多数肛瘘可触及或探及瘘管管道走向。肛瘘久治不愈多与下列因素有关。

1.内口存在

原发内口继续感染,直肠内的污染物不断从内口进入感染病灶,异物刺激脓腔,使炎症不易消退,分泌物不断从外口溢出,经久不愈。

2.解剖因素

肛门括约肌纵横交错,肌肉的舒张、收缩可致瘘管管腔的塌陷闭合而引流不畅。

3.引流不畅

皮肤外口暂时闭合及瘘管的行径迂曲,括约肌的收缩、痉挛、慢性炎症及反复感染致局部病灶管壁纤维化,管道狭窄,致引流不畅;直肠内压升高使肠液、细菌甚至粪便残渣注入内口,导致瘘管炎症复发,分泌物蔓延到其他间隙形成新的脓腔、支管和继发性外口。

三、临床表现

(一)病史

患者常有肛周感染、损伤等病史,病程长短不一,反复发作,以青壮年患者居多。

(二)症状

1.流脓

脓液的多少、性质与瘘管的长短、粗细、内口的大小等有关。一般初期流脓较多,质稠、味臭、色黄,随时间延长脓液减少,或时有时无,呈间歇性流脓。若忽然脓液增多,提示有急性感染或有新的管腔形成。单口内瘘脓液与血相混合,常由肛门流出。结核性肛瘘脓液多而清稀,色淡黄,呈米泔水样,可有干酪样坏死物。

2.疼痛

若瘘管引流通畅,一般不感疼痛,仅感觉肛门坠胀不适,行走时加重。若外口暂闭合,或引流不畅,脓液积聚,可出现局部胀痛或跳痛。若内口较大,粪便进入瘘管,则引起疼痛,尤其排便时疼痛加重。内盲瘘脓液不能引流时常出现直肠下部和肛门部灼热不适,排便时疼痛。黏膜下瘘常引起肛门坠胀疼痛,向腰骶部放射。

3.瘙痒

分泌物反复刺激,肛周皮肤潮湿、瘙痒,甚至引起肛门湿疹,出现皮肤丘疹后表皮脱落。长期不愈可致皮肤增厚呈苔藓样变。

4.排便不畅

一般肛瘘不影响排便。高位复杂性肛瘘或马蹄形肛瘘因慢性炎症刺激引起肛管直肠环纤维化,或瘘管围绕肛管形成半环状纤维条索,影响肛门括约肌收缩而出现排便不畅。

(三)体征

本病通常在肛门周围皮肤上有一个或多个外口,它在皮肤上呈现很小的凹陷或隆起,隆起为乳头状,是由过度生长外翻的肉芽形成。外口周围皮肤因受长期刺激而发生颜色改变和脱皮现象。外口距离肛门口 3 cm 之内的肛瘘多表浅,瘘管较直;外口距离肛门口 3 cm 以上,尤其超过 5 cm 的肛瘘,瘘管多较深且弯曲;左右两侧有外口的肛瘘多为马蹄形瘘。

肛外触诊,以示指从外口开始向肛缘检查,轻摸可触到明显索条状瘘管,说明瘘管较浅,重压才能感到索条状物或不甚明显,表示瘘管较深。如瘘管走向弯曲,内外口不在相对部位,是弯曲瘘;索条较直,内外口在相对部位,为直瘘。

肛内触诊,辨别瘘管走向和深浅后,示指循其走向伸入肛门触摸内口,如在齿线触到硬节或凹陷,应疑是内口。初步确定内口后,再从内口向直肠黏膜触摸,如直肠壁附近有分支瘘管应检查其长短和部位。肛内触诊还应检查括约肌松紧及其功能。

四、诊断

(一)诊断要点

根据患者有肛周脓肿病史或肛门部外伤病史,病灶有外口、管道、内口。病情常反复发作,病程较长,最长者可达几十年。脓肿自行破溃或手术切开排脓后切口经久不愈,常有脓血排出,并有疼痛、湿疹等症状。体外检查时发现有肛瘘外口,瘘管及内口存在,诊断便可确立。

(二)常用诊断方法

肛瘘的诊断并不困难,但能否确定肛瘘的类型,真正准确地找到肛瘘内口,则需做进一步深入细致的检查,这是因为它是决定治疗成功的关键。内口是肛瘘的感染源即主要原发病灶,准确找到真正的内口,以及明确内口的数目,在肛瘘的诊断及治疗中均有重要的意义。现介绍几种常用的寻找内口的方法。

1.肛门直肠指诊

肛瘘管道穿行于肛周各间隙软组织中或括约肌间,因慢性炎症刺激常会形成纤维化条索。故在肛周皮肤上常可触及索状物、肿块或硬结。

检查者以示指从外口开始向肛缘检查,轻摸可触到明显索条状瘘管,说明瘘管较浅,重压才能感到索条状物或不甚明显,表示瘘管较深。如瘘管走向弯曲,内外口不在相对部位,是弯曲瘘;索条较直,内外口在相对部位,为直瘘。

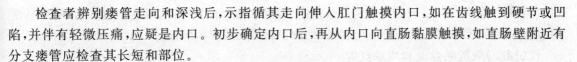

　　检查者辨别瘘管走向和深浅后,示指循其走向伸入肛门触摸内口,如在齿线触到硬节或凹陷,并伴有轻微压痛,应疑是内口。初步确定内口后,再从内口向直肠黏膜触摸,如直肠壁附近有分支瘘管应检查其长短和部位。

　　2.肛窦钩检查

　　检查者用圆筒形肛门镜或肛门拉钩,显露齿状线处,发现有颜色改变或隆起的肛窦时,用肛窦钩轻轻探查,如能够顺利进入肛窦,其深度在 5 mm 以上者,即可能是内口。

　　3.探针检查

　　探针检查的目的是弄清瘘管走行方向及内口部位。先将探针从外口顺瘘管走向探入,另示指伸入肛内接触探针尖端,确定内口部位。如瘘管弯曲,可将探针弯曲成与瘘管相似弯度,有时能顺利探入内口。如管道弯曲度过大或有分支不易探通,可注入亚甲蓝溶液或甲紫溶液检查或在手术中边切开瘘管边检查内口。探针是检查和治疗肛瘘的一种重要工具,应备有粗细不同、软硬不等探针,以适应不同类型瘘管。使用探针时必须轻柔,避免强力,以防造成人为假道。

　　4.染色检查

　　检查者在肛内放置一块清洁的纱布卷,然后将染色剂从外口缓慢注入瘘管,使瘘管壁和内口染色,显示瘘管的范围、走向、形态、数量和内口位置。注药时要压紧外口,防止药液从外口溢出,如果在注药后发现纱布被染成蓝色,即表示有内口,纱布卷被染蓝的部位,即为内口存在的部位。但是纱布卷未被染色,也不能完全排除内口的存在,因为瘘管弯曲,瘘管内有分泌物阻塞,括约肌痉挛压迫闭合瘘管,及注药量太少,从外口溢出等因素都可影响药物到达内口,使纱布不能染色。临床上常用染色剂为 5％亚甲蓝溶液。

　　5.碘油造影检查

　　碘油造影可以显示瘘管走向、分支、空腔分布及内口位置,瘘管与直肠的关系及瘘管与周围脏器的关系。用硅胶管从外口缓慢将造影剂注入瘘管内,遇阻力稍后退,并在外口处作一金属环标记。由外口注入碘化油等造影剂,边注药边观察,满意时行 X 线正侧位摄片。一般造影剂为30％碘化油。

　　6.直肠腔内超声检查

　　该法可测定肛瘘的范围、内口位置及管道、支管分布。在检测括约肌损伤程度及诊断克罗恩病引起的肛瘘等方面有显著的优势。

　　7.MRI 检查

　　检查前进行肠道清洁准备,该法对于肛瘘的范围、定位及与肌肉、韧带等组织关系有较好的识别性,是高位复杂性肛瘘术前检查的重要项目之一。

　　8.所罗门定律和法则

　　检查者需经过肛门左、右两侧中点画一横线,如外口在此横线之前,距离肛门口 5 cm 之内,其内口在齿状线处与外口相对应,则瘘管较直。如外口在横线前距肛门口超过 5 cm 或在横线之后,这些瘘管则多向后弯曲,内口在肛门后正中线及其附近的齿状线上。根据此定律或法则可帮助寻找肛瘘内口,但不符合该定律或法则的情况也时有出现,不可过分依赖。

五、鉴别诊断

(一)化脓性汗腺炎

　　化脓性汗腺炎是一种皮肤及皮下组织的慢性炎症,多见于肥胖患者。最易被误诊为肛瘘的

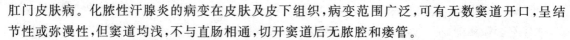

肛门皮肤病。化脓性汗腺炎的病变在皮肤及皮下组织,病变范围广泛,可有无数窦道开口,呈结节性或弥漫性,但窦道均浅,不与直肠相通,切开窦道后无脓腔和瘘管。

(二)肛门周围毛囊炎和皮肤红肿

本病初期局部红肿、疼痛,以后逐渐肿大,中央形成脓栓,脓出渐愈,病变浅表,不与肛门相通。

(三)肛门会阴部急性坏死性筋膜炎

肛门及会阴部、阴囊部由于细菌感染而出现肛门部周围大面积坏死,有的可形成瘘管。此病变范围广,发病急,常蔓延至皮下组织及筋膜,向前侵犯阴囊部,肛管内无内口。

(四)骶髂骨坐尾骨病变

本病发病缓慢,无急性炎症,破溃后流清稀脓液,创口凹陷,久不收口;有食欲缺乏、低热、盗汗等症;瘘口距肛门较远,与直肠不相通;X线片可见骨质破坏或增生。

(五)骶尾部畸胎瘤

本病是一种先天性疾病,因胚胎发育异常引起,多在青春期 20～30 岁发病。病变位于骶前间隙,可单囊或多囊,腔内有胶冻样黏液。囊肿较大时直肠指诊可发现骶前膨隆,有囊性肿物,表面平滑、界限清楚;探针检查可向骶骨前肛门后方向深入,深者可达数十厘米;X线片,可见骶骨和直肠之间有间隙增宽,囊肿腔内壁光滑,呈梨形或多囊分叶形,内有不定形的散在钙化阴影,一般不与直肠相通;术中可见腔内有毛发、骨质或牙齿等。病理检查可确诊。

(六)克罗恩病

本病多伴有腹痛、腹泻、体重减轻,须作进一步全消化道检查确诊。

(七)晚期肛管直肠癌

本病溃烂后可形成肛瘘,特点是肿块坚硬,分泌物为脓血,恶臭,持续疼痛,菜花样溃疡。病理学检查可见癌细胞,不难与肛瘘鉴别。

六、治疗

中医治疗主要是通过局部或全身使用抗生素及中药的方法,减轻症状,控制病情的发展,但不能彻底治愈。

(一)辨证论治

1.湿热下注证

证候:肛周流脓、脓质黏稠、色黄白,局部红肿热痛,肛周有溃口,按之有条索状物通向肛内;伴纳呆少食,或有呕恶,渴不欲饮,大便不爽,小便短赤,形体困重;舌红,苔黄腻,脉滑数或弦数。

治法:清热利湿。

方药:二妙丸合萆薢渗湿汤加减。

2.正虚邪恋证

证候:肛周流脓,质地稀薄,肛门隐隐作痛,外口皮色暗淡,时溃时愈,按之质地较硬,或有脓液从溃口流出,且多有条索状物通向肛内;伴神疲乏力;舌淡,苔薄,脉濡。

治法:托里透毒。

方药:托里消毒饮加减。

3.阴液亏虚证

证候:肛周溃口凹陷,周围皮肤颜色晦暗,脓水清稀如米泔水样,局部无硬索状物扪及;伴有

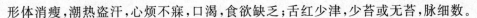

形体消瘦,潮热盗汗,心烦不寐,口渴,食欲缺乏;舌红少津,少苔或无苔,脉细数。

治法:养阴清热。

方药:青蒿鳖甲汤加减。

(二)中成药治疗

常用的中成药有黄柏胶囊、补中益气丸等。

(三)其他治疗方法

1.手术疗法

肛瘘的手术方式主要根据不同的肛瘘位置有关,低位肛瘘一般行肛瘘切开术,高位的肛瘘一般行高位肛瘘切开挂线治疗。

肛瘘手术的关键在于正确寻找内口,处理内口,消灭无效腔,保护肛门括约肌功能,使创面自基底向上逐渐愈合。

根据瘘管的深浅、曲直以及与肛管直肠环的关系选择不同的手术方式。肛瘘切开术适用于低位肛瘘或者高位肛瘘管位于肛管直肠环以下部分的辅助治疗。高位肛瘘切开挂线疗法,主要适用于耻骨直肠肌以上的高位肛瘘,包括骨盆间隙瘘和高位直肠后间隙瘘。

2.熏洗法

熏洗法常选用具有清热解毒、清气活血、利湿杀虫、软坚散结、消肿止痛、收敛生肌、祛风止痒作用的中药,煎汤熏洗肛门部,清洁肛门或手术创面,可减轻患者的痛苦,提高疗效。常用的熏洗代表方有止痛如神汤、祛毒汤、苦参汤、硝矾洗剂等。

3.敷药法

该法是选用适当的药物和剂型,敷于患处,达到消炎止痛、促进局部肿痛消散或穿破引流、祛腐生肌。常用的有油膏和掺药。①油膏:适用于外口闭合或引流不畅,局部红肿热痛者。常用的油膏如九华膏、如意金黄膏、黄连膏、鱼石脂软膏等。②掺药:将药物研成粉末,按制剂规则配伍而成,直接撒布于患处,或撒布于油膏上敷贴,或黏附于纸捻上,插入瘘管内。常用的掺药有两类,包括提脓祛腐药和生肌收口药。

4.冲洗法

冲洗法是将创腔或瘘管中的脓液冲洗干净,并使其引流通畅。冲洗时可将抗生素等药物注入创腔或瘘管,起到控制感染、促进肉芽生长及闭合管腔的作用。适用于肛瘘局部肿胀、疼痛、外口分泌物多者,或在肛瘘手术后应用。常用冲洗剂为过氧化氢、生理盐水、抗生素溶液等。注意过氧化氢冲洗时避免冲入直肠壶腹内,以防产生黏膜刺激症状。

七、预防

(1)保持肛门干燥卫生:肛窦炎症如不及时处理,炎症会持续地加重,最后可能导致瘘管的形成,并且形成肛周脓肿。肛周脓肿多由细菌感染导致,所以肛瘘的预防,需要首先保证肛门周围的卫生,大便以后注意清洗,保持肛门周围的干燥。

(2)饮食方面:忌辛辣、刺激性食物和烧烤类的食品,忌饮用高度酒,保持大便的通畅。如果大便硬结摩擦肛门可能会导致肛门的炎症水肿,引起肛瘘的复发。

(3)改善不良生活习惯:比如上厕所时看手机、读报纸。避免长时间蹲在厕所里,养成良好的排便习惯,可以很大程度上减少肛瘘的发生。

(4)防治便秘和腹泻:对预防肛周脓肿和肛瘘形成具有重要的意义。 **(孟　泳)**

第四节 肛 窦 炎

一、概述

(一)概念

肛窦炎可以发生于任何年龄,但以青壮年为主,女性发病率高于男性。临床上肛窦炎以便不尽、坠胀、疼痛、瘙痒为主要表现。由于炎症的慢性刺激,还常伴肛乳头的炎症及增生肥大,二者常可互为因果,因此有人将其视为同一种疾病。

(二)分类

肛窦炎按照中医证候可以分为以下四型。

1.湿热下注型

肛门有脓性分泌物,脓质稠厚,肛缘潮湿、瘙痒,肛内坠胀疼痛,局部灼热,便时疼痛加重,并可伴有里急后重感。小便短赤,大便臭秽,舌红苔黄腻,脉弦或滑。检查可见肛窦掀红。

2.阴虚内热型

肛门坠胀隐痛,便时加重,可有分泌物自肛门溢出。五心烦热、盗汗,口干咽燥,大便干燥,舌红苔黄或少苔,脉细数。检查可见肛窦暗红。

3.气滞血瘀型

肛门刺痛,便时尤甚。舌质紫暗,脉弦或涩。检查可见肛窦色紫暗或紫红。

4.脾虚气陷型

肛门下坠不适,便时加重,便后有不尽感,面色少华,少气懒言,纳少便溏,舌淡胖,有齿痕,苔薄白,脉细弱。检查可见肛窦苍白色浅,可有脱肛。

二、病因病机

中医学认为本病的成因为饮食不节、过食肥甘厚味、辛辣醇酒,致湿热内生,下注肛肠;或大便干燥秘结、用力努挣,肛管损伤染毒,致局部经络阻塞、气血瘀滞;或中气不足、气虚下陷;或肺、肾阴虚,热邪郁积肛肠。

三、临床表现

临床主要表现为肛门疼痛、坠胀、瘙痒、排便不尽等。

四、诊断

(一)体格检查

医师会对患者进行肛门视诊和指诊,可以初步判断患者肛周情况。

(1)慢性期患者体格检查,常无明显异常。

(2)对于急性期患者,医师在视诊时,可见其肛门外观大多正常,有脓性或脓血性分泌物流出,肛周皮肤较为潮湿。肛内指诊时,可感到患者肛门有较强紧缩感,肛管及齿线附近温度轻微升高,并在齿线处摸到隆起或凹陷,或是摸到增生肥大的肛乳头,按压或触摸后,患者有明显痛感。

(二)肛门镜检查

这是肛门、直肠疾病常用的检查方法之一,可作为指诊的有效补充手段,展示患者病变肛窦情况。在肛门镜下,可见患者肛窦、肛瓣及附近肛乳头充血、水肿,颜色发红,压迫病变肛窦,可有分泌物流出。

(三)探针检查

通过钩状探针可以探查可疑肛窦,一般能够探查到患者的肛窦变深,同时患者会有疼痛感。

(四)肛门超声

可以清晰显示患者肛内病变部位,一般在上述检查无法明确诊断时,才采用肛门超声辅助诊断。

五、鉴别诊断

(一)肛裂

肛裂以肛门周期性疼痛,便秘,大便带血为主症,其疼痛程度较肛隐窝炎重,疼痛时间亦较长。

(二)肛周脓肿

这是肛隐窝炎进一步发展的结果,主要表现为肛周疼痛,逐渐加重,酿脓时呈鸡啄样痛,伴恶寒发热等症,血常规检查白细胞明显增多,中性粒细胞亦升高。

六、治疗

(一)辨证论治

适用于各类急、慢性肛窦炎的治疗,但应依据证型不同而选择不同的立法和方药。

1.湿热下注型

症见分泌物质地稠厚,肛内坠胀疼痛,肛管灼热,伴里急后重。小便短赤,大便臭秽,舌红苔黄腻,脉弦或滑。治宜清热利湿、活血止痛。方用龙胆泻肝汤内服加安氏熏洗剂坐浴或保留灌肠。

2.阴虚内热型

症见肛门下坠隐痛,五心烦热、盗汗,口干咽燥,大便干燥,舌红苔黄或少苔,脉细数。治宜养阴清热、润肠通便。方用增液汤加减。

3.气滞血瘀型

症见肛门刺痛,舌质紫暗,脉弦或涩。治宜活血化瘀、理气止痛。方用复元活血汤内服加活血止痛散局部外敷。

4.脾虚气陷型

症见肛门下坠不适,便后有不尽感,面色少华,少气懒言,纳少便溏,舌淡胖,有齿痕,苔薄白,脉细弱。治宜补中益气、升阳举陷。方用补中益气汤。

(二)手术治疗

常用肛窦切开引流术,适用于急性期肛窦内化脓或已形成隐性瘘管者。

操作方法:患者取侧卧位或截石位,常规消毒、局部麻醉。①肛门镜寻找到原发病灶。②用柔软的弯头探针自病变肛窦缓缓插入,并沿探针自内向外逐层切开。③修剪创缘使创口呈窄长梭形,刮除创面腐肉及感染的肛腺,如有肥大肛乳头一并切除,有出血者可在创缘两侧结扎止血。④加压包扎固定,术毕。

术后处理:正常饮食,便后清洗坐浴,常规换药。

七、预防

(1)养成良好的饮食、生活习惯:注重健康、卫生的饮食,不贪辛辣刺激,不酗酒,做到饮食有节、营养均衡。适当多摄入纤维素含量高的瓜果蔬菜,加快胃肠蠕动,防止便秘,从而预防肛窦炎。

(2)保持肛周卫生清洁:日常洗漱中要照顾到肛周的清洗,可以便后或睡前进行温水坐浴。

(3)坚持运动,提高对细菌的抵抗能力:建议保持一定的运动频率,比如1周3~5次的慢跑、骑自行车、瑜伽等,提高机体抵抗力。特别是经常久坐的人群,尤其要加强锻炼,减少久坐时间,勤锻炼,防止便秘引起肛窦炎。

(孟　泳)

第五节　肛　乳　头　瘤

一、概述

(一)概念

肛乳头瘤可以发生于任何年龄,以青壮年为主,女性发病率高于男性。因其起病隐匿,初期不引起明显症状,故常被忽略,随着瘤体逐渐增大,便时会时常脱出肛门,并引起瘙痒、出血等不适。肛乳头瘤的发生常伴随于肛窦的炎症,二者常可互为因果。

(二)分类

肛乳头瘤按照中医证候可分为以下2型。

1.湿热下注型

肛周潮湿、潮红、有灼热感。肥大的肛乳头充血、水肿。舌红,苔黄,脉滑数。检查可见肛乳头瘤焮红。

2.气滞血瘀型

排便后肛门部肿物脱出,表面色紫暗,伴有肛门坠胀。舌紫暗,苔薄,脉涩。检查可见肛乳头瘤色紫暗或紫红。

二、病因病机

中医学认为本病或因饮食不节,过食肥甘厚味、辛辣醇酒,致湿热内生,下注肛肠积聚而成;或因大便干燥秘结、用力努挣,致肛管损伤染毒,局部经络阻塞、气血瘀滞,发为肿块。

三、临床表现

排便不尽感,在排便后,还是有排泄物留在肛门内,有下坠的感觉。肛门瘙痒,乳头瘤随排便反复脱出肛门外,肛门受到摩擦导致炎症的发生,引起肛内分泌物流出,刺激肛周皮肤,引起瘙痒。肛乳头体积变大,脱出肛门外后,不能及时被推回到肛内就很容易引起嵌顿。肛门不适肛门瘙痒,肿胀,疼痛。出血和疼痛,当排泄物干硬时,就会摩擦或擦伤肛门,出现大便带血,严重时会有滴血现象。

四、诊断

便后肛门有物脱出,肛门瘙痒、排便不尽感、肛门肿痛等;指诊,在齿线处可触及活动性硬节;窥镜检查,镜下可见灰白色,呈珊瑚状有蒂肿物。

五、鉴别诊断

肛乳头瘤和肛门息肉的区别主要体现在以下三方面。

(1)发病机制不同,肛乳头瘤是肛乳头异常增生引起的,属于机体正常结构的病理性增大,而肛门息肉是腺上皮的异常增生。

(2)发病部位不同。

(3)处理诊治手段不同,肛门息肉在治疗时建议患者尽早发现,尽早治疗,而肛乳头瘤则症状较为轻微时,患者可通过定期观察或保守治疗处理。

虽然肛乳头瘤是一个良性肿瘤,但是当肛乳头肥大到一定程度,脱出肛门之外,随时都有可能发生瘤体扭转,也会随着大便脱出肛门之外,这种反复刺激肠壁,会使分泌物增多,影响患者生活。久而久之,肛乳头瘤会有可能发生癌变。所以患者一旦确诊,要积极治疗。

六、治疗

(一)辨证论治

依据证型不同而选择不同的立法和方药。

1.湿热下注型

症见肛周潮湿、潮红、肛内有灼热感。肥大的肛乳头充血、水肿。舌红,苔黄,脉滑数。治宜清热利湿、活血止痛,方用龙胆泻肝汤内服加熏洗剂坐浴、保留灌肠,或选用相同功效的膏剂、栓剂肛内用药。

2.气滞血瘀型

症见排便后肛门部肿物脱出,表面色紫暗,伴有肛门坠胀。舌紫暗,苔薄,脉涩。治宜活血理气,方用复元活血汤内服加活血止痛散局部外敷,亦可选用其他相同功效药物坐浴、灌肠或栓剂纳肛治疗。

(二)手术治疗

(1)肛乳头瘤切除结扎术。

(2)电灼法:肛门部常规麻醉,在肛门镜下暴露出肛乳头瘤,用高频电灼探头按压在瘤体根部,开通电源,将乳头瘤彻底烧灼之。

(3)冷冻疗法:在肛内镜下,显露肛门乳头瘤,将冷冻探头对准瘤体表面,将其冷冻成一结晶球。

七、预防

生活饮食上要多注意,禁食辛辣的刺激性食物,多吃水果、蔬菜、纤维素丰富及清淡易消化的食物,主食建议多以粗粮为主,多喝水,每天要有适量的运动,保持大便柔软通畅,养成定时排便的习惯,避免久蹲久坐。

(孟　泳)

第六节　肛门瘙痒症

一、概述

肛门瘙痒症是一种常见的局部瘙痒症,是局限性神经功能障碍性皮肤病,一般只局限于肛门周围,有时可蔓延至会阴、外阴或阴囊后方,多为阵发性,多发生在 20～40 岁的人,老年、20 岁以下的青年人少见,并多见于习惯安静、不常运动的人。根据肛门瘙痒症的典型临床表现及病史,把肛门瘙痒分为原发性瘙痒和继发性瘙痒。

二、病因病机

中医学认为,肛门发痒的原因与风邪最为密切,但有外感风热、风湿与血虚生风之别。

(1)外感风邪:外感风邪或风热相聚,风湿挟热,留滞于营卫之间,腠理皮肤之中,结而不散,时发痒出疹,而成瘙痒之症。

(2)血虚生风:皮肤腠理需气血荣养,血旺则光滑润泽,血虚不能充养皮肤腠理,生风生燥则伴痒。所以前人有"血虚则生风,风聚则发痒"之说。

三、临床表现

本病初起肛门瘙痒较轻,肛门皮肤无明显变化,多为阵发性,如长期不愈可皮肤出血、糜烂、刺痛,痒痛加剧,皮肤增生粗糙,肛门皱褶加深,重者病变可向会阴、阴囊及双臀皮肤扩展。

肛门瘙痒症因为不能自主控制的瘙痒可以严重影响工作和生活。如长期不愈,瘙痒较剧烈,持续时间较长,尤以夜间为甚,潮湿环境加剧;常因过度的搔抓或机械性刺激,可使皮肤出血、糜烂、刺痛,使痒痛加剧,以致皮肤增生粗糙,肛门皱褶加深,重者可发生感染,病变可向会阴、阴囊及双臀皮肤扩展,患者十分痛苦,长期可引起神经衰弱、精神不振、彻夜难眠等。

四、诊断

本病通过临床症状及体征基本可以确诊,必要时可以进行血常规的检查及变态反应检查,还可以通过检查与肛门部的真菌感染、性传播疾病进行鉴别。

肛门瘙痒症一般在确诊后都要明确发病原因,很多患者的发病原因都是肛门直肠疾病,比如痔疮可以影响归纳肛门功能,使肠液外流,直接浸润肛周皮肤而发病,因此,可以进行直肠镜检查确定病因。

五、鉴别诊断

肛门瘙痒症应与肛门湿疹、肛周癣等疾病相鉴别。

（一）肛门瘙痒症与肛门湿疹的鉴别

肛门湿疹多局限于肛周皮肤，临床以渗出、瘙痒、糜烂、反复发作为主要特征，是先有丘疹、红斑、渗出、糜烂而后继发瘙痒。

（二）肛门瘙痒症与肛周癣的鉴别

肛周癣初期肛周皮肤有小水疱和红色小丘疹，逐渐形成环形或多环形斑片状，边界清楚，周围隆起，脱屑镜检可以查到真菌。

六、治疗

（一）中药内服

1.风热郁结

肛门瘙痒，灼热坠胀，如火烤虫咬，瘙痒难忍。甚至皮肤抓破出血，心烦如焚，夜不能寐，口苦咽干，便秘溲赤，痛苦不堪，精神不振，焦躁易怒，舌苔薄腻，脉微数。治宜疏风清热、通便泻火。方用龙胆泻肝汤加苦参、桑叶、大黄等。

2.风湿夹热

肛门瘙痒，潮湿渗出，经摩擦活动则痛更甚，肛门下坠不适，困倦身重，腹胀食少，夜卧不安，舌苔厚腻，脉濡滑。治宜疏风清热、健脾除湿。方用消风散加土茯苓、白鲜皮、地肤子等。

3.血虚生风

肛门奇痒，皮肤干燥，失去光泽及弹性，皲裂如蛛网，累及阴囊或阴唇，伴有口舌干燥，消瘦，夜不能寐，舌红，脉细数。治宜养血息风、滋阴润燥。方用当归饮子加减。

（二）其他疗法

1.熏洗法

将中药煎成水剂，加热后先熏后洗，然后坐浴。每次30分钟，每天2次。其主要功效是具有祛风止痒、收敛消肿的作用。临床常用的药物如苦参汤加减、硝矾洗剂等。

2.外敷法

肛门熏洗后，将药物直接敷于患处，具有收敛止痒的作用，临床常用药物有一效散、止痒散等，收到较好疗效。

七、预防

（1）为避免本病的反复发作，平时应避免焦虑、忧虑、过度紧张、调节饮食、多食绿色蔬菜、水果等富含纤维素的食品，禁食或少食有刺激性或可诱发变态反应的食品和调味品。

（2）切勿搔抓，如有夜间抓痒习惯者应剪短指甲或睡前带上薄膜手套。

（3）注意卫生，便后用温水洗净肛门，保持皮肤清爽干净。

（孟　　泳）

第七节 肛周湿疹

一、概述

(一)概念

肛周湿疹在中医称为湿疡症、浸淫疮、血风疮。《医宗金鉴·外科心法要诀》描述肛周湿疹为"风湿客于谷道,形如风癣作痒,破流黄水浸淫,遍体微痛"。

(二)分类

按其皮损表现及病程一般可分为急性、亚急性和慢性3种。

1.急性湿疹

特点是皮损为多数密集的粟粒大的小丘疹,丘疱疹或小水疱,基底潮红。由于搔抓,疱顶端可见小点状糜烂,有浆液不断渗出,病变中心部较重,向周围蔓延,外围可有散在丘疹、丘疱疹。合并感染后,可形成脓疱,渗出脓液,结黄绿色或褐色脓痂,还可并发毛囊炎、疖肿等。有些患者出现患部覆以细微的白色糠皮状脱屑。

2.亚急性湿疹

多由急性湿疹炎症减轻,或未及时处理,拖延日久而成。特点是皮损以小丘疹,鳞屑和结痂为主,仅有少数丘疱疹或水疱糜烂。

3.慢性湿疹

多数由急性、亚急性反复发作不愈而成,少数一开始即呈慢性炎症。特点是局部皮肤增厚、浸润、色棕红或灰色,表面粗糙,肛缘及肛管可有皲裂,鳞骨样抓痕及抓破后形成的结痂,外围可有散在丘疹、丘疱疹。

二、病因病机

中医学认为湿疹的内因是脾虚为湿热所困,运化失职,湿热下注所致;外因是感受湿热之邪,充于腠理,湿热搏结是湿疹的基本病因。急性湿疹,为湿热内聚,复感外邪,浸淫肌肤。慢性湿疹,为病久耗血,血虚生风生燥,风燥郁结,肌肤失荣。

三、临床表现

(1)肛门部的瘙痒,多是奇痒难忍或反复发作,且夜间加重。

(2)肛门部的潮湿,可出现渗出增多,局部有红斑、糜烂的情况。

(3)肛门的疼痛,多由肛门湿疹引起肛周皮肤的皲裂或因搔抓形成的局部感染。

(4)伴有神经精神方面的症状,如烦躁不安、心烦意乱、焦虑等表现。

(5)消化功能的症状,如腹泻、大便黏腻。

(6)肛门局部出现多形性的皮损改变,如丘疹、红斑、水疱、糜烂、渗出、结痂、脱屑等,对称性发作。

四、诊断

根据病变形态的多形性,分布对称,渗出瘙痒,病变界限不清楚,病程长,反复发作等特点,即可诊断。

五、鉴别诊断

(一)肛门湿疹与肛门瘙痒症的鉴别

肛门瘙痒症常先发痒,无渗出液,搔抓破后,继发渗出、出血、糜烂。肛门湿疹常先有丘疹、红斑、渗出、糜烂,以后继发瘙痒。

(二)肛门湿疹与接触性皮炎的鉴别

接触性皮炎有明显的接触刺激物病史,皮疹仅限于接触部位,形态单一,水疱大,界限清楚,去除病因后,皮炎消退较快,很少复发。

(三)肛门湿疹与肛周神经性皮炎的鉴别

肛周神经性皮炎,常先瘙痒,后出现扁平丘疹,有苔藓样变,淡褐色,干燥而坚实,病变部位可延至骶尾部、会阴及阴囊。

六、治疗

(一)药物内服

急性、亚急性湿疹引起的局部和全身性反应,宜辨证施治。

急性肛门湿疹多为风湿热邪蕴结肛门而成。治宜疏风清热、利湿止痒。方用四物消风饮、龙胆泻肝汤、四妙丸加减。

随症加减:并发感染,加金银花、连翘、苦地丁、野菊花、紫背天葵加强清热解毒功效;便秘热结,加大黄、枳实;渗出多,加地榆、马齿苋。

亚急性肛门湿疹,常以湿热互结,湿困脾土为主。治宜清热败毒、健脾除湿。方用除湿胃苓汤、萆薢渗湿汤。

慢性湿疹多为血虚风燥,兼有湿热所致。治宜养血祛风,兼清湿热。方用活血润肤汤。

随症加减:脾湿重,加薏苡仁、生黄芪、炒白术;痒甚加珍珠母、牡蛎;皮肤增厚加全蝎2～3 g。

(二)中药外洗

根据患者临床分期,应用中药辨证外洗,取得良好效果。

急性与亚急性期以清热燥湿止痒立法。方药有苦参、黄柏、防风、蛇床子、白鲜皮、土槿皮、苍耳子、苍术、鱼腥草,水煎坐浴,每天1～2次,每次15分钟。

慢性期以养血润燥、祛风止痒立法。方药有当归、生地黄、麦冬、防风、红花、赤芍、蛇床子、白鲜皮,水煎坐浴,每天1～2次,每次15分钟。

坐浴水温应在40～50 ℃,不可过热。

七、预防

去除各种可能引起湿疹的原因,对各种肛肠疾病如痔、肛瘘、肛裂、肛窦炎、直肠炎、肠道寄生虫病及胃肠疾病等,应积极治疗。少吃辣椒、葱、蒜、芥末、小茴香、白酒等刺激性食物,以及鱼、虾、蟹等,可做变应原测定,根据检查结果,避免接触变应原,保持肛门局部清洁卫生,避免搔抓;要防止腹泻或便秘及其他诱发原因。

(孟　泳)

第八节 肛周神经性皮炎

一、概述

肛周神经性皮炎又称慢性单纯性苔藓,为慢性局限性神经功能障碍性皮肤病,多见于青壮年男性,好发于肛门、会阴、骶尾部。以局部瘙痒、皮肤增厚、皮沟加深,多角形丘疹及病程长,易复发等为特征,中医称为牛皮癣。

二、病因病机

中医学认为牛皮癣的主要病因是由于湿热蕴脾,复感风邪,风、湿、热邪蕴阻于肌肤所致;或因郁闷不舒,情志不遂,气郁化火等原因使气血运行失调,凝滞皮肤,日久耗伤阴血,血虚化燥生风,肌肤失于濡养而发病。

三、临床表现

本病初起患者仅有间歇性瘙痒,并无明显皮肤损害,以后由于搔抓,典型皮肤损害逐渐出现,初起为扁平、圆形或多角形丘疹,密集成群,皮肤色泽正常或淡褐色,表面光滑或有脱落的很厚的糠皮样鳞屑。久之丘疹逐渐融合,颜色变褐,皮肤肥厚,形成苔藓样变。此时,皮沟显著加深,相互交错,呈菱形或多角形,变成干燥肥厚,类似皮革,触之粗糙。

四、诊断

根据慢性病程,反复发作,显著的瘙痒和苔藓样变等,临床表现即可确诊。

五、鉴别诊断

临床须与下列疾病相鉴别。

(一)慢性湿疹

详见本章"肛周湿疹"。

(二)肛门瘙痒症

多见于老年人,常与季节有关,皮损为继发性。

(三)扁平苔藓

好发于腕部屈面,前壁、小腿伸侧、躯干等处,皮疹较大,圆形或多角形,扁平丘疹,中央稍圆,颜色暗红,表面有蜡样光泽,组织病理学有特殊改变。

(四)银屑病

一种慢性复发性疾病,不少患者需要长期医治,而各种疗法都有一定的不良反应。皮损基底呈淡粉红色或暗红色浸润,上覆盖银白色鳞屑。剥离鳞屑后,基底有薄膜及点状出血,全身其他部位常见有银屑病损害。

六、辨证论治

根据临床表现常分为以下几种类型。

(一)风湿热型

皮损成片,呈淡褐色,粗糙肥厚,阵发性剧痒,夜间尤甚,舌红苔黄腻,脉弦滑。治宜清热祛湿、疏风止痒。常用消风散加减。

(二)血虚风燥型

皮损灰白,肥厚粗糙,常伴有心悸怔忡,气短乏力,妇女月经量少,舌质淡,脉细弱。治宜养血润燥、祛风止痒。常用四物消风饮加减。

(三)脾虚湿盛型

皮损呈暗灰色,肥厚光滑,伴腹胀、食欲缺乏、便溏,舌胖而有齿痕。治宜健脾除湿。常用胃苓汤加减。

(四)肝郁化火型

皮疹色红,精神抑郁,烦躁易怒,失眠多梦,口苦咽干。治宜疏肝解郁、清热养血。常用以丹栀逍遥散加减。

用上药的同时用苦参、益母草、苍术、黄芩、黄柏、五倍子、川椒、石榴皮、蛇床子,皮损粗糙干燥可加用生地黄,水煎外洗,每天 1～2 次。

七、预防

患有肛门神经性皮炎时,是非常有忌口的必要的。

导致肛门神经性皮炎发作的原因有很多,其中过食辛辣、刺激性的食物,对肛门周围的皮肤产生刺激,就容易诱发肛门神经性皮炎,使其病情加重。所以患有肛门神经性皮炎时,辛辣、刺激性的食物是一定不能吃的。

变态反应也能诱发肛门神经性皮炎加重。变态反应是指患者对食物、药物或接触物发生了过敏,过敏时肛门神经性皮炎的病情就会加重。所以患有肛门神经性皮炎的患者,最好是不要吃海鲜类的食物,这类食物特别容易引起过敏。

（孟　　泳）

第九节　肛肠梅毒

一、概述

梅毒是由梅毒螺旋体引起的慢性传染病,属于性传播疾病。梅毒可以侵及人体任何器官和组织。在肛肠方面主要表现为肛周梅毒疹、肛门部下疳、肛门扁平湿疣、梅毒性直肠炎和直肠梅毒瘤等。

二、病因病机

中医学认为是由毒邪侵袭、湿热内蕴,发于肌肤所致。

三、临床表现

梅毒属于全身感染,临床表现也为全身性,如硬下疳、梅毒疹等。以下主要是肛肠方面的症状。

(一)肛门部下疳

下疳是梅毒的原发损害。常分为软下疳和硬下疳两种。软下疳是由于肛门及周围由于杜克雷嗜血杆菌感染,生成溃疡而成。软下疳潜伏期短有24～72小时。损害区敏感,疼痛剧烈,常有脓性分泌物刺激肛门部皮肤和括约肌,排粪时疼痛加重。肛门部硬下疳多发生于感染后2～6周,在肛门边缘形成小块糜烂,溃疡,圆形、质硬、边缘突起、色红、不痛、底灰色,常有少量脓性分泌物,由于分泌物刺激,可出现肛周皲裂。

(二)肛周梅毒疹

发疹前2～3天常有低热、头痛、肌肉、骨和关节疼痛等症状。梅毒疹不痛不痒,对称、广泛、稠密,不融合。梅毒疹发生于肛周者称为肛周梅毒疹,大小约1 cm,呈圆形或椭圆形或略带不规则形,初显淡红色,2～3周后变为青色或棕色。

(三)肛门扁平湿疣

肛门扁平湿疣是肛门直肠梅毒的第二期损害。湿疣生于肛管或肛周皮肤上,呈扁平突起,单个或群生,发展较快,也可蔓延到阴茎或阴囊。突起扁平、底宽,常覆有灰色坏死薄膜,分泌物有臭味。肛门部潮湿、瘙痒或刺痛,先一侧后传到对侧。显微镜表现主要为表皮角化不全,表皮细胞间和细胞内水肿,大量炎症细胞侵入表皮,并有微脓肿;真皮乳头层有大量浆细胞浸入。

(四)梅毒性直肠炎

二、三期梅毒时可发生。肠黏膜形成溃疡,边缘突起、底硬、带有黄绿色分泌物。直肠壁增厚、变硬、弹性消失,或因纤维结缔组织增生、收缩造成狭窄。表现为排便不净、里急后重,便内混有脓血。

(五)直肠梅毒瘤

发生于三期。直肠黏膜下层呈圆形或卵圆形肿瘤,大小不等、质硬、表面平滑、色紫、不痛、常有溃疡。临床表现小腹下坠、排便不畅,便带脓血、腹泻、里急后重等。

四、治疗

(一)内治法

(1)肛门部下疳,方用龙胆泻肝汤(方中木通应用川木通或通草,关木通会导致肾功能损害)加土茯苓、夏枯草水煎服。

(2)肛周梅毒疹,方用五味消毒饮加土茯苓、紫草。

(3)肛门扁平湿疣,方用黄连解毒汤加薏苡仁、土茯苓。

(4)梅毒性直肠炎,方用葛根芩连汤加车前草、萹蓄、土茯苓、吴茱萸。

(5)直肠梅毒瘤,方用白头翁汤加土茯苓、三七粉(冲服)。

(二)外治法

1.熏洗法

蛇床子、地骨皮、桑枝、槐枝水煎外洗。适用于肛周梅毒疹、肛门部下疳、肛门扁平湿疣。

2.敷药法

可用珍珠散敷于肛门部溃疡处（《医宗金鉴》方：珍珠、黄连、黄柏、铅粉、轻粉、象牙末、五倍子、儿茶、没药、乳香各等份,研极细末）。

五、预防

加强宣传,避免危险性行为,避免使用来源不明的血液制品,严禁与梅毒患者接吻或性交,避免使用被梅毒患者污染的物品及用具,梅毒患者及早治疗,彻底治疗则预后良好,如发生心血管系统、神经系统损害预后较差,治疗越早效果越好。

（孟　泳）

第十节　便　秘

一、概述

便秘是指排便周期延长,排出困难。便秘既是一种症状,又是一类疾病。本病可见于各年龄人群,患病率随年龄增长明显增加,以女性多见。中医有"阴结""阳结""脾约""热秘""气秘""虚秘""冷秘"等病名,西医称之为慢性功能性便秘。

二、病因病机

病因病机见图 8-1。

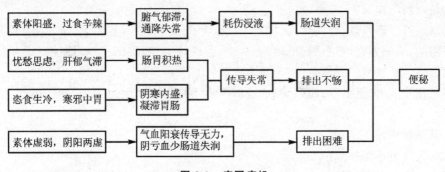

图 8-1　病因病机

三、诊断要点

（1）自然排便次数少自然排便间隔时间延长,每周少于 3 次,粪便量少。

（2）排出困难一为粪便干硬,如板栗或羊屎,难以排出;二为粪便并不干硬,但排出困难。

（3）肛门指诊或肠镜检查,排除器质性病变。

（4）结肠传输试验阳性,或球囊逼出试验阳性,或排粪造影有明显阳性体征。

（5）肛门直肠压力测定也有利于便秘的诊断,大肠造影可供参考。

根据症状、体征及检查结果可做出慢传输型便秘、混合型便秘、功能性排便障碍（又称出口梗阻型便秘,常见病因有直肠前突、直肠黏膜内脱垂、盆底失弛缓、耻骨直肠肌肥厚、会阴下降、小肠疝或乙状结肠疝等)等诊断。

四、鉴别诊断

本病应当与慢性直肠炎、巨结肠、肠道易激综合征、结直肠肿瘤等相鉴别。

五、治疗

便秘者当通便,但通便之法不能概用硝黄之类,应针对不同证型,分别选用不同治法。实证以祛邪为主,根据热秘、冷秘、气秘之不同,分别施以泻热、温散、理气方法,辅以导滞之品,标本兼治,邪去便通;虚证以养正为主,依阴阳气血亏虚的不同,主用滋阴养血、益气温阳之法,酌用甘温润肠之药,标本兼治,正盛便通。

(一)内治法

1.实秘

(1)肠胃积热证:大便干结,腹胀腹痛,面红身热,口干口臭,心烦不安,小便赤,舌红苔黄燥,脉滑数。

治法:泻热导滞,润肠通便。

代表方:麻子仁丸加减。

随症加减:若津液已伤,可加生地黄、玄参、麦冬以养阴生津;若燥热不甚,或药后通而不爽者,可用青麟丸以通腑缓下,以免再秘。

(2)气机郁滞证:大便干结或不甚干结,欲便不得出,或便出不畅,肠鸣矢气,腹胀痛,肠满闷,嗳气频作,饮食减少,舌苔腻,脉弦。

治法:顺气导滞。

代表方:六磨汤加减。

随症加减:若气郁日久,郁而化火,加黄芩、栀子、龙胆草;若气逆呕吐,加半夏、旋覆花、代赭石;若七情郁结,忧郁寡言,加白芍、柴胡、合欢皮;若跌仆损伤,腹部术后,便秘不通,属气滞血瘀者,可加桃仁、红花、赤芍。

(3)阴寒积滞证:大便艰涩,腹痛拘急,胀满拒按,胁下偏痛,手足不温,呃逆呕吐,舌苔白腻,脉弦紧。

治法:温里散寒,通便导滞。

代表方:大黄附子汤加减。

随症加减:可加枳实、厚朴、木香助泻下之力,加干姜、小茴香以增散寒之功。

2.虚秘

(1)气虚证:粪质并不干硬,也有便意,但临厕排便困难,需努挣方出,挣得汗出短气,便后乏力,体质虚弱,面白神疲,肢倦懒言,舌淡苔白,脉弱。

治法:补气润肠,健脾升阳。

代表方:黄芪汤加减。

随症加减:若气虚较甚,可加人参、白术;若气虚下陷脱肛,则用补中益气汤;若肺气不足,可加用生脉散;若日久肾气不足,可用大补元煎。

(2)血虚证:大便干结,排出困难,面色无华,心悸气短,健忘,口唇色淡,脉细。

治法:养血润肠。

代表方:润肠丸加减。

随症加减:若兼气虚,加白术、党参、黄芪;若血虚已复,大便仍干燥,可用五仁丸。

(3)阴虚证:大便干燥,如羊屎状,形体消瘦,头晕耳鸣,心烦失眠,潮热盗汗,腰酸膝软,舌红少苔,脉细数。

治法:滋阴润肠通便。

代表方:增液汤加减。

随症加减:若胃阴不足,口干口渴,可用益胃汤;若肾阴不足,腰酸膝软,可用六味地黄丸。

(4)阳虚证:大便或干或不干,皆排出困难,小便清长,面色㿠白,四肢不温,腹中冷痛,得热痛减,腰膝冷痛,舌淡苔白,脉沉迟。

治法:温阳润肠。

代表方:济川煎加减。

随症加减:若老人虚冷便秘,可用半硫丸;若脾阳不足,中焦虚寒,可用理中汤加当归、芍药;若肾阳不足,尚可选用金匮肾气丸或右归丸。

(二)外治法

蜜煎导法:用蜂蜜适量,在锅内熬煎浓缩,趁热取出,捻成如小指样2寸长的栓子,塞入肛门内。适用于病后或老年、新产,因肠胃津液不足,大便秘结,体虚不任攻下者。

(三)其他疗法

1.灌肠疗法

适用于功能性便秘。借助结肠灌洗机进行结肠清洗,清除肠道宿便。

2.针灸疗法

针灸对功能性便秘有良好疗效,可以调整自主神经功能,改善和加强肠蠕动及排便功能。选穴:取大肠经俞穴、募穴及下合穴为主。实秘针用泻法,虚秘针用补法,寒秘可加灸。取穴:大肠俞、天枢、支沟、上巨虚。热结者,加合谷、曲池;气滞者,加中脘、行间;气血虚弱者,加脾俞、胃俞;寒秘者,加灸神阙、气海。

3.手术治疗

通过非手术治疗,绝大多数便秘患者可以得到治愈,但总有一小部分顽固性便秘患者最终需手术治疗,如全大肠切除回直吻合术、结肠次全切除升直吻合术、吻合器痔上黏膜环切术(PPH术)、耻骨直肠肌松解术等。

六、注意事项

(1)平时注意饮食结构,做到粗细粮搭配、充足的蔬菜。

(2)养成良好的定时排便习惯,避免久蹲努挣。

(3)适当运动。

(4)忌滥用减肥药及泻药。

(孟 泳)

第十一节 痔

一、概述

中医学对于痔的病因病机的认识,最早见于《黄帝内经》,曰:"因而饱食,筋脉横解,肠澼为痔"。在此基础上,以后历代医家又不断深入的探索,使其得以逐渐发展和完善。如隋代巢元方在《诸病源候论》认为:"诸痔皆由伤风,房事不慎,醉饱合阴阳,致劳扰血气,而经脉流溢,渗漏肠间,冲发下部"而成;又如朱震亨在《丹溪心法》云:"痔者皆因脏腑本虚,外伤风湿,内蕴热毒,醉饱交接……,以故气血下坠,结聚肛门,宿滞不散,而冲突为痔也";再如清代《医宗金鉴》概括地指出:"痔疮形名亦多般,不外风湿燥热源"。另外痔在治疗上的发展,也是一个漫长的过程,除针对病因病机的治法外,还出现了其他的方法。如早期的《五十二病方》和《针灸甲乙经》,分别提出了痔的结扎切除法和针灸疗法;在宋代则开始出现了枯痔散和枯痔钉疗法及蜘蛛丝结扎疗法;明代《外科正宗》又提出分阶段内外痔不同的治疗方法;至明清时期,枯痔法已成为治疗痔的主要方法。

二、病因病机

(1)饮食不节,过食辛辣肥甘、过饮醇酒,致湿热内生,澼积于大肠。如《疮疡经验全书》云:"凡痔……多由饮食不节,醉饱无时,恣食肥腻、胡椒辛辣、炙煿醉酒……"。

(2)妇女生产用力或多次生产以及久泻、久痢、久咳等耗伤气血等使中气亏虚、肺气不足。如《疮疡经验全书·痔漏症》篇云:"肺与大肠相表里,故肺蕴热则肛门闭结,肺脏虚则肛脱出,此至当之论。又有妇人产育过多,力尽血枯,气虚下陷,及小儿久痢,皆能使肛门突出"。

(3)房事不节,精气脱泄,热毒乘虚下注。如《医宗金鉴》云:"总不外乎醉饱入房,筋脉横解,精气脱泄,热毒乘虚下注",又如《医方类聚》云:"或醉饱入房,精气脱泄,热毒乘虚下注"。

(4)久坐久站、负重远行,或便秘久蹲、肛门努挣,使肛周气血运行不畅,结聚肛门。如《外科正宗》云:"气血纵横,经脉交错……浊气淤血,流注肛门,俱能发痔"。

三、分类

(一)历代文献所载分类法

中医学历代文献中所记载的痔的分类方法颇多,如在《五十二病方》中,痔被分为牡痔、牝痔、脉痔、血痔四类;又如《诸病源候论》则分为五类,云:"诸痔者,谓牡痔、牝痔、脉痔、肠痔、血痔也",《备急千金要方》亦将痔分为以上五类,云"牡痔者,肛边生鼠乳,时时溃脓血出;牝痔者,肛肿痛生疮;脉痔者,肛边有疮痒痛;肠痔者,肛边核痛,发寒热;血痔者,大便清血随大便污衣"。再如《医宗金鉴·外科心法要诀》按形态将痔分为二十四类,分别为翻花痔、蚬肉痔、悬珠痔、盘肠痔、栗子痔、核桃痔、莲子痔、脱肛痔、泊肠痔、鸡心痔、牛奶痔、鼠尾痔、血攻痔、担肠痔、内痔、樱桃痔、珊瑚痔、菱角痔、气痔、子母痔、雌雄痔、鸡冠痔、蜂巢痔、莲花痔。

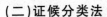

（二）证候分类法

指根据内、外痔证候的不同进行分类。

1.内痔证候分类

（1）风伤肠络型：大便带血、滴血或喷射状出血，血色鲜红，或有肛门瘙痒。舌红，苔薄白或薄黄，脉浮数。

（2）湿热下注型：便血色鲜，量较多，肛内肿物外脱，可自行回缩，肛门灼热。舌红，苔黄腻，脉滑数。

（3）气滞血瘀型：肛内肿物脱出，甚或嵌顿，肛管紧缩，坠胀疼痛。甚则肛缘有血栓，水肿，触痛明显。舌质暗红，苔白或黄，脉弦细涩。

（4）脾虚气陷型：肛门坠胀，肛内肿物外脱，需手法复位。便血色鲜或淡，可出现贫血，面色少华，头昏神疲，少气懒言，纳少便溏。舌淡胖，边有齿痕，舌苔薄白，脉弱。

2.外痔证候分类

（1）气滞血瘀型：肛缘肿物突起，排便时可增大，有异物感，可有胀痛或坠痛，局部可触及硬性结节。舌紫，苔淡黄，脉弦涩。

（2）湿热下注型：肛缘肿物隆起，灼热疼痛或有滋水，便干或溏。舌红，苔黄腻，脉滑数。

（3）脾虚气陷型：肛缘肿物隆起，肛门坠胀，似有便意，神疲乏力，纳少便溏。舌淡胖，苔薄白，脉细无力。多见于经产妇、老弱体虚者。

四、治疗

（一）治疗原则

消除痔的症状，是治疗痔的根本原则。无症状的痔一般不需要治疗，即使体积较大也不应作为治疗指征；反之，体积小但症状明显的痔，应积极治疗。在治疗有症状的痔时，只有在保守治疗和非手术治疗无效或有严重脱出的情况下，才应考虑手术治疗。

（二）内痔的治疗

根据内痔证型的不同，分别立法和选方。

1.风伤肠络证

症见大便时出血，可为擦血、滴血或喷血，颜色鲜红，或有肛门瘙痒。舌红，苔薄白或薄黄，脉浮数。治宜清热凉血祛风。方用凉血地黄汤加减。

2.湿热下注证

症见便鲜红色血，量较多，肛内肿物外脱，可自行还纳，痔体可有红肿或糜烂，肛门潮湿灼热。舌红，苔黄腻，脉滑数。治宜清热利湿、化瘀消肿。方用五神汤加减。

3.气滞血瘀证

症见肛内肿物脱出，甚或嵌顿水肿，可隐见紫瘀，触压痛，肛管紧缩，坠胀不适。舌质暗红，苔白或黄，脉弦细涩。治宜活血化瘀、行气止痛。方用桃红四物汤或活血散瘀汤加减。

4.脾虚气陷证

症见肛门坠胀，肛内肿物外脱，需手法复位。便血色鲜或淡，可出现贫血，面色少华，头昏神疲，少气懒言，纳少便溏。舌淡胖，边有齿痕，舌苔薄白，脉弱。治宜益气健脾、升阳举陷。方用补中益气汤加减。

(三)局部治疗

包括坐浴法、敷药法、塞药法、枯痔法、结扎法、胶圈套扎法、注射疗法及其他。

1.坐浴法

该法自古至今一直广泛应用于肛肠疾病的治疗。其中用于治疗内痔者,根据作用可分为清热利湿、疏风胜湿、活血止血、消肿止痛、收敛固涩等,常用方剂如活血散瘀汤、洗痔枳壳汤、五倍子汤、苦参汤、安氏熏洗剂。

2.敷药法

本法是直接将药物敷于患处,多用在坐浴后。主要作用是缓解肿痛和出血。常用如麝香痔疮膏、九华膏、如意金黄膏、生肌玉红膏、角菜酸酯乳膏等。另外也可将具有相同功效的散剂经蜂蜜或麻油调成膏状后外敷。

3.塞药法

将药物制成栓剂,纳入肛门而达到治疗目的的用药方法。栓剂的药物功效和坐浴法、敷药法类似,但更适于未嵌顿内痔的治疗。常用如化痔栓、角菜酸酯栓等。

4.枯痔法

枯痔法包括枯痔散外敷法、枯痔钉疗法和枯痔注射法,属传统中医学外治法,在《医学纲目》《外科正宗》等古代文献中均有较详细的记载。此处主要介绍枯痔散外敷法和枯痔钉疗法。

(1)枯痔散外敷法:该法是以枯痔散用水或油调成糊状后,涂于内痔表面,使痔核逐渐坏死脱落遗留创面,再逐渐愈合。传统枯痔散主要成分是砒和白矾,佐以雄黄、朱砂、硫黄、黄丹、乳香、冰片、乌梅肉等,其中砒具有较强的毒性,为避免砒中毒的危险,近代又出现了无砒枯痔散,主要成分包括花蕊石、明矾、胆矾、雄黄、雌黄、皮硝、冰片等,但缺少砒的成分,其渗透力弱,对痔体较大者疗效较差。

(2)枯痔钉疗法:又称插钉法、插药法,是一种将药物制成钉剂后插入痔核内而治疗内痔的方法。我国古代文献所记载的枯痔钉均含有砒霜,并借助其腐蚀性,使痔体脱落,达到治疗目的,如宋代《太平圣惠方》记载的枯痔钉是由砒霜、黄蜡制成,明代《外科正宗》记载的"三品一条枪"成分是明矾、砒石、雄黄和乳香。自新中国成立以来,国内学者又对枯痔钉疗法进行了深入研究,提出了枯痔钉是通过自身的异物刺激作用,使痔核产生无菌炎症,并发生纤维化而萎缩的理论,同时还制出了无砒枯痔钉,如如意金黄枯痔钉、二黄枯痔钉等。这一改进使枯痔钉疗法的安全性大大提高。

适应证:内痔痔体较大者。

禁忌证:内痔嵌顿,黏膜下血栓形成和外痔。

操作方法:患者取侧卧位或截石位,常规消毒铺巾,如肛门紧缩,可行局麻。①暴露痔核,在距齿线 0.2 cm 以上的部位,将药钉与肠壁成 15°～45°插入痔内,注意不可插入过深刺入肌层,也不可过浅或贯穿痔核。②剪除未插入痔内的部分,剩余部分外露 1～2 mm 即可(图 8-2)。③在间距 0.2～0.5 cm 位置,如继续插钉,最终插钉数量由痔核的大小和多少而定,一般总数在 20～25 根,并且应使插钉均匀分布。④将痔核送入肛内,术毕。

术后处理:术后当天控制大便,次日起正常饮食保持大便通畅,便后冲洗坐浴,一般不需换药。术后 1 周内禁止参加剧烈运动和体力劳动,一般 10～15 天可痊愈。

5.结扎法

结扎疗法是我国治疗内痔的传统方法,如《太平圣惠方》载:"用蜘蛛丝系缠鼠痔乳头,不觉自落"。该法目前仍是临床治疗内痔的一种常用方法,其作用机制是通过结扎痔的基底部,机械性阻断痔核的血供,促使其产生缺血坏死,坏死部位脱落后,创面修复愈合,由此而达到治疗目的。

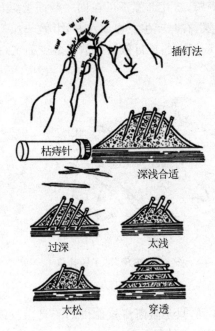

插钉法

枯痔针

深浅合适

过深　　　　太浅

太松　　　　穿透

图 8-2　枯痔钉插法

适应证:Ⅱ期或Ⅱ期以上内痔。

操作方法:患者侧卧位或截石位,局部消毒,局麻松弛肛门。具体步骤:①结扎前消毒肠腔,肛门镜下用组织钳将欲结扎的内痔牵拉出肛门外,肛门镜亦随之退出。②用止血钳钳夹痔体基底部,使止血钳顶端超过痔的范围,并在钳夹部位以下剪开一小口。③用丝线在钳夹痔核的止血钳下方结扎,丝线勒入小切口内,可防止滑脱。术者结扎紧线时,助手放松止血钳并退出,术者继续打结勒紧痔基底(图 8-3)。如被结扎痔核较大,可剪除结扎线以上多余组织,但至少保留残端0.5 cm。④同法处理其他痔核,凡士林油纱条置入肛内引流,包扎固定,术毕。

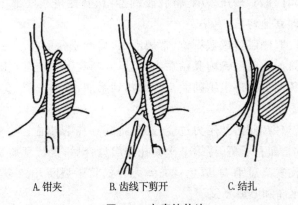

A. 钳夹　　　　B. 齿线下剪开　　　　C. 结扎

图 8-3　内痔结扎法

术后处理:术后当天限制大便,次日起正常饮食,每次大便后温水坐浴,一般术后 7～10 天结扎线可脱落。

结扎疗法目前在临床上较为常用,尤其是对脱出性内痔效果较好。单纯结扎时,不可过深,以避免痔核坏死脱落后出血;如痔核较大、基底部较宽时,应用圆针贯穿基底中点两次,行"8"字贯穿形缝扎(图8-4);如有多个痔核,结扎部位不可在同一截面上,以免造成直肠狭窄;内痔结扎术后,肛门缘静脉和淋巴回流受阻,有时产生淤血或水肿,可做一长1~2 cm放射状减压切口,使受阻血液和淋巴液得以渗出,减压切口的数目依结扎数目多少而定,一般位于所结扎内痔的相同点位肛缘处。

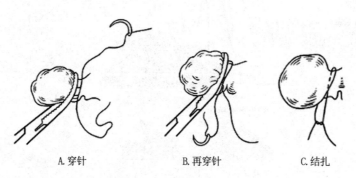

A.穿针　　　　　　　　B.再穿针　　　　　　　　C.结扎

图8-4　内痔"8"字缝扎法

6.胶圈套扎法

套扎法与结扎法作用机制相同,只是阻断痔核血供的工具由丝线变为胶圈。常用胶圈为特制或由自行车气门芯胶管制成,宽约0.5 cm。

(1)止血钳套扎法:患者侧卧位或截石位,局部消毒,局麻松弛肛门。步骤:①将1~2个胶圈套在一长弯头止血钳的关节部,暴露内痔,用该止血钳钳夹痔体基底部,并在钳夹部位以下剪开一小口。②用另一直止血钳,夹住并拉长胶圈,绕过痔体上端和弯止血钳顶端,套扎在痔体基底部,并使胶圈勒入小切口,随即退出止血钳。③同法处理其他痔核,术毕。

(2)套扎器套扎法:取侧卧位或截石位,常规消毒,局麻松弛肛门。①肛门镜下查看欲套扎的痔核,助手将肛门镜固定并将其暴露。②术者一手持套有胶圈的套扎器,套扎器官口应与痔核体积大小相适。另一手持组织钳,经过套管口和肛镜伸入肛内,钳夹痔核上部,并拉入套扎器的套管,套管前缘抵痔基底部时,握紧按压手柄,将乳胶圈推出,套住痔核底部。③放开组织钳,与结扎器一同取出。同法处理其他痔核,术毕。

(3)负压吸引套扎法:取侧卧位或截石位,常规消毒,局麻松弛肛门。在肛门镜下暴露将要套扎的内痔。①将套扎圆筒插入肛门镜内紧贴在内痔上,开动吸引器使套扎圆筒成负压,透过套扎器玻璃圆筒观察并控制所吸引内痔组织的大小。②扣动手柄,推出胶圈,套在内痔基底部。③同法处理其他痔核,术毕。

套扎注意事项:①牵拉内痔时,勿用力过猛,避免将痔核撕裂出血。②每次套扎痔核最多不超过3个,以母痔区为主。如有子痔,待第一次套扎创面愈合后,再行套扎。如套扎点过多,易造成狭窄。③乳胶圈不宜反复高压消毒,以免丧失弹力和提前撕裂断开。④套扎后的胶圈应距离齿线0.2 cm以上,避免疼痛和坠胀不适。

7.注射疗法

痔的注射疗法在西方国家沿用至今已有近150年的历史。目前国内临床应用的注射药物包括三大类:软化萎缩剂、硬化剂和坏死剂,根据三类药物对痔组织的不同作用机制,注射疗法可分为收敛化瘀法、硬化萎缩法和坏死枯脱法。

（1）收敛化瘀法：收敛化瘀法，是使用唯一软化萎缩剂"芍倍注射液"注射治疗痔的方法，该法是肛肠病安氏疗法的重要组成部分，因此又被称为"安氏收敛化瘀法"。其中"收敛化瘀"这一治则，是安阿玥教授依据《素问·生气通天论》中"经脉横解，肠澼为痔"这一论述和中医学传统"收敛固涩""化瘀止血"之治法以及痔的隆起、脱垂和出血的基本症状，在国内首次提出的治痔新法则。该法不仅"收敛萎缩""收敛固脱"，还强调"化瘀"，可避免其他注射法治疗后遗留硬结和肛肠狭窄的弊端。

1）单纯芍倍注射法：Ⅰ、Ⅱ期内痔和其他较大内痔暂不宜手术者。

使用药物：2∶1浓度芍倍注射液（2单位芍倍注射液加1单位0.5%利多卡因）。

注射方法：患者取侧卧位，常规消毒铺巾，行肛管麻醉，麻醉后再次消毒肠腔。①在肛门镜下查看需注射治疗的痔核，先选择其中较小者在镜下充分暴露。②在痔核中心隆起处斜刺进针，进针后尝试注药，如黏膜快速均匀隆起，则说明进针位置适当，可缓慢退针并推注给药。注射药量以注射后痔核均匀饱满充盈、黏膜呈粉红色为佳。③注射完毕后，再依次从小到大注射其他痔核。④棉球置入肠腔内压迫止血，术毕。

术后处理：术后当天少量进食，次日起正常饮食。常规使用抗菌药物3天预防感染。术后24～48小时可排便，不需要换药。

操作要点和注意事项：有人提出"见痔进针，先小后大，退针给药，饱满为度"的芍倍注射液注射原则。①在注射部位上"见痔进针"，肛门镜下见到痔核时，即可进行注射。解决了操作中定位不准确，在痔动脉区相应部位注射容易导致硬结、坏死、出血的问题。②在给药方法上"退针给药"：注药时见黏膜快速均匀隆起后退针注射，防止药物进入肌层。解决了误伤周围组织的问题，可操作性强。③在注射顺序上"先小后大"，注射时先选择较小的痔核，再选择较大的，逐个注射。解决了痔核无序注射的问题，避免了注射盲区和遗漏。④在注射药量上，以"饱满为度"，每处痔核注射完毕后须有光亮饱满的感觉，呈淡粉色。解决了剂量不易掌握问题，因痔施量，无论痔核大小，均以充盈饱满为度。

另外，女性前侧直肠阴道壁较薄，男性有前列腺存在，注射时注意防止刺穿或刺伤。凡肝肾功能严重异常、放化疗后、凝血功能障碍或伴其他严重内科疾病者，为避免局部刺激和出血不止，禁止注射。使用芍倍注射液原液保留灌肠，亦可起到一定收敛化瘀的作用。

2）芍倍注射加内痔结扎法：Ⅲ、Ⅳ期内痔。

使用药物：2∶1浓度芍倍注射液。

操作方法：患者取侧卧位，常规消毒铺巾，行肛管麻醉。麻醉后使平时脱出的痔核充分暴露，直视或在肛门镜下依次结扎脱出痔核的上1/3～1/2部分，残端较大时可部分切除。在肛门镜下分别注射较小未脱出的痔核，以及已结扎痔核的下半部分和其上方隆起黏膜（多为截石位3、7、11点）。注射方法与单纯注射术相同。

术后处理：术后当天少量进食，次日起正常饮食。常规使用抗菌药物3天预防感染。术后24～48小时可排便，不需要换药。

操作要点和注意事项：结扎内痔，提出应遵循"不同平面、不同深浅"的原则。①不同平面：根据痔核位置，错落结扎，使各结扎点不在同一直肠横截面上，以防止多个瘢痕同时挛缩而发生直肠狭窄。②不同深浅：痔核大小不同，结扎的深度也不同。按比例，小痔核应少结扎，但不少于全部的1/3；大痔核应多结扎，但不需超过痔核全部的1/2。

(2)硬化萎缩法:该法是将硬化剂注射到痔体内,使痔组织产生无菌性炎症并逐渐纤维化,以萎缩痔核达到治疗的目的。目前临床常用的包括5%苯酚植物油、5%奎宁尿素、5%~20%苯酚甘油与等量水和消痔灵注射液等。

适应证:Ⅰ、Ⅱ期内痔。

禁忌证:肛裂、内痔血栓形成或嵌顿、曾多次接受硬化剂注射治疗者。

注射方法:患者取侧卧位,常规消毒铺巾,麻醉松弛肛门。①肛门镜顶端压在齿状线上,暴露内痔的上 2/3 部分。②再次消毒拟注射的内痔黏膜,预防感染坏死。在内痔根部上方 0.5 cm 处刺入黏膜下层(刺入后针头若能向左右移动即证明在黏膜下层),抽吸无回血,即可注射。③注入少量药液,如黏膜表面可见清晰血管走行,证明注射部位正确,则可继续注药,注射剂量根据所使用硬化剂不同而异,同法注射其他痔核。注意注射药物不要在同一平面,以免形成环状瘢痕性狭窄;注射后揉压痔核,使药液分布均匀,避免形成局部硬结或缺血坏死。④棉球置入肠腔内压迫止血,术毕。

术后处理:术后控制大便 48 小时,常规使用抗菌药物 3~5 天预防感染。如有出血、坠胀不适或肛门疼痛,应及时查看处理。

(3)坏死枯脱法:坏死枯脱法是将具有坏死作用的注射剂,注入痔组织内,使痔核坏死脱落,创面重新愈合的治痔方法。代表性坏死剂是硫化钠薄荷脑溶液(痔全息注射液),以下以该药的注射方法为例,介绍坏死枯脱法。

适应证:各期内痔。

注射方法:常规消毒铺巾,麻醉松弛肛门。①肛门镜下或直视下暴露痔核,从痔核最突出点进针,针头斜面向上,浅刺使针头进入黏膜下层。②进针后,轻轻挑起黏膜,缓慢推注,随着药液的进入,被浸润部分逐渐变黑变硬而坏死,待坏死部分距基底部的正常黏膜约 3 mm 时,停止推药。③干棉球按压进针点止血,止血后将痔核推回肛内。④用同法注射其他痔核,包扎固定,术毕。

药物用量:痔核直径在 0.5 cm 以内,注药量不超过 0.3 mL;直径在 1 cm 左右,注药量在 0.5~0.7 mL;直径在 2 cm 左右,注药量在 1.0~1.5 mL;直径在 4 cm 左右,用药量在 3~4 mL。总量一般不宜超过 4 mL。

术后处理:术后最好进食流质少渣食物,至少控制大便 48 小时,并减少大便次数,常规使用抗菌药物 3~5 天预防感染。治疗后 5 天内不坐浴,从第 6 天起,可用 1∶5 000 高锰酸钾溶液坐浴。术后半月以内尽量减少活动,应充分休息,并保证大便通畅,以防提前脱痂出血,如有出血、坠胀不适或肛门疼痛,应及时查看处理。

8.其他疗法

针灸疗法:主要用于缓解痔的出血和坠胀症状,常用穴位有攒竹、燕口、龈交、白环俞、长强、会阳、飞扬、委中、承山等。

(三)外痔的治疗

1.口服药物治疗

外痔的中医证型包括气滞血瘀型、湿热下注型和脾虚气陷型,与内痔的部分证型相同,可选用相同的治法和方药。

2.局部治疗

外痔的局部治疗主要包括中药坐浴法和敷药法。

(1)中药坐浴法:多用于炎性外痔和血栓外痔的治疗,常用如活血散瘀汤、五倍子汤、苦参汤、安氏熏洗剂等,可缓解坠胀、灼痛等症状。

(2)敷药法:适应证与坐浴法相同,多用在坐浴后。常用如活血止痛散、如意金黄膏、九华膏等。

3.注射治疗

收敛化瘀法不仅对内痔有较好的疗效,还可用于静脉曲张性外痔的治疗。

使用药物:1∶2浓度芍倍注射液(1单位芍倍注射液加2单位0.5%利多卡因)。

操作方法:患者取侧卧位,常规消毒铺巾,行局部麻醉松弛肛门。在肛缘选取静脉曲张隆起的远心端作为注射进针位置,通常为截石位3、7、11点。进针时针尖斜面向下,针头与肛缘皮肤呈15°~30°刺入,刺入后向肛缘方向进针至静脉曲张团的近心端(齿线以下),注意进针时勿穿出皮肤或深刺入肌层。进针后退针给药,使痔体均匀隆起,当痔体较宽时,可间隔一定距离后再次进针注射。注射后揉压隆起的痔体,使药液分布均匀。同法处理其他外痔,加压包扎,术毕。

术后处理:术后持续加压3小时,不需要换药。

(孟　泳)

第十二节　缺血性结肠炎

缺血性结肠炎(ischemic colitis,IC)是由各种因素导致某一段结肠供血不足,或血液回流受阻引起的病变。可发生于全结肠,病变呈节段性,以结肠脾曲和乙状结肠多见。其早期病变局限于黏膜层和黏膜下层,临床表现为突发性腹痛、便血及腹泻,可伴有恶心、呕吐、食欲缺乏,有时可触及腹部假包块,严重者可致肠坏死、穿孔、腹膜炎及感染性休克。是下消化道出血的常见原因之一,早期确诊较为困难。本病与急性肠系膜缺血(acute mesenteric ischemia,AMI)、慢性肠系膜缺血(chronic mesenteric ischemia,CMI)统称为缺血性肠病。

缺血性结肠炎是西医学的概念,中医学古代医籍中没有明确对应的病名,但根据其临床表现,可归属于中医"腹痛""血症""肠风"等范畴,进行辨病、辨证治疗。患者主要证候表现为腹痛、便血,伴有恶心、呕吐、食欲缺乏,以及腹胀、腹泻。由于年老脏腑虚损,气虚运血无力,血脉运行不畅,肠脉骤闭;或脾虚,气血生化乏源,肠之脉络失荣,或脾虚运化失健,湿浊内生,郁久化热,湿热壅滞,腑气不通所致,不通则痛或不荣则痛,故症见腹痛。湿热内蕴,气机不畅则里急后重;热灼伤血络则见出血。

根据临床表现,可参照中医"腹痛""血证""肠风"进行辨病、辨证治疗。血栓性疾病中医辨证多为"血瘀证",如本病临床多见腹痛有定处,拒按;便血色暗或夹有血块;舌质紫暗,或有瘀斑,脉涩等,《血证论·瘀血》曰:"瘀血在中焦,则腹痛胁痛;瘀血在下焦,则季胁、少腹胀满刺痛,大便色黑",故本病的病机多为瘀血阻络,不通则痛;血不循经,血溢脉外。本病多急性发病,病情发展迅速。

一、病因病机

(一)病因

缺血性结肠炎属非炎症性肠病,中医认为其主要发病因素在于内因,即年老气虚,无力推动气血,气滞血瘀、瘀血阻络,或阴血不足,血脉瘀阻,伴有气机失调、阴阳失和。这与西医学以血栓性疾病为发病内因的观点相一致。本病临床多见腹痛有定处,拒按;便血色暗或夹有血块;舌质紫暗,或有瘀斑,脉涩等,符合中医对"血瘀证"的认识,瘀血阻络,不通则痛,发为腹痛;血不循经,血溢脉外,则便血。

(二)病机

本病病位在大肠,但病机根本在气血,多与热、瘀相关。疾病过程中可产生热、毒、瘀等病理产物。血瘀是缺血性结肠炎基本病机,多属本虚标实,病程较久,后期可出现虚实兼夹证。急性期患者多以气虚血瘀或湿热壅滞,腑气不通,亚急性期及慢性期则可兼见气血不足、阴阳不和等证。

缺血性结肠炎不同阶段病机均有血瘀病理基础,急性期病机重点多为热毒炽盛、腑气不通、热滞伤络,慢性期病机为气阴两伤,邪热未净。总之,血瘀是其基本病机。或为年老脏腑虚损,气虚运血无力,血脉运行不畅,肠脉骤闭;或脾虚,气血生化乏源,肠之脉络失荣,或脾虚运化失健,湿浊内生,郁久化热,湿热壅滞,腑气不通所致,不通则痛或不荣则痛,故症见腹痛。湿热内蕴,气机不畅则里急后重;热灼伤血络则见出血。

二、中医诊断

(一)病名诊断

本病首发症状多为腹痛、便血、泄泻,根据其临床表现,可称为"腹痛""血证""肠风"等。

(二)辨证要点

1.辨轻重缓急

掌握病情的轻重缓急对制订治疗方案和判断预后十分重要,如腹痛剧烈,便下鲜血较多,或伴发热,或腹痛突然加重,属急症、重症。腹痛隐隐,便血量少,病情较缓,属于轻症。

2.辨正邪虚实

虚则补之,实则泻之,不辨虚实,易犯虚虚实实之戒。一般而言,急性期见突发腹痛,伴腹胀、腹泻,恶心、呕吐,便下鲜血,里急后重,肛门灼热,舌红或暗红,苔黄或腻,脉弦滑者,多属实证;亚急性期及慢性期腹痛、腹胀缓解,腹泻减少,便血量减,色转淡,面色萎黄,乏力倦怠,苔薄或少,脉沉细或弦细者,多属正虚邪恋。

3.辨寒热阴阳

热则寒之,寒者热之,临证宜详辨之,如便血鲜红量多,味腥恶臭,肛门灼热,里急后重,小便短赤,苔黄厚腻,多属湿热证;腹痛、腹泻,大便棕褐水样或鲜血便,口干口苦,纳呆,舌红苔黄,多为热滞伤络;腹痛隐隐,大便溏软,夜间低热,气短乏力,舌苔花剥少津,多为阴伤邪热未退。

4.辨脏腑气血

腹痛、腹泻、肠鸣者,多为脾虚木乘,或为湿阻气滞,不通则痛;便溏久泻者,多为脾虚。以便血为主者,病在血分,多属热毒或湿热炽盛,动血入络,亦有湿热伤阴,虚火内炽,灼伤肠络者。

5.辨腹痛

腹痛游走,肠鸣腹胀,便后则缓,多病在气分;痛处固定,缠绵反复,多为瘀血入络,病在血分;病久而腹痛隐隐,多属气虚血瘀。

(三)证候诊断

1.湿热壅塞,腑气不通证

主症:阵发性剧烈腹痛拒按,大便暗红或鲜红色糊状样,味腥恶臭;舌质红,苔黄厚燥或腻。

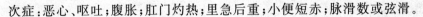

次症:恶心、呕吐;腹胀;肛门灼热;里急后重;小便短赤;脉滑数或弦滑。

2.热滞伤络证

主症:腹痛腹泻,大便棕褐水样或鲜血便;舌质暗红,苔黄。

次症:口干口苦;烦渴;腹部灼热感;纳呆;脉滑数或弦滑。

3.热毒炽盛证

主症:腹痛剧烈,便血鲜红,气味腥臭;舌质红绛,舌苔黄燥。

次症:恶心、呕吐;口渴引饮;壮热头痛,烦躁,甚则神昏、谵语、抽搐;脉滑数。

4.邪盛正脱证

主症:腹痛,发热,冷汗淋漓,四肢厥冷,脉微细欲绝,神志恍惚模糊。

次症:面色苍白;口淡不渴;利下不止;动则喘促。

5.气阴两伤,邪热未净证

主症:腹痛隐隐,大便溏软或秘结,气短乏力;舌苔花剥少津。

次症:热退神疲,间有低热,或五心烦热,骨蒸盗汗;四肢疲软;劳则乏甚或气喘;脉濡细或沉细无力。

上述证候确定:主症必备,加次症2项以上即可诊断。

三、中医治疗

(一)治疗原则

本病临床以虚实夹杂证多见,血瘀基本贯穿整个疾病过程,治疗总体以扶正祛邪、标本兼顾为原则,同时应注意分清缓急、标本、虚实、寒热。一般病程急性期病机重点多为湿热壅塞、热滞伤络、热毒炽盛,治疗以清热利湿、调气通滞、化瘀通络为主;慢性期病机为气阴两伤,邪热未净,兼有血瘀,治疗宜益气养阴、清热散瘀。

(二)辨证论治

1.湿热壅塞,腑气不通证

治法:清热解毒,急下存阴。

主方:黄连解毒汤(《外台秘要》)合小承气汤(《伤寒杂病论》)加减。

组成:黄连、枳实、大黄、黄柏、栀子、厚朴、蒲公英、槐花、甘草等。

2.热滞伤络证

治法:清热解毒,凉血止血。

主方:黄连解毒汤(《外台秘要》)加减。

组成:黄连、地榆、槐花、黄柏、黄芩、栀子、牡丹皮、白茅根、甘草等。

3.热毒炽盛证

治法:清热凉血,解毒止痉。

主方:犀角地黄汤(《小品方》)加减。

组成:水牛角、赤芍、生地黄、牡丹皮、黄芩、栀子、玄参、花蕊石、茜草根、地榆炭等。

4.邪盛正脱证

治法:回阳固脱。

主方:参附汤(《圣济总录》)加味。

组成:红参、熟附子、丹参、金樱子、白芍、炙甘草等。

5.气阴两伤,邪热未净证

治法:益气养阴,兼清余热。

主方:生脉散(《医学启源》)合清骨散(《证治准绳》)加减。

组成:人参、麦冬、五味子、莲子肉、白芍、炙甘草、石斛、天花粉、银柴胡、胡黄连、地骨皮等。

在辨证的基础上可考虑随症加减:腹痛较甚者,加徐长卿、延胡索;便血明显者,加仙鹤草、紫草、槐花、地榆;伴发热者,加金银花、葛根;里急后重,加槟榔、炒枳壳;久泻气陷者,加炙升麻、柴胡、荷叶;排便不畅者,加制大黄、麻子仁、冬瓜仁。

(三)其他疗法

1.单方验方

(1)大量便血者,云南白药 0.5 g,1 天 3 次。

(2)大黄 30 g、槐花 30 g,水煎至 200 mL,保留灌肠,每天 1 次,10 天为 1 个疗程。

(3)白芍 30 g、甘草 6 g,水煎,腹痛时服。

(4)大黄、连翘各 10~15 g,厚朴、枳实、桃仁、红花、木香、槟榔各 5~10 g,赤芍 10 g,金银花 15~30 g。水煎服,1 天 1 剂,分 2 次服。适用于热毒炽盛者(《胃肠病治疗特效方》)。

(5)黄芩、大黄(后下)、炒地榆、炒槐花、白头翁、牡丹皮、枳实各 10 g,黄连 6 g,甘草 3 g。水煎服,1 天 1 剂,分 2 次服。适用于湿热壅盛者(《胃肠病治疗特效方》)。

(6)熟大黄、金银花、蒲公英各 6 g,牡丹皮、桃仁、没药、地榆、三七各 3 g,红藤 10 g。水煎服,1 天 1 剂,分 2 次服。适用于热毒血瘀者(《胃肠病治疗特效方》)。

2.针灸

治疗的针灸常用取穴有足三里、合谷、中脘、天枢、气海、内关、足三里、曲泉、阴陵泉、内庭、公孙等。

(四)临证要诀

1.治疗应以活血化瘀为主

中药治疗本病,应以活血化瘀为主,配合辨证论治,方可用少腹逐瘀汤加减,常用药物如小茴香、干姜、延胡索、乳香、没药、当归、川芎、丹参、蒲黄、五灵脂等。如伴身热不扬,胸闷不饥、四肢怠惰、舌苔黄腻者,可加用清热利湿化浊解毒之品,如藿香、连翘、黄芩、石菖蒲、半夏、茯苓等。

2.凉血化瘀,宁络止血

缺血性结肠炎可归于中医血证范畴,清代名医唐容川认为,血证的用药,应严格掌握其适应证以及用药的禁忌,《血证论》提出治血四法中的"消瘀""宁血",亦颇符合本病的治疗。

3.邪实兼顾,标本兼顾

邪实正脱或血热妄行致气血亏虚者,当标本兼顾或固脱扶正。大多数的血证患者,在补益脾肾之气的基础上,兼用活血化瘀、调气利水,或者是调和阴阳等方法,有利于疾病的痊愈。

四、饮食调护

缺血性结肠炎的复发是综合因素造成的,文化因素、对疾病的认识程度、经济因素、治疗情况、饮食因素、精神情绪因素、环境因素、体质因素以及一些未知因素等影响疾病复发。慢性期要对本疾病及基础疾病以外的影响因素也加以干预,方能维持缓解,防止复发。健康宣教、节制饮食、保持心情舒畅、增强体质,对于有基础疾病患者发病及慢性期预防本病的复发可起到一定的作用。

（一）加强健康宣教

缺血性结肠炎发病多为老年人，且有基础疾病，当患者出现反复腹部隐痛、腹胀，服用消化药无效时，应警惕本病发作，注重对患者的教育，及早发现、及早治疗，以便提高治疗的依从性，积极避免诱发因素。

（二）控制饮食

患者应控制动脉硬化，低盐低脂，饮食尽量清淡，避免暴饮暴食，戒烟少酒、控制体重，减少服用咖啡因，一般宜进食适量新鲜的低纤维、低脂肪、高维生素、高蛋白饮食，进食时尽可能细嚼慢咽，并保持大便通畅。

（三）解除不良情绪和重视心理治疗

临床研究发现肠易激患者中缺血性结肠炎发病率明显升高，可以看到久病患者常伴有不同程度的精神神经症状，如焦虑、忧郁、睡眠质量不好等，可能是缺血性结肠炎潜在的复发诱因。患者可通过看电视或阅读杂志等，以分散注意力，解除思想顾虑。另一方面可以给予心理疏导，帮助其减轻压力；精神神经症状较重时，可以配合柴胡、合欢皮、茯神、百合或甘麦大枣汤等方药以解郁安神。

（四）增强体质

避免过度劳累导致体质虚弱，而适当的运动锻炼可以强身健体，愉悦心神，增强体质。

（孟　泳）

第十三节　溃疡性结肠炎

一、概述

溃疡性结肠炎（ulcerative colitis，UC）是一种长期、反复发作的直肠和结肠慢性非特异性炎症性疾病，病变主要限于结肠黏膜与黏膜下层，以炎症和溃疡为主要病理表现。范围多累及远段结肠，可逆行向近段发展，甚至累及全结肠和末段回肠，呈连续性分布。临床症状以腹泻、黏液脓血便、腹痛为主。本病与克罗恩病（Crohn's disease，CD）统称为炎症性肠病（inflammatory bowel disease，IBD）。其病程迁延，易反复发作，且有癌变倾向，被 WHO 列为现代难治病之一。

溃疡性结肠炎由 Wilks 首先描述，该病在西方国家相当常见，欧洲和北美溃疡性结肠炎的发病率为 10/105～20/105，患病率达 100/105～200/105。近年来随着生活方式和饮食结构的改变以及对本病认识水平的提高，我国报道的病例明显增多，基于多家医院病例统计推测，我国溃疡性结肠炎的患病率为 11.6/105，但有被低估之虞。溃疡性结肠炎可发生于任何年龄，以 20～40 岁多见，男女发病率无明显差异。

治疗方面，自从 Dana Svartz 医师首先将柳氮磺胺吡啶（SASP）应用于溃疡性结肠炎的治疗后，SASP 成为溃疡性结肠炎治疗的一个里程碑，大大改善了患者的生活质量，使复发率降低为原来的1/4。经过半个多世纪的实践，SASP 一直是溃疡性结肠炎患者广泛应用的药物之一，但由于该药口服耐受性差，不良反应多，其临床地位正逐渐被 5-氨基水杨酸（5-ASA）制剂所取代。5-ASA 作为 SASP 的有效成分，避免了由磺胺吡啶产生的不良反应，具有耐受性好，不良反应少的优点。肾上腺糖皮质激素应用于活动性溃疡性结肠炎患者的治疗,并取得了极显著的疗效后,重度溃疡性结肠炎患者的病死率从37%下降到1%以下。近年来,多种难吸收性或肝首过作用增加的局部用制剂的出现显著降低了激素的不良反应,成为皮质激素类药物研制的趋势。硫唑嘌呤、6-巯基嘌呤、环孢素等免疫抑制剂被用于重症及难治性患者的病情控制和维持缓解,但因起效慢,不良反应多,临床应用受到限制。主要应用于克罗恩病(CD)治疗的生物制剂,如英夫利昔,亦越来越多地应用于对常规治疗无效的活动性UC患者。

本病病因及发病机制十分复杂,目前尚未完全阐明,一般认为是四种主要因素综合作用的结果,包括:环境因素、遗传因素、微生物因素和免疫因素。近年来随着基础研究的不断深入,人们对溃疡性结肠炎发病机制有了进一步了解。多种环境因素如抽烟、阑尾切除术、现代生活方式、金属铝,通过不同机制影响UC发病。UC是一种多基因遗传病,具有遗传易感性,表现在家族聚集倾向、种族发病率不一样、单卵双生同患率高于双卵双生,近年兴起的全基因组关联研究(genome-wide association studies,GWAS)发现了多种UC易感基因,例如,IL23R、IL12B、JAK2、STAT3、HNF4a、E-Cadherin、LAMB1、IL-10等。肠道菌群失调通过引起肠道屏障功能障碍、肠道免疫功能失调等机制亦在UC的发病中起重要作用。多种免疫因素参与了UC的发病,包括肠道抗原、肠上皮细胞、天然免疫细胞、获得性免疫细胞以及多种细胞因子。肠黏膜屏障功能障碍、肠上皮天然免疫紊乱、抗原递呈细胞(APC)抗原识别和处理功能异常、效应性T细胞清除障碍、调节性T细胞与效应性T细胞之间的平衡失调等导致效应性T细胞异常活化、炎症细胞聚集、细胞因子释放、毒性代谢产物在黏膜中积聚,最终引起组织损伤。总之,目前的认识可概括为:环境因素作用于遗传易感者,在肠道菌丛(或目前尚未明确的特异性微生物)的参与下,启动了肠道免疫及非免疫系统,最终导致免疫反应和炎症过程,可能由于抗原的持续刺激和(或)免疫调节紊乱,这种免疫炎症反应表现为过度亢进和难以自限。

溃疡性结肠炎是西医学的概念,在中医学古代医籍中没有明确对应的病名,但根据其腹泻、黏液脓血便、腹痛的临床表现,文献中关于"肠澼""滞下""痢疾""便血""泄泻""肠风""脏毒"等病证的论述为我们提供了可借鉴的辨治经验。

《黄帝内经》有"肠澼"之病名,颇类似本病的临床特点,如《素问·通评虚实论》云"肠澼便血""肠澼下白沫""肠澼下脓血"等。又活动期多以腹痛、便下赤白脓血、里急后重为主要表现,可归为"痢疾""下利";部分患者以大便带血为特点,可称为"便血";因为患者常感泻下滞涩不爽、黏滞重坠,又称"滞下";缓解期一般表现为排便次数增多,粪质稀薄,故可归为"泄泻"范畴。本病以慢性复发型最为常见,病情发展以发作、缓解交替出现为特点,故目前多认为其与中医的"久痢"较为相近。

二、病因病机

(一)病因

溃疡性结肠炎属非特异性炎性疾病,中医学认为其主要发病因素在于内因,即先天禀赋不足、脾胃功能失健,或伴有肾气不足,肺气失调。这与西医学以遗传易感为发病内因的观点相一致。中医学认为脾胃虚弱是本病的发病基础,脾胃居中焦,主纳谷、腐熟、转输运化之职,更具升清降浊之能。若禀赋不足,或感受毒邪,或饮食失调,或忧思恼怒,或劳倦久病皆可损伤脾胃,脾虚失运,升降失司,水湿不化,郁热搏结,阻滞肠络,发为泻痢。饮食不节和情志失调是溃疡性结肠炎常见的发病诱因,恣食肥甘厚味,酿生湿热,导致肠腑气机不畅,通降不利,损伤肠络;或者焦

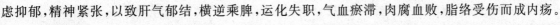

虑抑郁,精神紧张,以致肝气郁结,横逆乘脾,运化失职,气血瘀滞,肉腐血败,脂络受伤而成内疡。

(二)病机

本病病位在大肠,但病机根本在脾,与肝、肾、肺三脏密切相关。疾病过程中可产生湿、热、瘀、毒、痰等病理产物,使病情缠绵难愈。湿热蕴肠,气滞络瘀是溃疡性结肠炎基本病机,属本虚标实之证,活动期以标实为主,主要为湿热蕴肠,气血不调;缓解期属本虚标实,主要为正虚邪恋,运化失健,本虚多呈脾虚,亦有兼肾亏者。初病在气,久病入络,反复出血,瘀血留着,腹痛固定,腹部生块的络阻血瘀证也并见于病程后期。脾虚肝乘,肝郁化火,火性上炎,循经犯目,目疾而生。脾主四肢,湿流关节,关节重痛,热伤肠络,血脉相传,皮肤发斑,这些皆是病机演变中由里及表,从内形外的表现。

溃疡性结肠炎不同症状的病机侧重点有所不同,以脓血便为主的病机重点是湿热蕴肠,脂膜血络受伤。以泄泻为主者分别虚实,实证为湿热蕴肠,大肠传导失司;虚证为脾虚湿盛,运化失健。以便血为主者,实证为湿热蕴肠,损伤肠络,络损血溢;虚证为湿热伤阴,虚火内炽,灼伤肠络,两者的病机关键均有瘀热阻络,迫血妄行。腹痛实证的主要病机是湿热蕴肠,气血不调,肠络阻滞,不通则痛;虚证为土虚木旺,肝脾失调,虚风内扰,肠络失和。脓血便伴发热者的主要病机是热毒内盛,血败肉腐。

三、诊断与鉴别诊断

(一)西医诊断

1.疾病诊断

诊断溃疡性结肠炎应首先排除细菌性痢疾、阿米巴痢疾、慢性血吸虫病、肠结核等感染性结肠炎以及缺血性结肠炎、放射性结肠炎、孤立性直肠溃疡、结肠克罗恩病,并符合下列标准。

(1)确诊:腹泻或便血6周以上,结肠镜检查发现1个以上的下述表现。黏膜易脆、点状出血、弥漫性炎性糜烂、溃疡;或钡剂检查发现溃疡、肠腔狭窄或结肠短缩。同时伴有明确的黏膜组织学改变:活动期炎性细胞浸润、隐窝脓肿、杯状细胞缺失。缓解期隐窝结构异常(扭曲分支)、隐窝萎缩。手术切除或活检标本在显微镜下有特征性改变。

(2)疑诊:病史不典型,结肠镜或钡剂灌肠检查有相应表现;或有相应病史,伴可疑的结肠镜检查表现,无钡剂灌肠检查;或有典型病史,伴可疑的钡剂灌肠发现,无结肠镜检查报告。均缺乏组织学证据。手术标本大体表现典型,但组织学检查不肯定。

完整的诊断应包括如下。①临床类型:初发型、慢性复发型、慢性持续型和暴发型。②严重程度:轻度、中度和重度。③病情分期:活动期、缓解期。④病变范围:直肠炎、左半结肠和广泛结肠。⑤肠外表现和并发症(大出血、穿孔、中毒性巨结肠和癌变等)。⑥诊断举例:溃疡性结肠炎(初发型、中度、活动期、左半结肠受累)。

2.鉴别诊断

(1)急性感染性结肠炎:包括各种细菌感染:如痢疾杆菌、沙门菌、直肠杆菌、耶尔森菌、空肠弯曲菌等。急性发作时发热、腹痛较明显,外周血血小板不增加,粪便检查可分离出致病菌,抗生素治疗有效,通常在4周内消散。

(2)阿米巴肠炎:病变主要侵犯右半结肠,也可累及左半结肠,结肠溃疡较深,边缘潜行,溃疡间黏膜多属正常。粪便或结肠镜取溃疡渗出物检查可找到溶组织阿米巴滋养体或包囊。血清抗阿米巴抗体阳性。抗阿米巴治疗有效。

（3）血吸虫病：有疫水接触史，常有肝脾大，粪便检查可见血吸虫卵，孵化毛蚴阳性。急性期直肠镜检查可见黏膜黄褐色颗粒，活检黏膜压片或组织病理检查可见血吸虫卵。免疫学检查亦有助鉴别。

（4）肠结核：多有肠外结核病史或临床表现，部分患者有低热、盗汗、消瘦、乏力等结核中毒症状。病变好发于回盲部，有腹泻，但血便少见。内镜下溃疡浅表、不规则，呈环形。组织病理学检查对鉴别诊断最有价值，肠壁和肠系膜淋巴结内大而致密的、融合的干酪样肉芽肿和抗酸杆菌染色阳性是肠结核的特征。不能除外肠结核时应行试验性抗结核治疗。亦可做结核菌培养、血清抗体检测或采用结核特异性引物行聚合酶链反应（PCR）检测组织中结核杆菌DNA。

（5）结直肠癌：多见于中年以后，直肠指检常可触及肿块，结肠镜和X线钡剂灌肠检查对鉴别诊断有价值，活检可确诊。须注意溃疡性结肠炎也可引起结肠癌变。

（6）肠易激综合征：粪便可有黏液，但无脓血，显微镜检查正常，结肠镜检查无器质性病变的证据。

（7）其他：其他感染性肠炎（如真菌性肠炎、出血坏死性肠炎、抗生素相关性肠炎）、缺血性结肠炎、放射性肠炎、过敏性紫癜、胶原性结肠炎、白塞综合征、结肠息肉病、结肠憩室炎以及人类免疫缺陷病毒（HIV）感染合并的结肠炎应与本病鉴别。此外应特别注意因下消化道症状行结肠镜检查发现的轻度直、乙结肠炎需认真检查病因，观察病情变化。

（二）中医诊断

1.病名诊断

以黏液脓血便、腹痛、里急后重为主要表现者，可称为"下痢"；以大便带血为主者，可称之"便血"；以排便次数增多，粪质稀薄，或夹黏液为主者，可称为"泄泻"。

2.辨证要点

（1）辨轻重缓急：掌握病情的轻重缓急对制订治疗方案和判断预后十分重要，如便下脓血，或纯下鲜血，大便日行6次以上，腹痛、腹胀较剧，或伴发热，属急症、重症。大便次数日行3次以下，腹痛、腹胀不甚，病情较缓，属于轻症。

（2）辨正邪虚实：虚则补之，实则泻之，不辨虚实易犯虚虚实实之戒。一般而言，活动期症见便下脓血，下利腹痛，里急后重，肛门灼热，舌红，苔黄厚腻，脉弦滑者，多属实证；缓解期便稀泄泻，或夹黏液，肠鸣腹胀，面色萎黄，乏力倦怠，舌边齿痕，苔薄腻，脉沉细或弦细者，多属正虚邪恋。

（3）辨寒热阴阳：热则寒之，寒者热之，临证宜详辨之，如大便白色黏冻，形寒肢冷，或大便清稀，完谷不化，多属寒证；大便赤白黏冻，赤多白少，里急后重，腹痛，或色黄褐而臭，泻下急迫，肛门灼热，多属湿热证；舌红少苔，便下艰涩，血色紫暗凝块，脉细涩，多属热邪伤阴。

（4）辨脏腑气血：便溏泄泻为主者，病多在脾；腹痛肠鸣者，多为脾虚木乘，或为湿阻气滞，不通则痛；久痢久泻者，多脾肾两亏；黏液便为主者，多为脾虚痰湿下注，肺气失调。以便血为主者，病在血分，多属湿热炽盛，动血入络，亦有湿热伤阴，虚火内炽，灼伤肠络者。

（5）辨脓血便、黏液便：一般认为，脓白如冻属寒、脓色黄稠属热；黏液清稀属虚、属寒，色黄黏稠属有郁热。白多赤少，重在治湿、治气；赤多白少，重在治热、治血。血便是溃疡性结肠炎的主症之一，其辨证因结合病势、病程等综合考虑，血色鲜红多属热，若久病气亏、气不摄血，多血色淡稀；血暗多属瘀，然血瘀的病机亦可有虚实之异：急性期湿热酿毒可入络成瘀，多血色紫暗凝块腥臭；久病脾肾阳虚，运血无力可气虚为瘀或寒凝为瘀，多血色淡暗。

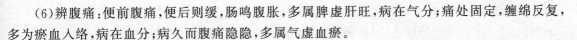

（6）辨腹痛：便前腹痛，便后则缓，肠鸣腹胀，多属脾虚肝旺，病在气分；痛处固定，缠绵反复，多为瘀血入络，病在血分；病久而腹痛隐隐，多属气虚血瘀。

3.证候诊断

（1）大肠湿热证。

主症：腹痛，腹泻，便下黏液脓血；舌质红，苔黄腻。

次症：肛门灼热；里急后重；身热，小便短赤；口干口苦，口臭；脉滑数。

（2）脾虚湿蕴证。

主症：大便溏薄，黏液白多赤少，或为白冻；舌质淡红，边有齿痕，苔白腻。

次症：腹痛隐隐；脘腹胀满；食少食欲缺乏；肢体倦怠，神疲懒言；脉细弱或细滑。

（3）寒热错杂证。

主症：下痢稀薄，夹有黏冻，反复发作；舌质红，或舌淡红，苔薄黄。

次症：腹痛绵绵；四肢不温；腹部有灼热感，烦渴；脉弦，或细弦。

（4）肝郁脾虚证。

主症：腹痛即泻，泻后痛减；常因情志或饮食因素诱发大便次数增多。

次症：大便稀溏，或黏液便；情绪抑郁或焦虑不安；嗳气不爽，食少腹胀；舌质淡红，苔薄白；脉弦或弦细。

（5）脾肾阳虚证。

主症：久泻不止，夹有白冻，甚则完谷不化，滑脱不禁；形寒肢冷。

次症：腹痛喜温喜按；腹胀，食少食欲缺乏；腰酸膝软；舌质淡胖，或有齿痕，苔薄白润；脉沉细。

（6）阴血亏虚证。

主症：排便困难，粪夹少量黏液脓血；舌红少津，少苔或无苔。

次症：腹中隐隐灼痛；午后低热，盗汗；口燥咽干；头晕目眩，心烦不安；脉细数。

上述证候确定：主症必备，加次症2项以上即可诊断。

四、治疗

（一）中医治疗

1.治疗原则

（1）本病临床以正虚邪恋、虚实夹杂证多见，治疗总体以扶正祛邪、标本兼顾为原则，同时应注意分清缓急、标本、虚实、寒热。一般病程初期或急性发作期，病以标实为主，多为湿热蕴结，气机阻滞，肠络损伤，治宜重祛邪，以清热燥湿、调气和络止血为主；病程较长或缓解期，多为脾肾亏虚或肝脾不调，湿热留恋，治宜补益脾肾、固肠止泻，或抑肝扶脾，兼以清肠化湿。

（2）溃疡性结肠炎的治疗应当内外并重，内治应注重调气通滞，外治强调生肌敛疡，行中药灌肠局部治疗，使药物直达病所。

2.辨证论治

（1）大肠湿热证。

治法：清热化湿，调气行血。

主方：芍药汤（《素问病机气宜保命集》）加减。

组成：黄连、黄芩、白头翁、木香、炒当归、炒白芍、生地榆、白蔹、肉桂（后下）、生甘草。

中成药选用:香连丸,口服,每次 3～6 g,每天 2～3 次;小儿酌减。槐角丸,口服,每次 3～6 g,每天2～3 次。克痢痧胶囊,可短期使用,每次 2 粒,每天 3 次。

(2)脾虚湿蕴证。

治法:健脾益气,化湿助运。

主方:参苓白术散(《太平惠民和剂局方》)加减。

组成:党参、茯苓、炒白术、山药、炒薏苡仁、砂仁(后下)、陈皮、桔梗、木香、黄连、地榆、炙甘草。

中成药选用:参苓白术丸,口服,每次 6 g,每天 3 次。补脾益肠丸,口服,每次 6 g,每天 3 次;儿童酌减;重症加量或遵医嘱。

(3)寒热错杂证。

治法:温中补虚,清热化湿。

主方:乌梅丸(《伤寒论》)加减。

组成:乌梅、黄连、黄柏、肉桂(后下)、细辛、干姜、党参、炒当归、制附片。

中成药选用:乌梅丸,口服,每次 2 丸,每天 2～3 次。

(4)肝郁脾虚证。

治法:疏肝理气,健脾和中。

主方:痛泻要方(《景岳全书》引刘草窗方)合四逆散(《伤寒论》)加减。

组成:陈皮、炒白术、炒白芍、防风、炒柴胡、炒枳实、党参、茯苓、炙甘草。

中成药选用:固肠止泻丸(结肠炎丸),口服,每次 4 g(浓缩丸),或每次 5 g(水丸),每天 3 次。逍遥丸,口服,每次 3 g,每天 3 次。

(5)脾肾阳虚证。

治法:健脾补肾,温阳化湿。

主方:理中汤(《伤寒论》)合四神丸(《证治准绳》)加减。

组成:党参、炮姜、炒白术、炙甘草、补骨脂、肉豆蔻、吴茱萸、五味子、生姜、大枣。

中成药选用:附子理中丸,口服,每次 3 g,每天 3 次。四神丸,口服,每次 3 g,每天 3 次。

(6)阴血亏虚证。

治法:滋阴清肠,养血宁络。

主方:驻车丸(《备急千金要方》)加减。

组成:黄连、阿胶(烊化)、当归、太子参、生地黄、麦冬、白芍、乌梅、石斛、山药、炙甘草。

中成药选用:归脾丸,口服,每次 3 g,每天 3 次。

在辨证确定的基础上可考虑随症加减:大便脓血较多者,加败酱草、秦皮、槐角;腹痛较甚者,加徐长卿、延胡索;便血明显者,加仙鹤草、紫草、槐花、地榆;大便白冻黏液较多者,加苍术、薏苡仁;伴发热者,加金银花、葛根;畏寒怕冷者,加干姜;里急后重,加槟榔、炒枳壳;久泻气陷者,加炙升麻、柴胡、荷叶;久泻不止者,加赤石脂、石榴皮、诃子;排便不畅、便夹脓血者,加制大黄。

3.其他疗法

(1)灌肠:中药灌肠治疗对本病有确切的疗效,治疗的常用灌肠中药如下。①敛疮生肌类:儿茶、白及、赤石脂、枯矾、炉甘石和诃子等;②活血化瘀和凉血止血类:蒲黄、丹参、参三七、地榆、槐花、仙鹤草、血竭、侧柏叶和云南白药等;③清热解毒类:青黛、黄连、黄柏、白头翁、秦皮、败酱草、苦参、金银花、鱼腥草和白蔹等;④其他:石菖蒲、椿根皮、五倍子、锡类散等。

（2）单方验方。

1）白蔹散：白蔹地下块根，晒干后研末，装胶囊，每粒装 0.3 g，每次服 5 粒，每天 2 次（《中国中医秘方大全》）。

2）新鲜苍耳草全株 30 g，捣碎，水煎服（《中国中医秘方大全》）。

3）马齿苋 30 g 洗净切段，粳米 60 g 淘净煮粥，入马齿苋（《食疗本草》）。

4）白头翁苦参止痢汤：白头翁、苦参、金银花、黄柏、滑石各 60 g。上药加清水，浓煎成 200 mL，先做清洁灌肠后，再以药液灌肠，每天 1 次，连续 3 天（《常见病中药外治疗法》）。

5）乌梅汤：乌梅 500 g，煎汤放在桶内，坐熏肛门（《理瀹骈文》）。

（3）针灸：治疗的针灸常用取穴有：脾俞、天枢、足三里、大肠俞、气海、关元、太冲、肺俞、神阙、上巨虚、阴陵泉、中脘、丰隆等。

4.临证要诀

（1）清肠化湿以祛其标：不论活动期还是缓解期，湿热始终贯穿于溃疡性结肠炎的整个发病过程，其差别仅在于邪势盛衰不同。活动期邪势壅盛，当以清肠化湿为主；待邪势稍减，正虚显露，初则脾虚与湿热共存，久则脾肾阳虚、寒热错杂，此时应根据正邪盛衰把握好扶正与祛邪的主次，做到补中有消、消中有补，不可见有虚证而妄用补涩，以致助邪留寇，反使病势迁延。清肠化湿常用黄连、黄芩、黄柏、苦参、秦皮等苦寒之品，此类苦寒药物多集清热、解毒、燥湿于一体，善祛溃疡性结肠炎之标，故为临证首选。值得注意的是，过用苦寒不仅有碍脾胃健运，且有凉伏热毒及化燥伤阴之弊，因此临证常与芳香化湿药（如藿香、苍术、砂仁）、甘淡利湿药（如茯苓、薏苡仁）配伍应用，以达到运脾化湿的效果。

（2）凉血化瘀，宁络止血：溃疡性结肠炎以血便或黏液脓血便为主要症状特点，病机总属湿热伤络，络损血溢，正如《黄帝内经》所谓"阴络伤则血内溢，血内溢则后血"，治疗当清热凉血、宁络止血，方选地榆散、槐角丸加减，常用药物有地榆、槐花、白头翁、赤芍、侧柏叶、茜草、紫草、黄连、黄芩、栀子等。如兼有阴伤络损血溢者，则合用金银花、石斛、生地黄等药对；如纯为便血者，则可按肠风的治疗经验用药，下部出血多取风药升之，乃因其热与风合之故，常加用炒当归、荆芥或荆芥穗、防风等养血祛风，和络止血；如治疗无效者，可参考《周慎斋遗书·肠风》治肠风下血不止方（白芷、乌梅）或《济生方》乌梅丸（乌梅、僵蚕），散收结合，风平火息，肠络自宁，血自归经。

（3）调气行血，慎用收涩：湿热蕴结导致肠腑气滞血瘀是溃疡性结肠炎的基本病机，刘完素在《素问病机气宜保命集》中明确指出"行血则便脓自愈，调气则后重自除"，说明了从气血调治的重要性。另一方面，溃疡性结肠炎患者常伴有肝郁脾虚或土虚木旺等肝脾不和的证候特点，肝主疏泄，握气血之枢机，肝气疏泄失职，则可导致和加重气血失调。临证调和气血多从肝论治，因此，理气除木香、枳壳、槟榔、陈皮等行气导滞外，常配以柴胡、香附、青皮、佛手等疏肝理气；和血除当归、白芍等养血和血外，多用丹参、赤芍、延胡索、三七等化瘀止痛。四逆散、逍遥散、痛泻要方是常用方剂。

本病虽常表现为便次增多，久泻难愈，但其病机以湿热留滞、虚实夹杂为特点，有别于单纯的脾虚证或脾肾阳虚证，因此，在治疗上应注意在扶正的同时配合疏泄导滞、运化祛湿，而慎用涩肠止泻之品，以防闭门留寇，加重病情。对于久病体虚，滑脱不禁的患者，在前法的基础上适当加用诃子、乌梅、石榴皮等药可增加疗效。需要指出的是，罂粟壳既可止泻又有止痛之功，但药理证实其具有抑制结肠蠕动作用，溃疡性结肠炎患者用之易产生腹胀，甚则导致肠麻痹，诱发中毒性巨结肠等严重并发症，故临床使用当谨而慎之。

（4）敛疮生肌，护膜为要：溃疡性结肠炎肠黏膜隐窝脓肿及糜烂溃疡之病理变化符合中医学"内痈""内疡"的特征，参用清热解毒、凉血消痈、托疮排脓、敛疮生肌之法予中药局部灌肠外治，可加快黏膜修复。常用清热解毒药有黄连、黄柏、苦参、青黛等，凉血消痈药有地榆、败酱草、鱼腥草、白蔹等，托疮排脓药有黄芪、白芷、桔梗等，敛疮生肌药有白及、儿茶、枯矾等。另外，还有化瘀止血药，如三七、茜草，以及涩肠止泻药，如乌梅、诃子、石榴皮、赤石脂等。常用成药有锡类散。

（5）健脾益气，兼顾诸脏：溃疡性结肠炎病位在大肠，但与脾、肺、肝、肾诸脏密切相关，溃疡性结肠炎以脾虚为发病之本，补脾、运脾自不待言。尤其在缓解期，补脾、运脾是主要治则；脾虚则肺弱，宣降失职则痰湿停聚，缓解期在健脾的基础上调肺化痰可增强疗效，临证多用桔梗，取参苓白术散之方意；本病下利腹痛，一般属肝脾不和，肝气疏泄太过者占多，肝气疏泄不及者极少或较轻。既有疏泄太过，应予敛柔治之，常选乌梅、木瓜与白芍、甘草相伍，酸甘相伍。蝉蜕与僵蚕均可祛风而抗过敏，痛泻要方中的防风亦是祛风药，三药共投，作用更著。《备急千金要方》黄昏汤，用一味合欢皮，治疗肺痈脓已尽时，可以促使肺部病灶的愈合。肺与大肠相合，本病肠有溃疡，故便血减少后亦可酌情配合使用合欢皮。

（6）重视湿、热、瘀、毒与病情活动的关系和正虚与病情复发的关系：溃疡性结肠炎活动期属实证，以湿热壅盛为主要病机，湿热炽盛可化火成毒，热毒入血，可煎熬成瘀，湿热瘀毒胶结难化，加剧病情。对于中重度患者在清热燥湿的基础上加用凉血解毒、凉血化瘀之品是控制病情的主要方法。中医学认为"正气存内，邪不可干"。因此，调补正气是溃疡性结肠炎缓解期预防复发的重点所在。病情进入缓解期后，应坚持调理脾胃、以竟全功。《仁斋直指方论》曰："精气血气，生于谷气，是以大肠下血，大抵胃药收功，真料四君子汤、参苓白术散，以枳壳散、小乌沉汤和之，胃气一回，血自循于经络矣"。

（二）西医治疗

1.治疗原则

长期以来溃疡性结肠炎的传统治疗以缓解症状为主要目标，即控制发作、维持缓解、减少复发、防止并发症，以改善患者的生活质量。由于近年来基础研究的进展，揭示了免疫性炎症的众多靶标，研制出各种靶向药物，特别是生物制剂在临床多中心试验中取得良好效果和临床经验，提出了以黏膜愈合为主要治疗目标，即迅速诱导缓解，减少对长期使用糖皮质激素的需求，完全的黏膜愈合，长期维持缓解，防止并发症，降低住院率和手术率，降低癌变风险，提高患者生活质量。

溃疡性结肠炎治疗应掌握好以下几点。

（1）分级、分期、分段治疗原则：分级治疗指按疾病的严重度，采用不同药物和不同治疗方法。

分期治疗指疾病的活动期和缓解期，活动期应尽快控制发作，促进内镜下黏膜愈合，降低住院率与手术率，以提高生活质量；缓解期不用激素维持，预防复发。

分段治疗指确定病变范围以选择不同的给药方法，远段结肠炎可采用局部治疗，广泛性结肠炎或有肠外症状者则以系统性治疗为主。溃疡性直肠炎治疗原则和方法与远段结肠炎相同，局部治疗更为重要，优于口服用药。

（2）级联化治疗原则如下。

Ⅰ级（资源有限）：在阿米巴流行区可酌情给予1个疗程的抗阿米巴治疗；在结核流行区可试验性地抗结核治疗1个月；SASP用于所有轻中度结肠炎，并维持缓解；远端结肠病变给予激素灌肠；中重度病变给予泼尼松口服；重症结肠炎应静脉使用激素，激素抵抗或激素依赖者可行结肠切除术,中毒性巨结肠可于静脉使用激素后的第 3 天参考 Oxford 或 Sweden 结局预测指标,考虑结肠切除术;顽固性病变需积极寻找巨细胞病毒(CMV)感染的证据;硫酸嘌呤(AZA)用于激素依赖或 5-氨基水杨酸(5-ASA)无效者,如无 AZA 或患者不耐受,可考虑氨甲蝶呤(MTX)。

Ⅱ级(资源允许):诊断为结核或寄生虫感染时立即给予相应治疗;轻中度结肠炎可给予 SASP 治疗;5-ASA 制剂较常用;5-ASA 灌肠和栓剂可代替口服 5-ASA 用于远端结肠病变的维持缓解;活动性远段病变及全结肠炎口服联用直肠 5-ASA 可能更有效;5-ASA 维持缓解失败者可考虑 AZA 或 6-巯基嘌呤(6-MP),AZA 治疗失败者可考虑 MTX。

Ⅲ级(资源丰富):急性重度结肠炎可考虑环孢素(CsA);急性重度结肠、中重度激素依赖或抵抗者可给予英夫利昔单抗(IFX);可用 AZA 或 6-MP 维持。

(3)注意并发症,以便估计预后、确定治疗终点和选择内、外科治疗方法。

(4)注意药物治疗过程中的不良反应,随时调整治疗。

(5)综合性、个体化处理原则:包括营养、支持、心理和对症处理;内、外科医师共同会诊以确定内科治疗的限度和进一步处理方法。

2.治疗方法

(1)内科治疗。

活动期的治疗:根据疾病严重程度及分布治疗。

轻度溃疡性结肠炎:可选用 SASP 制剂,3～4 g/d,分次口服;或用相当剂量的 5-ASA 制剂。病变分布于远段结肠者可酌情应用 SASP 或 5-ASA 栓剂 0.5～1 g,2 次/天;5-ASA 灌肠液 1～2 g 或氢化可的松琥珀酸钠盐灌肠液 100～200 mg,每晚 1 次保留灌肠;或用布地奈德 2 mg 保留灌肠,每晚 1 次。

中度溃疡性结肠炎:可用上述剂量水杨酸类制剂治疗,反应不佳者适当加量或改服糖皮质激素,常用泼尼松 30～40 mg/d 口服。

重度溃疡性结肠炎:重度溃疡性结肠炎一般病变范围较广,病情发展较快,需及时处理,给药剂量要足:如患者尚未服用过糖皮质激素,可口服泼尼松或泼尼松龙 40～60 mg/d,观察 7～10 天,亦可直接静脉给药;已使用糖皮质激素者,应静脉滴注氢化可的松 300 mg/d 或甲基泼尼松龙 48 mg/d。肠外应用广谱抗生素控制肠道继发感染,如硝基咪唑、喹诺酮类制剂、氨苄西林或头孢类抗生素等。应使患者卧床休息,适当输液、补充电解质,以防水盐平衡紊乱。若便血量大、Hb＜90 g/L 和持续出血不止者应考虑输血。营养不良、病情较重者可予要素饮食,病情严重者应予肠外营养。静脉应用糖皮质激素 7～10 天后无效者可考虑予环孢素 A 2～4 mg/(kg·d)静脉滴注 7～10 天;由于药物的免疫抑制作用、肾脏毒性作用以及其他不良反应,应严格监测血药浓度。顽固性溃疡性结肠炎亦可考虑其他免疫抑制剂,如硫唑嘌呤(AZA)、6-巯基嘌呤(6-MP)等,免疫抑制剂无效者,可考虑应用新型生物治疗剂,如抗肿瘤坏死因子-α(TNF-α)单克隆抗体(英夫利昔)。英夫利息静脉滴注一次 5 mg/kg,2 小时内滴注完,第 2 周和第 6 周再分别给药 1 次,以后每 8 周 1 次维持治疗。如上述药物疗效不佳,应及时内、外科会诊,确定结肠切除手术的时机和方式。

活动期的治疗:根据疾病进程及表现治疗。

复发病例:最好使用首次治疗有效的方案,但应考虑到其他因素(如复发时间、正在进行的治疗药物等)并优化维持治疗方案。

早期复发病例:3 个月以内复发的患者最好开始使用硫唑嘌呤或者巯嘌呤治疗。

激素依赖病例：对于激素依赖的活动期 UC 患者，硫唑嘌呤与美沙拉嗪相比能更有效地诱导临床及内镜下缓解。

口服激素抵抗病例：这类患者应使用硫唑嘌呤或者硫嘌呤治疗，亦可考虑手术、静脉使用激素、英夫利西或钙神经素抑制剂。

免疫抑制剂抵抗病例：考虑使用英夫利西或手术治疗，不推荐长期含有激素的内科治疗方案。

缓解期的治疗：缓解期的治疗除初发病例、轻症远段结肠炎患者症状完全缓解后，可停药观察外，所有患者完全缓解后均应继续维持治疗。维持治疗的时间尚无定论。可能是 3～5 年甚至终身用药，诱导缓解后 6 个月内复发者也应维持治疗。糖皮质激素无维持治疗的效果，在症状缓解后应逐渐减量，过渡到用氨基水杨酸维持治疗。SASP 的维持治疗剂量一般为控制发作之半，多用 2～3 g/d，并同时予叶酸口服。亦可用与诱导缓解相同剂量的 5-ASA 类药物。6-MP 或 AZA 等用于上述药物不能维持或对糖皮质激素依赖者。

维持治疗的药物选择：①5-ASA。对于使用 5-ASA 或激素诱导缓解的病例，5-ASA 是维持缓解的一线药物选择。直肠炎或左半结肠炎可选择 5-ASA 局部用药。5-ASA 口服和局部用药联合是维持缓解的二线选择。②AZA/6-MP。用于使用 5-ASA 维持缓解，但频繁复发或无法耐受 5-ASA 的患者；激素依赖的患者；使用环孢素或他克莫司诱导缓解的患者；也可以用于静脉使用大剂量激素诱导缓解的患者。考虑到骨髓毒性，可与 5-ASA 联用。③英夫利西单抗。英夫利西单抗诱导缓解有效的患者，可使用英夫利西单抗维持治疗。为减少英夫利西单抗的免疫原性，目前推荐英夫利西单抗联合免疫抑制剂至少 6 个月或者预先使用激素。④益生菌。是 5-ASA 外能维持缓解的有效选择。⑤其他。抗菌药：没有足够的证据支持抗菌药用于 UC 的维持治疗。甲氨蝶呤：关于甲氨蝶呤用于 UC 维持缓解的研究很少。其他生物制剂：阿达木单抗、赛妥珠单抗、那他珠单抗、巴利昔单抗、白细胞介素-10，抗白细胞介素-12 抗体、抗白细胞介素-16 抗体等生物制剂在 UC 的维持治疗中还缺乏有效的评估。

(2)外科治疗。手术指征有以下几点。①绝对指征：大出血、穿孔、明确或高度怀疑癌肿以及组织学检查发现重度异型增生或肿块性损害伴轻、中度异型增生。②相对指征：重度溃疡性结肠炎伴中毒性巨结肠、静脉用药无效者；内科治疗症状顽固、体能下降、对糖皮质激素抵抗或依赖的顽固性病例，替换治疗无效者；溃疡性结肠炎合并坏疽性脓皮病、溶血性贫血等肠外并发症者。

手术方式：临时性回肠造瘘术；全直肠结肠切除术＋永久性回肠造瘘术；回肠贮袋肛门吻合术。

3.注意事项

(1)注意药物不良反应：使用 SASP 前应注意询问磺胺药物过敏史，禁用于对磺胺药物过敏者。使用 SASP、5-ASA 及激素等药物治疗取效后不宜减药过快，以防复发。激素用量减少后可加用 SASP、5-ASA 或免疫抑制剂，以巩固疗效。用药过程中应注意观察药物的不良反应，及时调整治疗方案。诸类药物的不良反应主要有骨髓抑制、肝肾功能损害、胃肠道反应、头痛、发热、皮疹、自身免疫性溶血、胰腺炎等，用药前及用药过程中应注意检查血常规及肝肾功能。SASP 还可导致精子减少甚至不育，但停药后 3～4 个月一般可恢复。

(2)慎用解痉剂和止泻剂：活动期应慎用解痉剂和止泻剂，以避免诱发中毒性巨结肠。对怀疑中毒性巨结肠患者禁止行结肠镜和钡灌肠检查。坏疽性脓皮病约见于 5％的溃疡性结肠炎患者，病变可见于任何部位的皮肤，不宜做病变部位的活检，以防皮肤的溃烂。密切监测患者的生命体征和腹部体征变化,尽早发现和处理并发症。

(3)逐步升级与逐步降级方案的选择:已有的研究证明,以早期应用免疫抑制剂和(或)生物制剂为主的降级方案较升级方案疗效高出 20% 以上,可有效撤停糖皮质激素,迅速诱导缓解,促进黏膜愈合,使病程经过维持良好。早期单独使用硫唑嘌呤是否有效仍属疑问,而部分病例不需要硫唑嘌呤或英夫利昔,用常规治疗药物就可以缓解病情。由于早期使用硫唑嘌呤或英夫利昔有过度治疗之嫌,其长期使用的安全性有待观察以明确,特别是免疫监视功能的降低可导致淋巴瘤、癌症和各种感染的发生,因此目前临床上仍以升级治疗方案应用最为普遍。

(4)重视心理治疗:抑郁、焦虑和生活质量的降低是导致溃疡性结肠炎复发的可能危险因素。在临床工作中除了关注患者的躯体症状外,更要关注患者的心理状况以及其家庭功能,对于存在复发危险因素的患者要及时提供必要的干预措施。相关的心理治疗包括认知行为治疗、肌肉放松技术、患者和家属的教育工作、家庭治疗以及抗抑郁药物的应用。

(5)妊娠期溃疡性结肠炎的治疗:活动期对妊娠有显著的不良影响,因此,建议在疾病缓解期受孕。这对母亲和胎儿都有利。对患病的妊娠女性而言,营养支持十分重要,服用柳氮磺胺吡啶的妇女应加服叶酸制剂。绝大多数治疗的药物对妊娠是安全的,但不恰当的治疗会导致疾病加重,胎儿低体重、早产和流产等并发症。多年来,5-氨基水杨酸和肾上腺皮质激素被安全用于治疗活动性的妊娠女性,虽然在重症女性使用硫唑嘌呤和 6-巯基嘌呤并未见到致畸风险增高,但并不建议将此类药物作为治疗首选。

(三)中西医结合治疗的选择与应用

溃疡性结肠炎是一种难治性疾病,近几年来在免疫方面的研究进展很快,认为自身免疫反应的异常是其基本的病因,而肠道感染和精神因素等可能仅是诱发因素。故西药主要使用具有免疫抑制作用的糖皮质激素和氨基水杨酸类(SASP 及其衍生物)治疗,往往能起良好的效果。然而,长期或大量使用激素可因抑制免疫反应致人体防御功能下降,影响脂肪及糖代谢,引起电解质紊乱及消化道溃疡、出血等。长期或大量使用 SASP 可引起上消化道症状、头痛、周身不适,甚至白细胞减少、溶血、转氨酶增高等。况且我国的溃疡性结肠炎病例绝大多数是轻型,缓解或慢性期,无论是氨基水杨酸类药、皮质类固醇抑或免疫抑制剂,均存在停药易复发的问题。

中医药治疗本病急重症者的疗效虽不如皮质激素等西药迅捷,但疗效稳定,不良反应小,复发率较低,这可能与中医药的整体调节有关。因此在治疗溃疡性结肠炎的过程中,应该根据病情和病程,发挥中西医的各自优势,进行优势互补。活动期的治疗,轻度可单一采用中药治疗,中度可采用中西医结合治疗,不能耐受西药治疗者,可采用中医药的综合疗法;缓解期的治疗,可采用中医药为主,对于纯中药疗效不佳者可中西医结合,配合得当,则可提高疗效且减少西药不良反应,降低复发率。其中,中医辨证论治配合灌肠的综合治疗近期疗效较好,不论活动期或缓解期均可采用。对病情较久,反复发作者,中医也可从整体出发,培补脾肾、益气活血、敛疮生肌,调整机体的免疫功能,可促进局部病变的修复,使机体康复。

目前临床上治疗溃疡性结肠炎多采取辨病与辨证相结合。现代药理学研究证实,多种中药可抗感染,调节免疫功能,改善微循环,可根据临床实际,在辨证论治的基础上,选用以下药物。

1.黄连

黄连含小檗碱、黄连碱、掌叶防己碱和药根碱等生物碱,此外尚含有多种微量元素,其有抗微生物和抗原虫作用、抗腹泻作用、抗炎及调节免疫系统的作用。

2.黄芪

黄芪含黄芪多糖,黄芪多糖具有显著的免疫促进作用,对单核巨噬细胞吞噬功能有明显的促进作用,并显著增加特异性抗体溶血素的含量,对 T 细胞和 B 细胞有较好的保护和双向调节作用。

3.白花蛇舌草

本药可增强免疫功能作用,刺激网状内皮系统,增强白细胞吞噬能力,具有抗菌消炎作用。

4.丹参

丹参能抑制血小板聚集,降低血黏度,抗氧化和抗血管内皮损伤作用,改善微循环。

5.白及

白及有良好的局部止血及促进肉芽生长的作用,该药中的白及胶浆,有在肠黏膜毛糙创面形成保护膜的功能,阻断或减少肠道细菌或菌体成分进入血液循环,减少了毒素的吸收,阻断或减少免疫复合物的形成。

6.白芍

白芍水煎剂和白芍总苷对机体的细胞免疫、体液免疫及巨噬细胞功能均有调节作用,其免疫调节作用可能与影响白细胞介素、白三烯等介质的产生及松果体密切相关。

7.地榆

地榆根中含有丰富的鞣质,鞣质具有收敛作用,能与蛋白质结合形成不溶于水的大分子化物,沉淀在黏膜表面,从而起到止血、保护黏膜等多种作用。地榆能清除氧自由基,降低过氧化脂质的生成,从而减轻组织损伤。地榆可通过抑制促炎细胞因子,升高抑炎细胞因子,下调 NF-κB 蛋白水平发挥治疗作用。

8.黄柏

黄柏中含有较多的生物碱,其中小檗碱含量较多,具有抗菌、抗炎、解热作用,能增强单核巨噬细胞的吞噬功能,提高机体的非特异性免疫力。黄柏在发挥抗菌解毒作用的同时尚可促进血管新生,迅速消除炎症水肿,改善创面微循环,促进肉芽生长和加速伤口愈合。

五、饮食调护

溃疡性结肠炎的复发是综合因素造成的,文化因素、对疾病的认识程度、经济因素、治疗情况、饮食因素、精神情绪因素、环境因素、体质因素以及一些未知因素等影响疾病复发。缓解期要对治疗疾病本身以外的影响因素也加以干预,方能维持缓解。健康宣教、节制饮食、保持心情舒畅、防止肠道感染及食物中毒、增强体质,对于缓解期预防本病的复发可起到一定的作用。

(一)加强健康宣教

溃疡性结肠炎具有反复发作的特点,应注重对患者的教育,以便提高治疗的依从性,积极避免诱发因素,提高生活质量。

(二)控制饮食

饮食不调常是溃疡性结肠炎主要发病诱因,患者须忌酒类饮料及碳酸饮料,生冷凉拌、寒凉属性(如梨、西瓜等)、有刺激性(如辣椒、葱、蒜等)、粗纤维(如芹菜、糠麸等)食物应避免进食,海鲜等易引起肠道过敏及牛奶等可疑不耐受的食物也不应进食。一般宜进食适量新鲜的低纤维、低脂肪、高维生素、高蛋白饮食,进食时尽可能细嚼慢咽。患者也可常吃些补中健脾利湿之品等,如大枣、薏苡仁、莲子、木香粥、砂仁粥、百合粥、白及燕窝汤等,有较好的预防作用。

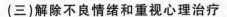

（三）解除不良情绪和重视心理治疗

溃疡性结肠炎反复发作，临床上可以看到久病患者常伴有不同程度的精神神经症状，如焦虑、忧郁、睡眠质量不好等，是溃疡性结肠炎潜在的复发诱因。患者可通过看电视或阅读杂志等，以分散注意力，解除思想顾虑。另一方面可以给予心理疏导，帮助其减轻压力；精神神经症状较重时，可以配合柴胡、合欢皮、茯神、百合或甘麦大枣汤等方药以解郁安神，或服用抗抑郁药、镇静剂之类，如氟哌噻吨美利曲辛、氟西汀、地西泮、艾司唑仑等。

（四）预防肠道感染和食物中毒

肠道感染与食物中毒导致的急性胃肠炎是溃疡性结肠炎复发的重要原因。因此，患者缓解期须保持环境清洁，注意个人卫生，避免不洁食物，防止肠道感染及食物中毒。

（五）增强体质

避免过度劳累导致体质虚弱，而适当的运动锻炼可以强身健体，愉悦心神，增强体质，对溃疡性结肠炎的预防有很好的作用。

六、转归与随访

溃疡性结肠炎患者若失治误治，病情控制不佳，可伴有全身中毒症状，出现中毒性巨结肠、肠穿孔、脓毒血症等并发症，应及时行外科手术治疗。

病程 8～10 年的广泛性结肠炎、全结肠炎和病程 30～40 年的左半结肠炎、直乙状结肠炎患者，溃疡性结肠炎合并原发性硬化性胆管炎者，应行监测性结肠镜检查，至少 2 年 1 次，并做多部位活检。对组织学检查发现有异型增生者，更应密切随访，如为重度异型增生，一经确认即行手术治疗。

（孟　泳）

第十四节　肠　结　核

肠结核是现代医学概念，在中医学古代医籍中没有明确对应的病名，但根据其腹泻、腹痛的临床表现，文献中关于"泄泻""腹痛"等病证的论述为我们提供了可借鉴的辨治经验。

《医宗必读·泄泻》载："脾土强者，自能胜湿，无湿则不泄。若土虚不能制湿，则风寒与热得干之而为病。"《罗氏会约医镜泄泻》曰："泻由脾湿，湿由脾虚"。故脾之健运正常，则水谷得化，水湿得运，小肠能司其分清泌浊之功，大肠能承受传导燥化之职，大便自能正常。排便次数增多，粪质稀薄，可归为"泄泻"范畴。本病以慢性复发型最为常见，病情发展以发作、缓解交替出现为特点，故目前多认为其与中医"泄泻"较为相近。

一、病因病机

（一）病因

本病的病因有感受外邪、饮食所伤、情志失调、脏腑虚弱、肾阳虚衰等，但关键在于脾胃功能障碍。

1.感受外邪

外邪引起的泄泻,以寒、湿、热为常见,尤以湿邪为多。由于脾喜燥恶湿,外来湿邪最易困阻脾阳,脾失健运,水食相杂而下,发生泄泻。正如《杂病源流犀烛·泄泻源流》载:"湿盛则飧泄,乃独由于湿耳。不知风寒热虚,虽皆能为病,苟脾强无湿,四者均不得而干之,何自成泄?是泄虽有风寒热虚之不同,要未有不原于湿者也。"

2.饮食所伤

饮食不节,损伤脾胃,传导失职,升降失调,而发生泄泻。《景岳全书·泄泻》篇言:"饮食不节,起居不时,以至脾胃受伤,则水反为湿,谷反为滞,精华之气不能输化,乃致合污下降而泻利作矣"。

3.情志失调

平时脾胃素虚,复因情志影响,忧思恼怒,精神紧张,以致肝气郁结,横逆犯脾,运化失常,而成泄泻。正如《景岳全书·泄泻》篇曰:"凡遇怒气便作泄泻者,必先以怒时挟食,致伤脾胃,故但有所犯,即随触而发,此肝脾二脏之病也。盖以肝木克土,脾气受伤而然"。

4.脾胃虚弱

脾主运化,胃主受纳,若因饮食不节,劳倦内伤,久病缠绵,均可导致脾胃虚衰,不能受纳水谷和运化精微,水谷停滞,清浊不分,混杂而下,遂成泄泻。

5.肾阳虚衰

久病之后,损伤肾阳,或年老体衰,阳气不足,脾失温煦,运化失常,而致泄泻。《景岳全书·泄泻》篇指出:"肾为胃关,开窍于二阴,所以二便之开闭,皆肾脏所主,今肾中阳气不足,则命门火衰;阴气极盛之时,则令人洞泄不止也"。

(二)病机

本病的主要病变在于脾胃与大小肠,脾虚湿胜是导致本证发生的重要因素。外因与湿邪关系最大,湿邪侵入,损伤脾胃,运化失常,所谓:"湿胜则濡泄"。内因则与脾虚关系最为密切,脾虚失运,水谷不化精微,湿浊内生,混杂而下,发生泄泻。正如"泄泻之本,无不由于脾胃"。肝肾所引起的泄泻,也多在脾虚的基础上发生。脾虚失运,可造成湿盛,而湿盛又可影响脾的运化,故脾虚与湿盛是互相影响,互为因果。

二、中医诊断

(一)病名诊断

以排便次数增多,粪质稀薄,或夹黏液为主者,可称为"泄泻";以黏液脓血便、腹痛、里急后重为主要表现者,可称为"下痢";以大便带血为主者,可称之"便血"。

(二)辨证要点

1.辨缓急

急性泄泻(暴泻)发病急骤,病程短,常以湿盛为主;慢性泄泻发病缓慢,病程较长,迁延日久,每因饮食不当、劳倦过度而复发,常以脾虚为主,或病久及肾出现五更泄泻,腰酸怕冷,是命门火衰,脾肾同病。

2.辨证型

泄泻证型虽多,但各有特点。外感泄泻,多夹表证,如泻而兼有恶寒自汗,发热头痛,脉浮者,为夹风;泄泻发生在炎夏酷暑季节,症见身热烦渴,头重自汗,脉濡数,为夹暑。食滞肠胃之泄泻,以腹痛肠鸣、粪便臭如败卵、泻后痛减为特点。肝气乘脾之泄泻,以胸胁胀闷、嗳气食少、每因情

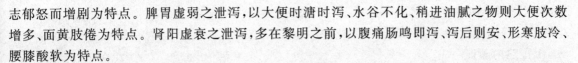

志郁怒而增剧为特点。脾胃虚弱之泄泻,以大便时溏时泻、水谷不化、稍进油腻之物则大便次数增多、面黄肢倦为特点。肾阳虚衰之泄泻,多在黎明之前,以腹痛肠鸣即泻、泻后则安、形寒肢冷、腰膝酸软为特点。

3.辨寒热虚实

凡大便清稀,完谷不化,腹痛喜温,畏寒,手足欠温,多属寒证;凡大便黄褐,臭味较重,泻下急迫,肛门灼热,多为热证。病程较长,腹痛不甚,喜温喜按,神疲肢冷,多属虚证;泻下腹痛,痛势急迫拒按,泻后痛减,多属实证。但病变过程较为复杂,往往出现虚实兼夹,寒热互见,在辨证时,应全面分析。

4.辨轻重

一般泄泻,若脾胃不败,饮食如常,多属轻证,预后良好。若泄泻不能食,形体消瘦,泄泻无度,或久泄滑脱不禁,致津伤液竭,则每有亡阴、亡阳之变,多属重证。

5.辨腹痛

便前腹痛、便后则缓,肠鸣腹胀,多属脾虚肝旺,病在气分;痛处固定,缠绵反复,多为瘀血入络,病在血分;病久而腹痛隐隐,多属气虚血瘀。

(三)证候诊断

1.湿热内蕴证

主症:泄泻腹痛,泻下急迫,或泻而不爽,粪色黄褐而臭,小便短黄,舌苔黄腻,脉濡数或滑数。

次症:肛门灼热,烦热口渴。

2.肝气乘脾证

主症:素有胸胁胀闷,嗳气食少,每因抑郁恼怒或情绪紧张之时,发生腹痛泄泻。舌淡红,脉弦。

次症:大便稀溏,或黏液便;情绪抑郁或焦虑不安;嗳气不爽,食少腹胀;舌质淡红,苔薄白,脉弦或弦细。

3.脾胃虚弱证

主症:大便时溏时泻,水谷不化,肢倦乏力,舌淡苔白,脉细弱。

次症:饮食减少,脘腹胀闷不舒,面色萎黄。

4.肾阳虚衰证

主症:黎明之前,腹部作痛,肠鸣即泻,泻后则安,舌淡苔白,脉沉细。

次症:形寒肢冷,腰膝酸软。

上述证候确定:主症必备,加次症2项以上即可诊断。

三、中医治疗

(一)治疗原则

本病以脾虚湿盛,脾失健运的病机特点,治疗应以运脾祛湿为原则。急性泄泻以湿盛为主,重用祛湿,辅以健脾,再依寒湿、湿热的不同,分别采用温化寒湿与清化湿热之法。兼夹表邪、暑邪、食滞者,又应分别佐以疏表、清暑、消导之剂。慢性泄泻以脾虚为主,当予运脾补虚,辅以祛湿,并根据不同证候,分别施以益气健脾升提,温肾健脾,抑肝扶脾之法,久泻不止者,尚宜固涩。同时还应注意急性泄泻不可骤用补涩,以免闭留邪气;慢性泄泻不可分利太过,以防耗其津气;清热不可过用苦寒,以免损伤脾阳;补虚不可纯用甘温,以免助湿。若病情处于寒热虚实兼夹或互相转化时,当随症施治。

(二)辨证论治

1.湿热内蕴证

治法:清化湿热。

主方:葛根芩连汤加减。

组成:葛根、黄芩、黄连、金银花、茯苓、苍术、车前子、生甘草。

中成药选用:香连丸,口服,每次 3~6 g,每天 2~3 次。

2.肝气乘脾证

治法:抑肝扶脾。

主方:痛泻要方加减。

组成:白术、白芍、陈皮、防风、炒柴胡、炒枳实、党参、茯苓、炙甘草。

中成药选用:固肠止泻丸(结肠炎丸),口服,每次 4 g(浓缩丸),或每次 5 g(水丸),每天 3 次。逍遥丸,口服,每次 3 g,每天 3 次。

3.脾胃虚弱证

治法:健脾益气。

主方:参苓白术散(《太平惠民和剂局方》)加减。

组成:党参、茯苓、炒白术、山药、炒薏苡仁、砂仁(后下)、陈皮、桔梗、木香、黄连、地榆、炙甘草。

中成药选用:参苓白术丸,口服,每次 6 g,每天 3 次。

4.肾阳虚衰证

治法:温肾健脾,固涩止泻。

主方:四神丸加减。

组成:补骨脂、吴茱萸、肉豆蔻、补骨脂、五味子、党参、炮姜、白术、甘草。

中成药选用:附子理中丸,口服,每次 3 g,每天 3 次。四神丸,口服,每次 3 g,每天 3 次。

(三)其他疗法

1.针灸

以补益脾胃与温补肾阳为主。取脾俞、章门、中脘、天枢、足三里、命门、关元等穴。针用补法,可灸。

2.拔火罐:

选天枢、关元、足三里、上巨虚、下巨虚、大肠俞、小肠俞等穴。适用于慢性虚寒性泄泻。

3.耳针

取大肠、小肠、肺、脾、下脚端等穴。可针刺,也可用王不留行贴压。

(四)临证要诀

泄泻是以大便次数增多,粪质稀薄,甚至泻出如水样为临床特征的一种脾胃肠病证。临床上应注意与痢疾、霍乱相鉴别。病因有感受外邪,饮食所伤,情志失调,脾胃虚弱,命门火衰等。这些病因导致脾虚湿盛,脾失健运,大小肠传化失常,升降失调,清浊不分,而成泄泻。病位在脾、胃、肠。辨证要点以辨寒热虚实、泻下物和缓急为主。治疗应以运脾祛湿为原则。急性泄泻重用祛湿,辅以健脾,再依寒湿、湿热的不同,分别采用温化寒湿与清化湿热之法。慢性泄泻以脾虚为主,当予运脾补虚,辅以祛湿,并根据不同证候,分别施以益气健脾升提、温肾健脾、抑肝扶脾之

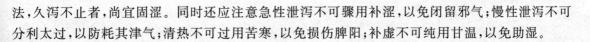

法,久泻不止者,尚宜固涩。同时还应注意急性泄泻不可骤用补涩,以免闭留邪气;慢性泄泻不可分利太过,以防耗其津气;清热不可过用苦寒,以免损伤脾阳;补虚不可纯用甘温,以免助湿。

四、饮食调护

(1)结核病是由结核杆菌引起的慢性消耗性传染病,治疗要从整体出发,使用抗结核病药物同时必须增加机体抵抗力,加强营养,可补给患者充足热量和营养素,满足结核病灶修复需要,增强机体抵抗力。

(2)结核病热量需要超过正常人,一般要求达到每千克体重供给 125.6 kJ(30 kcal),全天总摄入量为 8 371.7 kJ(2 000 kcal)左右,轻体力劳动者每千克体重 167.4 kJ(40 kcal),全天 10 046 kJ(2 400 kcal)左右。

(3)结核病患者蛋白质消耗多,且蛋白质修补组织的重要营养素有益病灶愈合病体康复。结核病患者每天蛋白质摄入量应为每千克体重 1.2~1.5 g,每天的总进量为 80~100 g,其中优质蛋白质,如肉禽、水产品、蛋、乳及大豆制品应占总蛋白质摄入量的 50% 上。另外还需补充充足的维生素,维生素 A 增强机体免疫力,维生素 D 促进钙吸收,维生素 C 有利于病灶愈合和血红蛋白合成,B 族维生素有改善食欲的作用。新鲜蔬菜水果也是维生素的主要来源。此外乳、蛋、内脏等食品含维生素 A 丰富,花生、豆类、瘦肉等富含 B 族维生素。

(4)禁止抽烟和饮酒。抽烟会增加对呼吸道和消化道的刺激,饮酒使血管扩张,加重患者咳嗽咯血等症状。

(5)结核患者膳食中还应特别注意钙和铁的补充,钙是结核病灶钙化的原料,牛奶中所含的钙量多、质优。患者每天应饮奶 250~500 g。铁是制造血红蛋白的必备原料,咯血便血者更要注意补充。

(6)家庭消毒隔离,最好让患者独居一室,选择朝阳或通风条件好的房间。室内不能潮湿。患者的寝具、食具独用,并定期消毒。痰液最好吐在纸内,然后烧毁,切忌随地吐痰。患者不宜与儿童接触,尽量不到公共场所去,以免病菌扩散传染,影响他人健康。咳嗽和打喷嚏时,用手帕捂住口鼻。被褥经常放在太阳下曝晒,餐具可做煮沸消毒。

(7)患者往往胃纳较差,饮食宜清淡、易消化,注意适当补充蛋白质和维生素类。疾病好转时期,患者食欲改善,则要多吃一些瘦肉、鱼类、蛋品、豆制品和新鲜蔬菜。饮食要有规律,选择上不能偏食,以保证各种营养成分的摄入。

(8)发生少量咯血时,护理者首先要稳定其情绪,因过度紧张、激动会增加咯血量,过分害怕咯血、拼命屏气则容易引起窒息。应让患者静卧,用冷毛巾敷额部或胸部。也可以吃一些冷饮以帮助止血。咯血刚停,不宜立即起床活动。

患者如突然大量咯血或咯血突然停止,并伴有胸闷、气急、烦躁、出冷汗,甚至面色发紫,这是窒息的预兆,应立即让患者侧卧,鼓励和帮助患者将血块咯出,并立即将患者送医院抢救。

(9)因患传染病可能会影响家庭生活、工作及人际交往,因此会产生压力和情绪障碍,服药也会有很多情绪方面的不良反应,包括消化道反应、药物的肝肾毒性、失眠、兴奋甚或抑郁,因而需加强心理支持和安慰、鼓励。要树立战胜疾病的信心,消除焦虑、忧郁、孤独的心理,进行必要的文娱和消遣活动来分散疾病的注意力,以消除不良心理。

（孟　泳）

第九章 妇科病证的辨证诊疗

第一节 痛 经

痛经指妇女在经期及其前后,出现小腹或腰部疼痛,甚至痛及腰骶,每随月经周期而发,严重者可伴恶心呕吐、冷汗淋漓、手足厥冷,甚至晕厥,给工作生活带来影响。好发于 15～25 岁及初潮后的 6 个月至两年内,是妇科最常见的症状之一。痛经分为原发性和继发性两类,原发性痛经是指生殖器官无器质性病变的痛经,占痛经 90% 以上;继发性痛经是指盆腔器质性疾病引起的痛经。本节主要叙述原发性痛经。中医亦称本病为"痛经",或称为"经行腹痛"。

一、病因病机

中医学认为痛经的发生与素体因素及经期、经期前后特殊的生理环境有关。非行经期间,冲任气血平和,致病因素不能引起冲任、胞宫瘀滞或不足,故不发生疼痛,而在经期或经期前后,血海由满盈而泄溢,胞宫气血由气盛血旺至经后暂虚,气血变化急骤,致病因素乘时而作,使气血运行不畅,胞宫经血流通受阻,以致不通则痛;或致冲任胞宫失于濡养不荣而痛。

(一)气滞血瘀

素多抑郁,或经期前后伤于情志,以致"经欲行而肝不应,则拂其气而痛生"(《傅青主女科》);或经期产后(包括堕胎、小产、人工流产),余血内留,离经之血内蓄于胞中而成瘀。气滞血瘀,不通则痛。

(二)寒凝血瘀

经行产后,冒雨涉水,贪食生冷或坐卧湿地,寒湿伤于下焦,客于冲任,与经血相结,阻于胞脉,经行不畅,"寒湿满二经而内乱,两相争而作痛"(《傅青主女科》)。

(三)湿热瘀互结

经期产后感受湿热之邪(如洗涤不洁、不禁房事等),或宿有湿热内蕴,流注冲任,搏结于胞脉而留瘀,致经行不畅,发为痛经。

(四)气血虚弱

禀赋不足,或脾胃素弱,生化乏源,或大病久病,耗损气血,经期阴血下泻为经,势必更虚,"血海空虚气不收也"(《胎产证治》),冲任胞脉失于濡养而发痛经。

(五)肝肾不足

先天禀赋不足,肝肾本虚,或多产房劳,损及肝肾。精亏血少,冲任不足,胞脉失养,经将净血海更虚,故而作痛。

二、临床表现

(一)症状

1.腹痛

(1)一般于初潮后数月出现,也有发生在初潮后 2～3 年的年轻妇女。

(2)疼痛多自月经来潮后开始,最早出现在经前 12 小时,以行经第 1 天疼痛最剧烈,持续 2 天后缓解。疼痛常呈痉挛性,通常位于下腹部耻骨上,可放射至腰骶部和大腿内侧。

(3)腹痛剧烈时,可伴有面色苍白、出冷汗、手足发凉,甚至晕厥、虚脱等。

2.胃肠道症状

恶心、呕吐、腹泻及肠胀气或肠痉挛等。一般可持续数小时,1 天后症状逐渐减轻、消失。

(二)体征

下腹部可有压痛,一般无腹肌紧张或反跳痛。妇科检查常无异常发现。

(三)常见并发症

经前期综合征月经来潮前 7～10 天出现以躯体及精神症状为特征的综合征,除了腹痛外,还伴有头痛、乳房胀痛、紧张、压抑或易怒、烦躁、失眠、水肿等一系列症状,月经来潮后症状即自然消失。

(四)痛经的程度

一般可分为轻、中、重三度。

1.轻度

行经期或其前后,小腹疼痛明显,或伴腰部酸痛,但尚可坚持工作和学习,有时需服止痛药。根据月经期下腹坠痛,妇科检查无阳性体征,临床即可诊断。诊断时需与子宫内膜异位症、子宫腺肌病、盆腔炎性疾病引起的继发性痛经相鉴别。

2.中度

行经期或月经前后,小腹疼痛难忍,或伴腰部疼痛、恶心呕吐、四肢不温,采用止痛措施疼痛可缓解。

3.重度

行经期或其前后,小腹疼痛难忍,坐卧不安,不能坚持工作和学习。多伴有腰骶疼痛,或兼有呕吐、泄泻、肛门坠胀、面色苍白、冷汗淋漓、四肢厥冷、低血压等,甚至昏厥。

三、原发性痛经与继发性痛经的区别

区别要点在于生殖器官有无器质性病变。原发性痛经属功能性痛经,生殖器官无器质性病变,常发生在初潮或初潮后不久,多见于未婚或未孕妇女,在正常分娩后疼痛可缓解或消失;继发性痛经常发生在月经初潮后数年,常有月经过多、不孕、放置宫内节育器或盆腔炎性疾病病史,妇科检查有异常发现,如处女膜孔过小,子宫颈管过于狭窄,子宫位置过于前倾或后屈,或子宫发育不良、子宫内膜异位症、子宫肌腺病、盆腔炎症和宫腔粘连等。必要时需行宫腔镜、腹腔镜检查加以鉴别。

四、鉴别诊断

(一)异位妊娠破裂

异位妊娠破裂之腹痛,多有停经史及妊娠资料可查,孕后可有一侧少腹隐痛,不规则阴道流血史,发作时突然腹痛如撕裂,剧痛难忍,伴面色苍白、冷汗淋漓、手足厥冷,或伴有恶心呕吐。但亦有无明显停经史即发生异位妊娠破裂者。

(二)先兆流产

先兆流产有停经史及早孕反应,可见阴道流血,妊娠试验阳性,B超检查子宫腔内有孕囊,而痛经则无上述妊娠征象。

(三)肿瘤蒂扭转、破裂、变性

除有卵巢肿瘤病史和可触及盆腔肿物外,疼痛往往突然发作,过去并无明显的周期性痛经史,此次发作时亦与月经周期无关。

(四)卵泡破裂或黄体破裂

卵泡破裂或黄体破裂也可致腹腔内出血而出现突发性下腹痛。前者多发生于月经周期的中段,后者则发生于经前或妊娠早期,一般有诱因可查,如性交、剧烈运动或腹部挫伤等。

(五)急性盆腔炎

除腹部胀痛外,多伴有高热、烦渴等热证表现,并有带下异常等。

上述几种妇科痛证均与月经周期性发作无甚关系,应详加鉴别。其他内、外科之腹痛,如急性阑尾炎、胃肠出血等,亦需根据病史、症状、体征等仔细鉴别。

五、治疗

痛经的治疗原则总以调理冲任气血为主。治疗分两个阶段进行:月经期行气和血止痛以治其标,由通着手,虚则补而通之,实则泻而通之;平时审证求因以治本,以调为法,调气和血,调理冲任。同时还应兼顾素体情况,或调肝,或益肾,或扶脾,使之气顺血和,冲任流通,经血畅行则痛自止。

此外,因痛经与月经关系密切,故不论对何种病因病机的痛经,均宜在月经来潮前夕加用理气药,月经期中加用理血药,月经净后加用养血和血药。经期不宜用滋腻或过于寒凉的药物以免滞血。治疗时间一般主张3个周期以上,并应预防用药,经前3～5天即开始治疗。

(一)内治法

1.辨证治疗

痛经的辨证要点是根据疼痛的性质、部位、程度、时间,结合月经的期、量、色、质与兼症、舌脉,辨明寒、热、虚、实。

疼痛的性质、程度:掣痛、绞痛、刺痛、拒按属实证;隐痛、坠痛、喜揉喜按属虚证;下腹冷痛,得温痛减,属于寒证;下腹痛如针刺,得热痛剧,属于热证;胀甚于痛,矢气则舒,属于气滞;痛甚于胀,经行血块排出,腹痛减轻,属于血瘀。

疼痛的时间:发生于经前或经潮1～2天多属实证;经后腹痛绵绵多是虚证。

疼痛的部位:痛在两侧少腹病多在肝;小腹痛引腰脊者病多在肾。

总而言之,痛经病位在冲任胞宫,变化在气血。临床上寒证多而热证少,实证多而虚证少,夹虚者多,而全实者少。审因论治,方能药到病除。

(1)气滞血瘀。证候特点:每于经前 1～2 天或经期小腹胀痛,胀甚于痛,拒按,或伴乳房胀痛、胸胁胀满不适;或月经先后无定期,量少,或经行不畅,经色紫暗有块,血块排出后痛减;常伴有烦躁易怒,甚或恶心呕吐,舌紫暗或瘀点,脉弦滑或弦涩。治法:理气活血,祛瘀止痛。

推荐方剂:膈下逐瘀汤。

(2)寒凝血瘀。证候特点:经前或经期小腹冷痛拒按,得热痛减,或经期延后,月经量少,经色瘀暗有块,或畏寒身痛,手足欠温,面色青白,舌暗苔白润或腻,脉沉紧。治法:温经散寒,化瘀止痛。

推荐方剂:少腹逐瘀汤。

(3)湿热瘀互结。证候特点:经前或经期小腹疼痛拒按,有灼热感,或伴腰骶胀痛,或平时即感小腹疼痛,经期加剧,或低热起伏,伴有月经先期、月经过多或经期延长,经色暗红,质稠有块,或平时带下黄稠、阴痒,小便黄短,大便不爽,舌红苔黄腻,脉弦数或滑数。治法:清热除湿,化瘀止痛。

推荐方剂:清热调血汤。

(4)气血虚弱。证候特点:经期或经后 1～2 天,小腹隐隐作痛,喜按,伴见小腹或阴部空坠,经血量少、色淡、质清稀,或月经后期,面色萎黄无华,神疲倦怠,气短懒言,舌淡苔白,脉细弱。治法:益气养血,调经止痛。

推荐方剂:八珍汤。

(5)肝肾不足。证候特点:经期或经后少腹绵绵作痛,腰部酸胀,月经色淡量少质稀薄,或有潮热,或耳鸣,或头晕目眩,舌淡,苔薄白或薄黄,脉细弱。治法:滋养肝肾,和营止痛。

推荐方剂:归肾丸。

2.中成药

(1)田七痛经胶囊:通调气血,止痛调经。适用于各类型痛经,尤其是因寒致痛者。每次 3～5 粒,每天 3 次,经期或经前 5 天服用;或每次 3～5 粒,每天 2～3 次,经期后继续服用,以巩固疗效。

(2)金佛止痛丸:行气止痛,疏肝和胃,祛瘀。适用于各类型痛经,每次 5～10 g,每天 2～3 次。寒证者须用姜汤送服。

(3)七制香附丸:开郁顺气,调经养血。适用于肝郁气滞,气血运行不畅所致的痛经。每次 1 丸,每天 2 次。

(4)痛经丸:温经活血,调经止痛。适用于气滞寒凝、血行不畅的痛经。每次 6 g,每天 2 次。

(5)济坤丸:调经养血,和胃安神。适用于气滞血瘀而兼有心脾两虚之痛经。每次 1 丸,每天 2 次。

(6)散结镇痛胶囊:软坚散结,化瘀定痛。适用于各类型痛经。每次 4 粒,每天 3 次。

(二)外治法

1.针灸

(1)体针,选取合谷、三阴交。方法:实证用泻法,虚证用补法。方解:合谷乃手阳明经原穴,功善行气止痛,三阴交为足三阴经的交会穴,与合谷相配可达行气调血止痛之功效。随症加减:夹血块者加血海;湿邪重者加阴陵泉、太冲、行间;肝郁者加太冲、气海、内关;气血虚弱者加足三里、脾俞、血海;肝肾不足者加关元、肝俞、肾俞。

（2）电针：选取中极、关元、三阴交、血海、地机、足三里穴，针刺得气后，接上电针治疗仪，通以疏密波或连续波，电量以中度刺激为宜，每次通电 15～30 分钟，每天 1～2 次。于经前 3 天施治，至疼痛缓解为止。

（3）灸法：取关元、气海、曲骨、上髎、三阴交，每次取 3 个穴，于经前 3 天用艾条温和灸，每穴施灸 20 分钟，每天一次，连续治疗，4 天为 1 个疗程，适用于各型痛经。

（4）穴位注射：取当归注射液 4 mL，于双侧三阴交穴位注射，一般 10 分钟后疼痛可缓解，若气滞血瘀可配太冲；寒湿凝滞配内关；气血虚弱配足三里；肝肾不足配关元。

（5）梅花针：用梅花针从腰椎至尾椎，脐部至耻骨联合处轻叩（不出血为宜），可调节冲、任、督脉之气，以达行气止痛之功。每次月经前 3～5 天开始，每天 1 次，每次 15 分钟，连用 3 个周期。

2.敷脐疗法

神阙为冲任经气汇聚之地，且渗透力强，采取敷脐疗法可达到调理冲任气血以止痛的治疗目的，可选用当归、川芎、吴茱萸等研为细末，加白酒和凡士林调为膏糊状，于经前 3 天敷脐部，敷关元穴，可疏通经络、祛寒止痛。

3.耳穴治疗

取耳穴皮质下、内分泌、交感、子宫、卵巢，于月经来前 3～5 天，用王不留行或小磁珠压穴，每天按揉数次，调和气血以止痛；疼痛较重者可用埋针法。气滞血瘀可加耳穴肝、神门；痰湿凝滞加耳穴脾、胃；湿热瘀滞加耳穴三焦、腹；气血虚弱加耳穴心、脾；肝肾亏虚加耳穴肝、肾。

六、预防与调护

（一）预防

1.正确地认识和对待痛经

月经是生理现象，一般盆腔充血可能出现轻度腰酸、下坠感、嗜睡、疲倦等不适，但当行经前后出现的疼痛或不适影响个人的工作、学习和生活就是一种病理状态。原发性痛经患者如按照月经前后的保健原则，采用多层次和综合性防治保健措施，痛经症状可明显减轻甚至消失。

2.制订科学的个体化保健计划

原发性痛经患者科学的个体化保健计划应在医师指导下制订，其内容包括良好的生活方式和饮食习惯、健康的精神心理、科学的营养补充、恰当的运动量、避免环境刺激和有害物质的摄入和坚持定期体检等。定期行妇科普查，妇科普查应每年进行 1 次，内容包括妇科、内科、内分泌科。特别注意子宫、卵巢、乳腺和内分泌疾病的防治。所有药物治疗均应在医师的指导下进行。

（二）调护

1.生活调护

（1）加强卫生宣教，广泛宣传月经生理和月经期卫生知识，使妇女了解月经来潮正常的生理过程，消除其顾虑和精神负担。

（2）积极参加适当的体育锻炼，增强体质，增强抵抗力，防止痛经。

（3）注意劳逸结合，睡眠充足，生活规律，经期避免过度疲劳和紧张，避免重体力劳动和剧烈体育运动。

（4）避免寒凉，经期不宜当风感寒，冒雨涉水，冷水洗脚或冷水浴等。

（5）保持外阴清洁，月经期禁止性交、盆浴和游泳。

2.饮食调养

痛经患者要注意少吃寒凉生冷,以免经脉凝涩,血行受阻;避免咖啡因,咖啡、茶、可乐、巧克力中含有咖啡因;禁酒。均衡饮食,避免过甜或过咸的食品,多吃蔬菜、水果、鸡、鱼、瘦肉等。注意补充维生素及矿物质。

3.精神调理

(1)大力开展心理健康教育,普及相关卫生知识。帮助患者了解月经来潮的变化规律,告知患者月经来潮时正常的生理现象。

(2)家属朋友协助配合:使患者家属朋友协助配合,给予同情、安慰和鼓励。

(3)社会调节:医务人员应耐心解答患者提出的问题,并给予指导解决。

(赵德伟)

第二节　经间期出血

在两次月经中间,出现周期性的少量阴道流血者,称为"经间期出血"。其特点是阴道流血发生在经间期,即排卵之时,在基础体温(BBT)低温相与高温相交替期,一般在高温相时流血自止,少数可延续到高温相后数天,甚至至月经来潮,一般量甚少,也有流血较多者,甚至如平素经量;可偶然出现,也可反复发作,迁延多时。常与带下伴见。

排卵期中医称为"氤氲之时""的候""真机",明代王肯堂在《证治准绳·女科·胎前门》引"袁了凡先生云:天地生物,必有氤氲之时。万物化生,必有乐育之时。此天然之节候,生化之真机也……丹溪云:一月止有一日,一日止有一时。凡妇人一月经行一度,必有一日氤氲之候……此的候也……顺而施之则成胎矣。"已认识到此期是女子易受孕期,即"排卵期"。西医的围排卵期出血可参照本病治疗。

一、病因病机

本病的发生与月经周期中的气血阴阳消长转化有密切关系。主要病因病机是阴虚、湿热、血瘀或阳虚的因素,使阴阳转化不协调,损伤阴络,冲任不固,血溢脉外,遂发生经间期出血。

月经的周期演变是以月为准,《本草纲目·月水》中指出:"女子,阴类也,以血为主,其血上应太阴,下应海潮。月有盈亏,潮有朝夕,月事一月一行,与之相符,故谓之月水、月信、月经。经者常也,有常轨也。"《景岳全书·妇人规》亦指出:"月以三旬而盈,经以三旬而一至,月月如期,经常不变,故谓之月经。"月经周期包括月经期(行经之时)、经后期(经净后至排卵前)、经间期(排卵期)、经前期(排卵后至行经前)。

月经周期中气血阴阳的消长转化具有月节律,周而复始,循环往复。月经的来潮标志着一个新的周期开始,因月经来潮后,阴血偏虚,故经后期是阴长之期,此期精血渐充(卵泡生长),阴血渐复(子宫内膜增生)。经间期即排卵期,此期精血已达充盛(卵泡成熟),阴长至极,达重阴之状(子宫内膜增厚疏松,宫颈黏液稀薄呈拉丝状),阴阳互根互用,重阴转阳,阳由阴生,气由精化,氤氲之状萌发,"时候"到来,卵子排出,是月经周期中阴阳转化的重要时期。此时,若阴阳顺利转化,则达到新的平衡;若转化不利,阴阳失衡,血海扰动,则有动血出血之虞。

(一)肾阴虚

先天禀赋不足,天癸未充,或欲念不遂,阴精暗耗,或房劳多产,精血耗损,肾阴不足,阴虚火旺,虚火偏盛,氤氲之时,阳气内动,虚火与阳气相煽(虚火借萌动之阳气之势),损伤冲任,扰动血海,迫血妄行,出现经间期出血。若阴虚日久,阴损及阳,统摄无权,血海不固,则反复发作。

(二)湿热

情怀不畅,肝气郁结,横逆犯脾,脾失运化,水湿停滞,流注下焦,蕴而生热,或感湿化热,或湿热侵袭,经间期阳气内动,引动湿热,损伤冲任,扰动血海,以致出血。

(三)血瘀

经期产后,失于调摄,瘀血内留,或寒凝血瘀,或热灼血瘀,或七情所伤,气机阻滞,血行不畅,久而成瘀,致瘀血阻滞冲任胞脉,氤氲之时,阳气内动,瘀血与之搏于冲任,血不循经,以致出血。

(四)肾阳虚

经间阴阳转化期阴精不足,阴虚及阳,或阴阳两虚而偏阳虚,则血液未能得到有力统摄。此外,肾阳不足无以蒸腾肾阴,化生肾气,影响胞宫的固藏,故致出血。

肾阴不足是经间期出血的基本病机,阴虚不能重阴转阳,排卵不利,可兼湿热及瘀血。

二、诊断要点

(一)病史

多为育龄期女性,可有月经不调史,如月经先期、经期延长,或堕胎、小产史。

(二)症状

在两次月经中间,一般是周期的第 12~16 天出现少量阴道流血,持续 2~3 天或数天则自止,也可迁延多日,甚至至月经来潮,或偶然出现,或反复发作,或点滴流血,或流血较多,甚至如平素经量。可伴带下增多,质黏透明如蛋清样,或赤白带下,腰酸,一侧少腹胀痛,乳房胀痛。

(三)检查

1.妇科检查

宫颈黏液透明,呈拉丝状,夹有血丝。

2.其他检查

测量基础体温,在低、高温相交替时出血,一般在基础体温升高后则出血停止,亦有高温相时继续出血,甚者至经潮者;血清雌、孕激素水平通常偏低。

三、鉴别诊断

本病属于西医的围排卵期出血。主要应与月经不调中的月经先期、月经过少,以及带下病中的赤带相鉴别。

(一)月经先期

月经先期的特点是月经周期的缩短,或经量正常,或伴有经量过多、过少,在基础体温由高温下降时出血;而经间期出血一般较月经量少,出血时间有规律地发生于基础体温低高温交替时。

(二)月经过少

月经过少的特点是每次月经量均明显减少,甚或点滴而下;经间期出血则发生在两次正常月经的中间,可与正常月经呈现为阴道流血量一次多一次少的规律。

(三)赤带

赤带主要指宫颈出血,无周期性,持续时间较长或反复发作。妇科检查可见宫颈接触性出血、宫颈赘生物等;经间期出血有周期性,一般2~3天可自行停止。

四、治疗

(一)辨证论治

本病的辨证要点是根据阴道流血的量、色、质,结合全身症状与舌脉辨虚实。若阴道流血量少,色鲜红,质黏者,多为肾阴虚证;若阴道流血量稍多,赤白相兼,质稠者,多为湿热证;若阴道流血量时多时少,色暗红,或紫黑如酱,则为血瘀证;若阴道流血量稍多,色淡红,质稀者,多为肾阳虚证。临证时还需参考体质情况。治疗原则以补肾阴,平衡肾中阴阳为主,促进阴阳的顺利转化。根据阴阳互根的关系,要注意阳中求阴,使阴得阳升而泉源不竭,补阴不忘阳,使阴精的充盛有阳气的蒸腾化生而源源不断。治疗时机重在经后期。一般以滋肾养血为主,虚者补之,热者清之,湿者除之,瘀者化之,出血时可适当配伍一些固冲止血药物。

1.肾阴虚证

(1)主要证候:两次月经中间阴道少量流血,色鲜红,质黏,头晕耳鸣,夜寐不宁,五心烦热,腰膝酸软,大便秘结。舌红,苔少,脉细数。

(2)证候分析:肾阴不足,阴虚火旺,虚火内生,经间期氤氲之时,阳气内动,虚火借萌动之阳气,损伤冲任,扰动胞宫,冲任不固,胞宫不宁,则阴道少量流血,虚火灼伤阴液,故阴道流血色鲜红而质黏;虚火上扰清窍,则头晕耳鸣;虚火扰心,则夜寐不宁,五心烦热,腰为肾之府,肾主骨,肾虚则腰膝酸软。舌红、脉细数为肾阴不足之征。

(3)治法:滋肾养阴,固冲止血。

(4)处方:两地汤(《傅青主女科》)合二至丸(《医方集解》)。

两地汤组成:生地黄、玄参、白芍、麦冬、阿胶、地骨皮。

二至丸组成:女贞子、墨旱莲。

两地汤中生地黄、玄参清热养阴凉血,生地黄还能凉血止血,麦冬、白芍、阿胶滋阴养血,阿胶还能养血止血,地骨皮清虚火。二至丸中女贞子滋补肝肾之阴,清退虚热,墨旱莲养阴止血。两方合用,共奏滋肾养阴、清热凉血、固冲止血之效。

若阴虚及阳,阴阳两虚,经间期出血反复不愈,量稍多,色淡红,质稀,神疲乏力,夜尿频数,舌淡红,苔白,脉细者,治宜滋肾助阳,固摄止血。方用大补元煎(《景岳全书》)。

大补元煎组成:人参、山药、熟地黄、杜仲、当归、山茱萸、枸杞子、炙甘草。

方中人参大补元气,熟地黄、山茱萸、山药肾肝脾三阴并补,枸杞子补益肝肾,当归养血和血,人参与熟地黄相配,即是景岳之两仪膏的组成,大补精气,杜仲温肾助阳,甘草调和诸药。诸药配合,功能滋肾助阳,阴阳双补,固摄冲任以止血。

(5)临床研究:运用二至丸加减治疗经间期出血的临床研究较多,多为疗效观察的研究,或配合两地汤,或配合六味地黄丸,或配合逍遥散,或配合八正散,均取得较好疗效,也有运用两地汤合一贯煎治疗的临床疗效研究。对于阴虚体质者可用左归丸治疗。

2.湿热证

(1)主要证候:两次月经中间阴道少量流血,色深红,质黏腻,平时带下量多,色黄,小腹作痛,神疲乏力,胸胁满闷,口苦纳呆,尿黄便溏。舌红,苔黄腻,脉滑数。

(2)证候分析:湿热蕴结于任带下焦,经间期重阴转阳,阳气内动,引动湿热,扰动冲任,胞宫不宁,固藏失职,则阴道少量流血;湿热与血搏结,则色深红,质黏腻;湿热蕴结胞宫,气机阻滞,不通则痛,则小腹作痛;湿热下注,损伤任带,任带失约,则带下量多而色黄;湿性重浊,则神疲乏力;湿热熏蒸,则胸胁满闷,口苦纳呆。舌红,苔黄腻,脉滑数,均为湿热之象。

(3)治法:清利湿热。

(4)处方:清肝止淋汤(《傅青主女科》)去阿胶、红枣,加小蓟、茯苓。

组成:当归、白芍、生地黄、牡丹皮、黄柏、牛膝、制香附、阿胶、黑豆、红枣。

方中当归、白芍、生地黄养血柔肝;牡丹皮清肝泻火;香附疏肝解郁;黄柏清热燥湿;黑豆补肾;阿胶、红枣养血,因其滋腻温燥,易恋湿生热,故去之;牛膝引药下行。加小蓟以清热止血,茯苓以利水渗湿,增强清利湿热止血之功。

随症加减:若出血增多,宜去牛膝、当归,加侧柏叶、荆芥炭以止血;带下多而黄稠,则加马齿苋、椿根皮以清热化湿。

(5)临床研究:湿热证经间期出血的临床研究中,清肝止淋汤、易黄汤、八正散合二至丸均能取得较好疗效。

3.血瘀证

(1)主要证候:经间期出血量时或稍多,时或甚少,色暗红,或紫黑如酱,少腹胀痛或刺痛;情志抑郁,胸闷烦躁。舌暗或有瘀斑,脉细弦。

(2)证候分析:瘀血阻滞于冲任,经间期重阴转阳,阳气内动,与之相搏,损伤脉络,络伤血溢,血不循经,则经间期出血;瘀血内阻,则出血量时或稍多,时或甚少,色紫暗;血瘀气滞,不通则痛,则少腹胀痛或刺痛;气机不畅,故情志抑郁;舌暗或有瘀斑,脉细弦,均为血瘀之征。

(3)治法:化瘀止血。

(4)处方:逐瘀止血汤(《傅青主女科》)。

组成:生地黄、大黄、赤芍、牡丹皮、当归尾、枳壳、桃仁、龟甲。

方中当归尾、桃仁、赤芍活血祛瘀;大黄、牡丹皮清热祛瘀;枳壳行气散结,生地黄、龟甲养阴止血。全方有活血祛瘀、养阴止血之效。

随症加减:若出血偏多时,宜去赤芍、当归尾,合失笑散(蒲黄、五灵脂)以祛瘀止血,或大黄改大黄炭;若少腹痛甚,则加延胡索、香附以行气止痛;若兼湿热,带下黄者,加红藤、败酱草以清利湿热;若兼脾虚,纳呆便溏者,去生地黄、桃仁、大黄,加白术、陈皮、砂仁以健脾和胃;若兼肾虚,腰膝酸软者,加续断、桑寄生以补益肾气。

(5)临床研究:逐瘀止血汤治疗血瘀型经间期出血,可取得较好疗效。临床常用活血化瘀法与滋阴法、温肾法、清热法等配合治疗。

4.肾阳虚证

(1)主要证候:经间期出血,量少,色淡,质稀,腰痛如折,畏寒肢冷,小便清长,大便溏薄,面色晦暗。舌淡暗,苔薄白,脉沉弱。

(2)证候分析:经间期氤氲之时,重阴转阳,阳气欲动,然肾阳不足,命门偏弱,冲任不固,胞宫固藏失职,则阴道少量流血,色淡而质稀;腰为肾之府,阳虚则腰痛如折;阳气不足,失其温煦之功,则畏寒肢冷;肾阳虚,主司二便之功失健,则小便清长、大便溏薄。舌淡暗,苔薄白,脉沉弱,均为肾阳不足之征。

(3)治法:补肾益阳,固冲止血。

(4)处方:健固汤(《傅青主女科》)合二至丸加减。

健固汤组成:人参、白术、茯苓、薏苡仁、巴戟天、女贞子、墨旱莲。

方解:方中人参、巴戟天温补肾阳;女贞子、墨旱莲养阴清热止血;白术、茯苓、薏苡仁健脾益气,以后天补先天,固摄冲任。全方共奏补益肾阳、固冲止血之效。

处方:肾气丸(《金匮要略》)。

组成:干地黄、山药、山茱萸、茯苓、泽泻、牡丹皮、桂枝、附子(炮)。

方解:桂枝、炮附子温阳祛寒;地黄、山茱萸补益肾阴,以助重阴之功,得桂枝、炮附子辛热之性,重阴转阳,阳气萌动,桂附得地黄、山茱萸滋阴之功,引动阳气,促阴阳顺利转化;山药、茯苓健脾渗湿,泽泻泄肾中水邪;牡丹皮清肝胆相火;均使补而不滞。诸药合用,共成补肾益阳之效。

(5)临床研究:经间期出血属肾阳虚证的临床研究不多,主要为临床个案报道。

(二)中成药

1.六味地黄丸

适应证:肾阴虚型经间期出血。

2.左归丸

适应证:肾阴虚型经间期出血。

3.肾气丸

适应证:肾阳虚型经间期出血。

4.宫血宁胶囊

适应证:湿热型、血瘀型经间期出血。

5.云南白药胶囊

适应证:血瘀型经间期出血。

(三)针灸疗法

1.体针疗法

(1)主穴:关元、曲池、合谷、血海、阴陵泉、足三里、三阴交、公孙、太冲、内庭、隐白、肾俞、子宫穴。

(2)操作:三阴交、公孙、足三里,用补法,其余诸穴可用泻法,或平补平泻,留针30分钟,肾阳虚证可用灸法。月经中期前1周开始治疗,每天1次,7天为1个疗程,连续2个疗程。

2.耳针疗法

取子宫、内分泌、卵巢、肝、脾、肾等。每次取2～3穴,中等刺激,留针15～20分钟,隔天一次,也可耳穴贴压。

3.三棱针疗法

(1)取穴:在阳关穴至腰俞穴间任选一点,以位置较低者为好。

(2)操作:用三棱针挑刺,挑刺深0.1～0.15 cm,其范围不宜过大,挑治后用消毒敷料覆盖,每月1次,连续挑刺3次为1个疗程。

五、临证思路

经间期是月经周期中阴阳转化的重要阶段。此期阴长至重,阳气萌发,从而由阴转阳,呈氤氲之状,是受孕之真机的候,亦即排卵期。若阴阳不能顺利转化,氤氲之状加剧,则可导致这一时期出血。因此,经间期出血往往是阴未盛,阳偏亢,阴阳转化不顺之征。

若经间期出血仅见点滴,1～2 天即净,偶尔发生 1～2 次,且无其他症状者,对生育尚无影响。如果出现有规律地反复发生,迁延不愈,或出血稍多,时间稍长,并伴有其他症状,基础体温呈不典型双相,从低温相向高温相转变期体温波动较大,可影响生育,应进行积极调治。

对于经间期出血的治疗,其重要意义不在于止血,而是经间期之前预防调理,促进阴阳的顺利转化,亦即是促进顺利排卵,从而避免经间期再次发生出血。因经间期出血,一般出血不多,止血法不是主法和常法,只占次要地位,本病在临床上以肾阴虚证最为常见,经间期出血的阴虚是指阴分随着经后期的后移而不能逐步充盈达到最高峰,或即便能达到高峰,但不能维持。另外,在阴分高涨或持续高涨时,湿浊就显得较盛;祛除湿浊有利于冲任血气的活动和制约,所以利湿浊、调气血也是经间期出血的主要治法。只有气虚出血偏多者,才考虑运用止血的方法。

滋养肾阴,务求使阴精充盛,天癸按期而至,然补阴者,常须配伍补阳之品,所谓"善补阴者,必于阳中求阴,则阴得阳升而泉源不竭"。在滋阴之中,加入少许补气温阳益精之品,如菟丝子、鹿角霜等,以利于阴阳转化。血瘀证可单独出现,亦可与阴虚或阳虚证相兼并见。瘀阻冲任,多挟热而动血,调治奇经,须通涩并用,逐瘀止血汤中以龟甲养阴止血,大黄活血化瘀,即有此意。湿热证有湿偏重或热偏重之别。湿浊偏重者,阻滞气机,影响气血的流畅,当以利湿化浊为主;热偏重者,易伤胞脉,当以清热养血为先,固冲止血。本病虽有阴虚、湿热、血瘀或阳虚等证候之别,却多有热象,且多种证候错杂出现,如阴虚的同时伴见湿热、血瘀,或阴虚的同时兼有阳虚、血瘀,故临证往往需多种治法灵活配合使用,不可拘于一法一方。其病因虽有不同,但往往受情志影响而发病,治疗过程中应注意情志疏导,舒缓紧张情绪。解郁清热可选加钩藤、莲子心、郁金等清心安神之品。饮食宜清淡,忌滋腻、辛燥,以提高疗效。该病的治疗可在经期或月经干净后开始治疗,并连续 3 个周期,以巩固疗效。

六、预后转归

本病经适当治疗,多数预后良好。若迁延日久,出血量增加、持续时间延长者,可发展为月经不调、崩漏,亦可影响受孕,引起不孕症。

(赵德伟)

第三节　经期延长

月经周期正常,行经期超过 7 天以上,甚或淋漓不净达半月之久者,称为"经期延长",又称"月水不断"或"经事延长"。

本病应与崩漏相鉴别。西医妇科学中排卵型功能失调性子宫出血的黄体萎缩不全、盆腔炎、子宫内膜炎、子宫内节育器和输卵管结扎术后引起的经期延长等可参照本病进行辨证论治。

一、病因病机

本病的主要发病机制是气虚冲任不固,虚热血海不宁,血瘀血不循经,使经血失于制约而致经期延长。

(一)气虚

素体脾虚,或劳倦伤脾,中气不足,统摄无权,冲任不固,不能制约经血而致经期延长。《妇人大全良方》曰:"妇人月水不断,淋漓腹痛,或因劳损气血而伤冲任。"

(二)虚热

素体阴虚,或多产房劳,或久病伤阴,阴血亏耗,虚热内生,热扰冲任,血海不宁,故致经期延长。王孟英曰:"有因热而不循其常度者。"

(三)血瘀

素体抑郁,或郁怒伤肝,气郁血滞,或经期产后,摄生不慎,邪与血搏,结而成瘀,瘀阻胞脉,经血妄行,以致经期延长。

二、辨证论治

经期延长应根据月经量、色、质的不同辨虚实。

治疗重在固冲止血调经,常用养阴、清热、补气、化瘀等治法,不宜过用苦寒以免伤阴,亦不可概投固涩之剂,以免致瘀。

(一)气虚证

证候:行经时间延长,经量多色淡质稀,神疲体倦,气短懒言,面色㿠白,纳少便溏。舌质淡,苔薄白,脉缓弱。

分析:气虚冲任不固,经血失于制约,故行经时间延长,量多;气虚火衰,血失气化,故见经色淡质稀;气虚阳气不布,则神疲体倦,气短懒言,面色㿠白;中气虚不运,则纳少便溏;舌淡苔薄白,脉缓弱,为脾虚气弱之象。

治法:补气摄血调经。

处方:举元煎。

随症加减:若经量多者,可加阿胶养血止血,乌贼骨固冲止血,姜炭温经止血,炒艾叶暖宫止血;若失眠多梦者,酌加炒酸枣仁、龙眼肉以养心安神;若伴腰膝酸痛,头晕耳鸣者,酌加炒续断、杜仲、熟地黄以补肾益精。

(二)虚热证

证候:经行时间延长,量少质稠色鲜红,两颧潮红,手足心热,咽干口燥。舌红少苔,脉细数。

分析:阴虚内热,热扰冲任,血海不宁,则经行时间延长;阴虚水亏故经量少;火旺则经色鲜红质稠;阴虚阳浮,则两颧潮红,手足心热;虚火灼津,津液不能上承,故见咽干口燥;舌红少苔,脉细数,均为阴虚内热之象。

治法:养阴清热调经。

处方:两地汤。

随症加减:若月经量少者,加枸杞子、丹参、鸡血藤养血调经;潮热不退者,加白薇、麦冬滋阴退虚热;若口渴甚者,酌加天花粉、葛根、芦根以生津止渴;若见倦怠乏力,气短懒言者,酌加太子参、五味子以气阴双补而止血。

(三)血瘀证

证候:经行时间延长,经量或多或少,色紫暗有块,小腹疼痛拒按,舌质紫暗或有瘀斑,脉弦涩。

分析:瘀血内阻,冲任不通,血不归经,而致经行时间延长,量或多或少;瘀阻胞脉,气血不畅,不通则痛,故经色紫暗,有血块,经行小腹疼痛拒按;舌质紫暗或有瘀斑,脉涩,亦为血瘀之象。

治法:活血祛瘀止血。

处方:桃红四物汤合失笑散。

随症加减:若经行量多者,加乌贼骨、茜草固涩止血;若见口渴心烦,溲黄便结,舌暗红,苔薄黄者,为瘀热之征,酌加生地黄、黄芩、马齿苋、牡丹皮以清热化瘀止血。

三、其他疗法

(一)中成药

(1)功血宁胶囊:每服1～2粒,每天3次。适用于血热证。

(2)归脾丸:每次1丸,每天2次。适用于气虚证。

(3)补中益气丸:每次1丸,每天2次。适用于气虚证。

(4)云南白药:每次服0.25～0.5 g,每天3次。适用于血瘀证。

(二)针灸治疗

主穴:关元、子宫、三阴交。

配穴:肾俞、血海、足三里、太溪。

方法:每次取3～4穴,虚证用补法加灸,留针30分钟;实证平补平泻,留针15分钟。

(赵德伟)

第四节　月　经　过　多

月经周期及带经期正常,经量明显多于以往者,称"月经过多",亦称"经水过多",或"月水过多"。本病进一步可发展为崩漏。

古籍中关于月经过多的记载虽有很多,但多是作为症状来描述的。"经水过多"最早见于《素问病机气宜保命集·妇人胎产论》:"妇人经水过多,别无余证,四物加黄芩、白术各一两。"

本病相当于西医学排卵性月经失调引起的月经过多。宫内节育器所致的月经量多,可参照本病治疗。

一、病因病机

本病的主要病机为冲任损伤,经血失于制约。因素体脾气虚弱,或饮食失节、忧思过度、大病久病,损伤脾气,脾虚冲任不固,统摄失常;或素体阳盛,或肝郁化热、外感热邪、过食辛辣助热之品,热扰冲任,迫血妄行;或素性抑郁,而致气滞血瘀,瘀血阻滞冲任,新血不得归经,均可导致月经过多。

二、诊断

(一)病史

素体虚弱,或情志不遂,或嗜食辛辣,或工作、生活环境过热,或病发于宫内节育器或人工流产术后。

(二)临床表现

月经量较以往明显增多,而周期、经期基本正常。

(三)检查

1.妇科检查

盆腔无明显器质性病变。

2.辅助检查

B超了解盆腔情况、宫内节育器位置等;卵巢功能检查了解性激素水平,基础体温测定多为双相;宫腔镜检查明确有无子宫内膜息肉和子宫黏膜下肌瘤。

三、鉴别诊断

主要与崩漏鉴别。月经过多与崩漏均可见到阴道大量出血,但崩漏的出血无周期性,同时伴有经期延长,淋漓日久常不能自行停止。而月经过多仅是经量的增多,有周期性,其带经时间也正常。若癥瘕导致的月经过多,则有症可查,通过妇科检查和B超可协助诊断。

四、辨证要点

辨证主要根据月经色、质的变化。如经色淡,质稀,多属气虚;经色深红,质稠,多属血热;经色紫暗有块,多属血瘀。再结合兼证及舌脉进行辨证。

五、治疗

本病的治疗原则是急则治其标,在经期以止血为主,务在减少血量;平时治本以调经。

(一)辨证论治

1.气虚证

主要证候:月经量多,经色淡,质稀,神疲肢倦,小腹空坠,气短懒言,纳少便溏,面色无华,舌淡红,苔薄白,脉缓弱。

证候分析:气虚血失统摄,冲任不固,而月经过多;气虚火衰,不能化血为赤,故经色淡,质稀;气虚阳气不布,则神疲肢倦,小腹空坠,气短懒言,纳少便溏,面色无华,脉缓弱亦为气虚之征。

治法:补气固冲止血。

处方:安冲汤加升麻。

组成:黄芪、白术、生龙骨、生牡蛎、生地黄、白芍、海螵蛸、茜草根、续断。

方解:黄芪、白术、升麻补气升提,固冲摄血;生龙骨、生牡蛎、海螵蛸、续断固冲收敛止血;生地黄、白芍凉血敛阴;茜草根止血不留瘀。全方补气升提,固冲摄血。

随症加减:用煅龙牡易生龙牡,收涩效果更佳。若伴经期小腹疼痛或经血有块,为气虚运血无力,血行迟滞,加益母草以祛瘀止血;若兼肾气虚,见腰骶酸痛者,酌加山茱萸、桑寄生以补肾固冲。

2.血热证

主要证候:月经量多,经色深红、质稠,心烦面赤,口渴饮冷,尿黄便结。舌红,苔黄,脉滑数。

证候分析:热扰冲任,迫血妄行,故月经过多;血为热灼,故经色深红、质稠;热伤阴液,故口渴饮冷,尿黄便结;热扰心神,则心烦;面赤、舌红苔黄、脉滑数,均为血热之征。

治法:清热凉血止血。

方药:保阴煎加炒地榆、槐花。

组成:生地黄、熟地黄、黄芩、黄柏、白芍、怀山药、续断、甘草。

方解:黄芩、黄柏、生地黄清热凉血;熟地黄、白芍养血敛阴;山药、续断补肾固冲;炒地榆、槐花凉血止血;甘草调和诸药。全方共有清热凉血止血之效。

随症加减:热甚伤阴,舌干口渴甚者,加沙参、玄参清热生津止渴;热灼血瘀,经血中夹有血块者,加三七粉、益母草祛瘀止血;热结便秘者,加知母、大黄泻热通便止血。

3.血瘀证

主要证候:月经过多,经血紫暗、有块,经行小腹疼痛拒按。舌紫暗或有瘀点,脉涩。

证候分析:瘀血内阻冲任,新血不得归经,故月经过多;瘀血内结,故经血紫暗、有块;瘀阻冲任,不通则痛,故小腹疼痛拒按;舌紫暗或有瘀点、脉涩,均为瘀血阻滞之征。

治法:祛瘀止血。

处方:失笑散加三七粉、茜草、益母草。

方解:失笑散活血化瘀,止痛止血;三七粉、茜草、益母草祛瘀止血而不留瘀。全方共奏祛瘀止血之功。

随症加减:血瘀挟热,兼口渴心烦者,酌加黄芩、黄柏、炒地榆以清热凉血止血;经行腹痛甚者加乳香、没药、延胡索化瘀行气止痛。

(二)中成药

1.补中益气丸

每次 6 g,每天 2～3 次,口服。补中益气,升阳举陷。适用于气虚证。

2.人参归脾丸

每次 1 丸,每天 2 次,口服。益气补血,健脾养心。适用于气虚证。

3.云南白药胶囊

每次 0.25～0.5 g,每天 3 次,口服。化瘀止血,活血止痛,解毒消肿。适用于血瘀证。

4.宫血宁胶囊

每次 1～2 粒,每天 3 次,口服。凉血,收涩,止血。适用于血热证。

5.荷叶丸

每次 1 丸,每天 2～3 次,口服。凉血止血。适用于血热证。

(三)其他疗法

1.针灸疗法

(1)耳针:主穴可选肾、子宫、内分泌、卵巢、皮质下;气虚配脾,血热配耳尖,血瘀配膈。针刺或埋豆。

(2)灸法可选穴隐白、百会。

2.食疗

乌骨鸡250 g,去内脏,与黄芪60 g同放锅中,加适量清水,先武火煮沸,再改用文火慢煮2～3 小时至烂熟,调味后服食,连服3～5 天,每天 1 次。补气摄血。适用于气虚证。

3.西医对症治疗

可选用卡巴克洛、酚磺乙胺、氨基己酸、氨甲环酸等,有减少出血量的辅助作用。

(阎欣欣)

第五节 月 经 过 少

月经周期基本正常,经量明显少于以往,甚或点滴即净;或带经期不足 2 天者,称为"月经过少",亦称"经水涩少""经量过少"。

本病最早见于晋代王叔和的《脉经》,称"经水少",病机为"亡其津液";明代《万氏妇人科》结合患者体质来辨虚实;《医学入门》认为"内寒血涩可致经水来少,治以四物汤加桃仁、红花、牡丹皮……"。

西医学月经过少多由子宫发育不良、子宫内膜结核、子宫内膜粘连、刮宫过深等引起,严重者可发展为闭经。

一、病因病机

月经过少分虚实两端。虚者多因素体虚弱,或脾虚化源不足,或多产房劳,肾气亏虚等,导致精血不足,冲任血海满溢不多;实者多因血为寒凝,或气滞血瘀,或痰湿等邪气阻滞冲任,经血不得畅行。

二、诊断

(一)病史

素体虚弱,月经初潮较迟,或情志不遂;询问有无感受寒冷,多次流产、刮宫,长期口服避孕药,以及是否有失血过多、结核病等病史。

(二)临床表现

月经量明显减少,或带经期不足 2 天,月经周期基本正常。

(三)检查

1.全身检查

了解机体整体情况、营养状态及毛发分布情况。

2.妇科检查

检查第二性征发育情况,如乳房发育、有无溢乳、阴毛多少与分布;了解子宫发育情况等。

3.辅助检查

(1)卵巢功能测定:基础体温、阴道脱落细胞检查、宫颈黏液结晶等,了解有无排卵及雌激素、孕激素水平。

(2)蝶鞍摄片(或 CT、MRI)除外垂体肿瘤。

(3)催乳激素(PRL)除外高催乳素血症。

(4)必要时行子宫内膜活检,除外子宫内膜结核。

(5)近期有刮宫史者,可行宫腔探查术,除外宫腔粘连。

(6)B 超检查了解子宫、卵巢发育情况。

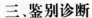

三、鉴别诊断

（一）激经

激经是妊娠早期仍按月有少量阴道出血而无损于胎儿的一种特殊生理现象，与月经过少有类似之处，但激经可伴有恶心欲吐等早孕反应。通过妊娠试验、B超、妇科检查等可以确诊。

（二）经间期出血

经间期出血亦为有规律的少量阴道出血，但月经过少的出血发生在基础体温低温相的开始阶段，出血量每次都一样。而经间期出血发生在基础体温低、高温相交替时，并与月经形成一次多一次少相间隔的表现。

（三）胎漏

妊娠期间有少量阴道出血，但无周期性，且有早孕反应，妊娠试验阳性，B超提示早孕活胎。

四、辨证要点

主要根据月经色、质的变化及发病的情况进行辨证。如经色淡，质稀，多属虚证；经色紫暗有块，多属血瘀；经色淡红，质稀或黏稠，夹杂黏液，多属痰湿；如经量逐渐减少，多属虚证，若突然减少，多属实证。再结合兼证及舌脉进行辨证。

五、治疗

本病虚多实少，或虚实夹杂，治法重在濡养精血，慎不可妄投攻破，以免重伤气血，使经血难以恢复正常。

（一）辨证论治

1.肾虚证

主要证候：月经量少，经血色淡、质稀，腰酸腿软，头晕耳鸣，夜尿多。舌淡，苔薄白，脉沉细。

证候分析：肾虚精亏，冲任血海满溢不足，故月经过少，经血色淡、质稀；肾虚腰膝、清窍失养，则腰酸腿软，头晕耳鸣；肾虚膀胱之气不固，则夜尿多；舌淡，脉沉细，亦为肾虚之象。

治法：补肾养血调经。

处方：归肾丸（见月经先期）。

随症加减：肾阳不足，形寒肢冷者，加肉桂、淫羊藿以温肾助阳；夜尿频数者加益智仁、桑螵蛸以补肾缩尿；若经色红，手足心热，舌红少苔，脉细数，属肾阴不足者，去杜仲，加女贞子以滋补肾阴。

2.血虚证

主要证候：月经量少，色淡红、质稀，头晕眼花，心悸失眠，面色萎黄，或经行小腹空坠。舌淡，苔薄白，脉细无力。

证候分析：营血衰少，冲任血海满溢不足，故月经量少，经血色淡红、质稀；血虚失养，则头晕眼花，心悸失眠，面色萎黄，小腹空坠；舌淡，脉细无力亦为血虚之象。

治法：补血益气调经。

处方：滋血汤。

组成：人参、山药、黄芪、白茯苓、川芎、当归、白芍、熟地黄。

方解：方中四物汤补血养营；人参、山药、黄芪、茯苓补气健脾，以资生化之源。全方共奏补血益气调经之效。

随症加减:若子宫发育不良,或经行点滴即净,为精血亏少,加紫河车、枸杞子、制首乌以补益精血;若脾虚纳呆,加陈皮、砂仁理气醒脾;心悸失眠者,加炒酸枣仁、首乌藤以养心安神。

3.血瘀证

主要证候:月经过少,经色紫暗,有小血块,小腹疼痛拒按。舌暗红,或有瘀点,脉弦或涩。

证候分析:瘀血阻滞冲任,经血不得畅行,故月经过少,经色紫暗,有小血块;瘀血阻滞,不通则痛,则小腹疼痛拒按;舌暗红,或有瘀点,脉弦或涩,亦为瘀血内阻之象。

治法:活血化瘀调经。

处方:桃红四物汤。

随症加减:若腹冷痛喜暖,为寒凝血瘀,加肉桂、小茴香以温经散寒;若腹胀痛,胸胁胀满,为气滞血瘀,加延胡索、川楝子以行气止痛。

4.痰湿证

主要证候:月经过少,经色淡红,质稀或黏稠,夹杂黏液;形体肥胖,胸闷呕恶,或带下量多黏稠。舌淡胖,苔白腻,脉滑。

证候分析:痰湿阻滞冲任,经血不得畅行,故月经过少,经色淡红,黏腻;痰湿壅阻中焦,则胸闷呕恶;痰湿流注下焦,损伤任、带二脉,则带下量多;苔白腻,脉滑,亦为痰湿内停之象。

治法:燥湿化痰调经。

处方:苍附导痰丸合佛手散。

组成:茯苓、法半夏、陈皮、甘草、苍术、香附、胆南星、枳壳、生姜、神曲、当归、川芎。

方解:方用二陈汤燥湿化痰,理气和中;苍术燥湿健脾;枳壳、香附理气行滞助痰行;胆南星清热豁痰;生姜、神曲和胃止呕;佛手养血活血调经。痰湿消除而经血得通。

随症加减:若脾虚疲乏倦怠,加白术、山药健脾利湿。

(二)中成药

1.八珍益母丸

每次 9 g,每天 2 次,口服。补气血,调月经。适用于血虚证。

2.妇科得生丹

每次 9 g,每天 2 次,口服。行气活血。适用于血瘀证。

3.复方益母草膏(口服液)

膏剂每次 20 mL,口服液每次 2 支,每天 2 次,口服。活血行气,化瘀止痛。适用于血瘀证。

4.二陈丸

每次 9～15 g,每天 2 次,口服。燥湿化痰,理气和胃。适用于痰湿证。

5.五子衍宗口服液

每次 10 mL,每天 3 次,口服。补肾益精。适用于肾虚证。

(三)其他疗法

1.针灸疗法

(1)体针:虚证取脾俞、肾俞、足三里,用补法,并灸;实证取合谷、血海、三阴交、归来,用泻法,一般不灸。

(2)耳针:取穴内分泌、卵巢、肝、肾、子宫,每次选 2～3 穴,中、强刺激,留针 20 分钟,也可耳穴埋豆。

2.单方

紫河车粉每次 3 g,每天 2 次,口服;或新鲜胎盘(牛、羊胎盘亦可),加工制作后随意饮食。适用于虚证。

3.食疗

猪瘦肉 120 g,洗净切片,与鸡血藤、黑豆各 30 g 共放入锅中,加清水适量,武火煮沸后,文火煲约 2 小时,调味后服用。养血活血,调经止痛。适用于血瘀证。

(阎欣欣)

第六节 月 经 先 期

月经周期提前 7 天以上,甚则一月两次,连续两个月经周期以上者,称为"月经先期",亦称"经行先期""经期超前""经早"。如果每次只提前 3～5 天,或偶尔提前一次,下一周期又恢复正常者,均不作本病论。

一、病因病机

本病发生的机制主要是冲任不固,经血失于制约,月经先期而至。引起冲任不固的原因有气虚、血热之分。气虚之中又有脾气虚弱、肾气不固之分,血热之中又有实热、虚热之别。此外,尚有因瘀血阻滞,新血不安,而致冲任不固,月经先期者,临床亦不鲜见。

(一)脾气虚弱

体质虚弱,或饮食失节,或劳倦过度,或思虑过多,损伤脾气,脾伤则中气虚弱,不能摄血归源,使冲任不固,经血失于统摄而妄溢,遂致月经先期来潮,脾为心之子,脾气虚则夺母气以自救,日久则心气亦伤,发展为心脾气虚。

(二)肾气不固

青年肾气未充,或绝经前肾气渐衰,或多次流产损伤肾气,使肾气不固,冲任失于约制,经血下溢而为月经先期。肾气不足,久则肾阳亦伤,发为肾阳虚,如阳虚不能温运脾阳则脾阳亦衰,发展为脾肾阳虚。

(三)阳盛血热

素体阳盛,或过食辛燥助阳之品,或外感邪热,或常在高温环境工作,以致热伏冲任,迫血下行,月经先期而至。

(四)肝郁血热

情志不畅,郁怒伤肝,木火妄动,下扰血海,冲任不固,血遂妄行,以致经不及期先来。此即《万氏女科·不及期而经先行》言:"如性急躁,多怒多妒者,责其气血俱热,且有郁也。"若肝气乘脾,脾土受制,则又可发展为肝脾气郁。

(五)阴虚血热

素体阴虚,或失血伤阴,或久病阴亏,或多产房劳耗伤精血,以致阴液亏损,虚热内生,热扰冲任,血海不宁,月经先期而下。《傅青主女科》载:"先期而来少者,火热而水不足也。"正是指的此类病机。

(六)瘀血停滞

经期产后,余血未尽,或因六淫所伤,或因七情过极,邪与余血相结,瘀滞冲任,瘀血内停,则新血不安而妄行,以致先期而至。

二、诊断与鉴别诊断

(一)诊断要点

(1)本病以月经周期提前 7 天以上、14 天以内,连续两个或两个以上月经周期,既往月经基本规律,作为诊断依据。亦可伴有经期、经色、经质的改变。

(2)检查:妇科内诊检查,排除炎性、肿瘤等器质性病变;测量基础体温;检测血中 E_2、P、FSH、LH、T 的水平;B 超检查;诊断性刮宫取子宫内膜病检。

(二)鉴别诊断

本病以周期提前为特点。但若合并经量过多或经期延长,应注意与崩漏鉴别。若周期提前十多天一行,应注意与经间期出血鉴别。

1.崩漏

崩漏的诊断依据为月经不按周期妄行,出血量多如崩,或少淋漓不尽,不能自止。

2.经间期出血

经间期出血常发生在月经周期的 12～16 天(但不一定每次月经中间均出血),持续 1～2 小时至2～3 天,流血量一般较少。而月经先期的量、色、质和持续时间一般与正常月经基本相同。

三、治疗

(一)辨证论治

本病辨证,着重于周期的提前及经量、经色、经质的情况,结合形、气、色、脉,辨其虚、实。一般以周期提前或兼量多(亦可有经量少),色淡,质稀薄,唇舌淡,脉弱的属气虚。如周期提前兼见量多,经色鲜红或紫红,质稠黏,唇舌红,脉数有力的属阳盛血热(实热)。质稠,排出不畅,或有血块,胁腹胀满,脉弦,属肝郁血热。周期提前,经量减少(亦可有量正常或增多),色红,质稠,脉虚而数,伴见阴虚津亏证候者属虚热。周期提前伴见经色暗红,有血块,小腹满痛,属血瘀。本病若伴经量过多,可发展为崩漏。临证时应重视经量的变化。

本病的治疗原则,应按其疾病的性质,或补或泻,或养或清。如虚而夹火,则重在补虚,当以养营安血为主。或脉证无火,而经来先期者,则应视病位所在,或补中气,或固命门,或心脾同治,或脾肾双补,切勿妄用寒凉,致犯虚虚之戒。

1.脾虚型

证候特点:月经周期提前,经量或多或少,经色淡红,质清稀。神疲乏力,气短懒言,小腹空坠,纳少便溏,胸闷腹胀。舌质淡,苔薄白,脉细弱。

治法:补脾益气,摄血固冲。

方药:补中益气汤、归脾汤。

(1)补中益气汤组成:人参、黄芪、甘草、当归、陈皮、升麻、柴胡、白术。

随症加减:若经血量多,去当归之"走而不守,辛温助动",加炮姜炭、乌贼骨、牡蛎止血;腰膝酸软、夜尿频多,配用菟丝子、杜仲、乌药、益智仁益肾固摄;气虚失运,血行迟滞以致经行不畅或血中见有小块,酌加茜草、益母草、三七粉等活血化瘀。

(2)归脾汤组成:人参、白术、黄芪、茯神、龙眼肉、当归、酸枣仁、远志、木香、炙甘草、生姜、大枣。

2.肾气不固型

证候特点:月经提前,经量或多或少,舌暗淡,质清稀,腰膝酸软,夜尿频多,色淡,苔白润,脉沉细。

本证常见于初潮不久的少女或将近绝经期妇女。由于青春期肾气未盛,绝经前肾气渐衰,肾虚封藏失职,冲任不固,月经先期而潮。

治法:补肾气,固冲任。

方药:归肾丸、龟鹿补冲汤。

(1)归肾丸组成:熟地黄、山药、山茱萸、茯苓、当归、枸杞子、杜仲、菟丝子。

随症加减:经色暗淡、质清稀、肢冷畏寒者,宜加鹿角胶、淫羊藿、仙茅,温肾助阳,益精养血。量多者,加补骨脂、续断、焦艾叶补肾温经,固冲止血。神疲乏力,体倦气短者,加党参、黄芪、白术。夜尿频多者,配服缩泉丸。

(2)龟鹿补冲汤组成:党参、黄芪、鹿角胶、艾叶、龟甲、白芍、炮姜、乌贼骨、炙甘草。

3.阳盛血热型

证候特点:月经提前,量多或正常,经色鲜红,或紫红,质稠黏,面唇色红,或口渴,心烦,小便短黄,大便干结。舌质红,苔黄,脉数或滑数。

治法:清热凉血,固冲调经。

方药:清经散、清化饮。

(1)清经散组成:牡丹皮、地骨皮、白芍、生地黄、青蒿、茯苓、黄柏。

随症加减:若经量甚多者,去茯苓以免渗利伤阴,并酌加炒地榆、炒槐花、仙鹤草等凉血止血;若经来有块,小腹痛,不喜按者为热邪灼血成瘀,酌加茜草、益母草以活血化瘀。

(2)清化饮组成:白芍、麦冬、牡丹皮、茯苓、黄芩、生地黄、石斛。

随症加减:如经量过多者,酌加地榆、大小蓟、女贞子、墨旱莲清热养阴止血;量少、色鲜红、有块,小腹痛而拒按者为热结血瘀,加丹参、益母草活血化瘀止血。

4.肝郁血热型

证候特点:月经提前,量或多或少,经色深红或紫红、质稠,排出不畅,或有血块;烦躁易怒,或胸胁胀闷不舒,或乳房、小腹胀痛,或口苦咽干。舌质红,苔薄黄,脉弦数。

治法:疏肝清热,凉血固冲。

方药:丹栀逍遥散。

组成:牡丹皮、栀子、当归、白芍、柴胡、白术、茯苓、煨姜、薄荷、炙甘草。

随症加减:如气滞而血瘀,经行不畅,或夹血块者,酌加泽兰、丹参或益母草活血化瘀;两胁或乳房、少腹胀痛,酌加川楝子炭、延胡索疏肝行气,活血止痛;经量过多去当归。

5.阴虚血热型

证候特点:月经提前,量少或正常(亦有量多者),经色深红、质稠。两颧潮红,手足心热,潮热盗汗,心烦不寐,或咽干口燥。舌质红苔少,脉细数。

治法:滋阴清热固冲。

方药:两地汤。

组成:生地黄、地骨皮、玄参、麦冬、阿胶、白芍。

随症加减:若阴虚阳亢,兼见头晕、耳鸣者,可酌加刺蒺藜、钩藤、夏枯草、龙骨、牡蛎、石决明等平肝潜阳;若经量过多者,可加女贞子、墨旱莲、炒地榆以滋阴清热止血。

6.血瘀型

证候特点:月经周期提前,经量少而淋漓不畅,色暗有块,小腹疼痛拒按,血块排出后疼痛减轻,全身常无明显症状。有的可见皮下瘀斑,或舌质暗红,舌边有瘀点,脉涩或弦涩。或小腹冷痛不喜揉按,肢冷畏寒,或胸胁胀满、小腹胀痛。

治法:活血化瘀,调经固冲。

方药:桃红四物汤、通瘀煎。

(1)桃红四物汤成分:当归、熟地黄、白芍、川芎、桃仁、红花。

随症加减:如经量增多,或淋漓不尽者,酌加三七粉、茜草炭、炒蒲黄等化瘀止血;小腹胀痛者,加香附、乌药行气止痛。

(2)通瘀煎成分:当归尾、山楂、香附、红花、乌药、青皮、木香、泽泻。

随症加减:瘀阻冲任、血气不通的小腹疼痛,加蒲黄、五灵脂化瘀止痛。小腹冷痛,不喜揉按,得热痛缓或肢冷畏寒者,宜加肉桂、小茴香、细辛温经散寒,暖宫止痛。如血量多,酌加茜草、大小蓟、益母草化瘀止血。血瘀而致月经先期,活血化瘀不宜选用峻猛攻逐之品,恐伤冲任,反致血海蓄溢紊乱,化瘀之剂亦不可过用,待月经色质正常,腹痛缓解,即勿再服。若瘀化而经仍未调,当审因求治以善其后。

(二)其他疗法

1.体针疗法

(1)曲池、中极、血海、水泉。针刺行泻法,不宜灸。适用于阳盛血热证。肝郁血热证可配行间、地机。

(2)足三里、三阴交、气海、关元、脾俞。针刺行补法,并施灸。适用于脾气虚弱证。

(3)肾俞、关元、中极、阴谷、太溪。针刺行补法,可灸。适用于肾气不固证。

(4)气海、三阴交、地机、气冲、冲门、隐白。针刺行泻法,可灸。适用于血瘀证。气滞血瘀者,加太冲、期门。因寒凝致瘀,重用灸法。

2.耳针

卵巢、肾、内分泌、子宫。

3.头针

双侧生殖区。适用于脾气虚弱及肾气不固证。

四、预后

本病治疗得当,多易痊愈。其中伴有经血过多者可发展为崩漏,使病情反复,久治难愈,故应积极治疗。

五、预防与调护

平素特别是经期、产后须注意适寒温,避免外邪入中,勿妄作劳,以免耗气伤脾,保持心情舒畅,使血气安和,重视节制生育和节欲以蓄精养血。

月经先期又见量多者,经行之际勿操劳过度,以免加剧出血,亦不宜过食辛辣香燥,以免扰动阴血。对于情志所伤者,给予必要的关怀、体谅、安慰和鼓励,同时注意经期勿为情志所伤。经期用药,注意清热不宜过于苦寒,化瘀不可过用攻逐,以免凝血、滞血或耗血、动血之弊。

(阎欣欣)

第七节　月经后期

月经周期延长 7 天以上,甚至 3～5 个月一行,连续出现两个周期以上者称为"月经后期",亦称"月经错后""月经延后""经水过期""经迟"等。月经初潮后 1 年内,或进入更年期,周期时有延后,但无其他证候者,不作本病论。

月经后期,医籍记述较多,诸如汉代《金匮要略》称其为"至期不来",并用温经汤治疗。唐代《备急千金要方·妇人方》有"隔月不来""两月三月一来"的证治。宋代《妇人大全良方·调经门》据王子亨所论,认为"过于阴"或"阴不及",即阴寒偏盛或阴精亏虚均可引起月经后期。到了明代,对于月经后期的认识和治疗实践都有长足的发展,如《普济本事方·妇人诸疾》谓"盖阴胜阳则胞寒气冷,血不运行……故令乍少,而在月后",而寒邪之来,《景岳全书·妇人规》更明确提出既有"阳气不足,则寒从内生",又有"阴寒由外而入"。同时张景岳还认识到"阴火内烁,血本热而亦每过期者,此水亏血少,燥涩而然",说明血热阴伤,也可引起月经后期。《万病回春·妇人科》认为月经过期而来,紫黑有块者为气郁血滞。在这一时期,月经后期的治法方药也很丰富,如张景岳主张血少燥涩,治宜"清火滋阴",无火之证治宜"温养血气",寒则多滞,宜在温养血气方中,加"姜、桂、吴茱萸、荜茇之类"。薛己、万全等还提出了补脾养血、滋水涵木、开郁行气、导痰行气等治法。到了清代,《医宗金鉴·妇科心法要诀》《女科撮要》等,在总结前人经验的基础上,又有所发挥,对月经后期病因病机的认识,以及辨证治疗渐臻完善。

西医学功能失调性子宫出血出现月经错后可参照本病进行辨证治疗。

一、病因病机

月经后期的发生有虚实之不同。虚者多因阴血不足,或肾精亏虚,使冲任不充,血海不能如期满溢而致;实者多因血寒、气滞等导致血行不畅,冲任受阻,血海不能按时满盈,而使月经错后。

(一)血虚

素体虚弱,营血不足,或久病失血,或产乳过多,耗伤阴血,或饮食劳倦,损伤脾胃,生化无源,均可致阴血不足,血海空虚,不能按时满溢,以使月经周期错后。

(二)肾虚

先天禀赋不足,或房劳多产,损伤肾精,精亏血少,冲任不足,血海不能如期满溢,以致月经后期。

(三)血寒

素体阳虚,或久病伤阳,寒从内生,脏腑失于温养,生化不及,气虚血少,冲任不足,血海不能按期满盈;或经期产后,寒邪内侵,或调摄失宜,过食生冷,或冒雨涉水,感受寒邪,搏于冲任,血为寒凝,经脉受阻,故月经后期。

(四)气滞

素多抑郁,或忿怒忧思,情志内伤,气机郁滞,血行不畅,阻滞冲任,血海不能按时满溢,则经行延迟。

二、诊断要点

(一)病史

可有情志不遂,饮冷感寒史,或有不孕史。

(二)症状

月经周期延后 7 天以上,甚至 3～5 个月一行,连续发生两个周期以上。

(三)妇科及辅助检查

妇科检查子宫大小正常或略小。基础体温、性激素测定及 B 超等检查有助于本病诊断。

三、鉴别诊断

本病应与早孕、月经先后无定期、妊娠期出血病证相鉴别。

(一)早孕

育龄期妇女月经过期,应排除妊娠。早孕者,有早孕反应,妇科检查宫颈着色,子宫体增大、变软,妊娠试验阳性,B 超检查可见子宫腔内有孕囊。

(二)月经先后无定期

月经先后不定期月经周期虽有延长,但又有先期来潮,而与月经后期仅月经延期不同。

(三)妊娠期出血病证

假如以往月经周期正常,本次月经延后又伴有少量阴道出血,或伴小腹疼痛者,应注意与胎漏、异位妊娠相鉴别。

四、辨证

月经后期的辨证,主要根据月经的量、色、质及全身症状辨其虚、实。若月经后期量少、色淡质稀,头晕心悸者为血虚;量少、色暗淡、质清稀,伴腰酸腿软者为肾虚;量少、色暗或夹有血块,小腹冷痛喜温者为血寒;量少,色暗红,或夹有块,小腹胀痛而拒按为气滞。

(一)血虚

证候:经行错后,经血量少,色淡质稀,经行小腹绵绵作痛,面色苍白或萎黄,皮肤爪甲不荣,头晕眼花,体倦乏力,心悸失眠。舌淡苔薄,脉细弱。

分析:营血亏乏,冲任不充,血海不能按时满盈,则经行错后,经血量少、质稀、色淡;血虚胞宫、脉络失养,则小腹绵绵作痛;血不能上荣,则头晕眼花;血虚肌肤四肢失润,则面色苍白、萎黄,皮肤爪甲不荣;血虚气弱,则肢倦乏力;血虚心神失养,则心悸失眠。舌淡、脉细弱皆为血虚之征。

(二)肾虚

证候:月经周期延后,经量少,色暗淡,质清稀,或白带多而稀,腰膝酸软,头晕耳鸣,面色晦暗。舌淡,苔薄白,脉沉细。

分析:肾虚精亏血少,冲任不充,血海不能如期满溢,则月经周期延后,经量少;肾虚命门火衰,血失温煦,故色暗淡,质清稀;肾虚水失温化,湿浊下注,带脉失约,故白带清稀;肾虚外府失养,故腰膝酸软;精血亏虚,不荣于上,故头晕耳鸣,面色晦暗。舌淡、苔薄白、脉沉细均为肾虚之征。

(三)血寒

证候:经行错后,经血量少,色暗有块,经行小腹冷痛,喜温拒按,面色青白,畏寒肢冷,小便清长。舌暗红,苔白,脉沉紧或沉迟。

分析:阳虚寒盛,血少寒凝,经血运行不畅,则经行延迟,经血量少,色暗有块;寒凝阳伤,胞脉失煦,则少腹冷痛,喜温拒按;寒盛阳不外达,则面色青白,畏寒肢冷;膀胱失温,气化失常,则小便清长。舌脉均为寒盛之征。

(四)气滞

证候:月经延后,经血量少,色暗红有块,小腹胀痛,或胸胁、乳房胀痛不适,精神抑郁,喜太息。舌暗红,苔薄白或微黄,脉弦或涩。

分析:情志内伤,气机郁结,血为气阻,运行迟滞,则经行延后,经血量少,色暗有块;气机阻滞,气血运行不畅,则小腹、胸胁、乳房胀痛;情志所伤,气机不利,故精神抑郁,喜太息。舌脉所见为气机阻滞之征。

五、治疗

月经后期治疗以调整周期为主,应遵循"虚则补之,实则泻之,寒则温之"原则施治。虚证治以养血补肾、调补冲任,实证治以温经散寒、和血行滞、疏通经脉。

(一)辨证论治

1.血虚

治法:补血益气调经。

处方:大补元煎。

方中人参大补元气,气生则血长;山药、甘草补脾气,助人参以资生化之源;当归养血活血调经;熟地黄、枸杞子、山茱萸、杜仲滋肝肾,益精血。诸药合用,大补元气,益精养血。若气虚乏力、食少便溏,去当归,加砂仁、茯苓、炙黄芪、白术以增强补脾和胃之力;心悸失眠,加炒酸枣仁、远志、五味子以宁心安神;血虚便秘,加肉苁蓉益精补血,润肠通便。

若阴虚血少,五心烦热,口干舌燥,可用小营煎,滋养肝肾,补益精血。

2.肾虚

治法:补肾填精,养血调经。

处方:当归地黄饮。

方中以当归、熟地黄养血育阴;山茱萸、山药、杜仲补肾填精;牛膝通经血,强腰膝,使补中有行;甘草调和诸药。全方重在补益肾气、填精养血。若肾气不足,日久伤阳,症见腰膝酸冷者,可酌加菟丝子、巴戟天、淫羊藿等以温肾阳、强腰膝;白带量多者,酌加鹿角霜、金樱子温肾止带;若肾阴不足,精血亏虚,而见头晕耳鸣,加枸杞子、制首乌、龟甲、龙骨滋阴潜阳。本证也可服用肾气丸,每次1丸,每天2~3次。

3.血寒

治法:温经散寒,行血调经。

处方:温经汤。

方中肉桂温经散寒,当归养血调经,川芎行血中之气,三药温经散寒调经;人参甘温补元,助归、芎、桂宣通阳气而散寒邪;莪术、牡丹皮活血祛瘀,牛膝引血下行,加强活血通经之功;白芍、甘草缓急止痛。全方有温经散寒、益气通阳、行血调经之功。若经血量少,加卷柏、鸡血藤行血调经;腹痛明显,加五灵脂、蒲黄活血祛瘀止痛;若中阳不足便溏者,加白术、山药、神曲健脾益气;若阳虚较重,形寒肢冷者,加巴戟天、淫羊藿温肾助阳。

4.气滞

治法:理气行滞,活血调经。

处方:加味乌药汤加当归、川芎。

方中乌药、香附疏肝理气行滞;砂仁、木香健脾和胃消滞;延胡索、槟榔利气宽中止痛;甘草和诸药;加当归、川芎和血通经。诸药共奏疏肝行气、活血调经、止痛之功。若经量过少、有血块者,加鸡血藤、丹参以活血调经;若胸胁、乳房胀痛明显者,酌加柴胡、川楝子、王不留行以疏肝解郁,理气通络止痛;若月经量多,色红,心烦者,为肝郁化火,行经期酌加茜草炭、地榆、焦栀子清热止血。

(二)针灸治疗

基本处方:气海,归来,血海,三阴交。

方中气海位于任脉,有调和冲任、补肾益气的作用;归来位于下腹部,可活血通经,使月水归来;血海和血调经;三阴交为足三阴经之会,益肾调血,补养冲任。

加减运用:肾虚者,加灸肾俞、太溪,补肾填精,养血调经,诸穴均针用补法;血虚者,加足三里、脾俞、膈俞,调补脾胃以益生血之源,诸穴均针用补法;血寒者,加天枢、中极灸之以温通胞脉,活血通经;气滞者,加行间、太冲疏肝解郁,理气行血,诸穴均针用泻法。一般于经前5～7天开始治疗,至月经来潮,连续治疗3～5个周期。

另外,可选用耳针,取内分泌、肝、脾、肾、内生殖器等,每次取2～3穴,毫针刺,中等刺激,留针15～20分钟,隔天1次,也可用耳穴贴压法。另外,若为血寒者,可取气海、关元温针灸,或用太乙膏穴位贴敷。

(阎欣欣)

第八节　月经先后无定期

月经不按周期来潮,时提前时错后在7天以上,并且连续出现3次以上者,称为"月经先后无定期",亦称"经乱""月经衍期""经水先后无定期"。

本病相当于西医学排卵性功能失调性子宫出血。若见周期紊乱,并伴有经量过多或经期延长,则可发展为崩漏。初潮不久或临近绝经者,如无其他不适,可不作病论。

一、病因病机

(一)肝郁

情志不遂,抑郁忿怒,则损伤肝气,疏泄不利。肝气郁结,气滞则血凝,冲任不畅则月经错后;若肝气横逆,疏泄太过,则血随气行,而月经先期而至。

(二)肾虚

素体虚弱,肾气不足;或房事不节、孕产过多,损伤肾气;或久病失养,或年近七七,肾气虚衰。从而导致肾失封藏,气血失调,血海蓄溢失常,故而病发月经先后无定期。

二、辨证论治

本病辨证应参照月经的量、色、质及全身证候进行分析。若经量或多或少,经色暗红,有血块,伴胸胁少腹乳房胀痛者,当属肝郁;若经量少,色淡暗,质清稀,腰膝酸软,或眩晕耳鸣者,当属肾虚。

(一)肝郁

1.证候

月经先后无定期,经量或多或少,色正常或暗红,经行不畅或有块,经前乳房或小腹胀痛,经来痛减,精神抑郁,心烦易怒,时胸闷太息,两胁不适。舌质偏红,苔薄黄,脉弦或弦数。

2.证候分析

肝失疏泄,血海蓄溢无度,故月经先后无定期,经量或多或少;气血郁滞,经行不畅,故经色暗红,有血块;气机不利,经脉受阻,则肝脉循行之处,如胸胁、少腹、乳房胀痛,并兼胸闷不舒,善太息;舌质偏红,苔薄黄,脉弦均为肝气郁滞之象。

3.治法

疏肝理气调经。

4.处方

逍遥散加减。若经量多色红质稠者,加牡丹皮、栀子、茜草炭,去炮姜;若脘闷纳呆者,加陈皮、厚朴、神曲;小腹、乳房胀痛甚者,加青皮、川楝子。

(二)肾虚

1.证候

月经周期时先时后,量少色淡质清,带下清稀量多,头晕耳鸣,腰膝酸软,小腹空痛,夜尿频多。舌淡苔白,脉沉细弱。

2.证候分析

肾失封藏,开阖不利,血海蓄溢无度,故月经先后无定期;肾阳不足则经色淡、质清稀;肾虚髓少,腰府、脑窍失于荣养,故腰膝酸软、眩晕耳鸣;气化失职,则夜尿频多;舌淡苔白,脉沉细弱,均为肾虚之征。

3.治法

补肾调经。

4.处方

固阴煎加减。若经量或多或少,腰膝酸软,乳房胀痛者,为肝郁肾虚,治宜补肾疏肝,用定经汤。

三、预防与护理

保持心情舒畅,避免或减少过分紧张、焦虑、激动、恼怒等情绪刺激,使气血通畅肝气条达。计划生育,房事有节,劳逸结合,病后早期治疗,防止肾气损伤。

（阎欣欣）

第九节 崩 漏

一、概念

崩漏乃经血非时暴下不止或淋漓不尽,大量下血不止者谓之崩中;量少而淋漓不尽者谓之漏下,是妇科较常见的血证。《黄帝内经》中已有对"崩"的记载,《素问·阴阳别论》言:"阴阳搏谓之崩"。在历代医家的论述中,明代著名医家张介宾在《景岳全书·妇人规》首先把崩漏归入经脉类,即月经病的范畴。指出:"崩漏不止,经乱之甚者也。"这是在辨病诊断上的一个进步。我们现在对崩漏的认识应该更为明确,首先是"经血"的非时而下,即月经周期的严重紊乱,再加上"暴下不止"或"淋漓不尽"的情况,就是经期和经量的严重失常,即"经乱之甚"。这种情况,与无排卵性功能失调性子宫出血的表现基本一致。可以说,无排卵功血就属于崩漏的范畴。

二、病因病机

关于崩漏的病机,后世多遵循《黄帝内经》"阴虚阳搏"之说,但偏重于"阳搏","阳搏"则热,热则迫血妄行,因而认为血热是崩漏的主要机制。其实,阴虚阳搏,阴虚是本。阴不维阳则阳亢,虚是本,亢是标,这是阴阳二气失去平衡之机制。李东垣指出:"妇人血崩是肾水阴虚不能镇守胞络相火,故血走而崩也。"所谓阴虚阳搏,应理解为肾阴虚损,阴不维阳,从而导致肝火、心火偏亢,阴阳不平衡的主要矛盾在于阴虚,阳亢是其表面现象。《沈氏女科辑要笺正》载:"崩中一证,因火者多,因寒者少,然即使是火,亦是虚火,非实火可比。"虚火,由真阴亏损引起,即阴虚阳亢。另一方面,由于阴损及阳,或体虚、久病而导致肾阳虚,肾火不足以温煦脾阳,脾不统血,也是崩漏的重要病机。若经期、产后余血未尽,或身体虚弱,感染邪气,邪与血搏结,瘀阻胞脉,以致血不归经,漏下日久不止,亦为崩漏的病机之一。概括而言,体虚,尤其是肾阴虚、脾气虚,是致病之本,血热、血瘀则为标。崩漏的病程往往较长,血热或血瘀只是其中某一阶段的证候,阴虚或气虚、阳虚才是起主导作用的因素。

三、辨证论治

辨证首先求因,要详细询问病史与起病过程,尤其注意排除妊娠、肿瘤、外伤所致的子宫出血。确定是月经紊乱的问题,而不是器质性疾病所致。崩漏多见于青春期的少女和绝经前的妇女,前者由于肾气未充,尚未建立规律的排卵周期,子宫藏泻无期;后者则肾气始衰,天癸将竭,故周期紊乱,多有脾肾两虚或肝肾亏损的表现。这两种情况,大多数属于无排卵性功血。而育龄期妇女,亦有因多囊性卵巢综合征造成长期不排卵,而出现崩漏的情况;或素有功血病史,未经系统诊治,婚后因不孕而求治者。

在发病过程中,崩与漏往往是互相转化,由于反复交替发作,出血迁延日久,必然耗损气血。从辨证上来说,"虚"是病变的本质,"热"或"瘀"是病变过程的一种兼见现象,故治法上应以补虚为主。《医宗金鉴·妇科心法要诀》曰:"若去血过多,则热随血去,当以补为主。"《傅青主女科》也指出:"必须于补阴之中,行止崩之法。"这是治疗的基本原则。但由于各人的体质不同,病变也比较复杂,虚中夹实是常有的。在治疗过程中,本质的问题固然要重点解决,但兼见的现象也不能忽略。

明代方约之对崩漏的治疗提出"塞流、澄源、复旧"的三步治法。塞流,即针对暴崩或久漏的情况及时、有效地止血;澄源,即根据辨证原则从病理上控制其继续出血;复旧,即从根本上调整月经周期,以恢复其按期排卵的生理常态。

当其大出血时,则应以止血为急务。对崩漏的止血以固气为先,兼顾血热或血瘀。因下血量多,则热随血去,气随血泄,即使有热,也是虚火居多,且一般都有不同程度的气虚表现,故止血必先固气。止血之后,重在固肾以治本,并需调整月经周期,则以调补脾肾、益气养血为主。

(一)出血期的治疗

1.治法

暴崩久漏之际,塞流止血是关键。岭南地区温暖潮湿,其人体质以阴虚或气虚、湿热多见,在治法上要注意顾及气阴。选择药物时,由于阴虚相火易动,不宜用芎、归之类辛燥走窜之品,以免动血,反增加其出血量。应选首乌、桑寄生等守而不走的药物,以滋养并止血。而补气之药,亦以平为期,使血海宁静,不宜过于升散。如人参能固本止血,随阳药则入阳分,随阴药则入阴分,固气以摄血。尤以野生人参和东北红参为佳,可救危固脱。如非危重症,则可重用党参以代之。而气阴两虚者,则可用西洋参,或配太子参、怀山药之类以益气养阴。

2.方药

(1)在出血较多的阶段,用二稔汤补气摄血:岗稔 30~50 g,地稔根 30 g,续断 15 g,制首乌 30 g,党参 20~30 g,白术 15~20 g,熟地黄 15~20 g,棕榈炭 10~15 g,炙甘草 9~15 g,桑寄生 15~31 g,赤石脂 20 g。

随症加减:血块多者加益母草 15~30 g,血色鲜红者加墨旱莲 20~25 g,紫珠草 30 g,血色淡红者加艾叶 15 g,或以姜炭易棕榈炭。血量特多者加五倍子 10 g,阿胶 12 g,并予高丽参 3~6 g 咀嚼吞服或 6~10 g 炖服。

除服药外,同时艾灸隐白或大敦,配三阴交,双侧交替悬灸 15~20 分钟,或直接灸 7~11 壮,以收止血之效。

方解:二稔汤有补气摄血和补血止血之功。岗稔为桃金娘科桃金娘属植物桃金娘的果或根,地稔为野牡丹科野牡丹属植物的根,均为华南地区常用的草药,性味均属甘、涩、平,具有补血摄血的作用。首乌养肝肾而益精血,药性温敛,滋而不腻,补而不燥,是妇科出血症补血的理想药物。桑寄生补肝肾而益血,续断补肝肾而止崩,兼有壮筋骨的功效,故能兼治腰膝酸疼。熟地黄补血滋肾,党参、白术、炙甘草均能补气健脾,取其补气以摄血,甘草含甘草次酸,具有肾上腺皮质激素样作用,对月经病、艾迪生病、尿崩病等均有疗效。惟用量要稍重,但大量、长期限用,可引起水钠潴留、血钾降低,以致下肢浮肿、血压升高等不良反应,与应用去氢皮质酮者相似。棕榈炭、赤石脂均能敛涩止血,以收塞流之效。

(2)若阴道出血已减缓,仍有漏下现象者,用滋阴固气汤:熟地黄 20 g,续断 15 g,菟丝子 20 g,制首乌 30 g,党参 20 g,黄芪 20 g,白术 15 g,岗稔子 30 g,阿胶 12 g,牡蛎 30 g,山茱萸 15 g,炙甘草 10 g。

随症加减:出血仍稍多者,可适当加入炭类药以涩血,或其他固摄之品如海螵蛸、鹿角霜、赤石脂之类。有虚热证候者,去黄芪加女贞子。

(二)止血后的治疗

1.治法

出血得到控制以后,应着重对因治疗,巩固疗效,并重新建立周期,即所谓"澄源"和"复旧"。根据本症发病的主要原因为肝肾阴虚、脾肾不固的机制,应以滋养肝肾为主,兼以固气益血。

2.方药

此时可用补肾调经汤:熟地黄 25 g,菟丝子 25 g,续断 15 g,党参 20～25 g,炙甘草 10 g,白术 15 g,制首乌 30 g,枸杞子 15 g,金樱子 20 g,桑寄生 25 g,黄精 25 g,鹿角霜 15 g。

随症加减:预计将排卵期间,可加入温补肾阳之品如淫羊藿、破故纸、仙茅、巴戟之类以促其排卵;腰酸痛明显者,可加入金狗脊、杜仲、乌药之类;月经逾期一周以上不潮而非妊娠者,可加入牛膝、当归之类,以助其及早来潮。

方解:用熟地黄、续断、菟丝子、山茱萸以滋养肝肾;党参、黄芪、白术、炙甘草以补气健脾;首乌、岗稔子、阿胶以养血涩血;牡蛎以镇摄收敛。全方兼顾肾、肝、脾、气、血,以恢复整体之功能,巩固疗效。经过两三个周期的调理,身体逐渐强健,正常周期可冀恢复。

四、小结

(一)地域、体质与治法的差异

纵横比较古今南北论治崩漏的文献,北方多因阳气不足,而以寒证为主,自仲景之温经汤至傅青主之固本止崩汤,均善用温药;金元四大家之李东垣则着重"脾统血"的病机,多用补脾摄血之法治疗。而南方则常因气阴不足,故多热证,故岭南医家常常使用滋阴固气之品,而忌用辛燥动血的芎、归之类。这是地域与体质的差异所致。

(二)应用止血药的要领

在止血药中,有凉血止血者,如牡丹皮、焦栀子、藕节;有温经止血者,如艾叶、炮姜、鹿角霜;有养血止血者,如阿胶、岗稔、地稔;养阴止血,如墨旱莲、龟甲胶、女贞子;亦有祛瘀止血者,如益母草、蒲黄、田七、大黄炭;固涩止血,如赤石脂、乌梅、五倍子。均可根据证候的寒、热、虚、实而选用。惟炭类止血药过用可致血脉凝涩而留瘀,故不宜过多、过久使用。

清热止血法适用血热证,如子宫内膜炎所致的月经过多。功能性子宫出血虽或有热,往往属于虚热,即阴虚生内热。因此,对本病不宜使用凉血清热,而以寓清热于养阴之中较为稳妥,大量出血者,往往热随血泄,使用凉血清热之剂,便成无的之矢,且犯"虚虚"之禁。

祛瘀止血法适用于瘀阻以致崩漏者,《千金要方》谓"瘀结占据血室,而致血不归经。"久漏不止者,亦常常夹瘀。但本病在辨证上虽或有瘀,往往是虚中有实,瘀去以后,亦须补虚,或者寓攻(祛瘀)于补,以求虚实兼顾。因此,祛瘀以止血,在某个阶段虽可适当采用,但不是本病的根本治法,更不能长期采用。只属于塞流或澄源的范畴,决非复旧固本的原则。

出血期间,应慎用当归、川芎。当归虽说是妇科调经补血"圣药",但根据临床实践,却不宜用于功能性子宫出血的出血期间,尤其是阴虚或血热者,否则反而增加其出血。张山雷在《沈氏女科辑要笺正》中指出:"当归一药,富有脂液,气味俱厚,向来视为补血要剂,固亦未可厚非,在阳气不足之体,血行不及。得此温和流动之品,助其遄行,未尝非活血益血之良药,唯其气最雄,走而不守,苟其阴不涵阳而为失血,则辛温助阳,实为大禁。"《景岳全书》中言当归"气辛而动,故欲其静者当避之",这是经验之谈。据药理研究,当归含挥发油、水溶性不挥发性生物碱等。当归对子宫有兴奋和抑制两种作用,兴奋子宫的作用是非挥发性成分所致,抑制子宫的作用是挥发性成分所致,但以兴奋子宫的成分为主。川芎亦是性味辛温、活血行气之药,《景岳全书》言:"芎归俱属血药,而芎之散动,尤甚于归。"故在功能性子宫出血之出血期,用之往往增加出血,亦属忌用之药。不能以为四物汤是补血剂,胶艾汤是止血剂而泛用于功能性子宫出血之出血期,这些方剂中虽有地黄、白芍、阿胶、艾叶、炙甘草等滋阴或止血药,但因有川芎、当归之行血活血,却会得不偿失的。

(三)必须重视复旧调周

崩漏之下血缓解后,应根据其证候以澄源、复旧。古代医家对崩漏的论述主要着眼于止血,对复旧调经的论述较少。止血之法虽可取效于一时,但非治本之计。若不加以巩固,并进一步调整周期,促进排卵,以恢复正常月经周期,则容易反复发作,不能根治,这是未有从肾为冲任之本这一机制来考虑。而现代医家则注意了病证的鉴别,并强调要补脾肾调经以固本。这是历史的进步。

肾主先天,五脏之阴气,靠肾阴来滋养,五脏之阳气,赖肾阳来生发;月经的正常出现与停止,更取决于肾气的盛衰。从临床实践体验,对本病的治法,补脾必须补肾。在出血期间,可先以补气健脾为主,而收固气摄血之效;出血缓止后,则应着重补肾,兼理肝脾气血,以巩固疗效而调整周期,这才是固本之治。

澄源重在辨证论治,复旧旨在调补脾肾。因脾主统摄,肾主闭藏,冲任之本在肾。脾肾功能失常,冲任不固,血脉失于统摄和闭藏,则经血妄行而成崩漏。故复旧固本之法,是在去除血热、血瘀等标证后,着重补肾健脾,调理阴阳,促使月经周期恢复正常。前面介绍了"补肾调经汤"的应用,就是以菟丝子、桑寄生、续断等平补肾阴阳,辅以补气养血之品,兼顾脾肾气血以调经。还要根据月经周期的不同阶段有所侧重,因势利导,提高疗效。

(阎欣欣)

第十节 闭 经

闭经分原发性闭经和继发性闭经。原发性闭经为女性年龄超过14岁,第二性征未发育;或者年龄超过16岁,第二性征已发育,月经还未来潮。继发性闭经为女性正常月经周期建立后,月经停止6个月以上;或按自身原有月经周期停止3个周期以上。按生殖轴病变和功能失调的部位分为下丘脑性闭经、垂体性闭经、卵巢性闭经、子宫性闭经以及下生殖道发育异常性闭经。按照发病原因,闭经又可分为生理性与病理性,生理性闭经有青春期前、妊娠期、哺乳期与绝经后。病理性闭经中,原发性闭经约占5%,以先天性疾病多见,如各种性发育异常等;继发性闭经多考虑后天发生的疾病。

本节讨论的闭经主要包括中枢神经、下丘脑、垂体、卵巢、子宫、子宫内膜或甲状腺等功能性病变引起的闭经。肿瘤等器质性病变所致闭经、生殖器官先天发育异常或后天损伤所致闭经不属本节重点讨论范围。

中医妇科与西医妇科的闭经概念基本相同,只是继发性闭经的诊断时间中医妇科既往以停经3个月为诊断依据,目的主要为早期诊断和治疗,满足患者需求。

一、病因病机

中医学认为闭经的病因有虚实之分,虚者主要是经血匮乏致胞宫胞脉空虚,无血可下;实者多为胞宫胞脉壅塞致经血的运行受阻,或经脉不通,或气血郁滞。虚实可单独为病,也可相兼为病。

(一)精血不足,血海空虚

1.肾气亏虚

禀赋不足、肾气未盛、精气未充,或多产、堕胎、房劳伤肾,或久病及肾,肾气亏虚,生精乏源,以致精血匮乏,冲任空虚。

2.肝肾阴虚

若素体肝肾阴虚,阴血不足,冲任血少,或多产房劳,肾精暗耗,肾阴虚损,肾水不足,肝木失养,肝肾阴虚,冲任血少,胞脉空虚。

3.气血虚弱

脾胃素弱,或饮食劳倦,或忧思过度,或谷食不足,或节食减重,以致气血化源不足;或吐血、下血、堕胎、小产失血,或哺乳过长过久,或患虫疾耗血,以致失血伤血而不足。

4.阴虚血燥

素体阴虚,或失血伤阴,或久病耗血伤阴,或过食辛燥伤阴,阴虚不足,虚热又生,热邪复伤阴,从而加重阴伤,营阴不足,阴血亏虚。

(二)冲任瘀阻,经血不泻

1.气滞血瘀

素性郁闷,或精神紧张,或七情内郁,或病久抑郁,肝郁不舒,气机郁滞,冲任气血瘀阻。

2.痰湿阻滞

素多痰湿,或嗜食肥甘厚味,酿生痰湿,或肥胖之人,多痰多湿,或脾虚失运,痰湿内生,下注冲任,冲任壅塞,气血运行受阻。

3.寒凝血瘀

素体阳虚,或过食生冷,或经产之时,血室正开,或冒雨涉水,寒邪外袭,或过用寒凉之品,或久病伤阳,寒从内生,血为寒凝,瘀滞冲任。

(三)虚实夹杂,脏虚血瘀

肾精匮乏,精不化血,血少气虚,血运不畅,冲任瘀滞;或肾阴虚亏,阴血不足,冲任涩滞;或肾阳素虚,寒从内生,虚寒滞血,冲任不畅;或肾气不足,行血无力,冲任瘀滞;或手术损伤冲任,不能传送脏腑化生气血,离经之血瘀滞冲任。冲任既虚且瘀,故经血不得泻。

从上可见,闭经的病因病机虚者多责之肾、肝、脾之虚损,精、气、血之不足,血海空虚,经血无源以泄;实者多责之气血、寒、痰之瘀滞,胞脉不通,经血无路可行;尚有虚实相兼为病的。本病虚多实少,虚实可并见或转换。

二、临床表现

(一)症状

1.主要症状

无月经或月经停闭。表现为女性年龄超过 14 岁,第二性征未发育;或者年龄超过 16 岁,第二性征已发育,月经还未来潮;女性正常月经周期建立后,月经停止 6 个月以上;或按自身原有月经周期停止 3 个周期以上。

2.伴随症状

常可见阴道干涩,带下量少,或有腰酸腿软,头晕耳鸣,畏寒肢冷,神疲乏力,汗多,睡眠差,心烦易怒,食欲缺乏,厌食,小腹胀痛或冷痛,大便溏薄或干结,小便黄或清长等全身症状。

3.与病因有关的症状

(1)宫颈宫腔粘连综合征闭经可见周期性下腹疼痛。

(2)垂体肿瘤闭经可见溢乳,头痛。

(3)空泡蝶鞍综合征闭经可见头痛。

(4)席汉综合征闭经可见无力、嗜睡、脱发、黏液水肿、怕冷。

(5)丘脑及中枢神经系统病变所致闭经可见嗅觉丧失、体重下降。

(6)多囊卵巢综合征闭经可见痤疮、多毛。

(7)卵巢早衰闭经可见绝经综合征的症状。

(二)体征

体质瘦弱或肥胖,第二性征发育不良,可有多毛、胡须、溢乳、皮肤干燥、毛发脱落、面目肢体水肿等。

三、诊断要点

闭经是一种症状,其诊断需要结合病史,症状,辅助检查,寻找闭经原因,确定病变部位,再明确具体疾病所在。

(一)病史

根据原发性闭经和继发性闭经的不同了解相关情况。对于原发性闭经,应询问幼年时健康情况,是否曾患过某些严重急慢性疾病、第二性征发育情况、家族情况等。对于继发性闭经,应询问既往月经情况(初潮年龄、月经周期、经期、经量、闭经期限及伴随症状等)、有无诱因(如精神因素、环境改变、体重增减、饮食习惯、运动、各种疾病及用药情况、手术史、职业等)、避孕药服用情况。已婚妇女询问生育史及产后并发症史等。

(二)症状

详见临床表现。

(三)辅助检查

1.体格检查

检查全身发育情况,尤其是第二性征发育状况以及内、外生殖器官有无畸形、缺陷等。

2.其他根据病因的检查

诊断性刮宫、子宫输卵管造影等用于了解子宫及子宫内膜状态与功能的检查;基础体温测定、阴道脱落细胞检查、宫颈黏液结晶检查、甾体激素测定、卵巢兴奋试验、B 超监测等了解卵巢功能检查;垂体兴奋试验、催乳素及垂体促性腺激素测定、CT 及 MRI 等了解垂体功能检查;染色体,血 T_3、T_4、TSH 检查等其他检查。

四、鉴别诊断

闭经的鉴别诊断主要与生理性的闭经相鉴别。

(一)青春期停经

少女月经初潮后,可有一段时间月经停闭,此属正常现象。

(二)妊娠期停经

已婚妇女或已有性生活史妇女原本月经正常,突然停经、或伴晨吐、择食等早孕反应,妊娠试验阳性,脉多滑数。

(三)哺乳期停经

产后正值哺乳期,或哺乳日久,月经未潮,妊娠试验阴性,妇科检查子宫正常大小。

(四)自然绝经

已近更年期,原本月经正常或先有月经紊乱,继而月经停闭,伴有更年期综合征表现,妇科检查子宫正常大小或稍小,妊娠试验阴性。

(五)特殊月经生理

避年,月经一年一行,无不适,不影响受孕;暗经是终身无月经,但有生育能力。

五、治疗

闭经的治疗目的是建立或恢复正常连续自主有排卵的月经,或有周期规律的月经。对于育龄期妇女,尤其是有生育要求者,需中医或中西医结合方法促卵泡发育及促排卵,以达到根本治疗目的,对暂时无生育要求的育龄妇女,在治疗过程中要注意避孕。

(一)内治法

1.辨证论治

闭经的辨证,首先根据局部及全身症状,结合闭经的病史、病程及诱因进行虚实辨证,在此基础上,再进行脏腑气血辨证。闭经的治疗原则,是根据病证的虚实寒热,虚者补而通之,或补益肝肾,或调养气血;实者泻而通之,或活血化瘀,或理气行滞,或化痰调经,如有实证,亦不可一味峻补,反而留邪,而阻滞精血。辨证要点如下。①辨虚证:特点为年逾16周岁尚未行经,或已行经而月经渐少、经色淡;或先有经期延后,继而停闭,伴或不伴全身其他症状;病程长者也多属虚;因骤伤精血、冲任损伤而月经突然停闭者也属虚(如刮宫太过、内膜基底层受损等)。属虚者多有先天不足或后天亏损或失血、房劳多产、多次人工流产刮宫病史,多见形体偏瘦,面色少华,伴见头晕失眠、疲倦乏力、纳食不佳、带下量少、阴道干涩、潮热汗出、烦躁等症,舌淡或红,脉细或弱,或细数。②辨实证:多为平素月经正常,骤然停闭,或伴有其他实象。属实者,有感寒饮冷、涉水、郁怒等诱因,尤其出现在经前或行经之初,多见于形体壮实或丰腴,或伴胸胁胀满、腰腹疼痛或脘闷痰多等症,脉多有力。

闭经的辨证治疗,重点在于引经与调经的辨证治疗。

(1)肾气不足:年逾16周岁尚未行经,或初潮偏晚而常有停闭,或月经已潮而又后期量少至停闭,或体质纤弱,第二性征发育不良,或腰膝酸软,头晕耳鸣,或夜尿频多,或四肢不温,倦怠乏力,性欲淡漠,面色晦暗,眼眶暗黑,舌淡红,苔薄白,脉多沉弱。

治法:补肾益气,养血调经。

推荐方剂:加减苁蓉菟丝子丸加淫羊藿、紫河车。

(2)肝肾阴虚:经量减少,色鲜红,质黏稠,既往月经正常,由于堕胎、小产、分娩后,或大病久病后,或月经骤然停闭,或月经逐渐减少、延后以至停闭。或腰酸腿软,或足跟痛,或带下量少,或阴道干涩,或手足心热,心烦少寐,或形体瘦削,头晕耳鸣,两目干涩,面色少华,毛发脱落,神疲倦息,舌暗淡,苔薄白或薄黄,脉弦细而数或沉细无力。

治法:补益肝肾,养血通经。

推荐方剂:育阴汤。

(3)阴虚血燥:月经周期延后,经量少,经色红、质稠,渐至停闭,潮热或五心烦热,颧红唇干,咽干舌燥,甚则盗汗骨蒸,形体消瘦,干咳或咳嗽咯血,大便燥结,舌红,苔少,脉细数。

治法:滋阴益血,养血调经。

推荐方剂:加减一阴煎加丹参、黄精、女贞子、制香附。

(4)气血虚弱:月经周期逐渐延长,月经量逐渐减少,经色淡而质薄,继而经闭。或有头晕眼花,心悸气短,食少,面色萎黄或苍白,神疲体倦,眠差多梦,毛发不泽或早见白发,舌淡,苔少或白薄,脉沉缓或细弱。

治法:益气养血,调补冲任。

推荐方剂:滋血汤加紫河车粉。

(5)气滞血瘀:既往月经正常,突然停闭不行,伴情志抑郁或烦躁易怒,胁痛及乳房胀满或小腹胀痛拒按,嗳气叹息,舌质正常或暗或有瘀斑,苔正常或薄黄,脉沉弦。

治法:理气活血,祛瘀通经。

推荐方剂:膈下逐瘀汤加川牛膝。

(6)痰湿阻滞:月经量少、延后渐至停闭,色淡,质黏稠,形体日渐肥胖,或面部生痤疮,或面浮肢肿,或带下量多色白质稠,或胸胁满闷,或呕恶痰多,或神疲倦怠,心悸短气,舌淡胖嫩,苔白腻多津,脉滑或沉。

治法:健脾燥湿化痰,活血调经。

推荐方剂:苍附导痰丸加皂角刺、菟丝子。

(7)寒凝血瘀:月经停闭半年以上,胞宫感寒,小腹冷痛拒按,得热则痛缓,形寒肢冷,面色青白,小便清长,舌紫暗,苔白,脉沉紧。

治法:温经散寒,活血调经。

推荐方剂:温经汤(《妇人大全良方》)。

(8)肾虚血瘀:月经初潮较迟,或月经后期量少渐至闭经,或有多次流产史,或无全身症状,或伴腰酸腿软、头晕耳鸣、性欲淡漠、带下量少或无、阴道干涩疼痛,舌淡暗,苔白或少苔,脉沉细。

治法:补肾化瘀。

推荐方剂:左归丸去鹿角胶、龟甲胶,加丹参、红花、生山楂。

经上述治疗后有首次月经来潮者,当根据患者出现的证候继续辨证调经治疗(参见辨证治疗),或施以周期治疗,以经后期滋补肾精、补养气血,经间期补肾活血、疏肝理气,经前期温补肾阳、健脾疏肝,经期行气活血、化瘀通经为法。

2.中成药

(1)少腹逐瘀丸:温经活血,散寒止痛。适用于寒凝血瘀型闭经。口服,每次1丸,每天2次。

(2)血府逐瘀丸:活血祛瘀,行气止痛。适用于气滞血瘀型闭经。口服,每次1丸,每天2次。空腹用红糖水送服。

(3)坤灵丸:调经养血,逐瘀生新。适用于月经不调,或多或少,行经腹痛,子宫寒冷,久不受孕,习惯性流产,赤白带下,病久气虚,肾亏腰痛。口服,每次15丸,每天2次。

(4)八珍益母丸:益气养血,活血调经。适用于气血两虚兼有血瘀证所致月经不调。每次

1丸,每天3次。

(5)八宝坤顺丸(大蜜丸):益气养血调经。适用于气血虚弱所致的月经不调、痛经。口服,每次1丸,每天2次。

(6)妇科金丸:调经活血。适用于体虚血少,月经不调,腰酸背痛等症。每次1丸,每天2次。

(7)乌鸡白凤丸(大蜜丸):补气养血,调经止带。适用于月经不调,疲乏无力,心慌气短,腰腿酸软,白带量多。口服,每次1丸,每天2次。

(8)艾附暖宫丸:理血补气,暖宫调经。适用于子宫虚寒,月经量少,后错,经期腹痛,腰酸带下等。每次1丸,每天2次。

(二)外治法

1.针灸

(1)气血虚弱,选取关元、足三里、归来、气海、脾俞、胃俞。操作:手法宜轻柔。足三里直刺0.5~1寸,提插或捻转,补法,至局部酸胀感。关元、气海、归来直刺0.5寸,轻轻提插或徐徐捻转,至小腹部胀重感。脾俞、胃俞均斜刺0.5~1寸,捻转补法,至局部酸胀感。留针20分钟,隔天治疗一次。

(2)肝肾不足,选取关元、足三里、归来、肾俞、肝俞。操作:关元、归来直刺0.5~1寸,提插捻转补法,至小腹部胀重感。足三里直刺0.5~1寸,提插或捻转,补法,至局部酸胀感。肾俞直刺1.5~2寸,提插捻转运针,至局部酸胀感。肝俞斜刺1寸,捻转补法,至局部酸胀感。留针20分钟,隔天治疗一次。

(3)阴虚血燥,选取关元、足三里、归来、太溪。操作:关元、归来直刺0.5~1寸,提插捻转补法,至小腹部胀重感。足三里直刺0.5~1寸,提插或捻转,补法,至局部酸胀感。太溪直刺0.5~1寸,捻转补法,至局部酸胀感。留针20分钟,隔天治疗一次。

(4)气滞血瘀,选取中极、三阴交、归来、合谷、血海、太冲。操作:中极、归来直刺1寸,提插平补平泻法,至小腹部胀麻感。三阴交向上斜刺1~1.5寸,提插泻法,使针感沿小腿内侧向上放射。合谷直刺0.5~1寸,提插泻法,至局部酸胀感或向指端放射。血海直刺1寸,提插或捻转泻法。太冲直刺0.5~1寸,提插泻法,至局部酸胀感向趾端放射。留针20分钟,间歇行针。

(5)痰湿阻滞,选取中极、三阴交、归来、阴陵泉、丰隆。操作:中极、归来直刺1寸,提插平补平泻法,至小腹部胀麻感。三阴交向上斜刺1~1.5寸,提插泻法,使针感沿小腿内侧向上放射。丰隆直刺1~1.5寸,提插泻法,使针感向足部放射。留针20分钟间歇行针。

2.按摩

全身推运,腰骶部加擦法,以透热为度;少腹部则震颤,摩腹,揉腹。取穴内关、合谷、肾俞、关元、中极、足三里、三阴交等。按摩垂体、甲状腺、肾上腺、生殖腺、子宫、腹腔神经丛等反射区。以上每天1次,15次为1个疗程。

3.穴位埋线

选取主穴:天枢、带脉、子宫、脾俞、胃俞、肾俞、足三里均为双侧,关元、中极、中脘。操作:取消毒的弯盘、剪刀、镊子、纱布、3-0医用羊肠线、7号注射针头、35 mm×40 mm针灸针。将羊肠线分别剪成长约1 cm的一小段放在95%乙醇溶液中,埋线时取出放在纱布上。局部皮肤消毒后,将针灸针穿入注射针头内,稍向后退少许,将羊肠线用镊子夹起,放进注射针头前端,羊肠线不要露出针头,然后倾斜地持注射针头及针灸针,快速将注射针头刺入皮内,针尖达患者肌肉层后,将注射针头稍向上提,同时将针灸针向下刺入,将羊肠线推入肌肉内,当针灸针针下有松动感时,说明羊肠线已进入肌肉内,即可将注射针头及针灸针一起拔出,再用棉签按压针孔片刻至血止。1个月治疗1次,6个月为1个疗程。

六、预后与转归

长期闭经或不排卵,易于发生子宫内膜癌,且对生育功能及骨代谢有影响,如性生活障碍、不育、早绝经、骨质疏松等。近代研究还发现低雌激素与高胰岛素及高血脂密切相关,因此,长期闭经患者将来发生血管硬化、高血压、心脏疾病的概率远高于非闭经患者。

(阎欣欣)

第十一节　功能失调性子宫出血

功能失调性子宫出血(简称功血)是指由于神经内分泌机制失常引起的异常子宫出血,需排除全身及内外生殖器官器质性病变存在,或指下丘脑-垂体-卵巢轴调节功能失常导致异常子宫出血,而非直接由全身及内外生殖器器质性病变引起的异常子宫出血。功血是妇科常见病,可发生于月经初潮至绝经间的任何年龄。临床主要表现为月经周期、经期、经量的异常,如月经周期长短不一、经期延长、经量过多或不规则阴道流血。临床分为无排卵性功血和排卵性功血两类,无排卵性功血约占80%,其中90%见于青春期和绝经前期,即生殖功能开始发育和衰退过程中生殖内分泌功能波动大的两个阶段,少数发生于生育期,如流产后、产后需要重新恢复排卵功能的阶段。无排卵性功血的特点为月经周期和月经量的异常,表现为月经周期紊乱、经期延长、经量多或淋漓不净。排卵性功血多见于育龄期妇女,常需与器质性病变相鉴别。其月经周期相对有规律,主要表现为月经周期缩短、经量异常增多、经期延长、经间期出血等。

一、病因病机

(一)中医方面

该病病因较为复杂,但可概括为虚、热、瘀三个方面,其主要发病机制是劳伤血气,脏腑损伤,血海蓄溢失常,冲任二脉不能制约经血,以致经血非时而下。常见有血热、肾虚、脾虚、血瘀等。

1.血热

包括阴虚血热、阳盛实热、肝经郁热、湿热等。素体阴虚,或久病失血伤阴,阴虚内热,虚火内炽,扰动血海,加之阴虚失守,冲任失约,故经血非时妄行;失血则阴愈亏,冲任更伤,以致病情反复难愈。素体阳盛,感受热邪,或过服辛温香燥助阳之品,或素性抑郁,肝气郁久化火,或热伏冲任,扰动血海,迫血妄行。久居湿地,素体阳热,湿而化热,或过食湿热之品,湿热阻滞冲任,扰动血海而无以制约经血。

2.肾虚

包括肾气虚、肾阴虚、肾阳虚等。少女禀赋不足,天癸初至,肾气稚弱,冲任未盛;育龄期因房劳多产伤肾,损伤冲任胞脉;绝经期天癸渐竭,肾气渐虚,封藏失司,冲任不固,不能调摄和制约经血。若房劳多产,经、乳数脱于血,肾阴亏损,则阴虚失守,虚火内生,扰动冲脉血海,迫血妄行。若体质虚寒,久病不愈,或过食寒凉耗阳之品,或房劳多产,伤及肾阳,阳虚火衰,胞宫失煦,不能制约经血。

3.脾虚

素体禀赋弱,忧思过度,或饮食劳倦损伤脾气,脾气亏虚,统摄无权,冲任失固,不能制约经血而成崩漏。如《妇科玉尺·崩漏》云:"思虑伤脾,不能摄血,致令妄行。"

4.血瘀

情志所伤,肝气郁结,气滞血瘀;或经期、产后余血未尽又感受寒、热邪气,寒凝热灼而致血瘀,瘀阻冲任,旧血不去,新血难生。也有因元气虚弱,无力行血,血运迟缓,因虚而瘀或久漏成瘀者。

该病病因可概括为热、虚、瘀,三者或单独成因,或复合成因,或互为因果,最终导致冲任损伤,不能制约经血。

(二)西医方面

正常月经周期的建立,有赖于下丘脑-垂体-卵巢-子宫之间的功能协调。正常月经的发生是基于排卵后黄体生命结束,雌激素和孕激素撤退,使子宫内膜功能层皱缩坏死而脱落出血。正常月经的周期、持续时间和血量,表现为明显的规律性和自限性。功血的发生是由于体内外多种因素如过度紧张、恐惧、忧伤、环境和气候骤变,以及全身性疾病、营养不良、贫血及代谢紊乱等影响了下丘脑-垂体-卵巢轴的功能,而致异常子宫出血,分为无排卵性功血和有排卵性功血。

1.无排卵性功血

无排卵性功血主要发生于青春期和绝经过渡期,两者发病机制不完全相同。青春期功血患者,下丘脑-垂体-卵巢轴的调节功能尚未成熟,大脑中枢对雌激素的正反馈作用存在缺陷,此时垂体分泌促卵泡激素(FSH)呈持续低水平,促黄体素(LH)无高峰形成,导致卵巢不能排卵。绝经过渡期患者,由于卵巢功能衰退,对促性腺激素的反应下降,致使卵泡在发育过程中退化,因而不能发生排卵。各种原因引起的无排卵均可导致子宫内膜受单一雌激素刺激且无孕激素对抗而发生雌激素突破性出血或雌激素撤退性出血。雌激素突破性出血有两种类型,低水平雌激素维持在阈值水平,可发生间断少量出血,内膜修复慢使出血时间延长;高水平雌激素且持续维持在有效浓度,则引起长时间闭经,因无孕激素参与,内膜无限制地增厚,却无致密坚固的间质支持,致使突破性出血,出血量多。雌激素撤退性出血表现在子宫内膜受雌激素作用持续增生,当雌激素短期内大幅度下降,子宫内膜缺少足量的雌激素作用,出现脱落、出血。

此外无排卵功血的出血还与子宫内膜剥脱出血的自限性机制缺陷有关,包括:①子宫内膜组织脆性增加;②子宫内膜剥脱不完整;③内膜血管结构与功能异常,小动脉螺旋化缺乏;④纤溶亢进和凝血功能异常;⑤子宫肌层合成前列环素增多,使血管扩张和抑制血小板凝集。

2.排卵性功血

排卵性功血多发生在育龄期,主要由于卵泡发育不良或下丘脑垂体功能不足,引起排卵后黄体功能不足,或黄体期缩短,或黄体萎缩不全,导致子宫内膜不规则出血。目前认为黄体功能不足的原因:①卵泡期 FSH 缺乏,卵泡发育缓慢,雌激素分泌减少;②LH 不足,排卵后黄体发育不全,孕激素分泌减少;③LH/FSH 比率异常,使卵泡发育不良,排卵后黄体发育不全;④部分患者同时有血催乳素(PRL)水平升高;⑤生理因素如初潮、分娩及绝经前,性腺轴功能紊乱;⑥下丘脑-垂体-卵巢功能失调,或黄体机制失常,引起黄体萎缩不全。

二、临床表现

(一)症状

无排卵性功血最常见的症状是子宫不规则出血,其特点是月经周期紊乱,经期长短不一,经量时多时少,甚至大量出血。有时停经数周或数月后阴道流血,往往出血较多;有时开始即阴道不规则流血,量少淋漓不净。出血量多或时间长者可继发贫血,短期大量出血可导致休克。

排卵性功血月经症状:①黄体功能不足主要表现为月经周期明显缩短,月经频发;有的月经周期虽然在正常范围内,但卵泡期延长、黄体期缩短,可导致患者不易受孕或孕早期流产;或由于黄体过早衰退,不能支持子宫内膜,或子宫内膜反应不良,以至于经前数天即有少量出血,然后才有正常的月经来潮。②子宫内膜不规则脱落多见于育龄期妇女,表现为月经周期正常,但经期延长,可长达9~10天,且出血量多,症状以经期延长为主,可伴出血量多。

以上两种功血,若病程日久,或出血量多时可出现头晕、乏力、易疲倦、心慌、气短、浮肿、食欲下降、失眠等虚弱症状。

(二)体征

妇科检查:子宫大小多属正常。

(三)常见并发症

1.贫血

病程久、出血量多时出现贫血,表现为头晕、乏力、易疲倦、心慌、气短、浮肿、食欲下降、失眠等。

2.失血性休克

失血性休克可见于大出血的无排卵性功血患者,表现为意识障碍,面色苍白,四肢冷,皮肤湿冷,口唇青紫,脉搏细数,血压低。

3.不孕

无排卵性功血患者小卵泡发育,但无卵泡成熟及排卵;排卵性功血患者黄体期孕激素分泌不足或黄体过早衰退,以致患者不易受孕。

4.盆腔炎

功血患者出血时间过长,容易并发盆腔感染,而致盆腔炎。

三、实验室和其他辅助检查

(一)妊娠试验

有性生活者应行妊娠试验,排除妊娠及妊娠相关疾病。

(二)血液学检查

包括血常规、凝血功能、血清铁蛋白检查,必要时需行骨髓穿刺检查,排除血液系统疾病。轻度贫血者,血红蛋白 $91\sim110$ g/L;中度贫血者,血红蛋白 $61\sim90$ g/L;重度贫血者,血红蛋白 <60 g/L。感染者,白细胞 $>10.0\times10^9$/L。

(三)激素测定

青春期无排卵性功血患者血中 FSH、LH 水平可稍低,血雌二醇(E_2)水平偏低或正常。绝经期无排卵性功血患者血 FSH、LH 可正常或稍高,血 E_2 水平可正常或稍高,血睾酮(T)水平可正常或略高。排卵性功血在 BBT 上升后第7天血中孕酮(P)水平偏低。测定血清催乳素水平及甲状腺功能排除其他内分泌疾病。

(四)B超检查

无排卵功血可见小卵泡发育,但无卵泡成熟及排卵;有排卵功血有卵泡发育,卵泡或成熟或不成熟,均有排卵。

(五)基础体温测定

无排卵性功血患者基础体温呈单相型曲线,提示无排卵;黄体功能不足的排卵性功血患者基础体温呈双相型者提示有排卵,但高温相持续小于 11 天;子宫内膜不规则脱落的排卵性功血患者基础体温高温相下降缓慢。

(六)阴道细胞学检查

无排卵功血表现为中、高度雌激素影响。

(七)宫颈黏液结晶检查

无排卵功血仅有羊齿植物状结晶,尤其是经前出现羊齿植物状结晶。有排卵功血经后为羊齿植物状结晶,排卵后及经前可见椭圆形结晶。

(八)诊断性刮宫

可了解子宫内膜有无病变,同时也可起到止血作用。年龄＞35 岁,药物治疗无效或存在子宫内膜癌高危因素的异常子宫出血患者,应行诊断性刮宫,明确子宫内膜病变。不规则阴道流血或大量阴道出血时可随时行诊断性刮宫,诊断性刮宫时必须搔刮整个宫腔,尤其是两个宫角,并注意宫腔形态、大小,宫壁是否平滑,刮出物性质和数量。疑有子宫内膜癌时行分段诊断性刮宫。

(九)子宫内膜活检

为了解卵巢排卵情况及黄体功能,应在经前期或月经来潮 6 小时内刮宫;若怀疑子宫内膜脱落不全,则应在月经来潮第 5 天刮宫。

无排卵功血子宫内膜的病理改变。

1.增殖期子宫内膜

见于月经周期后半期甚至月经来潮后,提示未排卵。

2.子宫内膜增生症

(1)单纯性增生(旧称腺囊型增生)。

(2)复杂性增生(旧称腺瘤型增生)。

(3)不典型增生:为癌前期病变。癌变率为 10％～15％,已不属于功血范畴。

3.萎缩型子宫内膜

萎缩型子宫内膜见于绝经期。

有排卵功血子宫内膜的病理改变:有排卵而黄体不健者分泌期子宫内膜落后于正常内膜 2 天以上,有排卵而黄体萎缩不全者月经来潮第 5 天子宫内膜仍有分泌相。

(十)宫腔镜检查

宫腔镜检查可提高宫腔病变如子宫内膜息肉、子宫黏膜下肌瘤、子宫内膜癌的诊断率。

(十一)腹腔镜检查

用以排除盆腔内器质性病变。

四、诊断要点

功血的诊断应采用排除法。主要依据病史、体格检查及辅助检查做出诊断。

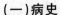

(一)病史

详细询问患者的年龄、月经史、婚育史、避孕措施、激素类药物使用史,是否受环境和气候变化、精神紧张、劳累过度等因素的影响,或存在营养不良、代谢紊乱等因素。了解子宫出血的经过,如发病的时间,目前出血情况,出血前有无停经史及以往治疗经过(尤应注意以往内分泌治疗的情况),特别注意过去有无月经过多、月经频发、子宫不规则出血等病史。

(二)症状

1.无排卵性功血月经表现

(1)月经过多:周期规则,但经量过多(>80 mL)或经期延长(>7 天)。

(2)月经过频:周期规则,但短于 21 天。

(3)子宫不规则过多出血:周期不规则,经期延长,经量过多。

(4)子宫不规则出血:周期不规则,经期延长而经量正常。

2.排卵性功血的月经异常表现

主要为月经周期缩短,有时月经周期虽在正常范围内,但卵泡期延长,黄体期缩短,以致患者不易受孕或在孕早期流产。或表现为月经周期正常,但经期延长,长达 9~10 天,且出血量多。

(三)体格检查

1.一般情况

应注意患者的精神、营养、发育状况,有无贫血及其程度,第二性征、乳房的发育及毛发分布,有无泌乳等。

2.妇科检查

子宫大小多属正常。

(四)辅助检查

1.诊断性刮宫

结果显示分泌反应至少落后 2 天者,提示有黄体功能不足可能;在月经周期的第 5~6 天诊断性刮宫,显示子宫内膜仍呈分泌期反应,且与出血期及增生期内膜并存,提示有子宫内膜不规则脱落可能。

2.B 超检查

了解子宫大小、形状、子宫内膜厚度,宫腔内有无赘生物及血块等,有助于排除其他疾病;动态观察卵泡发育、优势卵泡大小及排卵情况。

3.宫腔镜检查

可在宫腔镜直视下选择病变区进行活检,有助于诊断子宫内膜息肉、子宫黏膜下肌瘤及子宫内膜癌等宫腔内病变。

4.凝血功能测定

通过血小板计数,出、凝血时间,凝血酶原时间等了解凝血功能。

5.血红细胞计数及血红蛋白

了解贫血情况。

6.BBT 测定

无排卵性功能失调性子宫出血 BBT 呈单相型,黄体功能不足者 BBT 呈双相型,但黄体期不足 11 天;子宫内膜不规则脱落者 BBT 呈双相改变,但下降缓慢。

7.宫颈黏液检查

经前宫颈黏液见羊齿植物状结晶,提示有雌激素作用但无排卵,见成排出现的椭圆体,提示有排卵。

8.阴道脱落细胞涂片检查

一般表现为中、高度雌激素影响。

9.女性生殖内分泌激素测定

血清孕酮为卵泡期低水平则提示无排卵;雌二醇可反映体内雌激素水平;催乳素及甲状腺激素有助排除其他内分泌疾病;高雄激素应考虑多囊卵巢综合征。

五、鉴别诊断

必须排除由生殖器官病变或全身性疾病所引起的子宫出血,应注意与下列疾病相鉴别。

(一)病理妊娠或妊娠并发症

如流产、异位妊娠、滋养细胞疾病、产后子宫复旧不全、胎盘残留等,可通过 HCG 测定、B 超检查或诊断性刮宫等协助鉴别。

(二)生殖道感染

如急性或慢性子宫内膜炎、子宫肌炎等,妇科检查可有带下增多,或子宫附件压痛。

(三)生殖道肿瘤

如子宫内膜癌、子宫肌瘤、卵巢肿瘤等,通过 B 超或诊断性刮宫可鉴别。宫颈病变可通过妇科检查结合宫颈细胞学检查、宫颈活检等有助鉴别。

(四)全身性疾病

血液病通过血液及骨髓检查可诊断;肝功能损害通过 B 超及肝功能检查有助于鉴别。甲状腺功能亢进或低下通过检测甲状腺功能有助于鉴别。

(五)性激素类药物使用不规范

含孕激素的避孕器,如节育器、阴道环、皮下埋置剂,由于持续释放低剂量孕激素,可使子宫内膜不规则脱落,表现为阴道不规则出血。

(六)生殖道损伤

妇科检查可诊断。

六、治疗

功血的治疗应根据出血的缓急之势、出血时间的久暂、患者的年龄及体质情况等决定治疗方案。功血的一线治疗是药物治疗。出血期首先是止血,出血时间长者注意预防感染。根据青春期、育龄期、绝经期等不同阶段的特点,治疗目的之差异,进行个体化治疗。青春期及生育年龄无排卵性功血以止血、调整周期、促排卵为主;绝经过渡期功血以止血、调整周期、减少经量,防止子宫内膜病变为治疗原则。

出血期的治疗原则是急则治其标,缓则治其本,急缓指出血之势而言,对于异常出血,首当止血;非出血期的治疗,或调整月经周期至正常,或止血固冲。应结合病史,根据阴道出血期、量、色、质的变化及其全身证候辨明寒、热、虚、实;同时结合兼证及体质状况、舌脉特点,辨其病在何经何脏,或在气在血;患者的不同年龄阶段亦是功血辨证施治时的重要参考。血止后固本善后,即恢复正常的月经周期是治疗的关键,月经的调节是肾气-天癸-冲任-胞宫协调作用的结果。根

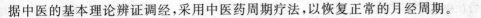

据中医的基本理论辨证调经,采用中医药周期疗法,以恢复正常的月经周期。

(一)辨证治疗

1.治崩三法

根据病情三法可单独使用,也可相兼使用。

(1)塞流:即止血。暴崩之际,急当止血防脱,首选补气摄血法。或大补元气,摄血固脱,或回阳救逆,固脱止血。血势不减者,宜输血救急。血势渐缓应按不同证型塞流与澄源齐头并进,采用健脾益气止血,或养阴清热止血,或养血化瘀止血治法。出血暂停或已止,则谨守病机,行澄源结合复旧之法。

(2)澄源:即正本清源,根据不同证型辨证论治。切忌不问缘由,概投寒凉或温补之剂,专事止涩,致犯"虚虚实实"之戒。

(3)复旧:即固本善后,调理恢复。但复旧并非全在补血,而应及时地调补肝肾、补益心脾以资血之源,安血之室,调经固本。视其病势,于善后方中寓治本之法。调经治本,其本在肾,故总宜填补肾精,补益肾气,固冲调经,使本固血充,则周期可望恢复正常。

2.无排卵性功血治疗

(1)肾阳虚。

证候特点:经血非时而下,淋漓不断,色淡质稀;面色晦暗,腰膝无力,畏寒肢冷,小便清长,浮肿,眼眶黯,五更泄泻,精神萎靡,性欲减退;舌淡黯,苔白滑,脉沉迟无力或弱。

治法:温肾固冲,止血调经。

推荐方剂:右归丸(《景岳全书》),止血加赤石脂、补骨脂、炮姜、艾叶。

组成:鹿角胶(烊化)15 g,制附子9 g,肉桂(冲服)6 g,杜仲15 g,枸杞子10 g,菟丝子15 g,熟地黄15 g,山茱萸12 g,山药10 g,当归10 g,赤石脂10 g,补骨脂10 g,炮姜9 g,艾叶10 g。水煎服,每天1剂。

随症加减:出血量多、色淡、无块者,加党参20 g、黄芪20 g、菟丝子15 g以温肾止血。

(2)肾阴虚。

证候特点:经血非时而下,量少淋漓或量多,色鲜红,质稍稠;头晕耳鸣,腰膝酸软,口干舌燥,尿黄便干,五心烦热,失眠健忘;舌质红,少苔,脉细数。

治法:滋肾益阴,固冲止血。

推荐方剂:左归丸(《景岳全书》)合二至丸(《医方集解》)。

组成:熟地黄15 g,鹿角胶(烊化)10 g,龟甲胶(烊化)10 g,枸杞子10 g,山茱萸10 g,菟丝子12 g,怀山药10 g,牛膝10 g,女贞子10 g,墨旱莲10 g。水煎服,每天1剂。

随症加减:出血量多加仙鹤草15 g、乌贼骨15 g以固涩止血;出血淋漓不断加生蒲黄(包煎)15 g、生三七粉(冲服)3 g以化瘀止血。

(3)脾虚。

证候特点:经血非时而下,量多,色淡,质清稀,暴崩之后,经血淋漓;面色苍白,精神萎靡,气短乏力,语音低微,小腹空坠,食欲缺乏;面浮肢肿,手足不温,便溏;舌淡体胖,边有齿痕,苔薄白,脉缓弱。

治法:补气健脾,摄血固冲。

推荐方剂:固本止崩汤(《傅青主女科》)去当归,加五倍子、海螵蛸、煅龙骨、煅牡蛎。

组成:党参15 g,白术15 g,黄芪15 g,熟地黄10 g,炮姜6 g,五倍子10 g,海螵蛸10 g,煅龙骨(先煎)15 g,煅牡蛎(先煎)15 g。水煎服,每天 1 剂。

随症加减:兼血虚者,加制首乌 20 g、白芍 15 g 以养血止血;心悸失眠,加酸枣仁 15 g、五味子 10 g 以宁心安神。

(4)虚热。

证候特点:经血非时而下,量少淋漓,或量多势急,色鲜红而质稠;伴见心烦失眠,面颊潮红,咽干口燥,潮热汗出,小便黄少,大便燥结;舌红,少苔,脉细数。

治法:养阴清热,固冲止血。

推荐方剂:保阴煎(《景岳全书》)加阿胶、海螵蛸、仙鹤草、藕节。

组成:生地黄 12 g,熟地黄 12 g,白芍 10 g,山药 10 g,续断 10 g,黄柏 9 g,黄芩 9 g,甘草 5 g,阿胶(烊化)10 g,海螵蛸 10 g,仙鹤草 15 g,藕节 10 g。水煎服,每天 1 剂。

随症加减:心烦、失眠少寐,加柏子仁 15 g、酸枣仁 15 g、夜交藤 20 g 以养心安神,或加龟甲(先煎)20 g、生牡蛎(先煎)20 g、生龙骨(先煎)20 g 以重镇安神。

(5)实热。

证候特点:经血非时而下,量多如崩,或淋漓不断,色深红,质稠,有血块;口渴烦热,小腹或少腹疼痛,腹部拒按,面红目赤,渴喜冷饮,口苦咽干,小便黄或大便干结;舌红,苔黄,脉滑数。

治法:清热凉血,固冲止血。

推荐方剂:清热固经汤(《简明中医妇科学》)。

组成:黄芩 10 g,栀子 10 g,生地黄 15 g,地骨皮 12 g,地榆 10 g,藕节 10 g,阿胶(烊化)10 g,龟甲(先煎)15 g,生牡蛎(先煎)15 g,棕榈炭 10 g。水煎服,每天 1 剂。

随症加减:热瘀互结,见腹痛有块,去棕炭、牡蛎,加益母草 20 g、枳壳 10 g、生三七粉(冲服)3 g 以加强活血化瘀,加夏枯草 10 g 以清热。

(6)血瘀。

证候特点:经乱无期,量时多时少,时出时止,经行不畅,色紫暗有块,质稠,小腹疼痛拒按,或痛经;舌质紫暗,有瘀点、瘀斑,苔薄白,脉涩。

治法:活血化瘀,固冲止血。

推荐方剂:逐瘀止血汤(《傅青主女科》)。

组成:大黄 10 g,生地黄 10 g,当归 10 g,赤芍 15 g,牡丹皮 12 g,枳壳 12 g,龟甲(先煎)15 g,桃仁 12 g。水煎服,每天 1 剂。

3.排卵性功血治疗

(1)肾气虚。

证候特点:月经先期,经期延长,量少,色淡暗,质稀;伴面色晦暗,腰膝酸软,性欲减退,夜尿频数;舌淡暗,苔薄白,脉沉细无力。

治法:补肾益气,固冲止血。

推荐方剂:归肾丸(《景岳全书》)。

组成:熟地黄 15 g,山药 12 g,山茱萸 12 g,枸杞子 12 g,当归 10 g,茯苓 10 g,菟丝子 15 g,杜仲 15 g。水煎服,每天 1 剂。

随症加减:出血量多,加党参 20 g、黄芪 20 g、白术 15 g 以补后天以益先天,补益肾气。

(2)脾虚。

证候特点:月经先期,经期延长,淋漓不断,量多,色淡,质稀;面色苍白,精神萎靡,神疲肢倦,

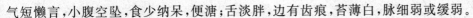

气短懒言,小腹空坠,食少纳呆,便溏;舌淡胖,边有齿痕,苔薄白,脉细弱或缓弱。

治法:补气健脾,摄血固冲。

推荐方剂:固本止崩汤(《傅青主女科》)去当归,加五倍子、海螵蛸、龙骨、牡蛎。

组成:党参 15 g,白术 15 g,黄芪 15 g,熟地黄 10 g,炮姜 6 g,五倍子 10 g,海螵蛸 10 g,煅龙骨(先煎)15 g,煅牡蛎(先煎)15 g。水煎服,每天 1 剂。

随症加减:出血量多、色淡、无块,加补骨脂 15 g、赤石脂 15 g、仙鹤草 15 g 以固涩止血。

(3)阴虚血热。

证候特点:月经先期,经期延长,量少,色鲜红,质稠;面颊潮红,五心烦热,潮热盗汗,心烦失眠,咽干口燥,小便黄少,大便燥结;舌红有裂纹,少苔,脉细数。

治法:养阴清热,固冲止血。

推荐方剂:两地汤(《傅青主女科》)合二至丸(《医方集解》)。

组成:生地黄 15 g,地骨皮 12 g,玄参 12 g,麦冬 10 g,阿胶(烊化)10 g,白芍 10 g,女贞子 10 g,墨旱莲 10 g。水煎服,每天 1 剂。

随症加减:兼有瘀血,症见小腹疼痛,经行不畅,色暗有块等,加炒蒲黄(包煎)15 g、炒灵脂 10 g、丹参 10 g、赤芍 10 g 以活血化瘀止血。

(4)阳盛血热。

证候特点:月经先期,经期延长,量多,色深红,质黏稠;面红颧赤,口渴欲饮,小便短赤,大便干结;舌红,苔黄,脉滑数。

治法:清热凉血,固冲止血。

推荐方剂:清热固经汤(《简明中医妇科学》)。

组成:黄芩 10 g,栀子 10 g,生地黄 15 g,地骨皮 12 g,地榆 10 g,藕节 10 g,阿胶 10 g(烊化),龟甲(先煎)15 g,生牡蛎(先煎)15 g,棕榈炭 10 g。水煎服,每天 1 剂。

随症加减:血热伤阴者,加墨旱莲 15 g、玄参 10 g 以清热养阴;郁热互结者,加牡丹皮 15 g、赤芍 15 g 以凉血化瘀。

(5)肝郁血热。

证候特点:月经先期,经期延长,量或多或少,经行不畅,经色深红,质稠有块;烦躁易怒,小腹胀痛,口苦咽干,胁肋胀痛,小便黄,大便干结;舌红,苔薄黄,脉弦数。

治法:疏肝清热,凉血固冲。

推荐方剂:丹栀逍遥散(《女科撮要》)。

组成:当归 10 g,白芍 10 g,柴胡 10 g,薄荷 6 g,白术 10 g,茯苓 15 g,炮姜 6 g,炙甘草 5 g,牡丹皮 15 g,焦栀子 10 g。水煎服,每天 1 剂。

随症加减:出血量多者,加地榆 15 g、贯众 15 g 以清热凉血止血。

(6)血瘀。

证候特点:经血非时而下,量或多或少,时下时止,或淋漓不净,血色紫暗有块;质稠,小腹疼痛拒按,或痛经;舌质紫暗,舌有瘀点、瘀斑,苔薄白,脉涩。

治法:活血化瘀,固冲止血。

推荐方剂:逐瘀止血汤(《傅青主女科》)。

组成:大黄 10 g,生地黄 10 g,当归 10 g,赤芍 15 g,牡丹皮 12 g,枳壳 12 g,龟甲(先煎)15 g,桃仁 12 g。水煎服,每天 1 剂。

随症加减:瘀久化热,口干苦,血色红,量多,加黄芩 10 g、地榆 15 g、夏枯草 10 g 以清热凉血止血。

(7)湿热。

证候特点:经期延长或淋漓不断,或经间期出血,质黏稠;小腹疼痛,胸脘满闷,白带色黄秽臭,质黏稠;舌红,苔黄腻,脉滑。

治法:清热利湿,凉血止血。

推荐方剂:清肝止淋汤(《傅青主女科》)加减。

组成:牡丹皮 12 g,黄柏 10 g,当归 10 g,白芍 10 g,地黄 10 g,黑豆 10 g,香附 9 g,牛膝 12 g,阿胶(烊化)10 g,大枣 6 g。水煎服,每天 1 剂。

随症加减:湿重,加薏苡仁 20 g、泽泻 10 g 以利湿化浊;热重,加黄芩 10 g、大小蓟各 15 g、椿根皮 10 g 清湿热、凉血止血。

(二)中成药

1.出血期用药

(1)益宫宁血口服液:补气养阴,固肾止血。适用于功血气阴两虚证。每次 20 mL,每天 3 次。

(2)益母草流浸膏:活血调经。适用于血瘀之崩漏、经血淋漓不尽等。每次 5~10 mL,每天 3 次。

(3)云南白药:有止血、抗炎、兴奋子宫等作用。适用于功血证属血热实证或气血瘀滞者。散剂,口服每次 0.2~0.3 g,每次不超过 0.5 g,4 小时服 1 次,可视出血情况连服多次。胶囊剂,口服每次 0.25~0.5 g,每天 4 次。

(4)紫地宁血散:清热凉血,收敛止血。适用于功血血热证。每次 8 g,每天 3~4 次,凉开水或温水调服。

(5)宫宁颗粒:化瘀清热,止血固经。适用于瘀热证所致的月经过多、经期延长;宫内节育器引起出血不良反应见上述证候者。温开水冲服。每次 1 袋,每天 3 次,饭后服用。用于经期过长、月经过多,于月经来潮前 1~3 天开始服用,服用 5~7 天有效者服用 3 个月经周期可防止复发。

(6)归芪益气养血口服液:益气养血,调补肝肾。适用于气血虚弱,肝肾不足所致的月经量多,经期延长,经行小腹隐痛。口服,每次 10~20 mL,每天 2 次。糖尿病患者慎用,孕妇禁用。

(7)妇康宁片:调经养血,理气止痛。适用于气滞血瘀崩漏等。每次 4 片,每天 2~3 次。

2.非出血期用药

(1)紫河车胶囊:温肾补精,益气养血。适用于功血肾精不足,或虚劳消瘦,骨蒸盗汗,咳嗽气喘,食少气短。温黄酒或温开水送服,每次 15 粒,每天 2 次。

(2)鹿胎膏:补气养血,调经散寒。适用于气血不足,虚弱消瘦,月经不调,行经腹痛,寒湿带下。口服,每次 10 g,每天 2 次,温黄酒或温开水送下。孕妇忌服。

(3)复方阿胶浆:补气养血。适用于功血气血两虚,头晕目眩,心悸失眠,食欲缺乏及白细胞减少症和贫血。每次 20 mL,每天 3 次。

(4)定坤丹:滋补气血,调经舒郁。适用于功血气血两虚兼有郁滞者。大蜜丸 9 g,每次半丸至 1 丸,每天 2 次。

(5)四物合剂:养血调经。适用于血虚所致的面色萎黄、头晕眼花、心悸气短及月经不调。口

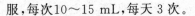

服,每次10~15 mL,每天 3 次。

(6)乌鸡白凤口服液:补气养血,调经止带。适用于功血气血两虚型。每次 10 mL,每天2 次。

(7)生脉饮:益气复脉,养阴生津。适用于功血气阴两伤型。实证、实热之邪未尽及表证未解者禁用。每次 10 mL,每天 3 次。

(8)归脾丸:益气健脾,养血安神。适用于心脾气虚型功血出血期,或用于止血后调理。水蜜丸,每次6 g,每天 3 次。大蜜丸 9 g,每次 1 丸,每天 3 次。

(三)外治法

1.针灸

(1)体针取穴:关元,隐白,足三里,三阴交。操作方法:用毫针针刺上述穴位,针用平补平泻手法,留针 30 分钟;隐白穴用温针灸,灸 2 壮。每天 1 次,10 次为 1 个疗程,疗程间休息 3 天。

(2)腹针:针刺冲脉配关元,取关元、气海旁开 5 分,左右各取一点。常规消毒后,取 0.4 mm×75 mm毫针,垂直快速刺入皮肤后,缓缓进针,根据患者胖瘦不同进针 1.5~2.5 寸(3.75~6.25 cm),当患者出现强烈针感后停止进针,不提插,禁乱捣,可轻微小幅度捻转或弹针以加强刺激。要求针感下传至整个下腹部,有时向会阴部放散,甚至双侧腰骶部出现酸麻胀痛感。强烈时感觉整个下腹部、双侧腰部、骶和会阴部有明显抽搐感。出现此种现象后立即停止进针,留针30~40 分钟,可获最佳效果。每天 1 次,7 次为 1 个疗程。

(3)经外奇穴:针刺"断红"穴,"断红"穴是经外奇穴,位于手指第 2、3 掌指关节间前 1 寸(约2.5 cm),相当于八邪穴之上都穴。患者取仰卧位或坐位,两手掌面向下,自然半屈状态,常规消毒后,取 3.5 寸(8.75 cm)毫针,沿掌骨水平方向刺入皮肤后,缓慢进针 1.5~2 寸(3.25~5 cm),平补平泻法,使针感向上传导,上升至肩部为好,出现强烈针感后,停止进针,留针 20~25 分钟。每天针刺 2 次。

(4)耳针。①取穴:子宫、卵巢、内分泌、肝、肾、神门。②操作:每次选用 3~4 个穴,每天或隔天 1 次,中等刺激,留针 30~60 分钟,也可耳穴埋针。

(5)艾灸有以下几种。①艾灸隐白穴:把艾条做成米粒大小圆锥形 6 炷,分别置于两足隐白,点燃,待快燃尽时用拇指按压艾炷,每天灸 3~4 次。待出血停止后可再继续灸 1~2 天。②艾灸百会、隐白、关元、八髎:崩者在针刺完毕后用艾条悬灸百会、隐白、关元各 30 分钟;对于漏者必用重灸法,在灸百会、隐白、关元的基础上重灸八髎,即用 5 根艾条捆在一起重灸八髎,以局部皮肤充血起红晕、小腹有温热感为度。每天艾灸 1 次,至血止。

2.穴位注射

(1)断红穴:患者取坐位或平卧位,双手半握拳,取断红穴注射。断红穴位于 2、3 掌骨间,指端下 1 寸(约 2.5 cm)。先针后灸,有减少血量的作用。取 0.5~2 mL 酚磺乙胺 1 支,用 5 mL6 号针注射器抽取酚磺乙胺 1 mL,常规消毒后刺入穴位,待针下有酸、麻、胀等得气感后,回抽无血后将药液注入,每穴 0.5 mL。一般在注射 2 小时后流血量明显减少或停止,个别患者至次日方见效。一般 1 次即可,流血量较多,注射 1 次后血不止者,次日再注射 1 次。

(2)常规穴位:子宫(耳穴)、内分泌(耳穴)、关元、肾俞(双侧)、三阴交。随症加减:实热加血海、水泉;阴虚加内关、太溪;气虚加脾俞、足三里;虚脱加百会、气海。药物:酚磺乙胺注射液、参麦注射液。方法:用 10 mL 注射器,5 号半注射针头,抽取酚磺乙胺注射液 4 mL,参麦注射液4 mL,共得复合注射液 8 mL。在常规穴位局部消毒后,子宫(双侧)各注射 0.1 mL,内分泌

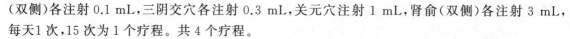

（双侧）各注射 0.1 mL,三阴交穴各注射 0.3 mL,关元穴注射 1 mL,肾俞（双侧）各注射 3 mL,每天1次,15 次为 1 个疗程。共 4 个疗程。

3.耳穴压豆

主穴:子宫、卵巢、脑、肝、脾、肾。配穴:内分泌,膈穴。

方法:选光滑饱满的王不留行贴在 0.5 cm×0.5 cm 的胶布中心,用血管钳送至耳穴,贴紧后加压力,患者感到酸、麻、胀痛或发热或躯体有经络传感为度。两耳轮隔天交换治疗 1 次。嘱患者每天饭后、睡前、起床后自行按压所贴穴位 1 次,按压 15 分钟左右,10 次为 1 个疗程。

4.穴位敷贴

取穴:耳穴子宫、卵巢、输卵管、盆腔、皮质下、内分泌、肾上腺、神门、脑干、肝、脾、胃、肾。将王不留行用胶布贴压于上述耳穴,每次按压 3～5 分钟,每天 3～4 次,出血重者,隔天换药,换药 3～5 次后改为每周 1 次。双耳交替。连续 1～4 周有效。

七、难点与对策

功能失调性子宫出血是妇科常见病,可发生于任何年龄;因其出血量多势猛而有时被视为急症;同时因其止血困难及月经周期的恢复困难,为难治病。针对上述情况提出以下难点与对策。

(一)难点一:有效地止血

1.因病、因证、因人而异

功血临床表现不一,有血崩,有漏下,有时甚至长年累月出血不止。目前功血的病因认识仍以虚、热、瘀三说为主,难以快速奏效的原因在于三者可单一致病,也可多重病因复合致病,又可互为因果致病,故本病反复难愈。如何快速有效地止血,必须考虑病因、病症及患者的年龄、体质状况。

对于全身症状不明显的功血患者,可根据功血虚、热、瘀的基本病因病机进行治疗。对出血量多势急,且患者整体状况不佳,甚至虚脱者治疗重在固气固摄、升提止血;对出血淋漓日久者治疗重在养血止血、化瘀止血。在整个治疗过程中,注意"塞流、澄源、复旧"止血三法灵活应用。或紧急塞流止血,或塞流澄源止血,或澄源复旧止血。

对于青春期功血患者,主要是肾气不充,因此当补肾益气为主。更年期功血,肾气亏虚兼夹血瘀多见,应补肾化瘀止血为主。体质壮实者,可去瘀生新以止血;体质虚弱者,应调补冲任,补气养血以止血。

2.多种手段联合应用

(1)充分利用阴道 B 超:可排除生殖器官的器质性病变引起的出血,同时了解子宫内膜的消长变化,结合内膜变化情况,灵活选用不同止血方法。如果内膜较厚,大于 12 mm,单纯止血药物难以完全奏效,可酌加活血药物,促进内膜脱落,去瘀生新,活血以止血;如果内膜较薄,可结合病因病机,或益气止血,或凉血止血,或收摄止血。

(2)适当介入宫腔镜检查和诊断性刮宫术:对原因不明的反复出血,如果子宫内膜不均质,且较厚时,应尽早行诊断性刮宫术,可使子宫内膜在短时间内全部脱落,减少了出血量并缩短了出血时间,同时明确出血原因,以制定下一步治疗方案。必要时合理选用激素治疗。

(二)难点二:调周与促排

针对育龄期无排卵功血患者应积极调整周期,有生育要求患者应积极采用促排卵治疗。

1.发挥中药调周优势

针对经后期、经间期、经前期、月经期四个不同的时期,肾阴阳和气血的变化,结合西医学的性腺轴中卵泡发育的不同阶段,以补肾为根本,采用益肾补血-补肾活血-益肾固冲任-活血调经的方法调整脏腑气血阴阳的动态平衡,以期恢复肾-天癸-冲任-胞宫生殖轴的功能。

(1)经后期(卵泡期):是新月经周期的开始,此期经水适静,血海空虚,奠定阴精基础是经后期的重点。治宜滋肾养血,调理冲任,促进卵泡发育。

(2)经间期(排卵期):此期血海由虚复盛,阴升阳动,是重阴必阳的转换时期,因而促进阴阳转化为经间期的治疗重点。治宜理气活血兼滋肾助阳,以促排卵。

(3)经前期(黄体期):随时间推移冲任气血已由经后期溢而暂虚,过渡到阴血渐充,阳气内动,阴升阳长。至此期阳长阴消,冲任气血盛,应为阳气活动的旺盛时期。其中阳长是主要的,阴消是次要的,阳气旺盛与否关系到月经周期的进一步演变。阳长不及或阳气不足,测量基础体温可见缓慢上升,或高相偏低、偏短、不稳定等情形,此时治疗目的要延长高温期,故以补阳为主,阴中求阳助冲任气血旺盛为治疗重点。治宜温补肾阳,引血下行。

(4)行经期(月经期):月经来潮标志着本次月经的结束,新的周期的开始,此期的经水排泄实际上是阳气下泄让位于阴,故因势利导以通为主是行经期的治疗特点。治宜活血调经,使胞宫排血通畅,冲任经脉气血顺和,除旧布新,为新月经周期奠定基础。

调周法临床使用时,应测量基础体温(BBT),B超监测排卵等,通过西医检查优势,掌握微观的深层次资料,有助于了解月经周期中不同时期的变化特点,中西医各取所长,宏观与微观的结合,才能不断提高调周法疗效。单纯中药促排卵效果不理想时,可适当使用西药促排卵治疗。

2.促排卵的治疗方法

无排卵功血止血后,对于有生育要求患者,可进行促排卵治疗。中医促排卵需辨证,根据肾藏精,主生殖等理论,多数医家认为主要应该从肾论治促排卵。如罗元恺教授主张温肾为主而兼滋阴以促排卵,认为无排卵者,多属肾阳虚为主而兼肾阴不足,治以温肾为主而兼滋阴,于经净后服促排卵汤以促其排卵。促排卵汤基本组成:菟丝子20 g,枸杞子20 g,淫羊藿10 g,制巴戟15 g,党参20 g,熟地黄15 g,当归10 g,制附子(先煎)6 g,炙甘草6 g。于月经来潮第5天开始连续服14剂左右,每天1剂,每天2次,一个月经周期为1个疗程,共服用3个疗程。

夏桂成教授认为,经间排卵期,除了活血通络、补肾燮理阴阳以促排卵,以及处理常见的五大干扰因素(五大兼证)即痰、湿、气、血、寒五者之外,重要的是处理经间排卵期的三大矛盾,即动与静、升与降、泻与藏之间的矛盾。其主张在偏重补阴的基础上适量加用补阳之品,补肾助阳,佐调气血,主要以补肾促排卵汤为基础加减来治疗。补肾促排卵汤药用:怀山药、山茱萸、熟地黄、炒牡丹皮、茯苓、赤白芍、丹参、川续断、菟丝子、鹿角片(先煎)各10 g,五灵脂(包煎)12 g,红花6 g,或加川芎6 g,荆芥5 g。经间排卵期服,每天1剂,3数律者连服3天,5数律者连服5天,7数律者连服7天。鉴于排卵在入夜时间,因此要求夜间服药,一般于晚饭后30分钟及临睡时服药为佳。

西药促排卵需严格掌握禁忌证,规范使用促排卵药物。

(三)难点三:怎样改善有排卵性功血的黄体功能

中医认为肾虚为黄体不健的根本原因,但对是偏肾阳虚还是肾阴虚,仍有争议,夏桂成等教授研究认为黄体不健的中医辨证主要为肾阳虚肝郁证,张玉珍教授继承罗元恺教授的学术思想,在多年的临床实践中注意到黄体不健患者常有五心烦热、咽燥口干、舌红少苔、脉细数等阴虚见证,因此,主张本病的中医辨证主要为肾阴虚肝郁证,予罗氏调经种子丸(由酒洗菟丝子、酒洗当归、酒炒白芍、北柴胡等药物组成)治疗。于卵泡期开始服药,针对黄体不健的病因病机,调整患者已紊乱的"肾气-天癸-冲任-胞宫"轴,以恢复女性机体中阴阳的动态平衡。

西医认为有排卵功血主要表现以下三点:①FSH 缺乏,卵泡发育差,雌激素分泌不足,黄体功能不足;②LH 峰值不高,黄体发育不良;③下丘脑-垂体-卵巢轴功能紊乱,引起黄体萎缩不全,内膜持续不断有孕激素影响,不能完全脱落。

针对以上情况,可考虑:①枸橼酸氯米芬促排卵,应用枸橼酸氯米芬使 FSH 增高,黄体功能好转,孕激素分泌充足而不再点滴出血;②月经后半期加用黄体酮,共用 7～10 天,使子宫内膜分泌期发育良好而减少出血;③黄体萎缩不全者于黄体期加用黄体酮,抑制 LH 持续分泌并使子宫内膜发育良好,完全脱落,月经期不致延长。

八、经验与体会

(一)无排卵性功血的治疗体会

无排卵功血的群体以青春期、围绝经期为多。青春期的 H-P-O 轴功能发育尚不完善,围绝经期的卵巢功能逐渐衰竭,尽管二者均为无排卵,但二者卵巢功能的结局不同,因此治疗法则也不尽相同。

(1)对于青春期无排卵功血的总体治疗为对症止血及调整 H-P-O 轴功能为主,以恢复月经周期为治愈标志,中医治疗原则补肾是贯穿始终的治疗大法。

关于青春期功血的调周问题,目前有两种治疗认识,一是控制异常出血后,当积极调周,并且以建立排卵功能为治愈标准;二是认为治疗仅达到对症止血或建立月经周期,不强调有排卵,让患者生殖轴随着青春发育的进一步成熟,自行建立有排卵月经周期。第一种观点的目的是彻底治愈,防止复发,并为今后育龄期的生殖功能正常打下基础。第二种观点的目的是顺其自然,让有限的卵泡在育龄期生殖需要时排放,以免卵泡耗竭。卵巢的生殖功能持续时间有一定年限,青春期非生殖最佳年龄,从保全卵巢功能于生殖最佳年龄时处于活跃状态着想,让机体在自然状态下,而不是药物状态下恢复正常排卵功能有一定科学意义,相当于在最佳生育年龄前不动用储备始基卵,让卵巢处于半苏醒状态,但需要长期观察,如接近 18 周岁仍然为无排卵周期,则应积极唤醒卵巢功能。

卵巢功能与中医先天禀赋相关,先天肾气充足,则卵巢功能持续时间较长,排卵的年限相应也较长久,故多为自身便能先建立正常月经有排卵周期,反之,机体如在自身建立正常排卵周期时有障碍,属于先天禀赋不足,卵巢自排卵功能的年限相对较短,治疗时当根据患者的需要制定卵巢功能状态调节的长远计划。对于 18 岁以下,尤其是 11～13 岁月经刚初潮少女,在必要时可只调节为有正常周期月经,即让卵巢处于半休眠状态,而不强求一定恢复为有排卵月经。因此,对于青春期功血的治疗,需根据患者的禀赋情况进行判定,对于采取第二种治疗方法者,有必要进行临床远期随访。

(2)围绝经期无排卵功血的治疗主要为对症止血,控制围绝经期伴随症状,帮助其平稳过渡至绝经期,无须维持正常月经周期,中医方面健脾益气养血是主要的治疗方法。

(二)功能失调性子宫出血出血期的治疗应当顺势治疗

无论是排卵性功血还是无排卵性功血,对于出血期的治疗,应根据具体情况,止血治疗有

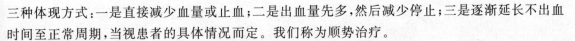

三种体现方式：一是直接减少血量或止血；二是出血量先多，然后减少停止；三是逐渐延长不出血时间至正常周期，当视患者的具体情况而定。我们称为顺势治疗。

1.顺应月经周期

对于功血出血期的治疗，首先应准确判断当以止塞为主或当以通下为主，对于病程短者，在接近既往正常月经周期时，当顺势以通下为主，目的是尽量不扰乱自身生殖轴内分泌功能，为日后调周打下基础，其余时间的出血则以塞流为主；对于病程长，反复阴道不规则流血者，注意寻找是否有每月一次出血明显增多的周期性变化，如有此变化，则尝试以出血量多时为月经周期，或通下或顺其自然，3～5天后则以塞为主治疗。顺应月经周期治疗，是止血与调周的有序治疗。

2.顺应胞宫生理藏泻

胞宫生理是亦藏亦泻，藏泻有时。其泻表现为行经、分娩，其藏表现为蓄经、育胎。功血患者的胞宫功能则处于藏泻失调，在治疗中当分辨胞宫处于或藏、或泻、或正由泻向藏的功能转化、或正由藏向泻的功能转化。顺应胞宫的生理功能，即在胞宫当藏时运用补法，以固冲任；在胞宫当泻时运用泻法，以去瘀滞；在胞宫功能处于转化时，则注意补泻药物的配伍比例，当胞宫生理功能出现藏泻有度，则为痊愈。B超检查结果，可帮助医者正确判定无排卵功血患者出血期间胞宫所处的生理功能状态，合理使用止血方法，以获得较好的治疗效果。胞宫的生理功能当藏时，冲任气血处于相对不足状态，子宫内膜多呈线型、薄或不能测定出厚度，一般当功血患者子宫内膜厚度为 0.2～0.5 cm（双层），可以补法为主治疗；胞宫的生理功能当泻时，冲任气血处于相对壅滞状态，子宫内膜较厚，一般当功血患者子宫内膜双层厚度达 0.6～1.3 cm 时，可以泻法为主治疗。单纯塞流或塞流澄源复旧三法同用多适合于内膜较薄者。有时对崩漏的治疗首先以单纯止血塞流，如为暴流如注，当塞流止血顾本；有时又当分出血的久暂、出血势头的急缓和量的多少、全身兼证舌脉等，塞流、澄源同用，如出血时间较长，出血势缓，色暗有块，当以先化瘀止血为主，可配合 B 超检查以了解内膜厚度，内膜较厚者，即使无血块及全身瘀滞症状，仍属胞宫冲任气血瘀滞，可以化瘀行气之法助内膜剥脱止血；内膜较薄者，可补肾健脾助内膜增生修复以止血。在胞宫藏泻功能状态进行治疗的同时，仍当辨证加减用药。

九、预后与转归

青春期以无排卵性功血多见，患者多数随年龄增长，性腺轴功能将会逐渐发育成熟，其间经过适当的治疗，最终可建立正常排卵的月经周期，少数患者病程长，药物治疗反应差则难以治愈，或易由某些诱因而复发。

育龄期无排卵性功血患者主要为对症止血、恢复或建立正常排卵周期，有生育要求者，必要时促排卵治疗，一般多能见效；严重的无排卵性功血，应注意饮食和激素的使用。过多食用饱和脂肪酸食物会刺激雌激素的过度分泌，同时晚婚、晚育、无正常婚育、哺乳期短、环境污染等多种因素，都往往使女性长期受到雌激素的影响。子宫内膜受到长期的雌激素刺激，有可能导致子宫内膜增生和子宫内膜癌的发病增多或年龄提前。育龄期有排卵性功血多表现为经期延长或经间期出血，排除身体器质性病变后，多有自愈趋势，预后较好。

围绝经期功血病程相对较短，以止血及对症治疗，促进顺利绝经为主，疗效一般尚可，但该时期也是恶性病变的高发阶段，应加强监测，否则预后一般。

（阎欣欣）

第十二节　盆腔炎性疾病

女性内生殖器及其周围的结缔组织、盆腔腹膜发生炎症,称盆腔炎性疾病。

盆腔炎性疾病是指女性上生殖道的一组感染性疾病,主要包括子宫内膜炎、输卵管炎、输卵管卵巢脓肿、盆腔腹膜炎等。炎症可局限于一个部位,也可同时累及几个部位。以输卵管炎、输卵管卵巢炎最常见。盆腔炎性疾病若未能得到及时、彻底治疗,可能发生一系列的后遗症,如可导致不孕、输卵管妊娠、慢性盆腔痛及炎性反复发作等。

本节仍按中医对急、慢性盆腔炎的辨证论治方法介绍于下。

一、急性盆腔炎

急性盆腔炎是指女性生殖器官及其周围结缔组织和腹膜的急性炎症。其初期的临床表现与古籍记载的"热入血室""产后发热""妇人腹痛"相似。

(一)病因病机

急性盆腔炎的发病与阴部不良卫生习惯或房事不节或手术不慎,感受热毒、湿热之邪有关,或由邻近脏器病变,累及子宫等而发病。

急性盆腔炎的主要病机为湿热瘀阻于子宫、胞络,致冲任带三脉功能失常;或素有宿疾,日久不愈,内结癥瘕,复因劳累、重感外邪而触发。

1.热毒壅盛

正值经期,或流产、分娩后,体弱胞虚,若房事不节,或手术消毒不严,热毒内侵,客于胞宫、胞络等,邪热与气血相搏,滞于冲任,化热酿毒,正邪交争,致高热、腹痛、阴道分泌物增多。

2.湿热瘀结

经行产后,余血未尽,湿热之邪乘虚侵入,与余血相搏,客于子宫、胞络;或急性盆腔炎后,邪气未尽,遇房劳、寒热之邪等感触而复发,湿热之邪与气血相搏,致使气机不利,经络气血受阻,冲任带脉功能失常而致病。

(二)诊断要点

1.临床表现

呈急性病容,下腹部疼痛,甚至剧痛难忍,高热不退,白带增多,呈脓性,秽臭。若在月经期发病,可出现月经量增多,甚至如脓血,经期延长,或伴恶心呕吐,腹胀、腹泻,尿频、尿急等症状。

2.妇科检查

下腹部肌紧张,有压痛、反跳痛;阴道充血,内有大量脓性分泌物;宫颈充血水肿,抬举痛;子宫大小正常或略大,压痛明显,活动受限;双侧附件压痛明显,可触及增粗的输卵管或包块;必要时做后穹隆穿刺,可吸出脓液。

3.辅助检查

血常规检查白细胞数明显升高,中性升高;血沉加快;分泌物或血培养阳性;B超检查可见后穹隆游离液体,输卵管增粗并有积液,或附件脓肿;必要时做腹腔镜检查。

（三）鉴别诊断

1.急性阑尾炎

两者均以发热、下腹痛为主要症状。急性阑尾炎疼痛多局限于右下腹部,麦氏点压痛、反跳痛。而盆腔炎痛在下腹两侧,病位较低,再通过病史以及体格检查等即可鉴别。

2.异位妊娠、卵巢囊肿蒂扭转、黄体囊肿破裂、卵巢巧克力囊肿破裂

此类疾病都有下腹疼痛,但急性盆腔炎伴有发热。体格检查、B超检查或妇科盆腔检查,亦可资鉴别。

（四）辨证论治

急性盆腔炎发病急,病情重,病势凶险。一般属热、属实。

治疗以清热解毒为主,活血化瘀为辅。治疗必须及时彻底,常常需中西医结合治疗。若盆腔炎性疾病未得到及时正确的治疗,可能发生一系列的后遗症,如输卵管阻塞、输卵管增粗;输卵管卵巢粘连形成输卵管卵巢肿块;输卵管积水或输卵管卵巢囊肿;子宫固定等。

1.热毒壅盛

主要证候:发热头痛或高热、寒战,下腹剧痛拒按,或下腹有包块,带下量多,色黄或赤白相兼,质黏稠如脓血,臭秽,若值经期可出现经量增多、经期延长,全身乏力,口干欲饮,大便干结,小便短赤。舌质红,苔黄,脉滑数。

证候分析:热毒内侵,客于胞宫、胞络,热毒与气血相搏,邪正交争,营卫不和,故发热寒战;血被热毒煎熬成瘀,瘀滞下焦,故下腹痛而拒按有块;任带损伤,则带下量多;冲任失调,可见月经紊乱,经血量多;热盛中焦,热灼津液,故口干欲饮;下焦热毒盛,故大便干结,小便短赤。舌红,苔黄,脉滑数,亦为热毒壅盛之征。

治法:清热解毒,凉血化瘀。

方药:黄连解毒汤(《胎产秘要》)。黄芩、黄连、黄柏、栀子,加生地黄、牡丹皮、乳香、没药。

方中黄芩清上焦肺热;黄连清中焦脾胃实热;黄柏泻下焦膀胱实热;栀子泻三焦实火,加生地黄、牡丹皮滋阴清热凉血;乳香、没药活血化瘀止痛。全方共奏清热解毒、凉血化瘀之效。

随症加减:若带下量多而秽臭者,加车前草、椿根白皮、茵陈以清热利湿;盆腔形成脓肿者,加冬瓜仁、红藤、皂角刺、败酱草、生薏苡仁以清热排脓;腹胀甚者,加厚朴、枳实以行气导滞;兼经量多、经期长者,加大黄、地榆、生地黄、大蓟等以清热泻火、凉血止血;兼便秘者,加大黄、桃仁通腑泄热。

若症见高热神昏,下腹痛加重,烦躁谵语,斑疹隐隐,舌红绛,苔黄燥,脉弦细而数,为热邪已入营分,治宜清营解毒、活血消瘀。方用清营汤(《温病条辨》)加减。同时,应结合西医治疗,合理选用抗生素。若经过上述保守治疗仍高热不退,腹痛不减,盆腔脓肿形成时,可考虑手术治疗。

2.湿热瘀结

主要证候:低热起伏,下腹坠胀,或有灼热感,或疼痛拒按,痛连腰骶,带下量多、色黄、质稠、臭秽,胸闷,食欲缺乏,小便频急、色黄,大便溏薄伴里急后重。舌质红、苔黄腻,脉弦滑或滑数。

证候分析:湿热之邪结于下焦,与气血相搏,气血运行失常,则下腹坠胀或疼痛拒按;邪正交争,病势进退,故见低热起伏;湿热留于任带二脉,致任带失约,见带下量多、色黄、质稠、臭秽;湿热下注膀胱,故小便频急、短黄;湿热滞于大肠,故大便溏薄伴里急后重;湿热阻于中焦,故见胸闷纳呆。舌质红,苔黄腻,脉弦滑,亦为湿热内结之征。

治法:清热利湿,化瘀止痛。

方药:清热调血汤(《古今医鉴》)。当归、川芎、白芍、生地黄、黄连、香附、桃仁、红花、莪术、延胡索、牡丹皮,去白芍,加败酱草、红藤、薏苡仁、栀子。

方中黄连清热解毒;当归、桃仁、红花、莪术、川芎活血散瘀;香附、延胡索行气止痛,气行血活,湿热之邪自无留滞之所;牡丹皮、生地黄清血分之热,加红藤、栀子增强清热解毒之力;薏苡仁、败酱草清利湿热、解毒排脓。诸药配合,共奏清热利湿、化瘀止痛之功。

随症加减:若正值经期,兼见经量增多、经期延长者,上方去当归、川芎、红花,酌加槐花、地榆、马齿苋清热利湿止血;兼腹痛剧者,酌加木香、天台乌药增加理气止痛之力。

二、慢性盆腔炎

慢性盆腔炎是指女性内生殖器及其周围结缔组织和盆腔腹膜的慢性炎症。古人描述散见于"腹痛""带下病""不孕"等病证中。最近西医妇科学称为"盆腔炎性疾病后遗症"。

(一)病因病机

慢性盆腔炎常因急性盆腔炎未得到及时正确的治疗,或患者体质虚弱,病程迁延引起。主要病机为湿瘀之邪蕴于子宫、胞络,致冲任带脉功能失调而致。

1.气滞血瘀

素有宿疾,瘀血内阻;或因七情内伤,肝气郁结,气滞血瘀;或外感湿热之邪,滞留冲任胞宫。均致胞脉血行不畅而发病。

2.寒凝气滞

于经期、产后,感受寒邪,或过食苦寒生冷,寒湿之邪与胞宫内余血浊液相结,凝结瘀滞;或素有宿疾,病程迁延日久,正气虚弱,致使阳气不振,气血失于温运而瘀滞。

3.脾虚瘀浊

脾气素弱,或过服苦寒之品,损伤脾胃,运化失职,湿浊内停,下注冲任,致气血运行不利,郁久成瘀。瘀血与湿浊互结,滞于下焦,伤及冲任带脉而致病。

(二)诊断要点

1.临床表现

下腹痛或坠胀,或痛连腰骶,于劳累、性交后及月经前后加剧,白带量多、色黄、味臭,月经不调,或低热,甚至不孕。

2.妇科检查

若为盆腔结缔组织病变,子宫常呈后倾后屈,子宫大小可正常,活动受限或粘连固定,宫骶韧带常增粗、变硬,有触痛;若输卵管病变,在子宫一侧或两侧触到呈条索状增粗的输卵管,并有轻度压痛;若为输卵管积水或输卵管卵巢囊肿,则可扪及囊性肿块。

3.辅助检查

腹腔镜检查可见盆腔内炎性病变及粘连,盆腔B超、子宫输卵管造影有助诊断。

(三)鉴别诊断

子宫内膜异位症、盆腔瘀血症、卵巢囊肿、慢性阑尾炎、慢性结肠炎、肠粘连等疾病均有程度不同的慢性下腹痛,可通过询问病史、体格检查,必要时结合B超、腹腔镜、结肠镜等辅助检查进行鉴别。

(四)辨证论治

本病病程较长,以慢性、持续性下腹痛为主要症状,或反复急性发作,或并发异位妊娠,或不

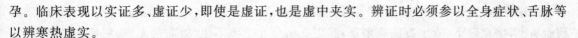

孕。临床表现以实证多、虚证少,即使是虚证,也是虚中夹实。辨证时必须参以全身症状、舌脉等以辨寒热虚实。

治疗以活血理气、化瘀散结为主。本病多以局部症状为主,常需采取内服与外治、整体与局部相结合的综合治疗。

1.气滞血瘀

主要证候:少腹一侧或双侧坠胀疼痛,腰骶酸痛,劳累后或经期更甚,经期延长,或经量增多,有血块,块下痛减,带下量多,色黄或白,有气味,或婚久不孕。舌质暗、苔薄,脉细弦。

证候分析:情志内伤,肝气郁结,气血运行失畅,瘀血结于子宫胞脉,则少腹疼痛、坠胀;经期或劳累后瘀滞加重,故疼痛更甚;气血瘀结,伤及任带二脉,故带下异常;伤及肝肾,则腰骶酸痛;血瘀内阻,新血难安,故经期延长,或月经量多、有血块;胞脉闭阻,两精不能结合,故不孕。舌质暗、苔薄,脉细弦,亦为气滞血瘀之征。

治法:活血化瘀,理气止痛。

方药:血府逐瘀汤(《医林改错》)。当归、生地黄、桃仁、红花、枳壳、赤芍、柴胡、甘草、桔梗、川芎、牛膝,加红藤。

方中含桃红四物汤活血祛瘀;配柴胡、枳壳、芍药、甘草疏肝理气,气行则血行;桔梗开胸膈之结气;牛膝导瘀血下行,加红藤清热解毒。诸药合用,共具理气行滞、化瘀止痛之功。

随症加减:兼见低热者,加败酱草、蒲公英、黄柏以清热解毒;若腹痛较甚,加蒲黄、五灵脂以化瘀止痛;兼见经量多,加地榆、茜草、三七化瘀止血;兼带下多者,加黄柏、白芷、薏米清热利湿;兼神疲乏力,加党参、白术健脾益气;兼腰酸者加杜仲、桑寄生、续断补肾壮腰;兼有包块者加夏枯草、甲片、皂角刺以软坚散结。

2.寒湿凝滞

主要证候:小腹冷痛,遇热痛减,经行腹痛加重,腰骶坠胀觉冷,带下量多、色白,月经后期、量少、色暗有块,神疲乏力,婚久不孕。舌质淡暗,苔白腻,脉沉迟。

证候分析:寒湿之邪入侵子宫、胞脉,与气血相结,气血运行不畅,故小腹冷痛,得热则减,月经后期、量少;湿邪下注,损伤任带二脉,则致带下量多;寒伤阳气,阳气不振,脏腑失温,故见神疲乏力,腰骶坠胀觉冷,宫寒不孕。舌淡暗,苔白腻,脉沉迟,亦为寒湿凝滞之征。

治法:温经散寒,化瘀止痛。

方药:少腹逐瘀汤(《医林改错》)。小茴香、干姜、生蒲黄、五灵脂、延胡索、没药、当归、川芎、赤芍、肉桂,加茯苓、白术。

方中小茴香、肉桂、干姜温经散寒止痛;当归、赤芍、川芎养血活血;蒲黄、五灵脂、没药、延胡索化瘀止痛,加茯苓、白术健脾渗湿。诸药合用,共奏温经散寒、健脾化湿、活血化瘀之效。

随症加减:若少腹冷痛甚,加艾叶、细辛、吴茱萸温经止痛;兼肿块者,加桃仁、三棱、莪术化瘀消症;兼腰酸者,加川续断、寄生、杜仲温肾强腰。

若寒邪渐散,但湿邪留滞。症见带下量多、色白、质黏腻,胸脘痞闷,口淡腻,四肢沉重,腰骶重坠,苔白腻,脉缓。方用参苓白术散(《太平惠民和剂局方》)加桂枝、仙茅益气健脾、理气化湿。

3.脾虚瘀浊

主要证候:小腹胀痛,缠绵日久,痛连腰骶,经前、经期尤甚,面色无华,精神疲倦,四肢乏力,食少纳呆,大便溏薄,月经后期,经量或多或少,带下量多、色白黏稠。舌胖淡暗或舌边有齿印,苔薄白,脉细缓或弦缓。

证候分析:脾虚湿浊内停,阻滞冲任、胞络,气血运行不畅,郁久成瘀,故小腹胀痛;经前、经期胞血满溢,瘀血随下,故小腹胀痛加重;脾虚气血生化之源不足,故面色无华,精神疲倦,四肢乏力;脾虚运化不利,则食少纳呆,大便溏薄;脾虚瘀浊内停,阻滞冲任,则月经不调;脾虚湿浊下注,故带下量多,色白黏稠。舌体胖,边有齿印,质淡暗,苔薄白,脉细缓或弦缓,亦为脾虚瘀浊之征。

治法:健脾化浊,祛瘀通络。

方药:香砂六君子汤(《名医方论》)。党参、白术、茯苓、甘草、半夏、陈皮、木香、砂仁、生姜、大枣;合桂枝茯苓丸(《金匮要略》):桂枝、牡丹皮、赤芍、桃仁,去桃仁、加丝瓜络。

方中香砂六君子汤芳香醒脾,健运化湿;桂枝茯苓丸活血化瘀,因大便溏薄,去桃仁,加丝瓜络行气通络。二方合用,共奏补脾健运、活血通络之功。

随症加减:若小腹胀痛明显,加乌药、延胡索行气止痛;兼经量过少者,酌加丹参、益母草、泽兰活血调经;兼经量过多者,经期去桂枝、赤芍,加三七、蒲黄、荆芥炭化瘀止血。若久病及肾,兼见夜尿多者,可于上方加桑螵蛸、乌药、益智仁补肾缩尿。

(五)其他疗法

1.中药保留灌肠

(1)复方红藤汤(《新编妇科秘方大全》):红藤、败酱草、蒲公英、丹参各30 g,金银花、连翘、鸭趾草各20 g,紫花地丁25 g。将上方水煎浓缩至100 mL保留灌肠。以晚上睡眠前进行为佳,月经干净后3~5天开始治疗,每天1次,10天为1个疗程,一般持续2~3个疗程。适用于急性盆腔炎湿热蕴结证。

(2)金银花30 g,蒲公英20 g,地丁20 g,红藤30 g,败酱草20 g,连翘20 g,三棱15 g,莪术15 g,丹参20 g,赤芍20 g。浓煎至100 mL保留灌肠,每天1次,10天为1个疗程,一般持续2~3个疗程。适用于急性盆腔炎湿瘀内结证。

(3)化瘀解毒汤(《新编妇科秘方大全》):败酱草20~30 g,三棱、莪术、赤芍、牡丹皮、红藤、木香、槟榔、昆布、大黄各10~15 g。上药浓煎成100 mL,缓慢灌肠,每天1次,10天为1个疗程。适用于慢性盆腔炎湿热互结证。

(4)三棱、莪术、延胡索、五灵脂各20 g,金银花、桃仁、红花、连翘各20 g,荔枝核、皂角刺、丹参、赤芍各10 g。浓煎成100 mL,缓慢灌肠,每天1次,10天为1个疗程。适用于慢性盆腔炎气滞血瘀证。

2.中药外敷

(1)鲜蒲公英适量,捣烂如泥,加白酒调匀,外敷下腹部。适用于急性盆腔炎各证型。

(2)金黄膏外敷下腹部,每天1次。适用于急性盆腔炎湿热蕴结证。

(3)外熨消症散(《新编妇科秘方大全》):血竭5 g,乳香、没药、白芥子、莱菔子各30 g,桃仁、红花、麻黄、小茴香各15 g,附子、吴茱萸各45 g,冰片10 g,炒食盐60 g。上方除冰片外,其余药物均捣为粗末,取醋1 000 mL于铁锅内煎沸后加入食盐煮10分钟,加入药末,煎炒至半干后取出,晾一天,加入冰片和匀。装入布袋备用,睡前放置小腹部,上压热水袋热敷,每天1~2次,每次30分钟,1个月为1个疗程,一袋药可热敷3月。适用于慢性盆腔炎气滞血瘀证。

(4)乌头、艾叶、肉桂、鸡血藤、红花、川芎、延胡索、五灵脂、当归、皂角刺各20 g。切成细末,入布袋内,蒸后热敷下腹部,每天1~2次。适用于慢性盆腔炎寒湿凝滞证。

3.中成药

(1)金刚藤糖浆,每次15~20 mL,口服,每天3次。4周为1个疗程。适用于急、慢性盆腔炎。

(2)妇科千金片,每次 4 片,口服,每天 2~3 次,连服 4 周。适用于急、慢性盆腔炎。

(六)预防与调摄

(1)注意个人卫生保健,积极锻炼身体,增强体质。

(2)急性盆腔炎、阴道炎、淋病者应及时彻底治愈。

(3)正确处理分娩及宫腔手术,严格执行无菌操作。凡有可能感染者,应及时进行预防性治疗。

(4)慢性盆腔炎病程较长,应正确认识疾病,解除思想顾虑,增强治疗的信心。

(赵德伟)

第十三节 带 下 病

带下量明显增多或减少,色、质、气味异常,或伴有全身或局部症状者,称带下病,古代又称为"白沃""赤沃""白沥""赤沥""下白物"等。本病首见于《素问·骨空论》:"任脉为病,女子带下瘕聚"。带下有广义和狭义之分,广义带下泛指经、带、胎、产等多种妇科疾病,因其多发生在带脉以下而名,故古人称妇产科医师为带下医。狭义带下指妇女阴中分泌的一种阴液。又有生理和病理之别,生理性带下是指女性发育成熟后,阴道内分泌的少量无色无臭的黏液,有润泽阴道的作用。妇女在月经期前后、经间期、妊娠期带下稍有增多者,或绝经前后带下减少而无明显不适者,均为生理现象,不作疾病论。带下病是妇科的常见病、多发病,常缠绵反复、不易速愈,且易并发月经不调、阴痒、闭经、不孕、癥瘕等病证。临床上带下过多以白带、黄带、赤白带、五色带为常见,但也有带下过少者,亦属带下病的范畴。本节所讨论的是带下病中的带下过多。

西医学的"阴道炎""宫颈炎""盆腔炎"等所致的白带增多,属于本病范畴。

一、病因病机

本病主要病因是湿邪为患,伤及任、带二脉,使任脉不固,带脉失约而致。湿邪又有内湿、外湿之分。内湿主要涉及脾、肾、肝三脏,脾虚失运,水湿内生;肾阳虚衰,气化失常,水湿内停;肝郁侮脾,湿热下注等均可产生内湿。外湿多因久居湿地,或冒雨涉水或不洁性交等感受湿邪引起。

(一)脾虚湿困

素体脾虚,或劳倦过度,或饮食所伤,或思虑太过,皆可损伤脾气,致其运化失职,水液不运,聚而生湿。湿性趋下,流注下焦,伤及任带,使任脉不固,带脉失约,故致带下过多。

(二)肾虚

先天禀赋不足,或年老体虚,或房劳过度,或早婚多产,或久病伤肾,致肾阳亏虚,命门火衰,寒湿内生,使带脉失约,任脉不固,而为带下病;或因肾气亏损,封藏失职,阴精滑脱,而致带下过多;亦有素体肾阴偏虚,或年老真阴渐亏,或久病伤阴,相火偏旺,虚热扰动,或复感湿邪,湿郁化热,伤及任带,任带约固失司,而为带下病。

(三)湿热下注

经行产后,胞脉空虚,摄生不洁,或淋雨涉水,居处潮湿等,皆可感受湿邪,蕴久化热;或因脾

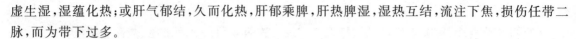

虚生湿,湿蕴化热;或肝气郁结,久而化热,肝郁乘脾,肝热脾湿,湿热互结,流注下焦,损伤任带二脉,而为带下过多。

(四)热毒蕴结

经期产后,胞脉空虚,摄生不慎,或房室不禁,或阴部手术消毒不严,或手术损伤,感染热毒,或湿热蕴久成毒,热毒损伤任带二脉,而为带下过多。

二、诊断要点

(一)临床表现

带下量明显增多,并伴带下色、质、气味的异常,或伴有阴部瘙痒、灼热、疼痛、坠胀,或兼有尿频、尿痛、小腹痛、腰骶痛等局部和全身症状。

(二)妇科检查

可见各类阴道炎、宫颈炎症、盆腔炎性疾病等炎症体征,也可发现肿瘤。

(三)辅助检查

外阴及阴道炎患者因病原体不同,阴道分泌物特点、性质也不一样,可通过阴道分泌物涂片检查以区分滴虫性阴道炎、外阴阴道假丝酵母菌病、细菌性阴道病等。怀疑盆腔肿瘤或盆腔炎症者,可做宫颈刮片、B超等多项检查以明确诊断。急性或亚急性盆腔炎时,血白细胞计数增高。

三、鉴别诊断

(1)带下呈赤色时,应与经间期出血、漏下鉴别。①经间期出血:经间期出血是在两次月经之间出现周期性的阴道少量出血,一般持续2～3天能自行停止;赤带者,绵绵不断而无周期性,且为似血非血之黏液。②漏下:漏下是对经血非时而下,量少淋漓不断,无正常月经周期而言;赤带者,是似血非血的赤色黏液,且月经周期正常。

(2)带下呈赤白带或黄带淋漓时,应与阴疮、子宫黏膜下肌瘤鉴别。①阴疮:阴疮为阴户生疮,伴有阴户红肿热痛,或积结成块,溃破时可有赤白样分泌物,甚至疮面坚硬肿痛、臭水淋漓等;带下浓浊似脓者,仍是由阴中分泌而由阴道而出的一种黏液,分泌物的分泌部位不相同,且无阴疮的局部症状。②子宫黏膜下肌瘤:子宫黏膜下肌瘤突入阴道时,可见脓性白带或赤白带,或伴臭味,与黄带、赤带相似。可通过妇科检查、B超检查加以鉴别。

(3)带下呈白色时,应与白淫、白浊鉴别。①白淫:指欲念过度,心愿不遂时;或纵欲过度,过贪房事时,突然从阴道内流出的白色液体,有的偶然发作,有的反复发作,与男子遗精相类似。②白浊:指由尿窍流出的混浊如米泔样物的液体,多随小便排出,可伴有小便淋漓涩痛;而带下过多出自阴道。此外,带下五色间杂,如脓似血,臭秽难闻者,应警惕宫颈癌、宫体癌、或输卵管癌。可借助妇科检查、阴道细胞学检查,或宫颈、子宫内膜病理检查,B超、宫腔镜、腹腔镜等检查作出鉴别。

四、辨证论治

本病主要以带下的量、色、质、气味的异常情况为依据,并结合全身症状、舌脉来辨清虚、实、寒、热。一般而论,量多、色淡、质稀者,多属虚、属寒;量多、色黄、质稠、有臭秽者,多属实、属热;带下量多、色黄或赤白带下,或五色带、质稠如脓、有臭味或腐臭难闻者,多为热毒。

治疗以除湿为主。一般治脾宜运、宜升、宜燥;治肾宜补、宜涩;治肝宜疏、宜达;湿热和热毒宜清、宜利。还可配合其他疗法以提高疗效。

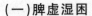

（一）脾虚湿困

主要证候：带下量多，色白或淡黄，质稀薄，或如涕如唾，绵绵不断，无气味。面白无华，四肢不温，腹胀纳少，便溏，肢倦，或肢体浮肿。舌淡胖，苔白或腻，脉缓弱。

证候分析：脾虚运化失职，水湿下注，伤及任带，使任脉不固，带脉失约，故致带下量多，色白或淡黄，质稀薄，或如涕如唾，绵绵不断；脾虚中阳不振，则见面白无华，四肢不温；脾虚失运，化源不足，机体失养，则肢倦，腹胀纳少，便溏，或肢体浮肿；舌淡胖，苔白或腻，脉缓弱，皆为脾虚湿困之征。

治法：健脾益气，升阳除湿。

方药：完带汤（《傅青主女科》）。白术、山药、人参、白芍、苍术、甘草、陈皮、黑芥穗、柴胡、车前子。

方中重用白术、山药以健脾益气止带；人参、甘草补气扶中；苍术健脾燥湿；白芍、柴胡、陈皮舒肝解郁，理气升阳；车前子利水除湿；黑芥穗入血分，祛风胜湿。全方脾、胃、肝三经同治，寓补于散之内，寄消于升之中，补虚而不滞邪，以达健脾升阳、除湿止带之效。

随症加减：若肾虚腰痛者，加杜仲、菟丝子、鹿角霜、覆盆子等温补肾阳；若兼见四肢不温，畏寒腹痛者，加黄芪、香附、艾叶、小茴香以温阳益气，散寒止痛；若带下日久，正虚不固者，加金樱子、芡实、乌贼骨、白果、莲肉、龙骨之类以固涩止带；纳呆者，加砂仁、厚朴以理气醒脾；便溏、肢肿者，加泽泻、桂枝以助阳化气利水。若脾虚湿郁化热，症见带下量多，色黄，质稠，有臭味者，宜健脾祛湿，清热止带，方用易黄汤（《傅青主女科》）。

（二）肾虚

1.肾阳虚

主要证候：带下量多，清冷如水，绵绵不断。腰膝酸软冷痛，形寒肢冷，小腹冷感，面色晦黯，小便清长，或夜尿增多，大便溏薄。舌淡，苔白润，脉沉弱，两尺尤甚。

证候分析：肾阳亏虚，命门火衰，气化失职，寒湿内生，任带不固，故见带下量多，质稀；腰为肾之府，肾虚腰膝失于温养，则腰膝酸软冷痛；阳虚寒盛，则形寒肢冷；小腹为胞宫所居之处，胞络系于肾，肾阳虚，胞宫失于温煦，故小腹有冷感；肾阳虚不能上温脾阳，下暖膀胱，则见大便溏薄，小便清长，或夜尿增多；面色晦暗，舌淡、苔白润，脉沉弱，两尺尤甚，为肾阳不足之象。

治法：温肾助阳，固任止带。

方药：内补丸（《女科切要》）。鹿茸、菟丝子、沙苑子、黄芪、肉桂、桑螵蛸、肉苁蓉、制附子、白蒺藜、紫菀茸。

方中鹿茸、菟丝子、肉苁蓉温肾阳、益精髓，固任止带；黄芪益气固摄；沙苑子、桑螵蛸涩精止带；肉桂、制附子温肾壮阳；白蒺藜疏肝祛风；紫菀茸温肺益肾。全方共奏温补肾阳、涩精止带之效。

随症加减：若便溏者，去肉苁蓉，加补骨脂、肉豆蔻、炒白术以补肾健脾、涩肠止泻；若小便清长或夜尿增多者，加益智仁、乌药、覆盆子以温肾缩尿；若畏寒腹冷甚者，加艾叶、小茴香以温中止痛；若带下如崩者，加人参、鹿角霜、煅牡蛎、巴戟天、金樱子以补肾益气，涩精止带。

2.肾阴虚

主要证候：带下量或多或少，色黄或赤白相兼，质稠，或有臭气。阴部干涩，有灼热感或瘙痒，腰膝酸软，头晕耳鸣，五心烦热，咽干口燥，失眠多梦，或面部烘热，舌质红，苔少或黄腻，脉细数。

证候分析：肾阴不足，虚火内生，复感湿邪，损伤任带二脉，故致带下量较多，带下色黄或赤白相兼,质黏稠,有臭气;阴精亏虚,阴部失荣,则阴部干涩、有灼热感或瘙痒;腰为肾之府,脑为髓海,肾阴虚腰膝、清窍失养,则腰膝酸软,头晕耳鸣;肾阴不足,虚热内生,故见五心烦热,咽干口燥;虚热扰乱心神,则失眠多梦;阴虚不能制阳,虚阳上扰,则见面部烘热;舌红,苔少或黄腻,脉细数,为阴虚夹湿之征。

治法:滋阴益肾,清热止带。

方药:知柏地黄丸(《医宗金鉴》)加芡实、金樱子。熟地黄、山茱萸、山药、牡丹皮、茯苓、泽泻、知母、黄柏。

知柏地黄丸原方可滋阴降火,再加芡实益肾固精、健脾祛湿;金樱子固涩止带。诸药合用,共奏滋肾清热、除湿止带之功。

随症加减:若兼失眠多梦者,加柏子仁、酸枣仁、远志、麦冬以养心安神;若咽干口燥甚者,加麦冬、沙参、玄参以养阴生津;若五心烦热甚者,加地骨皮、银柴胡以清退虚热;兼头晕目眩者,加墨旱莲、女贞子、白菊花、龙骨以滋阴清热,平肝潜阳;带下较多者,加乌贼骨、桑螵蛸固涩止带。

(三)湿热下注

主要证候:带下量多,色黄或呈脓性,质黏稠,有臭气,或带下色白质黏,如豆腐渣状。外阴瘙痒,小腹作痛,脘闷纳呆,口苦口腻,小便短赤。舌质红,苔黄腻,脉滑数。

证候分析:湿热蕴积于下,或湿毒之邪直犯阴器胞宫,损伤任带二脉,故见带下量多,色黄或呈脓性,质黏稠,有臭气,或带下色白,质黏,如豆腐渣状,阴痒;湿热阻遏气机,则小腹作痛;湿热阻于中焦,则见脘闷纳呆,口苦口腻;湿热郁于膀胱,则小便短赤;舌红,苔黄腻,脉滑数,均为湿热内盛之征。

治法:清热利湿止带。

方药:止带方(《世补斋·不谢方》)。猪苓、茯苓、车前子、泽泻、茵陈、赤芍、牡丹皮、黄柏、栀子、牛膝。

方中茯苓、猪苓、泽泻利水渗湿止带;赤芍、牡丹皮凉血活血;车前子、茵陈清热利水,使湿热之邪从小便而泄;黄柏、栀子泻热解毒、燥湿止带;牛膝引诸药下行,直达病所,以除下焦湿热。

随症加减:若带下有臭气者,加土茯苓、苦参以清热燥湿;腹痛者,川楝子、延胡索以理气活血止痛;兼阴部瘙痒者,加苦参、蛇床子以清热杀虫止痒。若肝经湿热下注,带下量多,色黄或黄绿,质黏稠,呈泡沫状,有臭气,阴部瘙痒,烦躁易怒,头晕目眩,口苦咽干,便结尿赤,舌边红,苔黄腻,脉弦滑数。治宜清肝除湿止带,方用龙胆泻肝汤(《医宗金鉴》)。

(四)热毒蕴结

主要证候:带下量多,黄绿如脓,或赤白相兼,或五色杂下,质黏稠,气臭秽。小腹疼痛拒按,腰骶酸痛,口苦咽干,大便干结,小便短赤。舌质红,苔黄或黄腻,脉滑数。

证候分析:热毒损伤任带二脉,故带下量多,赤白相兼,或五色杂下;热毒蕴蒸,则带下质黏如脓,且有臭气;热毒蕴结,瘀阻胞脉,则小腹、腰骶疼痛;热毒伤津,则见口苦咽干,大便干结,小便短赤;舌质红、苔黄或黄腻,脉滑数,均为热毒内蕴之象。

治法:清热解毒。

方药:五味消毒饮(《医宗金鉴》)加半枝莲、白花蛇舌草、土茯苓、薏苡仁、败酱草。蒲公英、金银花、野菊花、紫花地丁、紫背天葵子。

方中蒲公英、金银花、野菊花、紫花地丁、紫背天葵子清热解毒;加半枝莲、白花蛇舌草、土茯苓、薏苡仁、败酱草既能清热解毒,又可利水除湿。全方合用,共奏清热解毒、除湿止带之功。

随症加减:若热毒炽盛,可酌加牡丹皮、赤芍以凉血化瘀;若腰骶酸痛,带下恶臭难闻者,加穿心莲、半枝莲、鱼腥草、椿根白皮以清热解毒除秽;若小便淋痛,兼有白浊者,加土牛膝、虎杖、车前子、甘草梢以清热解毒、利尿通淋。必要时应中西医结合治疗。

五、其他疗法

(一)外治法

(1)洁尔阴、妇炎洁等洗剂外洗。适用于黄色带下。

(2)止带栓塞散成分:苦参 20 g,黄柏 30 g,威灵仙 30 g,百部 15 g,冰片 5 g,蛇床子 30 g,雄黄 5 g。共为细末调匀,分 30 等份。每份用纱布包裹如球状,用长线扎口备用。用前消毒,每晚睡前,将药球纳入阴道内,线头留置于外,第 2 天拉出药球。经期禁用。适用于黄色带下。

(3)川椒 10 g,土槿皮 15 g。煎水坐浴。适用于白色带下。

(4)蛇床子 30 g,地肤子 30 g,黄柏 15 g。煎水坐浴。适用于黄色带下。

(二)热熨法

电灼、激光等作用于宫颈病变局部,使病变组织凝固、坏死、脱落、修复、愈合而达到治疗的目的。适用于因宫颈炎而致带下过多者。

(三)针灸疗法

1.体针

主穴取关元、气海、归来。配穴根据肝郁、肾虚、脾虚之不同,分别取肝俞、肾俞、脾俞等穴。快速进针,用补法,得气之后不留针,每天 1 次,10 次为 1 个疗程。

2.艾条灸

取穴隐白、大都。将艾条点燃,靠近穴位施灸,灸至局部红晕温热为度。每穴施灸 10 分钟左右,隔天 1 次,10 次为 1 个疗程。适用于治疗脾肾阳虚的带下病。

(四)中成药

(1)乌鸡白凤丸,每次 1 丸,每天 2 次,口服。10 天为 1 个疗程。适用于脾肾虚弱者。

(2)愈带丸,每次 3~4 片,每天 3 次,口服。10 天为 1 个疗程。适用于湿热下注者。

(3)知柏地黄丸,每次 5 g,每天 2 次,口服。10 天为 1 个疗程。适用于阴虚夹湿者。

六、预防与调摄

(1)注意个人卫生,保持外阴清洁干燥,勤换内裤。经期产后勿冒雨涉水或久居阴湿之地,以免感受湿邪。

(2)饮食有节,不宜过食肥甘厚味或辛辣之品,以免滋生湿热。

(3)调节情志,积极消除不良情志因素的刺激。

(4)避免房劳多产及多次人工流产等。

(5)定期进行妇科普查,发现病变及时治疗。

(6)反复发作者,应检查性伴侣有无感染,如有交叉感染,应同时接受治疗。

(7)医务人员应严格执行消毒隔离常规,以避免医源性交叉感染。

(赵德伟)

第十四节 不 孕 症

凡生育年龄的妇女,配偶生殖功能正常,婚后同居一年以上,未采取避孕措施而未能受孕者;或曾经受孕而一年又不再受孕者,称为不孕症。前者称为原发性不孕,后者称为继发性不孕。

"不孕"一词早在两千多年前的中医经典著作《内经》中已有论述,《素问·骨空论》曰:"督脉者……此生病……其女子不孕。"《山海经》中称为"无子",《备急千金要方》中称"全无子",又称"断绪"。历代医家对不孕症的论述,散见于"求嗣""种子""子嗣""嗣育"等篇章中。

一、病因病机

《妇科玉尺·求嗣》中引万全曰:"男子以精为主,女子以血为主,阳精溢泻而不竭,阴血时下而不愆,阴阳交畅,精血合凝,胚胎结而生育滋矣。"由此可见,生殖的根本是以肾气、天癸、男精女血作为物质基础。

《备急千金要方》指出夫妇双方的疾病可致不孕:"凡人无子,当为夫妇具有五劳七伤,虚羸百病所致,故有绝嗣之殃。"女性不孕原因复杂。《石室秘录·子嗣论》云:"女子不能生子,有十病。"十病者为:胞宫冷、脾胃寒、带脉急、肝气郁、痰气盛、相火旺、肾水衰、督脉病、膀胱气化不利、气血虚。《圣济总录》记有:"女子所以无子者,冲任不足,肾气虚寒也""胞络者系于肾""肾者,主蛰,封藏之本,精之处也""肾主冲任,冲为血海,任主胞胎",故肾虚是不孕症的重要原因。由于脏腑经络之间的生克制化,寒、湿、痰、热、瘀之间的相互影响及其转化,临床上有多种病因,产生不同的证候,这些原因导致肾和冲任的病变,不能摄精受孕而致病。结合前人的认识和临床实际,导致不孕症的常见证候有肾虚、血虚、肝郁、痰湿、湿热、血瘀等,六个证候临床上常单一出现,亦可多元复合出现,最终导致不孕症。

二、诊断要点

导致不孕症的原因较多且复杂。临床诊断上,通过各种检查手段和方法,查找出不孕的原因是治疗不孕症的关键。检查需要按计划、有步骤地进行。

(一)病史

应详细询问年龄、婚育史、同居时间、性生活情况、避孕情况、月经史、结核病史、生殖道炎症病史、其他内分泌疾病史、手术史、免疫性疾病史、既往病史、家族史及以往诊治经过,特别检查记录,均应详细记录。

(二)症状

婚后夫妇同居,性生活正常,配偶生殖功能正常,未避孕未孕 1 年;或曾孕育过,未避孕且 1 年以上未再受孕。

(三)体征

注意身高与体重,生长发育,第二性征发育情况,有无泌乳,甲状腺大小,毛发分布情况等。注意下丘脑、垂体、肾上腺、甲状腺等内分泌失调所引起的体态变异或皮肤色素异常等。

（四）妇科检查

检查内、外生殖器发育情况,外阴有无畸形及炎症;处女膜有无闭锁及阴道口是否存在狭小或特敏感情况等;阴道是否通畅,有无隔膜、肿瘤、炎症,黏膜颜色是否正常;有无子宫颈口狭小、炎症、糜烂、息肉、赘生物等,同时做真菌、滴虫、pH检查;必要时做涂片检查有无致病菌,或做淋菌、支原体、衣原体培养。检查子宫发育情况,大小、位置是否异常,有无畸形、增大、变硬、压痛,是否存在可疑肌瘤;有无子宫细小或无子宫或双子宫。子宫直肠陷凹及宫骶韧带处有否触及结节或瘢痕性增厚,子宫颈向前提托时有无疼痛。探测子宫腔深度和弯曲方向,子宫壁是否光滑,子宫颈与子宫体比例,是否存在纵隔或单角子宫畸形。卵巢是否增大,输卵管有无增厚、变硬、扭曲、积水,有无压痛。盆腔内有无囊性或实性肿块,有无压痛等。

三、治疗

借鉴历代医籍对不孕症的理论指导,结合临床实际,不孕症的中医治疗应以补肾气、益精血、养冲任、调月经为总原则。但由于证有虚实,虚者又有阴阳之别,实者亦有痰湿、瘀血、肝郁之别,又有虚中夹实,故当临证细审,治疗因人而异。同时可根据不同病因辅以手术治疗及西医治疗。此外,尚需情志舒畅,房事有节,起居有常。

（一）内治法

1.辨证治疗

（1）肾阳虚:婚久不孕,月经后期、量少、色淡,或闭经,少腹冷坠,面色晦暗无华,腰酸肢冷,小便清长或夜尿,性欲淡漠,舌质淡,脉沉迟。

治法:温肾暖宫,益冲种子。

处方:右归丸合二仙汤加减。

（2）肾阴虚:婚后不孕,月经先期或后期,月经色红、无血块、量少,或闭经,头晕眼花,五心烦热,舌红,苔少,脉细。

治法:滋肾益精,养冲种子。

处方:左归丸合二至丸加减。

（3）气血虚弱:婚后不孕,月经后期、量少、色淡,或闭经,头晕眼花,心悸怔忡,肌肤不润,面色白无华或萎黄,舌淡,苔白,脉细弱。

治法:益气养血,调经种子。

处方:毓麟珠加减。

（4）肝气郁结:婚后多年不孕,月经先后无定期,月经色暗、有血块,经前乳胀,精神抑郁,心烦易怒,舌淡暗,苔薄白,脉弦。

治法:疏肝解郁,调冲种子。

（5）气滞血瘀:婚久不孕,经行腹痛,月经失调,经色瘀暗夹块,瘀块排出后痛减,乳胀,或宿有癥瘕,舌暗边有紫斑,脉弦。

治法:理气活血,化瘀种子。

处方:膈下逐瘀汤加减。

（6）寒凝血瘀:婚久不孕,面色白,肢冷,少腹冷,经色淡暗有块,常伴痛经,舌质淡暗,脉沉涩。

治法:温通散寒,化瘀种子。

处方:少腹逐瘀汤加减。

(7)瘀热互结:婚久不孕,少腹痛,痛有定处,灼热感或低热起伏,伴带下量多、色黄,口干口苦,大便结,舌暗红,苔黄,脉弦略数。

治法:活血化瘀,清冲种子。

处方:解毒活血汤加减或血府逐瘀汤加减。

(8)气虚血瘀:婚久不孕,面色白无华,神疲肢倦,小腹坠痛,月经量多、有块,舌淡暗,苔白,脉细弱。

治法:补益气血,化瘀种子。

处方:当归补血汤加味。

(9)湿热蕴结:婚久不孕,带下量多、色黄、质稠或有臭气,或伴阴痒,舌红,苔黄厚腻,脉濡。

治法:化湿解毒,清冲种子。

处方:五味消毒饮加减。

(10)痰湿:多年不孕,肥胖多痰,月经不调,带下量多、色白如涕,面色白,胸脘闷胀,倦怠乏力,舌淡,苔白腻,脉滑。

治法:健脾燥湿,化痰种子。

处方:苍附导痰丸。

2.中成药

(1)滋肾育胎丸:治疗脾肾亏虚的自然流产、月经不调、女性排卵障碍性不孕及免疫性不孕以及围绝经期疾病、男性不育症。适用于脾肾两虚证。小蜜丸,每次 6 g,每天 3 次。

(2)参茸鹿胎丸:治疗月经不调,行经腹痛,四肢无力,子宫寒冷,赤白带下,久不受孕,骨蒸劳热,产后腹痛。适用于肾阳虚证。大蜜丸,每次 1 丸,每天 1～2 次,早晚服。

(3)女宝:治疗月经不调,行经腰腹疼痛,四肢无力,带下,产后腹痛。适用于肾虚血瘀证。胶囊,每次 4 粒,每天 3 次。

(4)归肾丸:治疗肾阴不足,精衰血少,腰酸脚软,形容憔悴,阳痿遗精。适用于肝肾阴虚证。大蜜丸,每次 1 丸,每天 2 次,早晚服。

(5)左归丸:治疗自汗盗汗,头晕眼花,耳聋失眠,口燥舌干,腰酸腿软,遗精滑泄,舌红少苔,脉细。适用于肝肾阴虚证。大蜜丸,每次 1 丸,每天 2 次,早晚服。

(6)女金丹:治疗子宫寒冷,经期不准,腹痛腰酸,四肢无力。适用于气血两虚证。大蜜丸,每次 1 丸,每天 2 次,早晚服。

(7)逍遥丸:治疗肝气不舒,胸胁胀痛,头晕目眩,食欲减退,月经不调。适用于肝郁脾虚证。小蜜丸,每次 6～9 g,每天 3 次。

(8)艾附暖宫丸:治疗血癖,子宫虚寒,经血不调,小腹时痛,赤白带下。适用于胞宫虚寒证。小蜜丸,每次 1 丸,每天 3 次。

(9)参桂鹿茸丸:治疗体质虚弱,腰膝酸软,头晕耳鸣,自汗盗汗,失眠多梦,肾寒精冷,宫寒带下,月经不调。适用于气虚血亏,肝肾不足证。大蜜丸,每次 1 丸,每天 2 次,早晚服。

(二)外治法

1.针灸

(1)用于无排卵型不孕。取穴第一次:关元、归来、三阴交;第二次:中极、气海、足三里;第三次:命门、承浆、血海。分别于月经周期的第 12、13、14 天针刺为 1 个疗程,中等刺激,可诱发排卵。

（2）用于无排卵型不孕：取穴关元、中极、子宫、三阴交；或取穴肝俞、第十七椎下、三阴交；平补平泻，两组交替，留针 20～30 分钟，每周 3 次，连续 3 个月为 1 个疗程。

（3）高催乳素血症：能使催乳素的分泌减少，有助于排卵功能的恢复。针刺双侧三阴交、足三里及大椎，平补平泻。

（4）用于子宫内膜异位症不孕。选取穴位分两组：①关元、中极、子宫（双）、血海（双）；②八髎、三阴交（双）。于月经干净后，每天选取一组穴位交替使用，连续针灸 10 天，间歇 5 天再行针灸，至月经来潮为止，经期不针灸。根据病情，治疗 3～9 个周期。均采用捻转泻法，以活血化瘀，调理冲任。

（5）用于输卵管不通所致不孕：第一组取三阴交、血海、肾俞；第二组取肝俞、足三里、脾俞。每天 1 次，两组交替，均用泻法，并服中药通经散。

（6）用于子宫后位所致不孕症：第一组取三阴交（双）、气海、关元、中极、子宫（双）；第二组取八髎、肾俞。于经净后 1～3 天取第一组穴，经净后 4 天取第 2 组穴，2 组穴用完为 1 个疗程，均用平补平泻法连续治疗 2 个疗程，每次留针 20～30 分钟。

（7）用于黄体功能不全所致不孕：取穴关元、神阙、气门、子宫穴、三阴交。治疗方法如下。①艾条灸，每穴5～10 分钟，每天 1 次；②隔姜灸，中等艾炷 3～5 壮，隔天 1 次；③神阙隔盐灸，中、大等艾炷 3～5 壮，隔天 1 次。

2.穴位敷贴

（1）取穴关元，中药外敷方：生附子 30 g，透骨草 60 g，丹参 120 g，吴茱萸 60 g，小茴香 30 g，芒硝 50 g，路路通 30 g，桂枝 60 g，艾叶 30 g。将上药用白酒浸透、拌匀，装入 20 cm×8 cm 的纱布袋内，入蒸笼中蒸 1 小时，取出用干毛巾包住，置于关元穴上，保温热敷 60 分钟，以下腹部微汗出为佳，经来第 1 天放置，每晚 1 次，连敷 15 天。3 个月为 1 个疗程。敷药期间注意避孕。

（2）取巴戟天 6 g、鹿角霜 6 g、王不留行 5 g、公丁香 3 g、小茴香 3 g，研为细末，醇酒调湿，作成钱币大薄饼，于经净后第二天敷贴于中极、会阴、长强、命门等穴，药饼干后加酒湿润再敷，连敷 10 天为 1 个疗程。敷药期间禁性生活。

3.耳针

取穴：内分泌、肾、子宫、皮质下、卵巢等耳穴。

（1）毫针刺法：中等刺激，每天 1 次，每次选上穴 2～3 个。

（2）埋针：上穴选 2～3 个，每周 1 次，双耳交替使用。

（3）耳穴贴压：每周 2 次，双耳交替使用。亦可达到协助治疗不孕症的目的。

4.中药保留灌肠疗法

（1）急慢性盆腔炎：复方毛冬青灌肠液含毛冬青、大黄、黄芪、莪术等，制成药液 50 mL，加温水至 100 mL 保留灌肠，每天 1 次，可连续应用，月经期暂停。

（2）子宫内膜异位症：莪棱灌肠液含莪术、三棱、丹参等，制成药液 50 mL，加温水至100 mL 保留灌肠，每天 1 次，可连续应用，月经期暂停。

（3）急慢性盆腔炎：康宁汤含紫花地丁、蒲公英、败酱草、白花蛇舌草、苦参，浓煎100 mL 保留灌肠，每天 1 次，可连续应用，月经期暂停。

5.中药外敷

（1）四黄水蜜：用于输卵管炎性不孕、子宫内膜异位症不孕。用四黄散（含大黄、黄芩、黄柏、黄连）适量，加温开水拌匀搅成饼状，表面涂以蜜糖，用保鲜膜包好，药物面外敷下腹部，每天 1～

2次,10次为1个疗程,可连续应用,月经期暂停。

(2)双柏水蜜:用于输卵管炎性不孕、子宫内膜异位症不孕、输卵管妊娠切开取胎术后或保守治疗后不孕。用双柏散(含侧柏叶、大黄、黄柏、泽兰、薄荷)适量加温开水拌匀搅成饼状,表面涂以蜜糖,用保鲜膜包好,药物面外敷下腹部,每天1～2次,10次为1个疗程,可连续应用,月经期暂停。

(3)妇炎散:用于输卵管炎性不孕、子宫内膜异位症不孕、输卵管妊娠切开取胎术后或保守治疗后不孕。药用大黄、姜黄、败酱草、丹参、赤芍、乳香、延胡索、羌活、独活、千年健、透骨草,切细末温水加酒调成糊状敷下腹,每天1～2次,10次为1个疗程,可连续应用,月经期暂停。

(赵德伟)

第十章 儿科病证的辨证诊疗

第一节 口 疮

一、概述

(一)概念

口疮以齿龈、舌体、两颊、上颚等处出现黄白色溃疡,疼痛流涎,或伴发热为特征。若满口糜烂,色红作痛者,称为口糜;溃疡只发生在口唇两侧者,又称为燕口疮。

(二)命名

"口疮"首见于《素问·气交变大论》。

"燕口"见于《诸病源候论·燕口生疮候》:"此由脾胃有客热,热气薰发于口。两吻生疮,其疮白色,如燕子之吻。故名为燕口疮也。"

"热毒口疮"见于《保婴摄要·热毒口疮》。认为因心脾二经热毒上攻,则口舌生疮也。

"口糜"见《幼科类萃·耳目口鼻门》:"口糜者,乃膀胱移热于小肠,膈肠不便,上为口糜,心胃壅热,水谷不传,下传小肠。以导赤散去小肠热、五苓散泻膀胱热,故以导赤散调五苓散主之。""糜"乃糜烂之意。

(三)范围

本病包括西医的牙龈炎、卡他性口炎、细菌性口炎、疱疹性口炎、口角炎等口腔疾病。

(四)发病情况

(1)发病季节:一年四季均可发生。

(2)发病年龄:婴幼儿时期多见,有的新生即发病。

(3)病情轻重:轻症患儿仅有流涎、拒食、烦躁、啼哭等,个别有发热现象。重症可见精神萎靡,手足不温,吐舌弄舌,痰涎壅盛。

(4)小儿口疮,可以单独发生,也可伴发于其他疾病之中。

(五)治疗转归

本病一般预后良好,经过恰当治疗,良好的护理,多数可以较快痊愈。惟素体虚弱,久病或疳

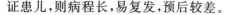

证患儿,则病程长,易复发,预后较差。

(六)学术源流

本病最早见于《素问·气交变大论》"岁金不及,炎火乃行,民病口疮"的记载。

关于口疮病因历代医家论述较多。《保婴撮要·诸疳口疮》载:"诸疳口疮,因乳哺失节,或母食膏粱积热,或乳母七情郁火所致。其症口舌齿龈如生疮状。若发热作渴饮冷,额间色赤,左寸脉洪数者,此属心经,先用导赤散清心火;次用地黄丸滋肾水。"《幼幼集成·口病证治》:"口疮者,满口赤烂。此因胎禀本厚,养育过温,心脾积热,熏蒸于上,以成口疮。"指出孕母怀胎,对胎儿的影响不容忽视,提出胎禀因素。《证治准绳·幼科·疳》之心疳中云:"乳哺有伤,易生壅滞,内有壅热未得疏通,故心神惊郁,而作惊疳之候。外证身体壮热,脸赤唇红口舌生疮"指出乳母饮食不节、哺乳不当引起口疮的发病不容忽视。又《幼科释谜·耳目鼻口舌齿咽喉·口病原由症治》言:"小儿口内白烂于舌上,口外糜溃于唇弦,疮少而大。不甚痛,常流清水。此脾胃虚热上蒸,内已先发而后形于外也。"又说:"大抵此疾,不拘肥瘦,血气盛,又将养过温,或心脾有热,或客热在胃,熏逼上焦而成,此为实症。"指出小儿口疮分虚热、实热,而以实证为多。

关于口疮病机,隋代《诸病源候论·唇口病诸候》载:"手少阴,心之经也,心气通于舌;足太阴,脾之经也,脾气通于口。腑脏热盛,热乘心脾,气冲于口与舌,故令口舌生疮也。诊其脉,浮则为阳,阳数者,口生疮。"条文中提出心脾热盛为口疮的病机。南宋《小儿卫生总微论方·唇口病论》曰:"风毒湿热,随其虚处所著,搏血气,则生疮疡……若发于唇里,连两颊生疮者,名曰口疮……"指出风毒湿热乘虚而入侵,热郁化火为口疮的病机。

关于口疮的治法和方药。宋代阎季忠所著《阎氏小儿方论》载有治疗口疮方药。明代《幼科类萃·论小儿耳目口鼻诸证》亦有"口疮者,乃小儿将养过温,心脾积热,熏蒸于上,故成口疮也。宜南星末醋调贴两脚心,乳母宜服洗心散,以泻心汤主之。"提出使用南星末外敷脚心、内服泻心汤可以治疗小儿口疮,同时指出患儿与乳母可以同服药物。《医门补要·病后口疮》言:"小儿病久,脾胃大虚,无根之火上浮,满口生疮烂腐,面黄身肿,或肿如馒,口流涎者可治,无涎者难治,以六味汤加肉桂。"指出口疮并非皆由实火所致,亦可由虚火引发。并且提出无涎的口疮更难治疗。对于虚火导致的口疮采用引火归原的方法,选用六味汤加肉桂治疗。清代《幼幼集成·口病证治》言:"口疮服凉药不效,乃肝脾之气不足,虚火泛上而无制,宜理中汤收其浮游之火,外以上桂末吹之。若吐泻后口中生疮,亦是虚火,宜理中汤。昧者以为口疮患为实热,概用寒凉,必不救。"指出虚火所致的口疮不宜用寒凉,而应使用理中汤。同时外用肉桂末吹涂患处治之。

二、病因病机

(一)病因

(1)外感风热之邪,由口鼻侵入,内乘于脾胃。

(2)饮食不节,恣食肥甘厚味,喜啖煎炒炙烤。

(3)禀赋不足,病后体虚,气阴不足。

(二)病机

1.风热乘脾

外感风热之邪,由口鼻侵入,内乘于脾胃。邪从外入,风热邪毒一般先犯于肺,继乘脾胃,熏灼口舌牙龈,故口腔黏膜破溃,形成口疮。

2.心脾积热

调护失宜、喂养不当,恣食肥甘厚味,蕴而生热,或喜啖煎炒炙烤,内火偏盛,邪热积于心脾,循经上炎为口疮。

3.虚火上炎

若先天不足,体虚多病,气血亏损,久病久泻或疳证,脏腑失养,阴津内亏,导致水不制火,虚火上浮。或患麻疹、乳蛾、肺炎等热性病,耗伤阴分,虚火上炎,加之邪毒乘虚而侵,则口舌生疮。

三、临床诊断

(一)诊断要点

(1)有喂养不当,过食炙煿,或有外感发热的病史。

(2)齿龈、舌体、两颊、上颚等处出现黄白色溃疡点,大小不等,甚则满口糜腐,疼痛流涎,可伴发热或颌下淋巴结肿大、疼痛。

(3)血常规检查:白细胞总数及中性粒细胞计数偏高或正常。

(二)病证鉴别

1.鹅口疮

与鹅口疮鉴别要点见表10-1。

表 10-1 鹅口疮与口疮鉴别表

鉴别要点	鹅口疮	口疮
年龄	初生儿及一周岁内小儿多见	婴儿、儿童
疼痛	较轻	较重
性状	白屑雪片状,松软可拭去,拭后根基部可见少量出血	淡黄或白色溃疡面,周围黏膜红色,不能拭去,拭后出血
部位	口腔黏膜、舌上,可蔓延至咽喉、软腭或鼻腔	口腔,舌上

2.手足口病

多见于5岁以下小儿,有流行病史,夏秋季易流行。除口腔黏膜溃疡之外,伴手、足、臀部皮肤疱疹。

四、辨证思路

(一)辨虚实

口疮皆属火热上炎,又有实火与虚火之分。根据起病、病程、溃疡溃烂程度,结合伴有症状区分虚实。凡起病急,病程短,口腔溃烂及疼痛较重,局部有灼热感,或伴发热者,多为实火证;起病缓,病程长,口腔溃烂及疼痛较轻者,多为虚火证。

(二)辨脏腑

本病在虚实辨证同时须结合脏腑辨证。实证者病位多在心脾,虚证者病位多在肝肾。若口疮见于舌上、舌边溃烂者,多属心;口颊部、上颚、齿龈、口角溃烂为主者,多属脾胃。口疮稀散色淡,反复发作,病程长,疼痛轻,多属病在肝肾。

五、治疗原则

口疮的治疗,以清热降火为基本法则。实证以清热解毒泻火为主,根据病因、病位不同,分别配以疏风、化滞、利湿、通腑等法,以上病下取,引热下行,邪有出路,热由下泄。虚证应以补虚为要,根据证型不同,分别投以滋阴清热降火、温补脾肾,引火归原等法。口疮轻证施以外治法便能奏效,若是重证则必须内服药与外治法配合使用。

六、证治分类

(一)风热乘脾

证候:口唇、颊内、齿龈、上颚等处出现疱疹、溃疡,周围黏膜焮红,灼热疼痛,流涎拒食,伴发热、恶风,咽喉红肿疼痛,舌质红,苔薄黄,脉浮数,指纹浮紫。

分析:发热、恶风,咽喉红肿疼痛为风热犯表,腠理不和,咽喉不利。

口唇、颊内、齿龈、上颚等处出现疱疹、溃疡,周围黏膜焮红为风热乘脾,热灼苗窍口舌,腐蚀肌膜。溃疡周围黏膜焮红,灼热疼痛,流涎拒食为热灼口腔,涎液失摄,进食疼痛因而拒食。舌质红,苔薄黄,脉浮数,指纹浮紫为外感风热,脾热内灼。

治法:疏风散火,清热解毒。

处方:银翘散加减。

方解:金银花、连翘、板蓝根清热解毒;薄荷、牛蒡子、荆芥疏风散火;竹叶、芦根清心泻脾;甘草解毒调和诸药。

随症加减:高热加柴胡、葛根、生石膏解肌退热;风热挟湿,舌苔厚腻,疮面糜烂、有黄色黏腻渗出物加滑石、茵陈蒿;大便秘结,加生大黄、玄明粉通腑泻火;咽喉红肿疼痛加山豆根、马勃清热解毒利咽;口干少津加天花粉清热生津。

(二)脾胃积热

证候:颊内、齿龈、上腭、唇角等处溃疡较多,或满口糜烂,周围黏膜红赤灼热,疼重拒食,烦躁流涎,面赤唇红,或伴身热、口臭,大便干结,舌质红,苔黄厚,脉滑数,指纹紫滞。

分析:颊内、齿龈、上腭、唇角等处溃疡较多,或满口糜烂为脾热内炽熏蒸口腔;胃火上炎熏灼齿龈,腐蚀肌膜。

口腔黏膜红赤灼热,疼重拒食,烦躁流涎为脾胃积热,循经上炎,涎液失摄。面赤唇红,或伴身热、口臭,大便干结为脾胃积热,运化失职,饮食积滞。舌质红,苔黄厚,脉滑数,指纹紫滞为脾热上熏,食积不化。

治法:清热泻脾,通腑泻火。

处方:凉膈散加减。

方解:黄芩、连翘、栀子清热泻脾;大黄、芒硝通腑泄热;竹叶清心除烦;薄荷升散郁火;甘草解毒。

随症加减:烦躁口干加生石膏、天花粉清热生津;舌苔厚腻,多涎,湿热重加石菖蒲、滑石、藿香清热利湿;溃疡满布黄色渗出物者加金银花、连翘、蒲公英清热解毒;食积内停,脘腹胀满加焦山楂、麦芽、枳实消食导滞;溃烂不收口加人中白、五倍子生肌敛疮;黏膜红赤、疼痛重加生地黄、牡丹皮清热生津凉血。

如大便不实者,可选用清热泻脾散加减。

(三)心火上炎

证候:口舌溃疡或糜烂,舌尖边较多,色红赤灼热,疼痛烦躁,叫扰啼哭,面赤口渴,或伴发热,小便短赤,舌尖红赤,苔薄黄,脉数,指纹紫。

分析:口舌溃疡或糜烂,舌尖边较多,色红赤灼热疼痛为心火上炎,循经上熏口舌。

烦躁,叫扰啼哭,面赤口渴,或伴发热,小便短赤为心热心神躁扰,热伤阴津则口渴,热移小肠则尿赤。舌尖红赤,苔薄黄,脉数,指纹紫为心经热甚,熏灼口舌。

治法:清心凉血,泻火解毒。

处方:泻心导赤散加减。

方解:黄连泻心清热解毒;生地黄清热凉血生津;竹叶清心除烦利水;通草导热下行;甘草解毒,调和诸药。

随症加减:热毒重者加黄芩、栀子清热解毒泻火;口渴甚者,加芦根、天花粉清热生津;心烦尿赤,加灯心草、赤茯苓、滑石清心泄热,引热下行。

(四)虚火上浮

证候:口腔溃疡或糜烂,稀散,周围色红不著,疼痛不甚,反复发作或迁延不愈,神疲颧红,盗汗口干,手足心热,大便偏干,舌质红,苔少或花剥,脉细数,指纹淡紫。

分析:口腔溃疡或糜烂,稀散,周围红色不著,疼痛不甚,反复发作或迁延不愈为虚火内灼,熏于苗窍,久罹难解。

神疲颧红,盗汗口干,手足心热,大便偏干为肾阴内亏,水不制火,虚火上浮。舌质红,苔少或花剥,脉细数,指纹淡紫为阴虚内热之象。

治法:滋阴降火,引火归原。

处方:六味地黄丸加肉桂。

方解:熟地黄、山茱萸滋阴补肾;山药、茯苓补益脾阴;牡丹皮、泽泻清泻肝肾虚火;加少量肉桂引火归原。

随症加减:热病后伤阴加玄参、麦冬、乌梅滋阴生津;低热或五心烦热加地骨皮、白薇清退虚热;虚火盛者加知母、黄柏滋阴降火;大便秘结加蜂蜜、火麻仁润肠通便。

若久病吐泻后患口疮,治宜气阴双补,可服七味白术散,重用葛根,加乌梅、儿茶益气生津敛疮。如阳虚气弱,虚阳上浮,面白唇淡,手足欠温,反复口疮者,用理中汤加肉桂以温补脾肾,引火归原。

七、其他疗法

(一)中药成药

1.牛黄解毒片

每次服1~2片,每天3次。适用于风热乘脾证。

2.黄栀花口服液

每次服5~10 mL,每天3次。适用于脾胃积热证。

3.小儿化毒散

每次服0.6 g,每天2次,3岁以内小儿酌减。适用于心火上炎证。

4.六味地黄丸

每次服3 g,每天3次。适用于虚火上浮证。

5.知柏地黄丸

每次服3 g,每天3次。适用于虚火上浮证。

(二)药物外治

(1)冰硼散、青黛散、西瓜霜、珠黄散。任选一种,取适量涂敷患处,每天 3 次。适用于实证口疮。

(2)冰片 3 g,硼砂 6 g,玄明粉 12 g,朱砂 6 g,青黛 6 g。共研细末。每次适量,涂敷患处,每天 3 次。适用于实证口疮。

(3)锡类散、养阴生肌散。任选一种,取适量涂敷患处,每天 3 次。适用于虚火上浮证。

(4)吴茱萸 15～30 g,研细粉。醋调,睡前敷于两涌泉穴,胶布固定,翌晨去除。适用于虚火上浮证。

(5)五倍子 10 g,雄黄 6 g,冰片 1 g。共研细末。每次适量,涂敷患处,每天 3 次。适用于各型口疮。

八、西医疗法

(1)细菌性口炎:使用 0.1%乳酸依沙吖啶(雷佛奴尔)溶液涂敷患处。

(2)营养缺乏引起的口角炎可服用维生素 B_2。

(3)营养性锌缺乏症引起的口腔溃疡可口服葡萄糖酸锌口服液。

九、预防与调护

(一)预防

(1)保持口腔清洁,注意饮食卫生,奶瓶、奶嘴、餐具等要经常清洁消毒。

(2)注意口腔卫生,切勿损伤口腔黏膜。

(二)调护

(1)不偏食,宜多吃新鲜蔬菜、水果。

(2)患病期间禁食过咸,食味宜清淡,不宜过食肥甘厚腻、辛辣炙煿之品。

(3)清洁口腔时,要用柔软的棉签、纱布,动作宜轻,避免损伤口腔黏膜。

(赵德伟)

第二节 腹 痛

一、概述

(一)概念

腹痛是指胃脘以下,脐之四旁以及耻骨以上的部位发生疼痛的病证。包括大腹痛、脐腹痛、少腹痛和小腹痛。

(二)命名

"腹痛"始见于《内经》。但是作为病名、病证来论述的,则见于隋代《诸病源候论》。该书在《小儿杂病诸候》中,载有腹痛候,论述了其病因病机及证候。

《诸病源候论》中有"心腹痛"候的记载,其后各代医家均按腹痛或心腹痛立名。如宋代《小儿卫生总微论方》及明代王大纶《婴童类萃》中均以心腹痛命名,而清代陈复正《幼幼集成》则以腹痛定名。

此外,还有因腹痛的致病原因不同而定病名者,如"寒痛""热痛""伤食痛""积滞痛""虫痛""脾虚痛"等。

(三)范围

本节所讨论的范围是指小儿以腹痛症状为主的一种病证。至于败血症、过敏性紫癜、急腹症、肠道寄生虫、痢疾、腹泻病等全身及腹部器质性疾病所致的腹痛,则不在本节讨论的范畴。

(四)发病情况

1.发病年龄

腹痛可见于任何年龄。

2.发病季节

腹痛病因很多,可见于任何季节。

3.发病部位

腹部有大腹、脐腹、小腹和少腹之分,所以腹痛包括有大腹痛、脐腹痛、小腹痛和少腹痛四种。

(1)大腹痛:指胃脘以下,脐部以上的腹部疼痛。

(2)脐腹痛:指脐周的腹部疼痛。

(3)小腹痛:指脐下腹部正中的疼痛。

(4)少腹痛:指小腹的两侧或一侧的疼痛。

不同的部位,内藏不同的脏腑或有不同的经络循行,所以,不同部位的疼痛,可反映出不同脏腑或经络的病变。

(五)治疗转归

腹痛病因不同,证候轻重及治疗预后的差别很大。但是,占小儿腹痛中约三分之二的再发性腹痛预后良好。

(六)学术源流

腹痛一证,在《内经》即有所论,《素问·举痛论》认为:"寒气客于厥阴之脉。厥阴之脉也,络阴器系于肝,寒气客于脉中,则血泣脉急,故胁肋与少腹相引痛矣。厥气客于阴股,寒气上及少腹,血泣在下相引,故腹痛引阴股。寒气客于小肠膜原之间,络血之中,血泣不得注于大经,血气稽留不得行,故宿昔而成积矣……寒气客于肠胃,厥逆上出,故痛而呕也。寒气客于小肠,小肠不得成聚,故后泄腹痛矣。热气留于小肠,肠中痛,瘅热焦渴,则坚干不得出,故痛而闭不通矣。"指出腹痛主要与寒邪致病有关,亦有因热而致的腹痛,其发病部位主要在肠、胃、肝、脾等脏腑与经络。《灵枢·五邪》曰:"阳气不足,阴气有余,则寒中,肠鸣腹痛。"指出腹痛可由于阳气不足,阴气有余所致。

隋代《诸病源候论·小儿杂病诸候·腹痛候》载:"小儿腹痛,多由冷热不调,冷热之气与脏腑相击,故痛也。其热而痛者,则面赤,或壮热、四肢烦、手足心热是也;冷而痛者,面色或青或白,甚者乃至面黑,唇口爪皆青是也。"说明腹痛之成因有寒、有热,为冷热不调所导致,从此有了儿科腹痛的专论。

宋代医家,亦有腹痛或心腹痛的专论。钱乙在《小儿药证直诀·脉证治法》中将腹痛分为积痛、虫痛、胃冷虚(痛)之辨。《小儿卫生总微论方·心腹痛论》言:"小儿心腹痛者,由脏腑虚而寒冷之气所干,邪气与脏气相搏,上下冲击,上则为心痛,下则为腹痛,上下俱作,心腹皆痛。"说明宋代以前,已指出小儿腹痛原因多归咎于虫、积、寒、热、虚等因素。

明代《幼科证治准绳·腹痛》归纳前人经验,有寒痛、热痛、积痛、虫痛、锁肚痛、盘肠内钓痛、瘀痛等之分,对小儿腹痛的病因、症状、分类论述较前人更为完善。

清代陈复正在《幼幼集成·腹痛证治》说:"夫腹痛之证,因邪正交攻,与脏气相击而作也。有冷,有热,有虫痛,有食积,辨证无讹而施治必效。"指出了小儿腹痛的多种病因病机。

清代《幼科铁镜·辨腹痛》载:"腹痛……其因不一,有寒痛、热痛、伤食痛、积滞痛、气不和而痛、脾虚而痛、肝木乘脾而痛、蛔动而痛。"又提出了"气不和而痛者""肝木乘脾痛者"的分类。

综合各家所论,可知腹痛主要分为寒、热、虚(虚寒、脾虚)、实(虫、食、积、瘀、气郁)四大纲领及各种类别。

二、病因病机

(一)病因

1.感受寒邪

寒温不知自调,饮食不知自节,由于护理不当,衣被单薄,常易感受风寒之邪,侵入肠胃。

2.乳食积滞

小儿脾胃薄弱,应乳贵有时、食贵有节。若一旦乳食失节,过食油腻厚味,或饱时强食,临卧多食,或误食酸腐不洁之物,食积停滞,郁于胃肠。

3.脏腑虚冷

素体阳虚,或病后体弱,以致脾胃虚寒,寒湿内停。

4.气滞血瘀

起居不慎,跌仆损伤,或因病手术,或为暴力所伤,脉络受损,均可导致脏腑经络气血瘀滞。

(二)病机

1.寒邪凝聚

腹部受寒,中阳不振,寒主收引,寒凝气聚,血泣而涩,以致气机不畅,经脉不通,气血壅塞而腹痛。因小儿稚阳未充,故寒凝气滞者常见。

2.食积壅聚

乳食不节,损伤脾胃,食积停滞,郁于胃肠,气机不畅,积而不通,升降不调,以致痞满腹胀而腹痛。或平时过食辛辣香燥、膏粱厚味,胃肠积滞,或积滞日久化热,肠中津液不足,致燥热闭结,使气机不利,传导之令不行而致腹痛。

3.寒湿内停

因脏腑虚冷,中阳不振,气虚不运,以致寒湿内停,气机不畅,形成腹部隐痛。

4.气血瘀滞

由于外伤或脏腑积瘀,以致脉络受伤,气血不和,瘀滞不通,导致腹痛;或小儿情志不畅,肝失调达,肝气横逆,犯于脾胃,中焦气机壅塞,血脉凝滞,导致气机运行不畅,产生腹痛。

所以,小儿脾胃薄弱,经脉未盛,易为内、外因素所干扰。六腑以通为顺,经脉以流为畅,凡腹内脏腑、经脉,或受寒邪侵袭,或由乳食所伤,或气滞血瘀,或脏腑虚冷,均可引起气机壅塞,气血受阻,经脉失调,凝滞不通,不通则痛,从而产生腹痛的症状。小儿若感受外邪,或内伤饮食,或跌仆损伤,或脏腑虚冷,均可使气机郁滞,血流不畅,经络不通,"不通则痛",均可产生腹痛的症状。

三、临床诊断

(一)诊断要点

腹痛是在胃脘以下、脐之两旁及耻骨以上部位发生的疼痛。分其部位,包括大腹痛、脐腹痛、少腹痛和小腹痛。常有反复发作史,发作时可自行缓解。

疼痛的性质,虽有钝痛、胀痛、刺痛、挚痛等不同,但在小儿常难以诉说清楚。腹痛之疼痛常时作时止、时重时轻,若疼痛持续不止,或逐渐加重,要注意排除器质性疾病的腹痛。伴随腹痛而发生的症状一般不多,可有啼哭不宁、腹胀、肠鸣、嗳气等,需细心观察。若是持续性吐泻,或腹胀板硬,必须注意做好鉴别诊断。

婴幼儿腹痛特点:婴幼儿如突然或阵发性的反常哭闹,曲腰啼叫,时急时缓,或双手捧腹、起卧颠倒、烦躁不安,或屏气出汗、面色苍白,或精神萎靡、曲腰蜷卧等症状时,常为腹痛之可能。

符合以下特点者,可诊断为再发性腹痛:①腹痛突然发作,持续时间不太长,能自行缓解。②腹痛以脐周为主,疼痛可轻可重,但腹部无明显体征。③无伴随的病灶器官症状。④有反复发作的特点,每次发作时症状相似。

(二)病证鉴别

1.全身性疾病及腹部以外器官疾病引起的腹痛

(1)呼吸系统疾病引起的腹痛常有咳嗽,或扁桃体红肿,肺部听诊有啰音等。

(2)心血管系统疾病引起的腹痛常伴有心悸,心脏杂音,心电图异常。

(3)神经系统疾病引起的腹痛常有反复发作,脑电图异常,腹型癫痫服抗癫痫药物有效。

(4)血液系统疾病引起的腹痛常有血常规及骨髓常规异常。

(5)代谢性疾病引起的腹痛,如糖尿病有血糖、尿糖的升高,铅中毒有指甲、牙齿染黑色等可以辅助诊断。

2.腹部脏器的器质性病变引起的腹痛

(1)胃肠道感染除有腹痛外,还有饮食不调史及感染病史,大便及血常规化验有助于诊断。

(2)胃肠道梗阻、肠套叠、嵌顿性腹股沟斜疝,有腹痛和腹胀及梗阻现象,全腹压痛,腹肌紧张,肠鸣音消失,放射学检查可助诊断。

(3)肝胆疾病常有上腹部阵痛和压痛,肝功能异常及 B 超检查可助诊断。

(4)泌尿系统疾病常有腰痛、下腹痛、尿道刺激症状,尿检异常、放射学检查可助诊断。

(5)下腹痛对少女要注意是否为卵巢囊肿及痛经。

(6)内脏肝脾破裂,有外伤史,常伴有休克等。配合实验室及医学影像诊断技术检查,可以做出诊断。

四、辨证思路

(一)辨气、血、虫、食

腹痛属气滞者,胀痛时聚时散、痛无定处,气聚则痛而见形,气散则痛而无迹。属血瘀者,有跌仆损伤手术史,腹部刺痛,痛有定处,按之痛剧,局部满硬。属虫积者,有大便排虫史,或镜下有虫卵,脐周疼痛,时作时止。属食积者,有乳食不节史,见嗳腐吞酸,呕吐不食,脘腹胀满。

(二)辨寒、热、虚、实

腹痛有寒热之分,而以寒证居多。如热邪内结,疼痛阵作,得寒痛减,兼口渴引饮,大便秘结,小便黄赤,舌红苔黄少津,脉洪大而数多为实证。得热痛减,口不渴,下利清谷,小便清利,舌淡苔白滑润,脉迟或紧,多为虚证。一般急性腹痛多属实证,痛有定处,拒按,痛剧而有形,兼有胀满,脉大有力。慢性腹痛多虚,痛无定处,喜按,痛缓而无形,舌淡少苔,脉弱无力。

五、治疗原则

腹部多由六腑所居,胃、大小肠、膀胱皆属六腑之一。六腑以通为顺,经脉以流为畅。腹痛之病理,在于腹部经脉之气机不畅,不通则痛。故此,腹痛的治疗原则理气止痛。根据不同的证候分别采用温寒止痛、消导止痛、通腑止痛、温中止痛、活血止痛等治法。除内服药外,还常使用推拿、外治、针灸等法配合治疗,可提高疗效。

六、证治分类

(一)腹部中寒

证候:腹部疼痛,阵阵发作,得温则舒,遇寒加剧。面色苍白,痛甚则额冷汗出,甚则唇色紫暗,肢冷,或呕吐,泄泻,小便清长,舌苔多白滑。

分析:寒为阴邪,主凝滞收引。腹部中寒,寒邪搏结肠间,凝滞气机,不通则痛。

温热能使寒凝稍解,阳气暂通,故寒痛亦得稍缓。腹部中寒,遇寒则寒凝益甚,阳气受阻,故腹痛亦加剧。寒邪内盛,阳气不伸,卫气不行,开阖失节,故痛而额冷汗出。寒凝血泣,气血不畅,故面白唇暗。寒犯脾胃,升降失常,故见吐泻。小便清长,舌苔白滑为里寒之候。肢冷为寒凝收引,阳气不能温达四肢,营血亦不得达于四肢。

治法:温中散寒,理气止痛。

此证中焦寒凝,闭塞脉络。因温能散、能通,采用温中之法,中寒才能散越。然而寒凝气滞,脉络拘急,又须用理气通滞之法,始能解除拘急之痛。

处方:养脏散加减。

方解:木香、丁香、沉香芳香散寒,行气止痛;当归、川芎温通血脉;肉桂温中散寒。全方有温中散寒、理气止痛之功,若寒邪得散,气血畅行,阳气敷布,脏腑获得温养,气机疏通,血脉畅流,则腹痛可得缓解。

随症加减:如腹胀加砂仁、枳壳理气消胀;如寒痛甚,加附子以温脏散寒;如兼呕吐,加干姜、法半夏以散寒止呕;如兼泄泻,加炮姜、煨肉豆蔻以祛寒止泻。

其他选方。①良附丸:行气温中,逐寒止痛。适用于肝胃气滞,胃中有寒,脘腹作痛,苔白脉沉者。但本方温性较轻,散寒力不足,故常合木香肉桂逐寒汤合用。②木香肉桂逐寒汤:温中散寒,理气止痛。适用于脘腹寒痛,气滞不适者,本方逐寒之力较强。③当归四逆汤:温经散寒,缓急止痛。适用于少腹受寒,厥阴冷痛者,若加用吴茱萸更佳。

(二)乳食积滞

证候:脘腹胀满,疼痛拒按,不思乳食,嗳腐吞酸,或腹痛欲泻,泻后痛减,或时有呕吐,吐物酸馊,矢气频作,粪便秽臭,夜卧不安,时时啼哭,舌淡红,苔厚腻,脉象沉滑,指纹紫滞。

分析:乳食乃有形之物,暴饮暴食,壅聚中州,停滞肠胃,阻滞气机,不通则痛。

饮食停滞肠胃,阻滞气机,故见胀满而痛,按之痛甚。宿食腐化,浊气壅塞肠胃,其气上逆,则嗳腐吞酸。宿食腐化,浊气下泄,故矢气粪臭。食伤脾胃,宿食内停,故不思乳食。食积下趋,故腹痛欲泻,得泻则乳食积滞减轻,肠胃壅塞暂减,气机稍畅,故泻后痛减。食停中焦,胃气不和,故

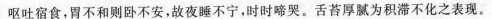

呕吐宿食,胃不和则卧不安,故夜睡不宁,时时啼哭。舌苔厚腻为积滞不化之表现。

治法:消食导滞,行气止痛。

此证食积有形,壅塞不通,须消食其滞始散,导滞其积始去,然而食积壅塞,腑气不通,不通则痛,又须用行气之法,必要时通腑下积,才能止痛。

处方:香砂平胃散加减。

方解:方中苍术、厚朴、陈皮、枳壳、香附理气行滞止痛;焦山楂、焦神曲、炒麦芽消食化积;芍药、甘草调中和营,缓急止痛。全方有消食导滞,理气止痛之功,气机通畅,宿食得消,疼痛则可缓减。

随症加减:如大便不通,或泻下不畅,泻后痛减者,加用槟榔、莱菔子以导下积滞。如积滞化热,面赤唇红,烦躁不安,口渴欲饮,大便秘结,舌苔黄糙者,可用本方去苍术、砂仁,加大黄、玄明粉以清热通腑,荡涤肠胃之积热。

其他选方:枳实导滞丸。功能消导积滞,通腑泄热,适于积滞腹痛、便秘腹满者。本方清热导滞泻下之力较强。

(三)胃肠结热

证候:腹部胀满,疼痛拒按,大便秘结,烦躁不安,潮热口渴,手足心热,唇舌鲜红,舌苔黄燥,脉滑数或沉实,指纹紫滞。

分析:本证以邪实为主,常为痞满燥实四证俱现,腹痛急剧,脉沉实有力,为邪正俱盛。若里热津伤,正气衰惫,则燥实为主,痞满不甚,精神疲惫,舌干少津,为邪实正虚。

热结胃肠,阻滞气机,肠腑失于传导,故腹痛胀满,疼痛拒按,大便秘结。腑实内热蒸盛,内扰心神,损伤阴津,故烦躁不安,潮热口渴,手足心热。实热内结,肠燥腑实,阴津亏耗,故唇舌鲜红,舌苔黄燥,脉滑数或沉实,指纹紫滞。

治法:通腑泄热,行气止痛。

热结胃肠,腑实便秘,壅结而痛,唯有通腑下积,方能泄热、行气,气机通利则腹痛可解。

处方:大承气汤加减。

方解:方中常用生大黄、玄明粉泻热通便,荡涤胃肠;厚朴行气破结,消痞除满;升麻、黄连清泄胃热;木香、枳实行气除痞。

随症加减:若口干,舌质红干津伤者,加玄参、麦冬、生地黄养阴生津。

因肝胆失于疏泄,肝热犯胃而实热腹痛者,用大柴胡汤加减。

(四)脾胃虚寒

证候:腹痛绵绵,时作时止,痛处喜按,得温则舒,得食则缓。面白少华,精神倦怠,四肢清冷,乳食减少,或有食后作胀,大便稀溏,舌淡苔白。

分析:中焦虚寒,脾阳不振,气血虚弱,脉络凝滞,气机不畅,不通而痛。虚寒在里,脾气失煦,气机不畅,故隐隐作痛,亦有稍通之时,故又时止。

脏腑虚寒,故喜按喜温,得食则借谷气之温养,故痛暂缓。中阳不振,脏腑虚冷,血脉凝滞,阳气不布,故面白少华,精神倦怠,四肢清冷。脾阳虚弱,运化失常,故饮食较少,食后作胀,大便稀溏。舌淡苔白为虚寒之表现。

治法:温中补虚,缓急止痛。

此证中焦虚冷,脉络凝滞,补虚则气运,温中则寒散,然而寒凝气涩,脏腑拘急,又须用甘缓之法,因甘温之药,可以补虚缓急止痛。

处方:小建中汤合理中丸加减。

方解:方中桂枝温经和营;芍药、甘草缓急止痛;党参、白术、生姜、大枣、饴糖甘缓补虚;干姜温中祛寒。全方有温中补虚、散寒止痛之功,寒凝得散,中阳得运,则脏腑拘急缓解,疼痛便可减轻或消失。

随症加减:气血不足明显者,加黄芪、当归补益气血;肾阳不足者,加附子、肉桂以温补元阳;伴呕吐清涎者,加丁香、吴茱萸以温中降逆;脾虚而兼气滞者,用厚朴温中汤。

(五)气滞血瘀

证候:腹痛经久不愈,痛有定处,固定不移,痛如针刺,或腹部癥块拒按,肚腹硬胀,青筋显露,舌紫暗或有瘀点,脉涩,指纹紫滞。

分析:因跌仆损伤或术后创伤,瘀血停积;或久病入络,结为癥块,皆能使脉络瘀阻,气血不通,不通则痛。

脘腹创伤,或积聚癥块,使气血瘀滞,故腹胀疼痛拒按,其痛如刺。瘀血乃有形之物,凝聚一处,难于消散,故痛有定处,固定不移,或触之有包块,推之不动,按之痛剧。青筋显露,舌紫暗或有瘀点,脉涩,指纹紫滞为血行不畅,气滞血瘀之象。

治法:活血化瘀,行气止痛。

此证瘀血有形,郁滞不通,活血则滞行,化瘀则瘀散,然而瘀血壅塞,闭阻经络,不通则痛。气为血帅,气行则血行,气滞则血瘀,故通瘀之法,又需加入行气之品,以促进瘀滞消散。

处方:少腹逐瘀汤加减。

方解:方中肉桂、干姜、小茴香温通经脉;蒲黄、五灵脂、赤芍、当归、川芎活血祛瘀;没药、延胡索理气止痛。全方有活血祛瘀、行气止痛之功,气行血行,消除瘀滞,疼痛则可缓解。

随症加减:若气滞脘痛,加川楝子、枳壳、乌药以理气消胀止痛;若有癥积或手术外伤史,加三棱、莪术、桃仁、红花以散瘀消癥。

七、其他治法

(一)中药成药

1.藿香正气液

每次服5～10 mL,每天2～3次。适用于腹部中寒证。

2.纯阳正气丸

每次服1～2 g,每天1～2次。适用于腹部中寒证。

3.大山楂丸

每次服3 g,每天3次。适用于乳食积滞证。

4.木香槟榔丸

每次服1.5～3 g,每天2～3次。适用于乳食积滞证。

5.附子理中丸

每次服2～3 g,每天2～3次。适用于脾胃虚寒证。

6.延胡索止痛片

每次服2～3片,每天2～3次。适用于气滞血瘀证。

7.越鞠丸

每次服3～7岁2 g,大于7岁3 g,每天2次。适用于气滞血瘀证。

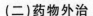

(二)药物外治

(1)公丁香3g,白豆蔻3g,肉桂2g,白胡椒4g。共研细末,过100目筛,贮瓶备用。用时取药末1～1.5g,填敷脐中,再外贴万应膏。适用于腹部中寒证、脾胃虚寒证。

(2)生葱头250g。捣烂,炒热。敷肚脐。适用于脾胃虚寒证。

(三)推拿疗法

1.腹部中寒证

补脾经,揉外劳宫,推三关,摩腹,捏揉一窝风,拿肚角。

2.乳食积滞证

补脾经,清大肠,揉板门,运内八卦,揉中脘,揉天枢,分腹阴阳,拿肚角。

3.脾胃虚寒证

补脾经,补肾经,推三关,揉外劳,揉中脘,揉脐,按揉足三里。

(四)针灸疗法

针刺:取穴足三里、合谷、中脘。寒证腹痛加灸神阙,食积加里内庭,呕吐加内关。

八、预防与调护

(一)预防

(1)注意饮食卫生,勿多食生冷。

(2)注意气候变化,防止感受外邪,避免腹部受凉。

(3)餐后稍事休息,勿做剧烈运动。

(二)调护

(1)剧烈或持续腹痛者应卧床休息,随时查腹部体征,并作必要的其他辅助检查,以便做好鉴别诊断和及时处理。

(2)根据病因,给予相应饮食调护,消除患儿恐惧心理。

(3)寒性腹痛者应热服药液,热性腹痛应冷服药液,伴呕吐者药液要少量多次服用。

(赵德伟)

第三节 泄 泻

一、概述

(一)概念

泄泻是由于多种原因引起大便稀薄或如水样,便次增多为主要症状的脾胃系统病证。

(二)命名

早在《内经》中已有关于小儿泄泻的原文描述,如"飧泄"。《灵枢·论疾诊尺》言:"婴儿病……飧泄,脉小者,手足寒,难已;飧泄,脉少,手足温,泄易已……春伤于风,夏生飧泄、肠澼。"《小儿药证直诀》中,明确有"泄泻"命名的记载。

历代医家对泄泻的命名颇多,大致可归纳为如下几类。

1.以病因命名

有暑泻、湿泻、痰泻、食泻、积泻、风泻、惊泻、中寒泻、疳泻、伤乳泻等。

2.以临床表现命名

有飧泻、溏泻、洞泻、濡泻、大泻、食后泻、滑泻、交肠泻、水泻等。

3.以证候性质命名

有寒泻、冷泻、火泻、热泻、湿热泻、虚泻、实泻、脾虚泻、肚寒泻等。

4.以时间特点命名

有暴泻、久泻、五更泻、鸡鸣泻、晨泻等。现代又有将发于秋季者称为"秋泻",发于冬季者为"冬泻"。

(三)范围

本病相当于西医的"小儿腹泻病"。故本节所论述的范围,主要指除外痢疾、伤寒、霍乱等传染病以外的"小儿腹泻病"(婴幼儿腹泻),也包括其他疾病过程中所引起的症状性泄泻。

(四)发病情况

1.发病季节

本病一年四季均可发生,尤以夏秋季节为多见。由于夏季暑湿当令,其邪最易内侵脾胃而发病。且因夏天天气炎热,食物易于腐败,每因小儿误食之后,使脾胃损伤而发生泄泻。秋季气候乍热乍冷,天气肃杀。若调护失宜,感受外邪,均易致小儿发生泄泻,甚至导致流行;或者由于喂养不当,损伤脾胃,发生泄泻。

2.发病年龄

本病为小儿最常见的疾病之一。具有年龄愈小、发病率愈高的特点,尤以两岁以内的婴幼儿更为多见。因小儿脾常不足,年龄越小,脾胃越是柔弱,一旦调护失宜,则更易于发生泄泻。

(五)治疗转归

轻症一般预后良好,处理及时,常很快获得痊愈。重症患儿,常因泄下过度,发生气阴两伤,甚至阴竭阳脱的变证而危及生命;甚则导致"慢脾风",救治颇为棘手;若病情迁延日久不愈者,可形成"疳证",影响小儿生长发育。

(六)学术源流

《素问·至真要大论》云:"厥阴之胜……肠鸣飧泄,少腹痛,注下赤白……少阴之胜,心下热,善饥,脐下反动,气游三焦,炎暑致,木遒津,草遒萎,呕逆躁烦,腹满痛,溏泄传(转)为赤沃。太阴之胜,火气内郁,疮疡于中,散流于外,病在肤肋,甚则心痛,热格头痛、喉痹、项强。独胜则湿气内郁,寒迫下焦,痛留顶,互引眉间,胃满,雨数致,燥化遒见少腹满,腰椎重强,内不便,善注泄……少阳之胜,热客于胃……少腹痛,沃下赤白……阳明之胜,清发于中,左胠肋痛,溏泄……太阳之胜……寒入下焦,传(转)为濡泻"。明确指出三阴与三阳之偏盛的热与湿、寒之气皆可引起泄泻。《素问·至真要大论》又云:"诸厥固泄,皆属于下。"进而指出了泄泻的病机。

隋代《诸病源候论》对小儿泄泻的病因、病理、诊断、症状、转归和预后等,都做了较详细的论述。《诸病源候论·热利候》云:"小儿本挟虚热,而为风所乘,风热俱入于大肠而利,是水谷利,而色黄者为热利也。"《诸病源候论·冷利候》云:"小儿肠胃虚,或解脱遇冷,或饮食伤冷,冷气入于肠胃而利,其色白。是为冷利也。冷甚则利青也。"《诸病源候论·冷热利候》云:"小儿先因饮食有冷气在胃肠之间,而复为热气所伤,而肠胃宿虚,故受于热,冷热相交,而变下利。乍黄乍白或水或谷,是为冷热利候也。"《诸病源候论·卒利候》云:"小儿卒利者,由肠胃虚,暴为冷热之气所伤,而为卒利。热则色黄赤,冷则色青白,若冷热相交,则变为赤白滞利也。"并且提出以视察粪色作为辨证的依据,是有一定的临床意义的。

宋代《小儿药证直诀·脉证治法》中有"伤风吐泻身温""伤风吐泻身热""伤风吐泻身凉""夏秋吐泻"等证候。在《小儿药证直诀·脉证治法·夏秋吐泻》中云:"五月十五日以后吐泻,身壮热,此热也,小儿脏腑十分中九分热也。或因伤热乳食,吐乳不消,泻深黄色,玉露散主之。六月十五日以后吐泻,身温似热,脏腑六分热四分冷也。吐呕,乳食不消,泻黄白色……七月七日以后吐泻,身温凉,三分热七分冷也……八月十五日以后吐泻,身冷无阳也,不能食乳,干哕,泻青褐水,当补脾,益黄散主之,不可下也。"明确提出发病于不同时令的泄泻,病机治法均有所不同。《小儿药证直诀·脉证治法·五脏病》中记载:"脾病,困睡,泄泻,不思饮食。"在《小儿药证直诀·脉证治法·慢惊》中又指出"亦有诸吐利久不瘥者,脾虚生风而成慢惊"提出了小儿泄泻日久可以转成慢惊风。在《小儿药证直诀·脉证治法·诸疳》中进一步指出"又有吐泻久病,或医妄下之,其虚益甚,津液燥损,亦能成疳。"对小儿久泻可以转化成疳证有了明确的认识。

宋代《幼幼新书》是论述小儿泄泻内容较为丰富的文献。特别编辑"泄泻羸肿"一卷、十五门,把小儿泄泻分为积泻、惊泻、伤泻、冷泻、热泻、洞泄、水谷泻、暴泻等类,论证、治法和选方也颇为详细。

自元代以后,对小儿泄泻的分类更趋丰富。如元代《活幼心书》分为冷泻、热泻、伤食泻、水泻、积泻、惊泻、风泻、脏寒泻、疳积酿泻九类。明代《幼科证治准绳》则将本病分为冷泻、热泻、伤食泻、水泻、积泻、惊泻、飧泻、疳积酿泻、暴泻、久泻十类。清代《医宗金鉴·幼科杂病心法要诀》又将其分为伤乳食泻、中寒泻、火泻、惊泻、脐寒泻、脾虚泻、飧泻、水泻八类。及至陈复正《幼幼集成·泄泻证治》则将各家的分类作了归纳,其云:"夫泄泻之本,无不由于脾胃。盖胃为水谷之海,而脾主运化,使脾健胃和,则水谷腐化而为气血以行荣卫。若饮食失节,寒温不调,以致脾胃受伤,则水反为湿,谷反为滞,精华之气不能输化,以致合污下降,而泄泻作矣。"明确指出了小儿泄泻的主要病理机制。进而又指出小儿泄泻的辨证与治法,提出"泄泻有五:寒、热、虚、实、食积也。"并提出较为明确的辨证、治法:"凡泄泻肠鸣腹不痛者是湿,宜燥渗之;饮食入胃不住,或完谷不化者是气虚,宜温补之;腹痛肠鸣泻水,痛一阵泻一阵者是火,宜清利之;时泻时止,或多或少是痰积,宜豁之;腹痛甚而泻,泻后痛减者为食积,宜消之;体实者下之;如脾泄已久,大肠不禁者,宜涩之;元气下陷者,升提之。"

二、病因病机

(一)病因

引起小儿泄泻的原因,以感受外邪、内伤饮食及脾胃虚弱等为多见。

1.感受外邪

泄泻与天时气候的变化有着密切的关系。六淫之中的风、寒、暑、湿、火以及疫疠等邪气,均可侵入人体而引起泄泻。

2.伤于饮食

小儿为饮食所伤而导致的泄泻,临床上最为多见,其原因如下。①喂养失宜:由于乳食过量或不足,或过食生冷瓜果油腻之品,或增添辅食过早或过多,或饥饱无常等,均可引起脾胃功能失调而发生泄泻。②饮食不洁:由于误食不洁之品,如变质的牛奶、食物,或蚊、蝇、虫、蚁、灰尘等污染的饮料,或餐具不洁,或以污染的手抓送食物等,均可使邪从口入而发生泄泻。

3.脾肾亏虚

此为小儿泄泻虚证的主要病因,引起脾胃虚弱或脾肾阳虚的常见原因有以下几种。

(1)先天禀赋不足:由于孕母素体虚弱或罹患疾病,或过食寒凉攻伐之品,小儿脾肾禀赋先天未充。

(2)后天调护失宜:婴儿出生后护理不当,或营养失调,或病后调护不周等,均可导致脾胃损伤,继而脾损及肾。

(3)久病迁延不愈:由于罹患热病久延不愈,或脾胃病如泄泻调治失宜迁延不止,均可损阴伤阳、损脾伤肾。

(二)病机

1.泄泻的病位主要在脾胃

小儿泄泻的发病机制,不论是感受外邪,内伤饮食,还是脏腑虚弱等原因所引起,其主要病变均在于脾胃。因胃主腐熟水谷,脾主运化精微,如脾胃受病,则饮食入胃,水谷不化,精微不布,水反为湿,谷反为滞,合污而下,致成泄泻。

脾肾之间关系密切。脾为后天之本,肾为先天之本,脾主运化水谷精微,有赖于肾中阳气的温煦;肾藏精气,亦有赖于水谷精微的供养与化生,故脾与肾是紧密关联的。如肾阳不足,火不暖土,脾阳失于温煦,则可成为脾虚泄泻;若脾阳久虚,累及肾阳,命火衰微,亦可导致脾肾阳虚而见下利清谷之候。《景岳全书·泄泻》曰:"肾为胃关,开窍于二阴,所以二便之开闭,皆肾脏之所主,今肾中阳气不足,则命门火衰,而阴寒独盛……即令人洞泄不止也。"

2.湿与滞为泄泻病理的基本因素

泄泻的临床症状虽很复杂,但其致病的基本因素是湿和滞。《素问·阴阳应象大论》言:"湿胜则濡泻"。《临证指南医案·泄泻》亦指出:"泄泻,注下症也。经云:湿多成五泄……飧泄之完谷不化,湿兼风也;溏泄之肠垢污积,湿兼热也;鹜溏之澄清溺白,湿兼寒也;濡泄之身重软弱,湿自胜也;滑泄之久下不能禁固,湿胜气脱也。"由于脾主运化,喜燥而恶湿,而湿邪最易伤脾。若人体运化功能正常,则水谷化生之精微,可由脾之输转以供养全身,自无停湿留滞之患;若脾为湿困,运化失职,水谷不化,则必停聚而为湿为滞;加以肠道未能维持正常的分清别浊的作用,则水湿积滞下趋大肠而为泄泻。外感之湿邪可为致病之因,而内生之湿邪常为脾病之果;内外之湿,乳食之滞,蕴蓄脾胃,是为泄泻病理的基本因素。

3.阴津受劫,气阴两伤,阴伤及阳则阴竭阳脱

气阴两伤、阴竭阳脱是小儿泄泻的变证。由于小儿"稚阳未充,稚阴未长"的生理特点,和"易虚易实,易寒易热"的病理特点。故寒热易变,阴阳易伤。且小儿泄泻易于耗伤气液,由于阴阳互根,故凡病情严重或治不及时者,常可出现"阴液将竭,阳气欲亡"之危候。

4.脾虚肝旺,虚风内动

由于久泻不止,元气受伤,脾胃虚弱,未能生金制木,滋肾涵肝,以致肝木无制,虚风内动,出现慢惊风或慢脾风等危重证候。《幼科发挥·慢惊有三因》载:"五行之理,气有余则乘其所胜,不足则所胜乘之。""吐泻损脾,脾者土也,风者肝木所生也,脾土不足,则肝木乘之,木胜土也。"指出久泻伤脾,以致脏腑功能失调,制约无序,出现慢惊风的变证。

三、临床诊断

(一)诊断要点

(1)有乳食不节、饮食不洁,或冒风受寒、感受时邪病史。

（2）大便次数较平时明显增多。粪呈淡黄色或清水样；或夹奶块、不消化物，如同蛋花汤；或黄绿稀溏，或色褐而臭，夹少量黏液。可伴有恶心、呕吐、腹痛、发热、口渴等症。重症泄泻，可见小便短少、高热烦渴、神疲萎软、皮肤干瘪、囟门凹陷、目眶下陷、啼哭无泪等脱水征，以及口唇樱红、呼吸深长、腹胀等酸碱平衡失调和电解质紊乱的表现。

（3）大便镜检可仅为稀薄，也可见有脂肪球或少量白细胞、红细胞。

（4）大便病原学检查：可有轮状病毒等病毒检测阳性，或致病性大肠埃希菌等细菌培养阳性。

（二）病证鉴别

1.痢疾

痢疾亦有大便溏薄，便次增多症状，但粪便多混有黏液或血便，并可有里急后重，肛门灼热发红，大便培养可查出痢疾杆菌。

2.营养性腹泻

由于母乳缺乏或乳质不良，或添加辅食未能满足婴儿之需要，以致婴儿营养不足，脾胃失调。证见便次较多，但粪量较少，且多黏液，色绿。经补充营养后，常逐渐痊愈。

3.生理性腹泻

婴儿出生后不久，即有黄绿色的稀便，其次数略较正常为多，可有2～3次，甚或5～6次不等，但婴儿精神良好，食欲正常，无脾虚积滞，伤阴耗液等候，其生长发育亦与同龄婴儿相同。此多为婴儿初离母胎，脾胃纳运功能与母乳暂不适应而致，待年龄稍长，添加辅食之后，常可自愈。

四、辨证要点

（一）审轻重

本病轻重悬殊。轻症便次一般不超过10次，便溏如糊状或如蛋花汤，身热不甚或不发热，无呕吐，能进食，精神尚好；重症便次较频，日达十次以上，或呕吐不已，多伴身热，精神萎靡，或烦躁不安，口渴不止，甚或目眶凹陷、尿量减少、四肢不温、腹胀、痉厥等候。

（二）辨发热

由感受外邪而致者，多见发热，或伴恶寒；如属内伤饮食而致者，一般可不发热，虽有发热亦在38 ℃以下；若脾虚或脾肾阳虚而致者，均少见发热之候。

（三）观大便

粪便黄褐而臭者多属热；便稀如水，粪色淡黄，臭味不甚者多属寒；粪便杂有残渣或乳块，气味酸臭者，多伤于乳食。

（四）视小便

小便短涩黄浊者为湿为热，小便通利清长者为虚为寒，为一般辨证的通则。但如暴泻不止，水液损耗过甚，虽属虚寒之候，有时亦可出现小便黄短而少者。

（五）问口渴

口渴常为热证的辨证要点，但小儿泄泻如次数较频，粪如稀水者，不论是寒是热，皆可见口渴。故宜综合全身症状与舌象、脉象及粪色等以辨别寒热，不宜一见口渴便妄称为热。

（六）查腹痛

本病可见腹痛。腹痛绵绵，喜按喜暖者，为虚为寒；腹痛较甚，喜冷拒按者，为实为热；痛一阵泻一阵，泻后痛减者，为伤食；腹中绞痛，暴泻烦渴者，多为湿热化火之候。

(七)切腹胀

腹胀肠鸣,泻臭,苔腻者,为湿困积滞;若泄泻粪少水多,小便短少,苔白厚腻者,为水湿郁滞;若腹胀如鼓,呼吸短促,吐逆便少,神疲乏力,四肢不温者,为脾虚气阻,属危重之候。

五、治疗原则

本病以运脾化湿,升清止泻为基本治疗原则。

实证须祛其邪,其中伤食泻当消食化积、风寒泻当疏风散寒、湿热泻当清热利湿。虚证须养其正,其中脾虚泻以健脾益气为主、脾肾阳虚泻以温补脾肾为主。

六、证治分类

(一)常证

1.湿热泻

证候:泻下稀薄,水分较多,或如水注,粪色深黄而臭,或见少量黏液,腹部时感疼痛,食欲缺乏,或伴泛恶,肢体倦怠,发热或不发热,口渴,小便短黄,舌苔黄腻。

分析:泻下稀薄,水分较多,或如水注为湿热之邪,蕴结脾胃,纳运无权,水湿水谷不化,合污而下,注于大肠,传导失职而致。

粪色深黄而臭,或见少量黏液,腹部时感疼痛为湿热交蒸,肠胃气机不利而致。食欲缺乏,或伴泛恶,肢体倦怠为湿热之邪,困于脾胃,以致胃失和降,肢体不利而致。发热口渴为邪热偏盛,阴津耗伤而致。小便短黄,舌苔黄腻为湿热内蕴,水走肠腑而致。

治法:清肠祛热,化湿止泻。

此证为湿热之邪蕴结脾胃,运化失职,升降失司,致为泄泻。故治宜苦寒清热、淡渗利湿,以折其湿热之势,并导之从小便而出。

处方:葛根黄芩黄连汤加减。

方解:本方具有清热燥湿、表里双解之功,用于热邪偏重者颇为相宜。葛根升阳生津,解肌达邪;黄芩、黄连清内蕴之湿热;滑石清热利湿;甘草调和诸药。

随症加减:腹痛甚者,加白芍、木香理气止痛;呕吐较频者,加半夏、生姜汁或玉枢丹以降逆辟秽;若舌苔厚腻,渴不欲饮,湿重于热者,加苍术、藿香、厚朴芳香化湿;若高热、烦渴引饮者,加石膏、寒水石清热除烦。

若湿重于热,泻下稀薄如蛋花汤样,淡黄不臭,发热不高,口不甚渴,泛恶溲少,舌苔白腻者,治宜芳香化浊、运脾渗湿,忌过用苦寒之品,以免蕴湿难解,可用藿香正气散合四苓散加减治疗。舌质红者可稍加黄连、黄芩等清泄之品。

其他选方:王氏清暑益气汤。夏秋之间,暑湿当令,小儿肠胃易为湿热所困,如复兼外感暑邪,每易酿成暴泻,症见泻下黄色或白色混浊稀水样便,暴注下迫,气味臭秽,日下一、二十次,壮热烦躁,大渴引饮,齿龈干涸,眼窝下陷,小便短少,舌绛,苔干而焦,脉象细数等。治宜清暑解热、益气生津、和中养阴,可用王氏清暑益气汤加石膏、滑石、生扁豆、木瓜、谷芽等品。并可用生葛根30 g、绿茶2 g、白糖20 g、食盐0.5～1 g(呕吐较频者加生姜1 g),煎水成300 mL,代作饮料。

2.风寒泻

证候:泄泻清稀,中多泡沫,臭气不甚,肠鸣腹痛,或兼恶寒发热,舌苔白滑。

分析:风寒乃无形之邪,客于肠胃,寒凝气滞,中阳受困,运化失职,乃致泄泻。

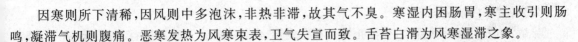

因寒则所下清稀,因风则中多泡沫,非热非滞,故其气不臭。寒湿内困肠胃,寒主收引则肠鸣,凝滞气机则腹痛。恶寒发热为风寒束表,卫气失宣而致。舌苔白滑为风寒湿滞之象。

治法:疏风散寒,燥湿止泻。

此证风寒束于表,寒湿滞于里,故宜疏风散寒于外、芳化燥湿于内,方能止泻。

处方:藿香正气散加减。

方解:本方具有疏风散寒、理气宽中、化湿导滞、调和脾胃之功。对风邪外感、寒湿困脾而导致的泄泻、呕吐证,有良好的功效。藿香、紫苏叶、白芷、生姜疏风散寒,理气化湿;大腹皮、厚朴、陈皮、桔梗、半夏调理气机,散积消滞;苍术、白术、茯苓、甘草、大枣健脾和胃、化湿调中。

随症加减:若风寒束表,恶寒发热较重者,可加防风、羌活,以宣散风寒;寒湿内困,腹痛较剧者,加木香、砂仁以运脾化湿,行气止痛;若兼食滞,大便臭秽者,加焦山楂、焦神曲以消食导滞;若湿邪内困,便稀溲短者,加泽泻、猪苓以利尿渗湿。

3.伤食泻

证候:脘腹胀满,时见腹痛,痛则欲泻,泻后痛减,粪便酸臭,或如败卵,嗳气腐浊,或欲呕吐,不思乳食,夜卧不安,舌苔厚腻或微黄。

分析:粪便酸臭或如败卵,嗳气腐浊,或欲呕吐为乳食入胃,停积不化,蕴蒸内腐之候。如为米面果菜所伤,多见粪便稀溏酸臭;若因鱼肉蛋品停滞,多见粪便黏稠有如败卵。若胃失和降,其气上逆者,则见嗳气腐浊或欲呕吐。

脘腹胀满为乳食停积,壅于肠胃,化湿成滞,阻塞气机而致。乳食壅结,气机失畅,不通则痛,故时见腹痛。邪壅过甚则从大肠下泄,泻后积滞既泄,邪有出路,气机暂得通利,通则不痛,故见泻后痛减。不思乳食为乳食积滞,胃纳失职而致。胃不和则卧不安。乳食壅积中焦,上蒸口舌则腻,食积化热则黄,故舌苔厚腻或微黄。

治法:消食化滞,运脾止泻。

本证由乳食积滞不化而致,故治宜消导宿食,化除积滞,以清内蕴之邪。

处方:保和丸加减。

方解:本方具有调理气机、消导积滞、渗湿和胃之功。焦山楂、焦神曲、莱菔子消食化积;陈皮、半夏理气消胀、降逆止呕;茯苓渗湿和脾;连翘清解积滞郁热。

随症加减:脘腹胀满或腹痛者,加木香、厚朴以理气止痛;呕吐较甚者,加藿香、生姜以和中止呕。婴幼儿可用保赤散,有消食止呕、化积除痰之效;如积滞化热而见舌红苔黄,烦躁口渴者,可加黄连以清热燥湿、除烦止泻。

若是婴儿伤乳引起之泄泻,宜选消乳丸加减,重用炒麦芽。

4.脾虚泻

证候:大便稀溏,多见食后作泻,色淡不臭,时轻时重,面色萎黄,肌肉消瘦,神疲倦怠,舌淡苔白,病程迁延,反复发作。

分析:大便稀溏,食后作泻为脾胃虚弱,清阳不升,纳运无权而致。

病因脾虚,内无积热,故色淡不臭。素体脾虚,或因泄泻伤脾,气虚运化失职,且易再伤乳食,以致脾虚日甚,迁延难愈,故时轻时重,病程迁延,反复发作。脾主运化精微以化生气血,脾虚则运化失职,精微不布,气血生化无源,形神失养,故面色萎黄,肌肉消瘦,神疲倦怠,舌淡苔白。

治法:健脾益气,升提止泻。

本证脾虚泄泻,法宜补脾,补脾应助脾之健运,忌过用甘腻壅中之品,以免化湿助泻。

处方:参苓白术散加减。

方解:本方具有健脾益气、化湿止泻之功。党参、白术、茯苓、甘草补脾益气;山药、莲子、薏苡仁、扁豆健脾化湿;陈皮、砂仁、桔梗理气助运,调畅气机。

随症加减:时见腹痛者,加木香以理气止痛;久泻不止,而无夹杂积滞者,加诃子、赤石脂以固涩止泻;泻下清稀,或水谷不化者,加炮姜以温中散寒。

其他选方:①七味白术散。若脾虚泄泻兼夹湿滞,症见泄泻、呕吐、腹痛、苔腻,或口渴不止者,宜健脾化湿,理气止痛,升阳止泻,可用七味白术散治疗。②理中丸。若泄泻迁延,便下清冷无臭,小便色清,腹部隐痛,舌苔薄白,为脾阳不振。治宜温振脾阳,可用理中丸加煨益智仁、肉豆蔻等治疗。

5.脾肾阳虚泻

证候:久泻不止,食入即泻,粪质清稀,完谷不化,或见脱肛,形寒肢冷,面色白,精神萎靡,寐时露睛,舌淡苔白,脉细弱。

分析:食入即泻,粪质清稀,完谷不化为脾肾阳虚,命火不足,脾胃失于温煦,水谷不得腐熟而致。

形寒肢冷,面色㿠白,精神萎靡,寐时露睛为命门火衰,阴寒内生,阳失温布而致。脱肛为脾阳虚弱,中气下陷而致。舌淡苔白、脉细弱为脾肾阳虚之候。

治法:温补脾肾,固涩止泻。

本证主要为命火衰微,脾肾阳虚而致。故治宜温补脾肾。必使命门火旺,脾土得暖,饮食得以腐熟,精微运化四布,脾胃功能恢复,而泄泻始可向愈。

处方:附子理中汤合四神丸加减。

方解:本方具有温补脾肾、壮火散寒、固涩止泻之功。常用党参、白术、甘草健脾益气;干姜、吴茱萸温中散寒;附子、补骨脂、肉豆蔻温肾暖脾、固涩止泻。

随症加减:脱肛者,加黄芪、炙升麻以升提中气;久泻不止者,加诃子、赤石脂、禹余粮以收敛固涩。

(二)变证

1.气阴两伤

证候:泻下无度,色黄混浊,质稀如水,小便短少,皮肤干燥或枯瘪,目眶及前囟凹陷,啼哭无泪,精神萎靡或烦躁不安,口渴引饮,小便短少,甚至无尿,唇红齿干,苔少或无苔,脉细数。

分析:小便短少,皮肤干燥或枯瘪,眼眶及前囟凹陷,啼哭无泪,精神萎靡,小便短少,甚至无尿为泻下过度,水液耗损,阴津受劫,津伤液脱,肌肤不得滋养而致。

胃阴受劫,饮水以自救,故口渴引饮。烦躁不安,唇红齿干,苔少或无苔为津液耗伤,阴虚内热而致。

治法:健脾益气,酸甘敛阴。

本证由于泻下无度,水液耗损,阴津受劫,脾胃本虚,如纯用补阴之品,则滋腻呆滞,有碍于脾胃之纳运,故宜酸甘合用,以收敛阴津、化生阴液。

处方:人参乌梅汤加减。

方解:本方有健脾益气、酸甘敛阴之功。常用人参、炙甘草补气健脾;乌梅涩肠止泻;木瓜祛湿和胃,以上四药合用酸甘化阴;莲子、山药健脾止泻。

随症加减:泻下不止加山楂炭、诃子、赤石脂涩肠止泻;口渴加石斛、玉竹、天花粉、芦根养阴生津止渴;大便热臭加黄连、辣蓼清解内蕴之湿热。

2.阴竭阳脱

证候:暴泻不止,便稀如水,面色苍白,神疲气弱,表情淡漠,四肢厥冷,冷汗自出,舌淡苔白,脉象沉微。

分析:中阳虚极,命火衰微,阴寒内盛,水谷不化,暴泻不止,便稀如水故。

元阳衰败,形神失养,故面色苍白,神疲气弱,表情淡漠。正气不支,阳气外脱,故四肢厥冷,冷汗自出,脉象沉微。

治法:挽阴回阳,救逆固脱。

处方:生脉散合参附龙牡救逆汤加减。

方解:本方具有挽阴回阳、救逆固脱之功。人参大补元气;麦冬、五味子、白芍、炙甘草益气养阴,酸甘化阴;附子回阳固脱;龙骨、牡蛎潜阳救逆。

随症加减:大便洞泄不止者,加炮姜、白术以温中扶脾;阴津耗竭,重用鲜生地黄、鲜石斛,并须补液治疗。

如久泻不止,元气受伤,脾虚肝旺,虚风内动而致为慢惊风或慢脾风者,可参考"惊风"治疗。

七、其他疗法

(一)中药成药

1.葛根芩连微丸

每次服 1～2 g,每天 3～4 次。适用于湿热泻。

2.藿香正气液

每次服 5～10 mL,每天 3 次。适用于风寒泻。

3.纯阳正气丸

每次服 2～3 g,每天 3～4 次。适用于中寒泄泻,腹冷呕吐。

4.健脾八珍糕

每次 2 块,开水调成糊状吃,每天 2～3 次。适用于脾虚泻。

5.附子理中丸

每次 2～3 g,每天 3～4 次。适用于脾肾阳虚泻。

(二)药物外治

(1)吴茱萸 30 g、丁香 2 g、胡椒 30 粒。共研细末。每次 1～3 g,醋调成糊状,敷贴脐部,每天一次。适用于风寒泻、脾虚泻。

(2)鬼针草 30 g,加水适量。煎煮后倒入盆内,先熏蒸、后浸泡双足,每天 2～4 次,连用 3～5 天。适用于小儿各种泄泻。

(三)推拿疗法

1.湿热泻

清补脾土,清大肠,清小肠,退六腑,揉小天心。

2.风寒泻

揉外劳宫,推三关,摩腹,揉脐,揉龟尾。

3.伤食泻

推板门,清大肠,补脾土,摩腹,逆运内八卦,点揉天突。

4.脾虚泻

推三关,补脾土,补大肠,摩腹,推上七节骨,捏脊,重按肺俞、脾俞、胃俞、大肠俞。

(四)针灸疗法

1.针法

取足三里、中脘、天枢、脾俞。发热加曲池,呕吐加内关、上脘,腹胀加下脘,伤食加刺四缝,水样便多加水分。实证用泻法,虚证用补法,每天1~2次。

2.灸法

取足三里、中脘、神阙。隔姜灸或艾条温和灸。每天1~2次。适用于脾虚泻、脾肾阳虚泻。

八、西医疗法

(一)急性腹泻的治疗

1.饮食控制

一般可正常进食,但要禁忌生、冷、油、腻的食品,若在添加辅食期间暂停增添新的辅食品种。

2.服用适当药物

(1)黏液、脓血便患儿多为侵袭性细菌感染,应根据临床特点,针对病原选用抗菌药物,再根据大便细菌培养和药敏实验进行调整。而水样便腹泻患儿多为病毒或非侵袭性细菌所致,一般不用抗生素,应合理使用液体疗法,可选用微生物制剂和肠黏膜保护剂。

(2)微生态疗法:有助于恢复肠道正常菌群的生态平衡,抑制病原菌定植和侵袭,有利于控制腹泻。常用双歧杆菌、嗜酸乳杆菌等。

(3)肠黏膜保护剂:能吸附病原菌和毒素,维持肠细胞的吸收和分泌功能;与肠道黏液糖蛋白相互作用可增强其屏障功能,阻止病原微生物的侵袭。如蒙脱石散。

3.口服补液

口服补液盐(ORS),配方为氯化钠3.5 g、碳酸氢钠2.5 g、枸橼酸钾1.5 g、葡萄糖20 g,加温开水1 000 mL。轻度脱水口服液量约50 mL/kg,中度脱水口服液量60~90 mL/kg,少量频服,于8~12小时将累积损失量补足。脱水纠正后可将口服补液盐用等量水稀释按病情需要随意口服。适用于轻、中度脱水,能有效促进水及电解质的吸收,纠正脱水和治疗腹泻。

4.静脉补液

严重腹泻患儿常会发生脱水及电解质平衡紊乱,对于重度脱水应及时通过静脉输液予以纠正。输入溶液的成分、容量和滴注时间必须根据不同的脱水程度和性质决定,同时要注意个体化。按照先快后慢、先浓后淡、先盐后糖、见尿补钾、纠酸补钙的原则进行。

(二)慢性腹泻的治疗

因慢性腹泻与迁延性腹泻常伴有营养不良和其他并发症,病情较为复杂,必须采取综合治疗措施。

(1)寻找病因,针对病因治疗,切忌滥用抗生素,避免肠道菌群失调。

(2)预防和治疗脱水,纠正电解质和酸碱平衡紊乱。

(3)继续喂养,调整饮食,必要时静脉营养。

(4)药物治疗:①抗菌药物慎用,仅用于已经分离出特异病原的感染患儿,并应选药适当;②补充微量元素和维生素;③应用微生态调节剂和肠黏膜保护剂。

九、预防与调护

(一)预防

(1)注意饮食卫生,食品应新鲜、清洁,不吃变质食品,不要暴饮暴食。饭前、便后要洗手,餐具要卫生。

(2)提倡母乳喂养,不宜在夏季和小儿有病时断奶,遵守添加辅食的原则,注意科学喂养。

(3)加强户外活动,注意气候变化,防止感受外邪,避免腹部受凉。

(二)调护

(1)适当控制饮食,减轻脾胃负担。对吐泻严重及伤食泄泻患儿暂时禁食,以后随着病情好转,逐渐增加饮食量。忌食油腻、生冷及不易消化的食物。

(2)保持皮肤清洁干燥,勤换尿布。每次大便后用温水清洗臀部,并扑上爽身粉,防止发生红臀。

(3)密切观察病情变化,及早发现泄泻变证。

(赵德伟)

第四节　厌　　食

一、概述

(一)概念

厌食是指小儿较长时期见食不贪,食欲缺乏,甚则拒食的一种病证。

本病临床特征是以厌食为主证,对所有食物均不感兴趣、甚至厌恶,食量较正常同年龄儿童显著减少,以及必须有较长的病程(一般认为应当在两个月以上)。

(二)命名

古代医籍中无厌食病名,可能与以前本病发病极少有关。厌食为现代病名,中医药著作于《中医儿科学》五版教材(1985年)开始应用。古代与此类似的病名记载如:"不思食",见《小儿药证直诀·胃气不和》。思即想念之意,不思食即不想进食。"不嗜食"见《幼幼新书·乳食不下》。嗜即喜欢、爱好之意,不嗜食即不喜进食,食欲极差。

除了上述这些病证名称之外,古代儿科医籍中还有一些从病因、病机以及治疗的角度描述与厌食相关的证候命名。如"恶食"(《证治汇补·附恶食》《张氏医通·恶食》)、"不能食"(《赤水玄珠全集·伤饮伤食门》)等。

(三)范围

本病为一独立病证,非指其他急、慢性疾病出现的食欲缺乏症状。

西医学曾经使用"神经性厌食"病名。但是,近年西医著作中也多数认同小儿厌食与饮食喂养关系密切,与以往国外报道的"神经性厌食"病因、发病年龄等均有所不同。

(四)发病情况

1.发病时间

本病起病多较缓慢,病程较长,其发生多无明显的季节差异,但夏季暑湿当令,易于困遏脾气使症状加重。

2.好发人群

各年龄皆可发病,尤多见于1～6岁儿童,学龄儿童患病者明显减少。城乡儿童均可发生,而城市发病率高于农村,与饮食喂养方法有关。

3.发病特点

本病起病缓慢,多因较长时间的饮食不节,以致脾胃受损而成。若长期不愈可使患儿体重减轻,精神疲惫,抗病力弱,为其他疾病的发生和发展提供了有利条件,可引致疳证,影响正常的生长发育及神经精神异常等。

(五)治疗转归

本病一般预后良好。长期不愈者亦可转为疳证。

(六)学术源流

古代文献中对本病的专门记载不多,有关本病的论述,散见于与脾胃功能及脾胃病等相关的章节之中。

《灵枢·脉度》载:"脾气通于口,脾和,则口能知五谷矣。"说明脾气调和,是知饥纳谷、食而知味的必要条件。这一论述为我们认识小儿厌食的病理生理奠定了基础。

宋代《小儿药证直诀·虚羸》曰:"脾胃不和,不能食乳";《幼幼新书·乳食不下》言:"脾,脏也;胃,腑也。脾胃二气合为表里。胃受谷而脾磨之,二气平调,则谷化而能食。"均精辟指出:水谷受纳和腐熟,赖脾胃功能的正常、协调,如果脾胃不和,便会造成不思乳食的病证。而《小儿药证直诀·胃气不和》采用益黄散为治疗不思食的主方,开调脾助运为主治疗厌食之先河。

明清时代,对本病的理论认识及临床治疗更趋全面。在病因方面,明代《赤水玄珠·不能食》云:"由脾胃馁弱;或病后而脾胃之气未复;或痰客中焦,以故不思食。非心下痞满而恶食也",这就在饮食自倍,损伤脾胃之外,提出脾胃素虚、病后脾气未复、痰湿阻滞中焦,皆可成为不思食的病因。并指出了厌食与积滞的重要区别为是否有心下痞满。《幼科发挥·脾经兼证》言:"诸困睡,不嗜食,吐泻,皆脾脏之本病也。"明确不嗜食为脾脏本脏病变,一般不涉及他脏。在治疗方面,明代《奇效良方》载运脾散,由人参、白术、藿香、肉豆蔻、丁香、缩砂仁、神曲、甘草组成,用橘皮汤调服,对脾虚失运者颇为适宜。《张氏医通·恶食》指出:"恶食有虚实之分。实则心下闷痛,恶心口苦,二陈加黄连、枳实;虚则倦怠,色萎黄,心下软,异功散加砂仁、木香;有痰恶心,六君子加香砂。"阐明了本证的辨证治疗要点。清代《类证治裁·脾胃论治》云:"治胃阴虚不饥不纳,用清补,如麦冬、沙参、玉竹、杏仁、白芍、石斛、茯神、粳米、麻仁、扁豆子。"认为胃阴不足之厌食,宜清补而不宜腻补,并列举了具体用药。《证治汇补·附恶食》载:"恶食……有胸中痰滞者,宜导痰以助脾;有伤食恶食者,宜消化以助脾;有久病胃虚者,宜参术以健脾。"这些观点仍多为临床所运用。

二、病因病机

本病多由喂养不当、他病伤脾、先天不足、情志失调引起,其病变脏腑主要在脾胃。盖胃司受纳,脾主运化,脾胃调和,则口能知五谷饮食之味,正如《灵枢·脉度》所说:"脾气通于口,脾和,则口能知五谷矣。"若脾胃失健,纳化不和,则造成厌食。

(一)病因

1.饮食不节,喂养不当

小儿脏腑娇嫩,脾常不足,乳食不知自节。家长往往过分溺爱子女,恣意纵儿所好,片面追求高

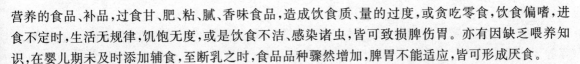

营养的食品、补品,过食甘、肥、粘、腻、香味食品,造成饮食质、量的过度,或贪吃零食,饮食偏嗜,进食不定时,生活无规律,饥饱无度,或是饮食不洁、感染诸虫,皆可致损脾伤胃。亦有因缺乏喂养知识,在婴儿期未及时添加辅食,至断乳之时,食品品种骤然增加,脾胃不能适应,皆可形成厌食。

2.先天不足,他病伤脾

小儿素禀不足、脾胃虚弱,或疾病迁延、损伤脾胃,使受纳运化功能低下,以致饮食减少,或厌于乳食,精神不振,疲倦少力。《赤水玄珠全集·伤饮伤食门》曰:"不能食者,由脾胃馁弱,或病后而脾胃之气未复……以故不思食"。

3.情志失调,思虑伤脾

小儿神气怯弱,易为情志所伤。若失于调护,或思念压抑,或环境变更,或所欲不遂,或受到逼迫,或常被打骂等,均可致情志抑郁,肝失调达,气机不畅,乘脾犯胃,形成厌食。

西医认为厌食症的病因主要有:不良习惯(如强迫进食、饮食习惯不良、环境影响等)、药物影响、疾病影响,以及其他原因,如劳累、恐惧、心情不愉快、紧张等精神因素和气候过热等也可使食欲减退。现代研究还表明,小儿厌食部分与微量元素缺乏有关,尤其是与锌元素缺乏有密切关系。

(二)病机

由于病因不一,素质有异,各个患者可以出现不同的病理演变,常见的有以下几种情况。

1.脾运失健

小儿脾常不足,运化力弱。嗜食甘肥厚味,或湿困脾土,或病后脾气未复,皆致运化失健,不能为其受纳、转输之功。这类患儿一般病程未久或病情未重,生化虽然不足,却未至全身虚羸,以脾阳失于舒展,运化功能失常为主。临床表现虚象不著,若迫食、多食之后,则易于出现脾胃升降乖常,泛恶、呕吐、脘胀等证。

2.脾胃气虚

厌食日久,或久病耗伤,或先天不足,脾胃之气受损,运纳失职,亦成厌食。脾胃气虚者虚象已显,腐熟转输无力,故见饮食不化,生化之源不足,又见全身体虚气弱证象。

3.胃阴不足

胃阴指胃之清津。脾喜刚燥,胃喜柔润。如素体阴分不足,或热病伤耗阴津,或过食香燥食物,胃津受灼,皆致胃阴不足,失于濡润,不能行其受纳腐熟之职,导致厌食。

小儿厌食,以运化功能失健者居多,只要注意饮食调养,配合药物治疗,多可逐渐好转。临床上一般不会发生变证。少数患儿迁延日久不愈,气血生化之源不足,也可发展为疳证,但仍以轻症之疳气证为多。

三、临床诊断

(一)诊断要点

(1)有喂养不当、病后失调、先天不足或情志失调史。

(2)长期食欲缺乏,厌恶进食,食量明显少于同龄正常儿童。

(3)面色少华,形体偏瘦,但精神尚好,活动如常。

(4)除外其他外感、内伤慢性疾病。

(二)病证鉴别

厌食应与积滞、疳证、疰夏相鉴别。

1.积滞

积滞指乳食停聚中脘,积而不消,气滞不行,而有脘腹胀满疼痛,嗳气酸馊,大便腐臭,烦躁多啼等证。积滞所见之不思乳食系由乳食停积不行产生;厌食患儿不思进食,所进甚少,其腹坦然无苦,一般无食积证象。

2.疳证

疳证患儿在饮食方面的表现有食欲缺乏,亦有食欲亢进或嗜食异物者;形体明显消瘦;可病涉五脏,出现烦躁不宁或萎靡不振,以及舌疳、眼疳、疳肿胀等兼证。厌食者虽食欲颇差,进食甚少,但形体正常或略瘦,未至羸瘦程度,为脾之本脏轻症,一般不涉及他脏。

3.疰夏

疰夏亦有食欲缺乏,同时可见全身倦怠,大便不调,或有身热,其特点为发病有严格的季节性,"春夏剧,秋冬瘥",秋凉后会自行好转。厌食虽可起病于夏,但秋后不会恢复正常,而持久胃纳不开,且一般无便溏,身热等见证。

四、辨证思路

厌食一般症状不多,辨证时首先要与其他疾病所出现的食欲缺乏症状相区别。在辨证分型时,本病应以脏腑辨证为纲,主要从脾胃辨证而区别是以运化功能失健为主,还是以脾胃气阴亏虚为主。凡病程短,仅表现纳呆食少,食而乏味,饮食稍多即感腹胀,形体尚可,舌质正常,舌苔薄腻者为脾失健运;病长,食而不化,大便溏薄,并伴面色少华,乏力多汗,形体偏瘦,舌质淡,苔薄白者为脾胃气虚;若食少饮多,口舌干燥,大便秘结,舌红少津,苔少或花剥者为脾胃阴虚。

五、治疗原则

厌食的治疗宗"脾健不在补贵在运"的原则,以运脾开胃为基本法则。宜以轻清之剂解脾胃之困,拨清灵脏气以恢复转运之机,俟脾胃调和,脾运复健,则胃纳自开。脾运失健者,当以运脾和胃为主;脾胃气虚者,治以健脾益气为先;若属脾胃阴虚,则施以养胃育阴之法。此外,理气宽中、消食开胃、化湿醒脾之品也可随证选用。需要注意的是:消导不宜过峻、燥湿不宜过寒、补益不宜呆滞、养阴不宜滋腻,以防损脾碍胃,影响纳化。在药物治疗的同时,应注意饮食调养,纠正不良的饮食习惯,方能取效。

六、证治分类

(一)脾运失健

证候:面色少华,不思纳食,或食而无味,拒进饮食,或伴嗳气泛恶,大便不调,偶尔多食后则脘腹饱胀,形体尚可,精神正常,舌苔白或薄腻,脉尚有力。

分析:脾气通于口,脾不和则口不知味。运化失职,胃不能纳,以至拒食。脾失健运则运化乏力,多食则脘腹作胀。胃失和降则嗳气泛恶;脾胃不和则大便不调。疾病初期,虚象不著,全身症状表现轻微,故形体尚可,精神正常。舌苔白或薄腻为脾运失健,水湿、水谷难化之征。

治法:调和脾胃,运脾开胃。

此证脾气不和,运化失健,胃纳不开,故治以调和脾胃,扶助运化。脾运复健,则胃纳自开,食欲、食量可增。

处方:不换金正气散加减。

　　方解："凡欲补脾,则用白术;凡欲运脾,则用苍术;欲补运相兼,则相兼而用。"(张隐庵《本草崇原·本经上品》)白术、苍术二者均有健脾之功,白术偏于补气渗湿,苍术偏于助运燥湿,可根据证情选用或合用。本证为厌食初期,不换金正气散选苍术燥湿运脾;陈皮、枳壳、藿香理气醒脾和中;焦神曲、炒麦芽、焦山楂消食开胃。

　　随症加减:脘腹胀满加木香、厚朴、莱菔子理气宽中;舌苔白腻加半夏、佩兰燥湿醒脾;暑湿困阻加荷叶、扁豆花消暑化湿;嗳气泛恶加半夏、竹茹和胃降逆;大便偏干加枳实、莱菔子导滞通便;大便偏稀加山药、薏苡仁健脾祛湿。

(二)脾胃气虚

　　证候:不思进食,食而不化,大便偏稀、夹不消化食物,面色少华,形体偏瘦,肢倦乏力,舌质淡,苔薄白,脉缓无力。

　　分析:不思进食,食而不化为脾胃虚弱,运化失司而致。大便偏稀、夹不消化食物为脾虚失运,饮食不化而致。面色少华,形体偏瘦,肢倦乏力,舌质淡,苔薄白,脉缓无力为脾胃气虚,气血生化乏源而致。

　　治法:健脾益气,佐以助运。

　　脾虚当补,脾健则运。然本已运化维艰,益气之中须佐以理气助运,勿施壅补,以免碍滞,补而不受。

　　处方:异功散加味。

　　方解:方中党参、茯苓、白术、甘草益气健脾;陈皮、砂仁理气助运;山药、薏苡仁、扁豆健脾利湿;炒谷芽、炒麦芽健脾开胃。

　　随症加减:舌苔腻者,白术易为苍术,运脾燥湿;饮食不化,加焦山楂、焦神曲和胃消食;大便稀溏,口泛清涎,加煨姜、益智仁、肉豆蔻以温运脾阳;汗多易感加黄芪、防风益气固表;情志抑郁加柴胡、佛手解郁疏肝。

(三)脾胃阴虚

　　证候:不思进食,食少饮多,皮肤失润,大便偏干,小便短黄,甚或烦躁少寐,手足心热,舌红少津,苔少或花剥,脉细数。

　　分析:胃失柔润,受纳失职,故不喜进食。胃阴不足,津不上承,故口干多饮,舌红少津,苔少或光剥。

　　阴液不足,津伤燥结,故大便偏干,小便短黄。胃不游溢精气,脾气无由散精,故皮肤失润。阴虚内热,故手足心热,烦躁少寐,脉细数。

　　"太阴湿土,得阳始运;阳明燥土,得阴自安。"(叶天士《临证指南医案》)胃阴不足、失于柔润,故见胃纳失职、体失濡润之象。

　　治法:滋脾养胃,佐以助运。

　　此证因脾胃阴虚,治宜润养,但不应过于滋腻,即养胃而不碍脾之意。宜取酸甘化阴法,清而不滋,养胃生津。

　　处方:养胃增液汤加减。

　　方解:养胃增液汤中乌梅、白芍、生甘草酸甘化阴;石斛、北沙参、玉竹养胃生津;香橼皮、麦芽开胃助运。

　　随症加减:饮食不化,加谷芽、神曲生发胃气;口渴引饮,加芦根、天花粉、梨汁生津止渴;大便秘结,加郁李仁、火麻仁润肠通便;夜寐不宁,口干舌红,加胡黄连、牡丹皮、酸枣仁清热养阴,宁心安神。

七、其他疗法

(一)中药成药

1.小儿香橘丸

每次服 1 丸,每天 2～3 次。适用于脾失健运证。

2.小儿健脾丸

每次服 1 丸,每天 2 次。适用于脾胃气虚证。

(二)推拿疗法

(1)补脾土,运内八卦,清胃经,掐揉掌横纹,摩腹,揉足三里。适用于脾失健运证。

(2)补脾土,运内八卦,揉足三里,摩腹,捏脊。适用于脾胃气虚证。

(3)揉板门,补胃经,运八卦,分手阴阳,揉二马,揉中脘。适用于脾胃阴虚证。

(三)单方验方

脾运失健轻症患儿,可用山楂膏(片)每次服 1～3 块;或鸡内金粉每次服 1～2 g,每天 3 次,有启脾开胃作用。

八、西医疗法

现代研究表明,部分厌食患儿与体内微量元素锌缺乏有关。常用的补锌制剂有葡萄糖酸锌口服液,一般每次服 5～10 mL,每天服 1～2 次,周岁以内小儿酌减。

九、预防与调护

(一)预防

(1)要教育家长"爱子之意不可无,纵儿之心不可有",令其掌握正确的喂养方法。要让孩子饮食起居按时、有度,勿多食甘肥黏腻食品,夏季勿贪凉饮冷。根据不同年龄给予富含营养、易于消化、品种多样的食品。母乳喂养的婴儿 4 个月后应逐步添加辅食。注意饮食卫生。

(2)出现食欲缺乏症状时,要及时查明原因,采取针对性治疗措施。对病后胃气刚刚恢复者,要逐渐增加饮食,切勿暴饮暴食而致脾胃复伤。

(3)注意精神调护,培养良好的性格,教育孩子要循循善诱,切勿训斥打骂,变换生活环境要逐步适应,防止惊恐恼怒损伤。

(二)调护

(1)纠正不良饮食习惯,做到"乳贵有时,食贵有节",不偏食、挑食,不强迫进食,饮食定时适量,荤素搭配,少食肥甘厚味、生冷坚硬等不易消化食物,鼓励多食蔬菜及粗粮。

(2)遵照"胃以喜为补"的原则,先从小儿喜欢的食物着手,来诱导开胃,暂时不要考虑营养价值,待其食欲增进后,再按营养的需要供给食物。

(3)注意生活起居,加强精神调护,保持良好情绪,饭菜多样化,讲究色香味,以促进食欲。

(赵德伟)

第十一章 骨科病证的针灸推拿治疗

第一节 颈肌痉挛

颈肌痉挛俗称落枕,是急性单纯性颈项强痛、肌肉僵硬、颈部转动受限的一种病症,是颈部软组织常见的损伤之一,多见于青壮年,男多于女,冬春季发病率较高。轻者4～5天可自愈,重者疼痛严重并向头部及上肢部放射,迁延数周不愈,且易反复发作。此病针推疗效确切、迅速。颈肌风湿,颈肌劳损,颈椎病变等,均可引起颈肌疼痛与痉挛,落枕为单纯的肌肉痉挛,成年人若经常发作,常为颈椎病的前驱症状。

一、病因病机

本病多因颈部肌肉过度疲劳,或感受风寒,或夜间睡眠姿势不当,或枕头高低不适,使颈部肌肉遭受较长时间的牵拉而发生痉挛,部分由于颈部扭挫伤所致。而老年患者多与颈椎骨质增生或椎间盘变性有关。由于感受风寒,或筋脉挫伤,或夜卧过于熟睡,姿势不当,致使气血运行不畅,筋脉拘挛而成本病。

二、临床表现和体征

(一)症状

(1)颈项相对固定在某一体位,某些患者用一手扶持颈项部,以减少颈部活动,可缓解症状。

(2)颈部疼痛,动则痛甚。

(3)颈部活动明显受限,如左右旋转、左右侧弯、前屈与后伸等活动。

(二)体征

(1)颈项活动受限,颈部呈僵硬态,活动受限往往限于某个方位上,强行使之活动,则症状加重。

(2)肌痉挛伴压痛,胸锁乳突肌痉挛者,在胸锁乳突肌处有肌张力增高感和压痛;斜方肌痉挛者,在锁骨外1/3处,或肩井穴处,或肩胛骨内侧缘,有肌紧张感和压痛;肩胛提肌痉挛者,在上四个颈椎棘突旁和肩胛骨内上角处,有肌紧张感和压痛。

三、鉴别诊断

落枕是一种急性发作的症状,多在睡眠后出现一侧颈项部疼痛,局部僵硬并有明显压痛,头颈活动受限。临床上常需与下列疾病加以区别。

(1)颈椎半脱位:往往有外伤史和肩部负重史,临床表现为颈项疼痛,颈椎旋转活动明显受限。可摄颈椎张口位片证实,常见有寰枢关节半脱位。

(2)颈椎病:反复落枕,起病缓慢,病程长。因颈椎关节不稳而引起,常伴有椎间隙狭窄,骨质增生,需摄颈椎双斜位片或正位片证实。

(3)颈椎结核:有结核病史和全身体征,如低热、消瘦、盗汗及疲乏无力等,多发于儿童及青壮年,需摄颈椎正侧位片证实。

四、针灸治疗

(1)治则:疏风散寒,活络止痛,以督脉及手足三阳经为主。

(2)主穴:天柱、后溪。配穴,外感风寒,配大椎、风池、外关,用泻法;筋脉损伤,配阿是穴,或相应夹脊穴。

(3)方解:颈项部为手足三阳经之所过,显露于体外,又是头部转动之枢机,极易为风寒所侵袭,或因姿势不当而伤筋。古人认为,太阳为开而主表,故以手足太阳经的天柱、后溪为主穴,以疏解在表的外邪,配合督脉经要穴大椎、手足少阳经的风池、外关,可以疏散风寒,使邪从表解;若因筋脉受损,使局部气血受阻,不通则痛,当按"以痛为俞"的原则,选取阿是穴或相应夹脊穴,可以通络止痛,使气血流畅,筋脉得舒。

五、推拿治疗

(1)治则:舒筋活血,温经通络,理顺肌筋。

(2)主要手法:一指禅推法、滚法、按法、揉法、拿法、拔伸法、擦法等。

(3)常用穴位及部位:风池、风府、风门、肩井、天宗、肩外俞等。

(4)操作:①患者取坐位,医者立于其后,用轻柔的滚法、一指禅推法,在患侧颈项及肩部施术,3~5分钟。②用拿法提拿颈椎旁开2.5寸处的软组织,以患侧为重点部位,并弹拨紧张的肌肉,使之逐渐放松。③嘱患者自然放松颈项部肌肉,术者左手持续托起下颌,右手扶持后枕部,使颈略前屈,下颌内收,双手同时用力向上提拉,并缓慢左右旋转患者头部10~15次,以活动颈椎小关节。摇动旋转之后,在颈部微前屈的状态下,迅速向患侧加大旋转幅度,手法要稳而快,手法的力度和旋转的角度必须掌握在患者可以耐受的限度内。④术者按揉风池、风府、风门、肩井、天宗、肩外俞等穴,每穴30~60秒,手法由轻到重;然后再轻拿颈椎棘突两侧肌肉,最后可在患部加用擦法治疗。

六、其他疗法

刺络拔罐:先在颈项部轻叩梅花针,使局部皮肤发红、充血,再拔火罐3~5个,每天1~2次。

(郭春锋)

第二节　前斜角肌综合征

前斜角肌综合征是指因外伤、劳损、先天颈肋、高位肋骨等因素刺激前斜角肌,或前斜角肌痉挛、肥大、变性等,引起臂丛神经和锁骨下动脉的血管神经束受压,而产生的一系列神经血管压迫症状的病证。本病好发于20～30岁女性,右侧较多见。

一、病因病机

颈部后伸、侧屈位时,头部突然向对侧旋转,或长期从事旋颈位低头工作,使对侧前斜角肌受到牵拉扭转而损伤,出现前斜角肌肿胀、痉挛而产生对其后侧神经根的压迫症状。神经根受压又进一步加剧前斜角肌痉挛,形成恶性循环。

先天性结构畸形,如肩部下垂、高位胸骨、第7颈椎横突肥大、高位第1肋骨、臂丛位置偏后等,使第1肋骨长期刺激臂丛,使受臂丛支配的前斜角肌发生痉挛,压迫臂丛神经而发病。若前斜角肌痉挛、变性、肥厚,则易造成锁骨上部臂丛及锁骨下动脉受压。如颈肋或第7颈椎横突肥大,或前、中斜角肌肌腹变异合并时,当前斜角肌稍痉挛,即可压迫其间通过的臂丛神经和锁骨下动脉而导致出现神经血管症状。本病运动障碍出现较迟,可表现为肌无力和肌萎缩,偶见手部呈雷诺征象。

中医将本病归属"劳损"范畴。多由过度劳损,或风寒外袭,寒邪客于经络,致使经脉不通,气血运行不畅,发为肿痛。

二、诊断

(一)症状

(1)一般缓慢发生,均以疼痛起病,程度不一。

(2)局部症状:患侧锁骨上窝稍显胀满,前斜角肌局部疼痛。

(3)神经症状:患肢有放射性疼痛和麻木触电感,以肩、上臂内侧、前臂和手部的尺侧及小指、环指明显,表现为麻木、蚁行、刺痒感等。少数患者偶有交感神经症状,如瞳孔扩大、面部出汗、患肢皮温下降,甚至出现霍纳综合征。

(4)血管症状:早期由于血管痉挛致使动脉供血不足而造成患肢皮温降低,肤色苍白;后期因静脉回流受阻,出现手指肿胀、发凉、肤色发绀,甚至手指发生溃疡难愈。

(5)肌肉症状:神经长期受压,患肢小鱼际肌肉萎缩,握力减弱,持物困难,手部发胀及有笨拙感。

(二)体征

(1)颈前可摸到紧张、粗大而坚韧的前斜角肌肌腹,局部有明显压痛,并向患侧上肢放射性痛麻。

(2)局部及患肢的疼痛症状在患肢上举时可减轻或消失,自然向下或用力牵拉患肢时则加重。

(3)艾迪森试验、超外展试验阳性,提示血管受压。

(4)举臂运动试验、臂丛神经牵拉试验阳性,提示神经受压。

（三）辅助检查

X线片检查：颈、胸段的 X 线正侧位摄片检查，可见颈肋或第 7 颈椎横突过长或高位胸肋征象。

三、治疗

（一）治疗原则

舒筋活血，通络止痛。

（二）手法

滚法、按法、揉法、拿法、擦法等。

（三）取穴与部位

缺盆、肩井、翳风、风池、颈臂、曲池、内关、合谷、颈肩及上肢部。

（四）操作

1.活血通络

患者取坐位。术者站于患侧，先用滚法在患侧自肩部向颈侧沿斜角肌体表投影区往返施术，同时配合肩关节活动，时间 3～5 分钟。

2.理筋通络

继上势，术者以一指禅推法沿患侧颈、肩、缺盆穴及上肢进行操作，斜角肌部位、颈臂穴重点治疗，时间 5～7 分钟。

3.舒筋通络

继上势，术者以拇指弹拨斜角肌起止点及压痛点，拇指揉胸锁乳突肌及锁骨窝硬结处为重点，拇指自内向外沿锁骨下反复揉压，时间 3～5 分钟。

4.通络止痛

沿患侧斜角肌用拇指平推法，然后施擦法，以透热为度。时间1～2 分钟；然后摇肩关节，揉、拿上肢5～10 遍，抖上肢结束治疗。

四、注意事项

（1）注意不宜睡过高枕头，患部注意保暖。

（2）避免患侧肩负重物或手提重物，以免加重症状。

（3）嘱患者配合扩胸锻炼，每天 1～2 次，可缓解症状。

（郭春锋）

第三节　颈　椎　病

颈椎病又称颈椎综合征，是指因损伤颈椎及其软组织退行性变引起的颈脊髓或颈神经根以及颈血管的压迫和刺激，从而产生的颈、肩、臂、头及胸疼痛，甚至出现肢体功能失常等一系列症状。中老年人多见，男性发病略多于女性。临床上根据病变部位、范围以及受压组织不同而出现的不同症状，将其分为神经根型、脊髓型、椎动脉型、交感神经型和混合型 5 种类型。其中神经根

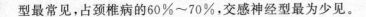

型最常见,占颈椎病的60%～70%,交感神经型最为少见。

一、病因病机

各种急、慢性外伤可造成椎间盘、韧带、后关节囊等组织不同程度的损伤,从而使脊柱稳定性下降,促使颈椎发生代偿性增生,增生物直接或间接压迫神经、血管,即产生症状。颈椎间盘承受重量过大或活动频繁,可遭受过多的微小创伤,劳损而变性。早期表现为髓核的水分减少,逐渐失去弹性韧性,椎间关节松动不稳。椎小关节可紊乱、错位,椎间孔变小,椎间盘可膨出或脱出,椎体可发生微小滑动,颈椎后部附件骨质增生,黄韧带、项韧带可发生钙化或骨化。晚期形成明显的骨赘,椎间盘变性、膨出、脱出,周围软组织、前纵、后纵韧带及椎体边缘骨膜附着处可被掀起,出血、血肿机化,在张力性应力的刺激下,逐渐形成较大的骨刺。退变的颈椎间盘和骨刺向后突出,可产生脊髓受压症状;向后外侧突出、钩椎关节骨刺向后突出均可影响椎间孔,使之变小狭窄,神经根受到压迫刺激,缺氧、缺血,出现神经根型病变症状;椎间盘和骨刺向侧方突出,可使椎动脉受到挤压导致供血不足,出现以头晕为主的椎动脉受压症状;颈椎的不稳,常可刺激小关节和关节囊,影响交感神经,而产生一系列交感神经受刺激症状。

中医学关于颈椎病的论述多记载于"痹证""痿证""头痛""眩晕""项强""项筋急"和"项肩痛"等病证中。中医学认为颈椎病与人的年龄及气血盛衰、筋骨强弱有关。年过四十肾气始衰,年过五十肝气始衰,年过六十筋肌懈惰,骨骸稀疏。年老体弱,肝肾、气血亏虚,筋肌骸节失却滋养;或被风寒湿邪所侵,气血凝滞痹阻;或反复积劳损伤,瘀聚凝结于脊窍,发为本病。

二、临床表现

患者自觉肩颈疼痛,可向头部、枕部及上肢放射,一侧面部发热,出汗异常;少数患者可出现头痛、眩晕、猝倒,甚则双下肢痉挛,举步艰难,瘫痪。根据受压组织的不同,其临床表现各不相同。具体可分为五型。

(一)神经根型

神经根型是椎管单侧或双侧的神经根受压迫或受刺激引起的症状,表现有颈肩痛,颈项强直,不能做点头、仰头及转头活动,疼痛沿神经根支配区放射至上臂、前臂、手及手指,伴有上肢麻木、活动不灵活,X线片可显示椎间隙狭窄、椎间孔变窄、后缘骨质增生、钩椎关节骨赘形成。

(二)脊髓型

脊髓型是脊髓受压迫或受刺激所致,多发生于40～60岁的中年人,早期表现为单侧或双侧下肢发紫发麻,行走困难,继而一侧或双侧上肢发麻,持物不稳,严重时可发生四肢瘫痪,小便潴留,卧床不起。X线检查可显示颈椎间盘狭窄和骨赘形成。

(三)椎动脉型

椎动脉型是因上行的椎动脉被压迫、扭曲,造成颅内一过性缺血所致。表现为肩颈痛或颈枕痛,头晕、恶心、呕吐、位置性眩晕、猝倒、持物落地、耳鸣耳聋、视物不清等临床症状,并常因头部转动或侧弯到某一位置而诱发或加重。X线检查见正位片钩椎关节模糊、骨质硬化并有骨赘形成。

(四)交感型

交感型是颈椎旁的交感神经节后纤维被压迫或刺激所致。常见头痛、头晕、心悸、胸闷、四肢不温或是手足心热、四肢酸重等症状,一般无上肢放射痛或麻木感,可出现听、视觉异常。

(五)混合型

临床上常见同时存在两型或两型以上的各种症状,为混合型。

三、诊断要点

(一)神经根型

(1)颈、肩部疼痛,可沿受压的神经分布区放射,手指呈神经根性分布的麻木及疼痛,握力减弱。

(2)颈部僵直,活动受限,颈棘突旁常有压痛。颈神经牵拉实验阳性,压头试验可能阳性。

(3)受累神经支配区皮肤痛觉迟钝或消失,某些上肢肌力减弱,肌肉萎缩,肌腱反射减弱或消失。

(4)X线片见生理曲度消失,椎间隙狭窄,椎间孔变形,后缘骨质增生,钩椎关节骨赘形成。CT和椎管MRI更有助于诊断。

(二)脊髓型

(1)颈肩痛伴四肢麻木,疼痛僵硬,发抖无力,步态不稳,似踩棉花状,步态笨拙。

(2)痛觉减弱或消失,严重者四肢瘫痪,小便潴留或失禁。手部肌肉萎缩,四肢肌张力增高,腱反射亢进。

(3)常可引出病理反射,如霍夫曼征、巴宾斯基征阳性,踝阵挛和髌阵挛阳性。

(4)具有典型的X线征象,即在椎间隙部位呈"L"或"U"状梗阻,侧位片可见相应部位的充盈缺损。

(三)椎动脉型

(1)症状的出现常与头、颈的转动有关,表现为头晕、恶心、呕吐、四肢麻木等。

(2)颈椎棘突部常有压痛,压头试验阳性,仰头或转头试验阳性。

(3)脑血流图检查可见左右椎动脉不对称,尤其在转头时患侧波幅明显下降。

(4)X线检查显示钩椎关节骨质增生,向侧方隆突,椎间孔变小。

(四)交感型

(1)患者常有头痛,枕部痛,头晕,头胀,视物模糊,手麻木发凉,心律不齐,心动过速等交感神经功能紊乱的临床表现。

(2)本型常不单独出现,而与其他型合并存在。

(五)混合型

根据以上四型表现而诊断。

四、针灸治疗

(一)毫针法

(1)风池、肩井、天柱、肩髃、外关、曲池、颈夹脊。患者正坐,上肢曲肘置于桌上。穴位常规消毒后,用1.5寸30号毫针进针。施以泻法,得气留针20分钟。针刺颈部穴位时,在上肢施揉、拿、搓等手法;针刺上肢穴位时,在颈部施擦、拿、揉、按等手法。

(2)颈夹脊、养老。根据症状判定受累神经根的节段选穴,一般取颈5、颈6夹脊。患者正坐,微低头,医者以30号1.5~2寸毫针,以75°角刺入,或旁开夹脊穴0.5寸处以45°角刺入。有抵触感

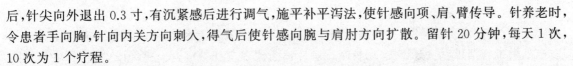

后,针尖向外退出 0.3 寸,有沉紧感后进行调气,施平补平泻法,使针感向项、肩、臂传导。针养老时,令患者手向胸,针向内关方向刺入,得气后使针感向腕与肩肘方向扩散。留针 20 分钟,每天 1 次,10 次为 1 个疗程。

(3)中平穴(足三里穴下 1 寸,偏于腓侧)。患者取坐位,用 28 号 3 寸毫针行直刺法,左肩针刺右下肢中平穴,右肩针刺左下肢中平穴,双肩针双下肢中平穴。进针得气后,施以泻法。每次留针 30 分钟,5～10 分钟行针 1 次。每天 1 次,10 次为 1 个疗程。

(4)阿是穴及太溪、太冲、复溜。实证取第一组穴,进针后提插捻转 2 分钟,施以泻法,不留针;虚证取第二组穴位,施以补法,留针 20 分钟,每 5 分钟行针 1 次。本法适用于椎动脉型颈椎病。

(二)电针法

(1)天柱、曲垣,头痛者加风池,手臂发麻者加扶突。天柱取 2 寸毫针,针尖沿颈椎系列斜向下方分刺,使针感传至肩部。曲垣用 1.5 寸毫针,针尖向肩胛冈侧端斜刺,使针感向周围扩散。进针得气后,将 2 穴接通电针治疗仪,用连续波,留针 20 分钟。针风池时,针尖斜向内上方,使针感传至前额,留针 20 分钟。刺扶突时,针尖向臂丛方向,当针感传至手指之后,轻轻雀啄 3～5 次,随即出针。隔天治疗 1 次,本法除对脊髓型颈椎病无效外,对其他各型有良好效果。

(2)双侧颈夹脊 5～7,神经根型配外关、曲池;颈动脉型配风池、风府。进针后,施以提插捻转手法,得气后接电针治疗仪,采用连续波,刺激强度以患者耐受为度。留针 20 分钟,隔天 1 次,5 次为 1 个疗程。

(三)温针法

主穴:①天柱、百劳、大杼;②相应颈椎夹脊穴、大椎。配穴:合并肩周炎者加肩三针、肩井;头晕、头痛者加风池、四神聪;放射性上肢麻痛、握物无力者加天宗、曲池、三阳络;久病不愈者加百会、膈俞;腰痛者加肝俞、肾俞。用 2 寸毫针针刺各穴,得气后在针尾置上 1.5 cm 艾条,用火点燃,施灸。四神聪、百会只针不灸。隔天治疗 1 次,6 次为 1 个疗程。

(四)穴位注射法

(1)肩中俞、颈部夹脊。头痛、头昏者配风池、百会、太阳;恶心、呕吐者配风池、内关、丰隆;肩胛、上臂、肘臂疼痛者配肩外俞、天宗、肩贞、臑俞、曲池;上肢及手指麻木者配肩贞、曲池、外关、合谷、后溪;下肢麻木、行走困难者加环跳、阳陵泉、委中、昆仑。用注射器抽取当归注射液、骨宁注射液、麝香注射液各等量,注入所选穴位,每穴注入 1 mL,隔天注射 1 次。

(2)颈夹脊、风池、大椎、天宗、臂臑、风池、内关、阿是穴。常规消毒后,用注射器吸入醋酸泼尼松混悬液 25 mg,维生素 B_1 100 mg,维生素 B_{12} 250 μg,1% 普鲁卡因溶液 10 mL,654-2 注射液 10 mg 混合均匀,然后注入所选穴位,每穴位入 1.5～2 mL,每周 1 次,5 次为 1 个疗程。

(3)颈 6～颈 7 棘突间、颈 7～胸 1 棘突间。吸取醋酸泼尼松 4 mL 与 2% 普鲁卡因 4.5 mL 混合,在上述部位做封闭。7 天封闭 1 次,3 次为 1 个疗程。本法适用于各型颈椎病的治疗。

(五)头针法

主穴取顶中线由前向后刺。颈肩部疼痛者配以络却向百会透刺;颈性眩晕者配额中线由上往下刺;四肢运动或感觉障碍者配病位对侧顶颞前斜线或顶颞后斜线。选用 30 号 30 mm 特制平柄毫针,与头面成 15°～30° 角快速进针,针尖达到腱膜下层后,将针体平卧,缓插 25 mm 左右,然后用力向外速提,提时针身不弯曲,行针 2～3 分钟,留针时间随病情而定,可稍长,但不宜超过 24 小时。

（六）穴位挑刺法

颈、背部的"党参花样"皮损样病变部位。先用2％的普鲁卡因0.2 mL注射在花斑中央成一皮丘,然后常规消毒后挑破表皮,用特制挑刺针挑断浅表皮肤纤维丝。挑纤维丝时,针尖横贴皮肤平刺,先平行向前滑动,再将针轻轻上抬,把纤维丝挑起拨断,并把这个点的纤维丝挑净。每次选挑3～4个花斑。其中1个须选择在颈椎体上。每隔5天挑治1次。

（七）穴位埋线法

双侧夹脊 C_5 和夹脊 C_7。患者取俯伏坐位,局部常规消毒后,进行局部麻醉。选用0号络刺羊肠线3 cm,穿入9号腰椎穿刺管中,快速垂直进针,针尖达皮下组织及斜方肌之间时,立即将针以15°角向枕部透刺,产生较强针感后按常规将羊肠线埋入。出针后用棉球压迫针孔片刻。埋1次即为1个疗程。15天后再行第二次埋线。

（八）耳压法

脑、颈椎、枕、颈、神门、肝、肾。肩背酸痛者加锁骨、肩关节;手指麻木者加腕、指。用王不留行,以小块胶布贴于上述耳穴,每穴按压1分钟,每天按压3～4次,3天贴1次,连贴1个月。

（九）火针法

大椎、阿是穴,相应夹脊穴。肩周及上臂疼痛加肩髃、曲池;前臂痛或手指麻木加手三里、外关、合谷。将所选穴位做好标记,消毒后,将6～9号缝衣针用止血钳夹持,于酒精灯上将针尾部分烧红,然后快速点刺,出针后即用消毒棉球压迫针孔,阿是穴可每处刺2～4针,针距0.2寸,深度以0.2～0.5寸为宜,每次点刺不宜超过12针。本法适用于治疗神经根型颈椎病。

（十）磁圆针法

素髎沿督脉至命门;攒竹向后沿膀胱经第1侧线至肾俞,再从攒竹处膀胱经第2侧线至志室;瞳子髎沿头部胆经路线至肩井;伴有手臂麻木、疼痛者,肩臂部诸经由上向下叩击。以磁圆针循经叩打,头部轻叩,颈、手臂、肩背重叩。每条线路叩击5～7遍,最后重叩颈部双侧臂丛2下,叩击时手臂就出现麻感。

五、推拿治疗

（一）提阳旋转法

患者取坐位,医者立其背后,先用拇指和其余四指拿肩井数次,并用手指和掌根部按揉肩中俞数次,再令患者颈部前屈15°～20°,医者双手分别置于患者枕骨两侧,将头部逐渐向上抬起,轻轻左右旋转,幅度不超过45°,左右各3次。然后医者双手食中指分别置于患者颈部两侧,搓揉两侧项肌、前斜角肌、斜方肌和横肩胛肌等,先自上而下,后自下而上,后复10～20次,压痛点处适当加重力量。最后,医者立于患者前面,以双手拇指点揉双侧合谷、缺盆及天宗穴,伴头晕者加按风池、风府。以上手法连续3遍,每周2次,4周为1个疗程。治疗同时,可采用DYC自动牵引装置进行间歇性牵引。

（二）提伸法

患者取坐位,医者施手法松解患者颈项部肌肉,并嘱患者放松,令其以双手抱住其后枕部,挺胸,然后医者双手从患者腋下穿过往上扶在患者双腕背部,患者头略向后仰,医者用力上提颈椎,一般可听到一串小关节响声。有些患者也可辅以传统斜扳手法,即以一手托住患者下颌,一手托住后枕部,头略后仰,下颌部向一侧略上旋,当医者觉得颈椎小关节已锁住,再轻轻用力向同侧旋转10°,一般可听到小关节响声。左右两侧各做1次。最后用拿法放松颈部肌肉,搓肩关节,做梳头、擦汗动作,并按压其臂臑、曲池、手三里、内关、合谷穴。

(三)间歇牵引法

患者取卧位,以颏枕吊带连接微电脑程控牵引床,牵引力线与垂线成 15°～30°夹角前屈,并输出牵引程序:牵引时间为 20～30 分钟;牵引重量为 9～14 kg;松弛重量为 5～7 kg。牵引时间为 15～20 秒;松弛时间为 10 秒。每天治疗 1 次,10 次为 1 个疗程,3 个疗程后休息 2～3 周,进行肌力锻炼。

(四)按肩搬头法

患者取坐位,两上肢反抱于背后。术者立于后侧,左手按其右肩,右手置于其头顶,用力将颈部向左侧手搬运。然后用同样手法,右手按其左肩,左手置其头顶将颈部向右侧搬运。两侧交替进行。每次搬 8～12 次,7 天为 1 个疗程。本法适用于椎动脉型。

(五)颈型捏揉扳转法

让患者端坐于治疗凳上,施术者先用一手按扶于患者头顶固定,用另一手与其余四指相对着力,反复捏揉颈部两侧肌肉,对其风池穴,天柱穴进行重点捏揉,反复 3～5 遍。再用拇指端着力,反复点揉风府穴、哑门穴及大椎穴等。再用双手着力,反复捏揉两侧颈肩部,并拿揉两肩井穴。再用一手按于头顶,另一手托住下颌,双手协同用力,反复旋摇头颈部数次后,再用寸劲扳转颈椎;然后,双手交换位置,再以同样方法向对侧扳转。扳转手法应慎重,不可用力过猛,更不能勉强用力扳拧,以免发生意外。最后,再用放松手法捏揉颈肩部。

(六)根型点揉镇痛法

让患者端坐于治疗凳上,施术者站其身旁,先用手捏揉颈项两侧肌肉,促使其放松,反复 3～5 遍。再用拇指端着力,反复点揉风府、风池、天柱、大杼、肩中俞、大椎等穴;再点揉天宗、曲垣、风门、肺俞等穴;再点揉缺盆、肩井、云门、肩髃等穴。再用中指着力,抠拨腋窝中极泉穴及青灵穴;再用拇指着力,抠拨曲池、曲泽等穴,同时用中指着力,抠拨少海穴等。再用拇指与中指相对着力,反复捏揉内外关穴,再掐合谷穴等。再反复捏揉颈肩及上肢部肌肉 3～5 遍,促使肌肉放松。再用双手合抱于患者颊部,用力向上端提牵拉颈椎,同时进行前屈,后仰,左右侧屈,和反复左右旋转摇动颈部。最后,用拍子拍打颈肩及上肢部,反复 3～5 遍,如无拍子也可用半握拳或虚拳进行拍打。

(七)提项旋转法

先施准备手法,使患者局部放松,以一手托住患者下颌,一手托住患者后枕部,让患者头部呈自然位。先轻轻左右摇晃,然后托提头部向上并逐渐加大转动范围,先向一侧旋转,接近限度寸以适当力度继续旋转 5°～10°,一般可闻及小关节弹响之声,患者多有一种解除绞锁的轻松感。施手法时,应尽量使患者肌肉放松,旋转速度不宜过快,并且在上提力量的基础上做颈项旋转。

(八)提端摇晃法

患者正坐,术者立其背后,双手分开,拇指顶住枕部和风池穴,其余四指托下颌部,双手向上提端。同时手腕立起,使前臂用力下压患者肩部,而端提颈部双手腕做回旋运动 6～7 次,在持续端提下做颈前屈、后伸各 1 次,将患者头部在屈曲时旋转至左(右)侧。

(郭春锋)

第四节 颈椎管狭窄症

构成颈椎椎管各解剖结构因发育性及退行性变因素引起一个或多个平面的管腔造成骨性或纤维性狭窄，导致脊髓血液循环障碍、脊髓及神经根压迫症者称为颈椎管狭窄症。颈椎管狭窄症是以发育性颈椎椎管狭窄为发病基础，颈椎间盘退行性变及相邻椎体后缘和小关节骨赘形成侧是造成临床症状的诱发因素，从而导致颈椎管径变窄，有效容积减小，产生以脊髓及神经压迫症为临床表现的颈椎疾病。

颈椎骨折脱位、颈椎病、颈椎间盘突出、特发性弥漫性骨质增生、颈椎畸形、颈椎肿瘤、颈椎结核等均可引起颈椎管狭窄，但均已被列为各自独立性疾病，不再统称为颈椎管狭窄症。

一、病因病机

造成颈椎椎管狭窄的因素，主要有发育性、退变性及动力性，其实动力性也多是由于退变失稳所致。分述如下。

（一）发育性因素

发育性颈椎椎管狭窄是由于椎弓根、关节突及椎板的发育异常所致。发育性颈椎管狭窄是先天性与发育因素同时存在。由于椎管狭窄，使脊髓周围缓冲间隙减小，在正常的伸屈运动中或轻度退变、轻微的外伤情况下，即可产生对脊髓的反复压迫，出现症状。

（二）退变性因素

在 20 岁即有骨赘发生，但在 50 岁时，颈椎退变加快，骨赘的发生也加快，颈椎骨赘的发生多在椎体的后缘，在骨赘较大时，即可对脊髓构成危害。由于退变，颈椎不稳，从而导致黄韧带肥厚，在椎间盘-黄韧带所构成的轴线上，即可使局部椎管容积明显减小，从而造成对脊髓的压迫。

（三）动力性因素

颈椎椎管狭窄症，不论任何一型，均可对脊髓造成压迫，而在运动时，所有椎管矢状径可进一步减小，同时，黄韧带前凸被嵌压，均可促使脊髓受到机械性压迫，致使脊髓血管血流改变，出现症状。

中医学对本病的认识，大多归属于"痹证""痿证"等范畴。肾精不足、肝肾亏损是其主要病因，但多数是由于年老体衰，筋骨失于濡养，颈椎退变，加之风寒湿邪外侵，或跌打闪挫等诱因而发作为本病。

二、临床表现与诊断

颈椎椎管狭窄症发病隐渐，病程多持续较久。多数为慢性发病，症状常是在不知不觉中出现；急性发病多有一定诱因，最常见是颈椎过伸性损伤。

首发症状以双上肢或四肢麻木、无力居多，颈部疼痛者少。多数患者可有双上肢无力，双手麻木，握力差，僵硬不灵活，有持物坠落史；或同时伴有双下肢麻木、无力，走路有"踩棉花感"，可有"束腰"或"束胸"感，较重者站立及步态不稳，严重者出现四肢瘫痪，呼吸困难。

颈椎椎管狭窄症主要是产生颈脊髓压迫症状和体征，颈部多无压痛，颈椎活动受限不明显。

四肢及躯干感觉减退,肌力减弱,肌肉萎缩,肌张力增加,步态不稳,行走缓慢,多数患者呈痉挛步态,四肢反射亢进,腹壁反射减弱或消失,病理征以上肢的 Hoffmann 征阳性率最高,严重者可出现髌阵挛、踝阵挛及巴宾斯基征等阳性病理征。

（一）X 线检查

颈椎发育性椎管狭窄主要表现为颈椎管矢状径减小。退行性颈椎管狭窄一般表现为颈椎生理曲度减小或消失,甚至出现曲度反张。椎间盘退变引起的椎间隙变窄,椎体后缘骨质局限或广泛性增生,椎弓根变厚及内聚等。若合并后纵韧带骨化则表现为椎体后缘的骨化影。在侧位片上表现为椎间孔区的骨赘,自上关节面伸向前下方,或自下关节面伸向前上方。

在 X 线片上分别测量椎体和椎管矢状径,对判断是否存在椎管狭窄具有重要价值。颈椎椎体矢状径是自椎体前缘中点至椎体后缘的距离,椎管中矢状径是自椎体后缘中点至椎板连线之最短的距离。正常成人颈椎管中矢状径:C_1 为 20～34 mm,C_2 为 18～21 mm,$C_{3～4}$ 为 12～14.5 mm,$C_{6～7}$ 为 11～13.5 mm。北医三院测定结果以 C_4 水平椎管中矢状径平均值最小,认为如矢状径小于 13 mm 称为椎管相对狭窄,小于 10 mm 则属绝对狭窄。

（二）CT 检查

退变性颈椎管狭窄,CT 显示椎体后缘有不规则致密的骨赘,并突入椎管,黄韧带肥厚、内褶或钙化。脊髓萎缩则表现为脊髓缩小而蛛网膜下腔相对增宽。

（三）MRI 检查

主要表现为 T_1 加权像显示脊髓的压迫移位,还可直接显示脊髓有无变性萎缩及囊性变。T_2 加权像能较好地显示硬膜囊的受压状况。

三、治疗

对轻型病例采用非手术治疗可取得满意的临床疗效,只有脊髓损害发展较快、症状较重者需手术治疗。非手术治疗方法有多种,如手法治疗、颈椎牵引、中西药物、针灸、功能锻炼等方法均可选用,其中手法是治疗本病的主要方法,可较快地缓解症状,再配合颈椎牵引、药物等综合治疗,可进一步提高临床疗效。

非手术治疗可一定程度减轻压迫,缓解水肿、减轻神经根刺激、缓解肌肉痉挛、减轻症状或使其消失,但不能从根本上解决椎管矢状径狭窄的问题。非手术治疗的指征是:相对狭窄的颈椎椎管狭窄,即椎管的矢状径在 10 mm 以上,13 mm 以下。在有不太明显的退变存在的情况下,可以进行手法较为轻柔的按摩、理疗,并配合中药及一定的解热镇痛药物。牵引对那些有黄韧带增厚的患者可以暂时缓解压迫,能起到一定的作用。支架通过稳定颈椎而改善患者的症状,可用于早期的颈椎椎管狭窄症的患者,但其疗效是不持久的。脱水、激素药物及神经营养药物对有急性发作的颈椎椎管狭窄症的患者及轻型患者有效。常用的方法有 20％甘露醇 250 mL 地塞米松5 mg静脉滴注,每天 2 次,4～6 天。也可同时应用维生素 B_1、维生素 B_{12}、胞磷胆碱 500 mg 等神经营养药物,加入液体内静脉滴注,每天 1 次。

（一）手法治疗

1.准备手法

准备手法的目的是放松紧张痉挛的颈肩部肌肉,促进局部血液循环,达到舒筋活血,解痉镇痛的目的。患者坐位,术者站在患者身后,在两侧颈项肩背部行点按、扣捏、揉捻、拿散、弹拨、持顺、按摩、推拿、劈叩、震颤等手法,手法要柔和稳重,力量均匀深入,重点是痛点和纤维结节及条索状物。

2.治疗手法

治疗手法的目的是加宽椎间隙,扩大椎间孔,整复小关节的错缝,改变颈椎病变和神经根、脊髓、血管等之间的相对关系,促进颈椎生理曲度的恢复,解除局部软组织粘连,以缓解神经根、脊髓、血管等之间的相对关系,减轻刺激和压迫常用的几种手法如下。

(1)提端摇晃法:患者正坐,术者站在患者背后,随后分别以拇指托住枕部,其余四指托住下颌部,双侧前臂分别压于患者双肩,双手向上托拔颈椎,再将头颈屈曲15°下缓缓地正反方向回旋颈部各5次。保持拔伸状态下分别将颈部过屈和过伸各3次。最后将颈椎分别左右旋至最大限度(45°),再加力过旋各1次。

(2)侧头摇正法:患者坐位,术者一手拇指按压在错位关节棘突的患侧,另一手扶患者头部,将头向患侧侧屈和向健侧旋转,双手同时用力,压推配合。用于钩椎关节错位或增生。

(3)摇晃转捻法:以右侧为例,先行提端摇晃手法,再用左手托住下颌,将右手抽出,术者左颞顶部顶住患者头部,左肩部顶住患者左额,在牵引状态下用右手拇指沿右侧颈项肌肉自上而下揉捻,同时将患者头部向右后方旋转。

(4)旋转复位法:坐位旋转复位法:患者坐位,术者站在患者身后,以右侧为例;术者右肘窝托住患者下颌,左手托住枕部,使颈部前屈15°,在拔伸状态下将颈部顺时针旋转5次,感觉患者肌肉已经放松,将患者头颈右旋至最大限度45°左右,同时再加力过旋,即可听到弹响声,复原将颈部肌肉稍事放松手法。再行左旋复位一次。注意本手法要点在于手法整个过程是在颈部前屈15°保持拔伸状态下进行的,要求稳准,旋转适度,不可粗暴,否则有危险。

(5)仰卧旋转法:患者仰卧,肩后用枕垫高,术者坐于床头,一手托住枕部,一手托住下颌,将患者头部向枕上拉起,使颌与床面呈45°角,牵引2分钟,然后将头向左右旋转和前后摆动数次,最后分别在左右旋转至最大角度时再加力过旋,可听到弹响声。

(6)快速旋转法:患者坐位,术者站于侧方,一手托枕部,一手托下颌,轻轻摇晃头颈数次,然后快速地扶枕手前推,托颌手回拉并迅速撒手,可听到弹响声,左右各1次。

(7)扳肩展胸法:患者坐位,术者站在患者身后,左腿屈膝屈髋抬高,以膝抵在胸2、3棘突部,双手分别抱住患者肩部向后上方扳拉,同时左膝前用力,可听到弹响声。

3.放松手法

颈部放松手法同准备手法,根据不同证型,不同部位施以放松手法,以缓解肌肉痉挛,加强肌肉血运,增强关节的灵活性;最后行头部手法,擦额,叩抓头部,揉按头部诸穴:印堂、攒竹、太阳、百会、头维、角孙、风池、风府等,推督脉和手足三阳经等手法。手法隔天1次,10次为1个疗程。

(二)中药治疗

1.虚寒证

颈肩上肢放射性疼痛。麻木,起病缓慢,多为隐痛、酸痛,畏风畏寒,遇寒加重,得温则减,舌淡、苔薄白,脉弦浮。治宜祛风散寒、除湿通络。方用蠲痹汤、桂枝加附子汤、独活寄生汤等加减。

2.瘀滞证

多有颈部损伤史,颈肩上肢疼痛如刺或刀割样,痛有定处,颈部活动受限,或伴肿胀,舌暗有瘀斑,苔薄白,脉弦涩。治宜活血化瘀、理气止痛。方用血府逐瘀汤加减。

3.痉挛证

颈肩部疼痛僵硬,痉挛步态,走路不稳,活动不灵,下肢沉重,二便障碍,舌淡、苔白,脉细弱。

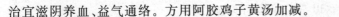

治宜滋阴养血、益气通络。方用阿胶鸡子黄汤加减。

4.痿软证

椎管狭窄症后期，肢体广泛萎缩，软弱无力，活动困难，舌体胖有齿痕；苔少，脉沉细而弱。治宜滋补肝肾、强壮筋骨。方用补阳还五汤加减。

(三)针灸治疗

取大椎、风池、风府、夹脊穴、列缺、合谷、肾俞、京门等结合痛区取穴，如上肢的曲池、手三里、阳溪、阳谷、少海、缺盆、极泉等；下肢的环跳、承扶、委中、承山、阳陵泉、阴陵泉、足三里、三阴交、悬钟等；头部的百会、头维、角孙、太阳；通天、睛明、承泣、丝竹空、耳门、听宫等穴，可灵活选用。实证用泻法，虚证用补法，留针 20 分钟、隔天 1 次，10 次为 1 个疗程。

（郭春锋）

第五节　肩　周　炎

肩周炎是指肩关节的周围肌肉、肌腱、韧带、关节囊等软组织的无菌性炎症，以肩关节疼痛和功能障碍为主要特征，简称肩周炎。因好发于中老年人，尤以 50 岁左右年龄人发病率最高，又称五十肩、老年肩；晚期肩部功能障碍又称冻结肩、肩凝症等。

一、病因病机

中医学认为本病多由于年老体弱，肝肾亏损，气血不足，筋肉失养，若受外伤或感受风寒湿邪，导致肩部经络不通，气血凝滞，不通则痛。西医学认为外伤或劳损及内分泌紊乱等原因引起局部软组织发生充血、水肿、渗出、增厚等炎性改变，若得不到有效治疗，久之则肩关节软组织粘连形成，甚至肌腱钙化导致肩关节活动功能严重障碍。

二、诊断要点

(一)主要病史

患者常有肩部外伤、劳损或着凉史。

(二)临床表现

(1)好发于中老年人，尤其是 50 岁左右者，女性多见。

(2)多数为慢性起病，患者先感到肩部、上臂部轻微钝痛或酸痛。

(3)肩部酸痛逐渐加重甚至夜间痛醒，部分呈刀割样痛，可放射到上臂和手。

(4)肩部疼痛早期为阵发性，后期为持续性，甚至穿衣梳头受限。

(5)晨起肩部僵硬，轻微活动后疼痛减轻。疼痛可因劳累或气候变化而诱发或加重。

(6)若身体营养状态不良，单侧起病后可出现双侧性病变，或病痛治愈后又复发。

(三)体征检查

(1)肩部广泛压痛，压痛点位于肩峰下滑囊、肱骨大、小结节、结节间沟、肩后部和喙突等处。

(2)肩关节各方向活动均受限，但以外展、外旋、后伸最明显。粘连者肩关节外展时，出现明显的耸肩(扛肩)现象。

（3）病程长者可见肩部周围肌肉萎缩，以三角肌最为明显。

（四）辅助检查

X线检查一般无异常。后期可出现骨质疏松，冈上肌钙化，肱骨大结节处有密度增高的阴影，关节间隙变窄或增宽等。

三、鉴别诊断

（一）神经根型颈椎病

主症为颈项部疼痛伴上肢放射性疼痛麻木，肩部无明显压痛点，肩关节活动无异常，椎间孔挤压试验、分离试验、臂丛神经牵拉试验阳性，颈椎X线片多有阳性改变。

（二）风湿性关节炎

多见于青少年，疼痛呈游走性，常波及其他多个关节，且具有对称性特点。肩关节活动多不受限，活动期血沉、抗链"O"升高，严重者局部可有红肿、结节，抗风湿治疗效果明显。

（三）冈上肌肌腱炎

肩部外侧疼痛，压痛点局限于肱骨大结节（冈上肌止点）处，当患侧上臂外展至60°～120°范围时出现明显疼痛，超过此范围则无疼痛。

（四）项背筋膜炎

主症为项背酸痛，肌肉僵硬发板，有沉重感，疼痛常与天气变化有明显关系，但肩关节活动无障碍，压痛点多在肩胛骨的内侧缘。

四、治疗

本病多能自愈，但时间较长，患者痛苦。其治疗应贯彻动静结合的原则，早期患者以疼痛为主，应减少肩关节活动；中后期以活动障碍为主，以手法治疗为主，配合药物、理疗及练功等方法。

（一）手法治疗

治则为消除疼痛，松解粘连，恢复肩关节活动功能。

（1）按法：点按肩髃、肩井、天宗、缺盆、曲池、外关、合谷等穴。

（2）推法：医者一手抬起患肢前臂，另一手掌指部着力从前臂外侧经肩部向背部推数次。再从前臂内侧向腋下推数次。

（3）揉法：医者一手扶住患肢上臂部，另一手拇指着力按揉上臂和肩部，重点揉肩部。

（4）拨法：医者用拇、示、中指对握患侧三角肌，做垂直于肌纤维走行方向拨动数遍；然后医者一手按拨肩关节痛点，另一手将患肢做前屈、后伸及环转活动。

（5）摇肩法：医者一手扶住患肩，另一手握住前臂远端作环转摇动拔伸。

（6）提拉法：医者立于患者背后，一手扶住健侧肩部，另一手握住患肢前臂远端，从背后向健肩牵拉上提，逐渐用力，以患者能忍受为度。

（7）搓抖法：嘱患者患侧上肢放松，医者双手紧握患侧腕部，稍用力拔伸，做上下波浪状起伏抖动数次，再由肩部到前臂反复搓动数遍，从而结束手法治疗。

（二）中药治疗

1.风寒型

肩部疼痛，关节活动轻度受限，感受风寒后疼痛加重，得温痛减，舌质淡，苔薄白，脉浮紧或弦。治宜祛风散寒、舒筋通络。方用三痹汤或桂枝加附子汤加减。

2.瘀滞型

肩部疼痛或肿胀,入夜尤甚,肩关节活动功能受限,舌有瘀点,苔薄白或薄黄,脉弦或细涩。治宜活血化瘀、行气止痛。方用身痛逐瘀汤加减。

3.气血亏虚型

肩部酸痛,劳累后痛剧;关节活动受限,部分患者伴有肩部肌肉萎缩,舌质淡,苔薄白,脉细弱或脉沉。偏气虚者症见少气懒言、四肢无力,治宜益气舒筋、通络止痛,方用黄芪桂枝五物汤加减。偏血虚者症见头晕眼花、心悸耳鸣等,治宜养血舒筋、通络止痛,方用当归鸡血藤汤加减。外用药常用海桐皮汤熏洗,外贴狗皮膏或奇正消痛贴等。

(三)其他疗法

(1)练功疗法:早期疼痛较重,要适当减少活动。中后期要加强肩关节各个方向的运动,如手指爬墙法、环绕练习法、手拉滑车法等。

(2)针灸疗法:取阿是穴、肩井、肩髃、肩髎、臂臑、条口等穴用温针灸,也可使用热敏灸,疗效较佳。

(3)封闭疗法:醋酸泼尼松龙 25 mg 加 1% 利多卡因 5 mL 行痛点封闭,每周 1 次,3～5 次为 1 个疗程。

(4)穴位注射疗法:在肩部取阿是穴、秉风、天宗、肩髃、肩髎等穴,使用祖师麻、夏天无等注射液注入。每天或隔天 1 次,7～10 次为 1 个疗程,每疗程结束后休息 3～5 天。

(5)物理疗法:可酌情应用各种热疗,中药离子导入治疗等。

(6)小针刀疗法:在肩周痛点行切开剥离法或通透剥离法。

五、预防调护

(1)急性期以疼痛为主,肩关节被动活动尚有较大范围,应减轻持重,减少肩关节活动;慢性期关节粘连要加强肩部功能锻炼。

(2)平时注意保暖防寒,并经常进行肩关节的自我锻炼活动。

(郭春锋)

第六节　肱骨外上髁炎

肱骨外上髁炎又称肱骨外上髁症候群、肱桡关节外侧滑囊炎、网球肘等,是肘关节外上髁局限性疼痛,并影响伸腕和前臂旋转功能的慢性劳损性疾病。本病属中医"肘痹""肘劳"范畴。

一、病因病机

本病的发生和职业工种有密切的关系,多见于木工、钳工、泥瓦工和网球运动员。当某种职业需要经常用力屈伸肘关节,使前臂反复旋前、旋后的人们,可由于劳损引起肌腱附着点的牵拉、撕裂伤,使局部出现出血、水肿等损伤性炎症反应,进而在损伤肌腱附近发生粘连,以致纤维变性。局部病理改变可表现为桡骨头环状韧带的退行性变性、肱骨外上髁骨膜炎、前臂伸肌总腱深面滑囊炎、滑膜皱襞的过度增生等。中医学认为,此为损伤后淤血留滞,气血循行不畅,或陈伤淤

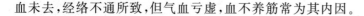

血未去,经络不通所致,但气血亏虚,血不养筋常为其内因。

二、临床表现

一般起病缓慢,初起时在劳累后偶感肘外侧疼痛,延久则有加重。疼痛呈持续性酸痛,可放射至前臂、腕部或上臂,在屈肘手部拿重物时疼痛更加严重,但在伸直肘关节提重物时疼痛不明显,疼痛常在肘部受凉时加重。发病后肱骨外上髁部多不红肿,较重时局部有微热,压痛明显,病程长者偶有肌萎缩。

三、诊断要点

(1)本病好发于前臂劳动强度较大的工种,多为中年人,右侧多见。

(2)肘部外侧疼痛,疼痛呈持续渐进性发展。在某些方面动作时疼痛加重,如拧衣服、扫地、端壶倒水等活动时。

(3)常因疼痛而使肘腕部活动受限,前臂无力,握力减弱,甚至持物落地。

(4)Mill 征阳性,即前臂稍弯曲,手半握拳,腕尽量屈曲,前臂旋前,再将肘伸直,此时肱骨外上髁处明显疼痛。

(5)X 线片多为阳性,偶有外上髁部钙化斑及轻度骨膜反应。

四、针灸治疗

(一)毫针法

(1)肩外陵(位于腋外线中点)。患者坐位,以 28 号 3 寸毫针呈 45°角向内斜刺,用泻法。每周治疗 3 次,每次 30 分钟,10 分钟行针 1 次。5 次为 1 个疗程。

(2)同侧膝阳关,配穴为犊鼻、阳陵泉、足三里。针刺上述穴位 1.5～2 寸,得气后行提插捻转泻法,留针 20 分钟。每天 1 次,10 天 1 个疗程。

(3)曲池穴外 0.5 寸(即肱骨外上髁内缘)为第一主穴,其上、下 0.5 寸处各配 1 穴。用 28 号 1.5 寸毫针直刺,施提插捻转手法,得气为止。每 10 分钟行针 1 次,留针 40 分钟。每天治疗 1 次,7 次为 1 个疗程。

(4)阿是穴、合谷。用单手进针法,刺入患侧合谷穴,左右捻转,得气留针。然后将另一支针用提捏进针法慢慢刺入痛点中心处,左右捻转数圈,接着略提针,针身呈斜形,针尖转变方向,向前、后、左、右各提插数次,出针。针刺时针尖要深入骨膜进行提插,隔天治疗 1 次。

(二)穴位注射法

合谷、曲池、阿是穴。用醋酸泼尼松 25 mg 加 2% 普鲁卡因 2 mL 做局部痛点和上述穴位注射,6 天 1 次。

(三)穴位埋线法

肱骨外上髁压痛处。先在肱骨外上髁压痛最明显处做一标记,然后手持无菌血管钳夹住皮内针圆形针身,顺皮肤分布方向快速进针,小角度刺入后,与皮面平行推进,直至针体全部进入皮内,随后用胶布固定,3 天更换 1 次。

(四)头针法

顶颞前斜线中 1/3 节段。在施术部位向悬厘穴方向进针约 1 寸,再向顶颞后斜线方向透刺 1 针,进针 1 寸。用提插泻法,反复紧提慢按,直至患部疼痛消失或减轻,留针 1 小时以上,时间越长越好,每隔 10～30 分钟行针 1 次。

(五)穴位激光法

局部痛点。用氦-氖激光器进行照射,波长 632.8 cm,可见红光,输出电流 15 mA,输出功率 30 MW,照射距离 50 cm,光斑直径 1 cm,照射 20 分钟,每天 1 次。

(六)灸法

(1)用隔药灸,将生川乌、生草乌、生半夏、川椒、乳香、没药、麻黄、生南星、樟脑等用白酒浸泡药酒,施灸前,取生姜切成厚约 0.3 cm,用药酒浸泡待用。在疼痛部位最明显处,根据痛处面积的大小,将药姜片 1～2 块平放于穴处,上置艾炷点燃,每穴连灸 3 壮,2 天 1 次。

(2)用麝香 1 g,硫黄 20 g,乳香、没药、血竭各 10 g 制成药锭施灸。先将硫黄于铜勺内熔化,次入乳香、没药、血竭熔化,最后入麝香,全部熔化后,倾注于一平板玻璃上。待冷却后,分成若干小块,装瓶密封备用。治疗时取一黄豆大小药锭置于肱骨外上髁压痛点处,明火点燃,使药锭熔化,略灼伤皮肤,速用一块 5 cm×5 cm 胶布贴之,1 周施术 1 次。

五、推拿治疗

(一)按压弹拨法

术者一手托患肘,拇指压于外上髁部,余指在内下做对抗握持。另一手握患腕,逐渐屈肘,拇指用力按压外上髁前方,然后再伸肘,同时拇指向后下按压,弹拨伸腕肌起点 1 次,如此反复 4 次。

(二)理筋活络法

在肘外侧部做侧披,痛点部做指疗及揉捻法,使局部有发热感。然后用指按法点按曲池、外关等穴位,使之"得气",以达到行气活血、舒通经络的作用,医者与患者相对,一助手拿患者上臂,医者一手拿其患侧腕关节(右手拿患者右腕或左手拿患者左腕),另一手拿住肘部痛点,用屈肘摇法旋前及旋后摇晃肘关节 5～7 次,然后在拔伸下使肘关节屈曲,在旋后位使肘关节突然伸直,以撕破局部粘连。最后在局部用摩法、搓擦法理伤做结束手法。隔天 1 次,10 次为 1 个疗程。

(三)揉拨舒筋法

让患者坐于治疗凳上,施术者用一手握住患肢腕部持定,用另一手反复捏揉肘部及上肱肌肉,理气活血,舒筋通络。再用拇指点揉抠拨曲池、曲泽、尺泽、肘髎、手三里等穴,并刮动肱骨外上髁和桡骨小头附近的压痛点,手法由轻逐渐加大用力。再用一手握住肘部,另一手握住腕部,反复做伸屈旋摇活动肘关节,各十多次。最后,用拍打法,反复拍打肘及上肢肌肉。

(郭春锋)

第七节　肱二头肌长头腱鞘炎

肱二头肌长头腱鞘炎是因肩臂急、慢性损伤、退变及感受风寒湿邪等,致局部发生炎症、粘连、增厚等病理改变,引起局部疼痛和功能障碍的一种病症,称肱二头肌长头腱鞘炎。

一、病因病机

肱二头肌长头腱起于肩胛盂上结节,向下越过肱骨头,穿过肱骨横韧带和肱二头肌腱鞘的伸展部,藏于结节间沟的骨纤维管内。沟的内侧为肩胛下肌,外侧的上部为冈上肌和喙肱韧带,下部为胸大肌覆盖。关节囊伸入结节间沟,肌腱受滑膜包围。横跨结节间沟的韧带,称肱骨横韧带。肱骨横韧带为肱骨的固有韧带。该韧带有一部分与关节囊愈合。结节间沟与肱骨横韧带围成一纵行管道,管道内有肱二头肌长头腱。肱二头肌长头腱较长,可分为三部分。上部分称关节内部分,由肩胛骨盂上结节至结节间沟上界之间。中间部分称管内部分,走行于结节间沟内,外包裹滑膜鞘。下部分称关节外部分,由结节间沟下界至腱与肌腹的移行部。肱二头肌长头腱的关节内部分和管内部分表面均覆有一层滑膜层,滑膜层在肱二头肌长头腱盂上结节附着处附近与关节囊滑膜层移行。肱骨横韧带对固定肱二头肌长头腱和其他滑膜鞘起着重要的作用。

肩关节的直接外伤或肱二头肌的用力不当,可造成局部充血、水肿。如肩关节脱位或肱骨外髁颈骨折,均可导致该肌腱因牵拉,扭转而发生急性损伤。长期从事肩部体力劳动或过度运动,均可引起肱二头肌长头腱的慢性劳损。或由急性损伤失治转变而成慢性劳损。肱二头肌长头腱和腱鞘受结节间沟狭窄粗糙面的机械刺激,加剧了肌腱与腱鞘的摩擦,使局部气血瘀滞,充血、水肿,使肌腱与鞘膜增厚,纤维管腔变窄,肌腱在管腔内滑动困难而产生症状。甚至局部发生粘连,影响关节的活动功能,从而继发肩关节周围炎。本病的病理变化是肌腱与腱鞘的损伤性炎症,表现为腱鞘充血、水肿、增厚、肌腱变黄,失去光泽,粗糙与纤维化。在肌腱与腱鞘之间,有时发生粘连形成。精血亏损是由于中年以后,肾气不足,精血亏损,筋脉失其濡养,则拘急挛缩。临床可见结节间沟粗糙或变窄,肩袖的退行性变等而导致本病。外感风寒湿邪:"风寒湿三气侵入经络,在骨则重而不举,在脉则血凝不流,在筋则屈而不伸……逢寒则急。"(《三因极一病证方论分》)机体感受风寒湿邪后,局部肌肉痉挛,缺血缺氧,筋脉挛急,从而导致本病的发生。

二、临床表现

肩部疼痛,活动时加剧。尤以外展外旋上肢,或伸肩时疼痛更甚。疼痛部位及压痛点,均在肱骨结节间沟处(肩髃穴),休息后症状缓解。本病好发于中年人,急性期主要表现为三角肌保护性痉挛,局部肿胀疼痛,常将上肢内收旋抱于胸前。检查局部可摸到捻发音,本病也可与肩关节周围炎等肩周病并存。

三、诊断要点

(1)病史:有急、慢性损伤和劳损病史,多数呈慢性发病过程。

(2)疼痛:开始表现为肩部疼痛,以后逐渐加重,最终出现肩前或整个肩部疼痛,受凉或劳累后加重,休息或局部热敷后痛减,肩部乏力。

(3)肿胀:在疾病初期,除局部疼痛外,可伴有轻度肿胀。主要为急、慢性损伤性炎症引起的局部充血和水肿所致。

(4)活动受限:肩关节活动受限,尤以上臂外展向后背伸和用力屈肘时明显,有时向三角肌放射。

(5)压痛:肱骨结节间沟处压痛明显,少数患者可触及条索状物。

(6)肩关节内旋试验及抗阻力试验阳性。

(7)X线检查:一般无病理体征。退行性变者,可发现骨刺、骨疣等,有助于对本病的诊断。

四、针灸治疗

(一)毫针法

肩髃、肩髎、臂臑、曲泽、合谷。穴位常规消毒,毫针刺。中等强度刺激,平补平泻,留针 30 分钟(留针期间也可用 TDP 局部照射),每天 1 次,10 天为 1 个疗程。

(二)穴位注射法

结节间沟处。用 5 mL 注射器,7 号针头,取 1% 普鲁卡因 3～4 mL,加醋酸泼尼松 1 mL,确定结节间沟,进针时针头向远侧倾斜与肩前约成 45°角,针尖斜面向下。针头经皮内、皮下及三角肌后在刺穿腱鞘时有韧性突破感,即达鞘内。如果注射时阻力很大,一般为刺入肌腱内。此时用手固定针头与注射器连接处,边注射边缓慢向外退出针头,当阻力突然消失,即为注射入鞘内。注射完毕拔出针头后,纱布覆盖针口,拇指沿肌腱纵向深部按摩及横向弹拨 10 分钟。若症状改善不明显,间隔 7 天再手法及注射 1 次,3 次为 1 个疗程,避免短时间内多次重复注射,治疗后在日常生活中避免肩关节过度活动。

五、推拿治疗

(一)捏揉点拨舒筋法

让患者坐在治疗凳上,施术者站其伤侧。先用一手握住伤肢腕部提起持定,用另一手着力,反复捏揉肩部及上肢肌肉穴位,在肩井、肩髃、肩贞、肩髎、臂臑、臑会等穴处进行重点捏揉。再用拇指着力,反复点揉抠拨肩髃穴,手法由轻逐渐加大用力。再用一手着力,反复拿揉患侧肩及上肢肌肉、再用摇肩法,反复旋转摇动肩关节,旋转摇动的幅度逐渐加大。最后,用拍打法,反复拍打肩部及上肢四面肌肉 3～5 遍。用以舒筋通络,理气活血而止痛。

(二)按摩舒筋法

(1)擦法:患者取坐位,术者站其后外侧,一手托握住患侧上臂并命名其旋外,一手用掌擦法于肿胀处,以温热且有深透感为佳,随后在局部给予热敷。

(2)揉法:患者取坐位,患肢自然下垂,术者站其患侧,一足踩踏在患者所坐的凳上,用膝部顶托患臂的腋下,并使患臂架托在术者大腿的前侧,此时患臂已处于旋外部位。随后,医者一手用掌揉法施于肩前缘、肩髃、天府、天泽、曲泽、肱二头肌长腱附着处,另一手托握患者臂肘部做肩关节的旋外活动。

(3)拨法:用拇指指腹在压疼点处拨动,使用拨法时,应垂直于肌腱方向拨动,使该腱如同被动的琴弦一般。

(4)按法:患者坐位,术者站其前外侧,分别按揉天府、曲池、肩髃、肩髎肱二头肌长头腱的附着处。

(5)搓法:患者取坐位,患肢自然放松下垂,术者站于外侧,用搓法从肩向前臂方向移动,反复 3～5 次。

(6)抖法:术者双手握住患侧腕关节,做幅度小而频率快的抖法,抖动幅度以传至肩部为佳。

(三)揉按点穴法

(1)患者正坐,术者站于患侧,一脚踏在凳上,使患肢外展位放于术者大腿远端,术者一手固定患肢,另一手在患肩部施轻柔缓和的手法 4 分钟。

(2)患者承上势,术者用拇指细心地触摸到结节间沟和增粗变硬的长头肌腱,并沿其纤维方向做深沉缓和的顺理拨筋手法 3 分钟。

(3)患者承上势,术者一手置于肩前,另一手放于肩后,双手掌根同时相对用力,揉按肩部 3 分钟。

(4)取肩贞、肩髎、天宗、曲池穴位,每穴点按 1 分钟以酸胀、重、麻得气为度。

(5)绷紧患肩前皮肤后贴消炎止痛膏,用三角巾悬吊制动休息。本法适用于治疗急性期肱二头肌长头腱鞘炎。

(四)搓揉舒筋法

(1)急性期:即有肿胀,疼痛剧烈者,应让患者暴露患侧肩关节。术者一手握住上臂下端并使之外旋,另一手在肿胀处施用擦法,擦法毕,局部给予热敷。

(2)慢性发作或急性期后,患者取坐位,患肢自然下垂,术者站在患侧,用滚或掌揉法于肩前缘,另一手握住腕关节,配合肩关节的外展和外旋。然后,术者托住患肢的肘部,并使肩关节处于外展位,另一手用拇指(或示、中)指指腹在压痛点,做按揉法和拨法。接上势,患肢自然放松下垂,术者立其外侧,从肩向前臂方向做患肢的搓法,继上势,术者双手握住患侧的腕关节做上肢抖法,抖动感直至肩部。

(五)拔伸抖拉法

(1)患者坐位,术者站其患侧,拿合谷、阳池、阳谷、阴池、小海各半分钟;以中指指端点按天鼎、缺盆、中府等穴。

(2)术者一手握住患者肘部,使其肩关节外展约 40°,前屈 90°;另一手拇指按在肱二头肌肌腱部,其余四指放在肩后,拿揉患者肱二头肌腱处 3～5 分钟。

(3)术者以拇指与示、中指,捏拿肱二头肌腱,并向上提位。

(4)术者一手拇指放于患者患侧之肱骨头后部,四指放其肩顶,另一手握其患侧腕部。先屈曲其肘,然后突然伸直拔伸,向前、后外侧 45°方向各拔伸 3 次,拔伸的同时,拇指向前推送肱骨颈的后侧。

(5)用滚法自肩前部至上臂、前臂反复操作 2～3 分钟。

(6)环转摇动肩关节前、后各 3 周。

(7)用双掌搓揉患侧肩部至肘,腕关节,然后抖拉上肢结束治疗。本法适宜于治疗多种原因导致的肱二头肌长头肌腱腱鞘炎。

(郭春锋)

第八节　桡骨茎突部狭窄性腱鞘炎

桡骨茎突狭窄性腱鞘炎是指桡骨茎突部位的腱鞘因运动时受到摩擦而发生炎症病变,引起腱鞘水肿、增厚、硬度增加,所致的肌腱活动障碍的一种疾病。本病好发于常用腕部操作的劳动者,女性发病率高于男性。

一、病因病机

在腕桡骨下端茎突处有一腱鞘,鞘内有拇长展肌、拇短伸肌一起通过,进入拇指背侧。由于腱沟表浅而狭窄,底面突出不平,沟面又覆盖着伸肌支持带,因此在正常时,两腱只能紧密地通过这一坚韧的鞘内。若腕指经常活动或短期内活动过度,导致拇短伸肌腱及拇长展肌腱在腱鞘隧道中频繁活动,造成积累性劳损,使腱鞘组织纤维轻度撕裂,加上急、慢性寒冷的刺激,使肌腱与腱鞘发生炎性水肿。在水肿的吸收和修复过程中,腱鞘机化,腱壁肥厚,管腔狭窄,肌腱肿胀变粗而发病。

二、临床表现

临床患者腕部桡骨茎突处慢性疼痛及压痛,局部肿胀隆起功能障碍,腕及手指活动时疼痛加剧,并向手、肘、肩部放射。桡骨茎突部可触及硬块,狭窄严重时在桡骨茎突处可触及摩擦感,少数有弹响指,病久大鱼际有轻度萎缩。握拳试验阳性。X线检查仅个别患者桡骨茎突处有轻度脱钙或钙质沉着现象。

三、诊断要点

(1)有外伤或劳损史。
(2)腕部桡骨茎突处慢性疼痛,进行性加重,可放射至全手、肩部及肘部。
(3)拇指及腕部活动障碍,拇指无力。
(4)桡骨茎突处轻度肿胀,局限性压痛,可触及一豌豆大的软骨样肿块。
(5)握拳试验阳性,检查时令拇指外展或屈曲内收置于掌中心,握拳并使腕部向尺侧倾斜,常引起剧烈疼痛,腕关节尺偏范围显著缩小。
(6)X线检查一般无异常。

四、针灸治疗

(一)毫针法
阿是穴、阳溪、列缺、合谷。局部常规消毒。取阿是穴为主穴,以其为中心向四周透刺2～4针,顺腱鞘方向倾斜留针30分钟。阳溪穴直刺0.3～1寸,列缺穴针尖向外进针0.5～1寸,合谷穴直刺0.5～1寸,均以局部产生酸胀感为度,每天或隔天治疗1次,10次为1个疗程。

(二)穴位注射法
阿是穴。局部常规消毒,将复方当归注射液2 mL注入痛点,每5天1次,5次为1个疗程。

(三)皮肤针法
阿是穴。皮肤常规消毒,用皮肤针局部叩刺,以微出血为度。隔天1次,5次为1个疗程。

(四)耳针法
腕区、神门、皮质下。耳郭严格消毒,用短毫针对准穴位阳性反应点快速刺入,行泻法捻转数秒,留针30分钟,每天1次,10次为1个疗程。

(五)耳压法
腕区、神门、皮质下。取5 mm×5 mm胶布,中心置一王不留行贴压双侧耳穴,嘱患者每天自行按压3～4次,每次3分钟。每5天更换1次。5次为1个疗程。

(六)艾炷灸法
阿是穴。取麦粒大小艾炷置于局部压痛点上,直接非化脓施灸,每次连续灸3～5壮,以皮肤发生红晕为度。隔天1次,5次为1个疗程。

(七)隔姜灸法

阿是穴、列缺、阳溪、阳池、腕骨、合谷。切取厚约 2 分许的生姜 1 片,在中心处用针穿刺数孔,上置艾炷放在穴位上旋灸。每次选 2～3 个穴位,连续施灸 5～7 壮,以局部皮肤潮红为度。每天 1 次,5 次为 1 个疗程。

五、推拿治疗

(一)理筋法

患者取坐位,术者一手握住患手,另一手拇示指沿桡侧上下摩动,再用拇指指腹在有疼痛的硬结部位做横向推揉和弹拨,由轻到重,重复 10～20 次。每天 1 次,10 次为 1 个疗程。

(二)弹拨法

患者取坐位,患者腕拇指向上,术者双手握腕,双拇指握稳在上,两拇指向相反方向用力,交错拨动数次,操作时可听到"吱吱"声音,重复操作:每天 1 次,10 次为 1 个疗程。

(三)拔伸法

患者取坐位,术者一手挟持患侧拇指近侧端,一手握住患部,相对用力拔伸拇指。握腕之手拇指在拔伸的同时按揉阳溪穴。挟持拇指的手在拔伸时,同时做拇指的外展、内收被动活动。再从第 1 掌骨背侧到前臂用擦法治疗,以透热为度。每天 1 次,10 次为 1 个疗程。

(四)捏揉舒筋法

让患者坐于治疗凳上,施术者先用一手握住患肢手部持定,用另一手着力,反复捏揉前臂桡侧及腕部桡侧肌肉韧带,在外关、偏历、列缺、阳溪等穴处,进行重点捏揉,再用拇指尖着力,在患肢桡骨茎突处,反复进行抠拨和刮动,剥离其粘连增厚之结节,刮其增厚之鞘壁,促使其肌腱活动畅通无阻。再用一手着力,捏住其拇指,反复进行掌屈背伸、内收外展,和反复旋转摇指活动。若属尺骨茎突狭窄性腱鞘炎,用一手握住患肢手部持定,用另一手拇指着力,反复抠拨和刮动尺骨茎突腱鞘之处,再屈伸拔伸牵拉旋摇小指,各反复数次。

(郭春锋)

第九节　急性腰扭伤

急性腰扭伤为腰部的肌肉、韧带、筋膜等软组织在活动时因用力不当而突然损伤,可伴有椎间小关节的错位及其关节囊嵌顿,致使腰部疼痛并活动受限。本病中医称之为"闪腰岔气",多发于青壮年体力劳动者,临床上多见于搬运、建筑或长期从事弯腰工作、平时缺乏体力锻炼的人。损伤多发生于腰骶,骶髂关节或椎间关节两侧骶棘肌等部位。主要因外部暴力,以致筋脉损伤,瘀血阻滞,气机不通而痛。

一、病因病机

本病多为遭受间接外力所致,如搬运重物用力不当或体位不正而引起腰部筋膜部筋膜肌肉的损伤。急性扭伤多发生于腰骶、骶髂关节、椎间关节或两侧骶棘肌等部位。腰骶关节是脊柱的枢纽,骶髂关节是躯干与下肢的桥梁,体重的压力和外来冲击力多集中在这些部位,故受伤机会较多。当脊柱屈曲时,两旁的伸脊肌(特别是骶棘肌)收缩,以抵抗体重和维持躯干的位置,这时如负重过大,易使肌纤维撕裂;当脊柱完全屈曲时,主要靠韧带(尤其是棘上、棘间、后纵、髂腰等韧带)来维持躯干的位置,这时如负重过大,易造成韧带损伤。轻者可致骶棘肌和腰背筋膜不同程度的自起点撕裂,较重者可致棘上、棘间韧带的撕裂。腰部活动范围过大,椎间小关节受过度牵拉或扭伤,可致骨节错缝或滑膜嵌顿。另外,直接受暴力的冲击、压砸可造成腰部软组织的挫伤。

本病属中医"筋节伤""节错证"范畴,腰脊为督脉和足太阳经脉所过,经筋所循,络结汇聚,脏腑之维系,运动之枢纽。凡跌仆、闪挫、扭旋撞击,伤及腰脊,筋络受损,或筋节劳损,气滞血淤,筋拘节错,致使疼痛剧烈,行动牵掣。

二、临床表现

本病多有外伤史,受伤时部分患者可感到腰部有"咯咯"响声,伤后立即出现一侧或两侧剧痛。腰痛不能挺直、俯仰屈伸,严重者转侧起坐甚至翻身时均感腰部疼痛异常。疼痛为持续性,活动时加重,休息后也不能缓解,咳嗽、打喷嚏、大声说话或腹部用力等均可使疼痛加重。患者站立时腰部僵硬,常以两手撑腰,行走时多挺直腰部、步态缓慢,卧位时常以手撑腰才能翻身转动。绝大多数患者有明显的局部压痛点,且由于疼痛可致不同程度的功能受限。本病多无下肢痛,但有可能出现反射性坐骨神经痛。直腿抬高试验可为阳性。

三、诊断要点

(1)多发于青壮年体力劳动者,有明显的外伤史。

(2)有明显的损伤部位,腰肌紧张,腰骶部有压痛、撕裂痛。

(3)腰部各方向的活动均受限。

(4)X线摄片检查多无明显异常,或可发现平腰、后突或侧弯变形,或两侧小关节突不对称,腰椎后突和侧弯,椎间隙左右宽窄不等。

四、针灸治疗

(一)毫针法

(1)水沟。患者仰卧位或坐位,先用三棱针将患者上唇系带之粟粒大小的硬结刺破。穴位局部常规消毒后,再将上唇捏起,用缓慢捻进法或快速捻进法进针,针尖向上斜刺0.2寸,当局部出现麻胀或痛胀感觉时,继续捻针0.2～0.3寸,并嘱患者同时向左右前后活动腰部。留针15～30分钟,行针1～2次,6次为1个疗程。

(2)后溪。患者坐位,手半握拳。穴位常规消毒后,用1.5～2寸毫针刺入1.5寸左右,针尖向劳宫。留针15分钟,其间行针3次。同时令患者随意缓慢活动腰部,幅度逐渐加大。每天针刺1次。

(3)外关。患者立位,穴位常规消毒后,用28号2.5寸毫针,垂直快速刺入,行提插、捻转手法,强刺激。得气后留针20分钟,每隔5分钟行针1次。留针期间让患者做俯仰、转侧、踢腿、下蹲等动作。

(4)上都。患者取立位,手握空拳,掌心向下。局部常规消毒后,选用28号2寸毫针,针刺上都穴(在第2、3指掌关节间),向掌心方向刺入1～1.5寸,行捻转补泻手法、得气后留针20分钟,让患者做俯仰、转侧、踢腿、下蹲等动作,以患者出汗为度。

(5)飞扬。患者坐位,取健侧飞扬常规消毒,用 28 号 2.5 寸毫针直刺 2 寸,中等刺激。边捻针边嘱患者活动腰部,留针 20~30 分钟,其间行针 3 次,每次运针 1 分钟,每天 1 次。

(6)龈交。取龈交穴(上唇系带与齿龈交接处,腰扭伤者多在此处出现一米粒大白色小结),碘伏消毒,取 30 号 1 寸毫针在小结后侧沿口唇方向水平进针,行快速捻转强刺激。嘱患者活动腰部,幅度逐渐加大。

(7)水沟、养老、腰痛点。穴位常规消毒后快速进针,得气后边行针,边令患者活动腰部,如前后屈伸、左右侧弯等动作,运动幅度由小到大。留针 15 分钟,其间行针 2~3 次,用捻转提插泻法,针感以患者耐受为度。若针刺疗效欠佳,可在患部加拔火罐 10 分钟。

(二)刺络拔罐法

阿是穴、委中。患者俯卧,消毒局部皮肤后,医者持三棱针在痛点散刺(豹纹刺),在委中穴点刺出血数滴,然后在痛点行拔罐术(用大号罐),每次留罐 10~15 分钟,每天 1 次,5 次为 1 个疗程。散刺须做到浅而快,点刺委中穴出血不宜过多。

(三)手针法

(1)扭伤 1、扭伤 2。取穴(扭伤 1 在示指与中指掌骨间隙;扭伤 2 在中指与无名指掌骨间隙)后常规消毒,用 30 号 2.5 寸毫针沿掌骨间隙平刺 1.5~2.5 寸,提插捻转使酸胀感传至腕部,留针 20 分钟,间隔 5 分钟捻转 1 次,并嘱其活动腰部,幅度由小到大。

(2)第二掌骨侧腰穴。常规消毒后,沿着压痛最明显处的第 2 掌骨桡侧边缘垂直刺入。进针后,轻轻捻转,立即产生局部较强的胀、麻、酸、重感,并向发病部位传导。2~5 分钟后患者即感患部轻松舒适,留针 15~30 分钟(令患者活动腰部)。每天 1 次,5 次为 1 个疗程。

(四)电针法

(1)条口透承山。用 5 寸毫针,分别取双下肢的条口刺向承山,使针感传至足后跟,接上 G-6850 型治疗仪,电流强度以患者耐受为度,脉冲率与心率大致相同,并让患者弯腰,做前后左右旋转摇动,治疗 20~30 分钟。

(2)夹脊穴。根据部位的不同,取患侧或双侧相应部位的夹脊穴,用 28 号 3 寸毫针稍偏向内侧进针 2~3 寸,局部酸胀感或有麻电感向下肢放散。如治疗棘间韧带扭伤,可向棘间韧带方向进针 1~1.5 寸,局部酸胀向四周放散。接 G-6805 型治疗仪通电。主穴接负极,配穴接正极,选断续波,频率为 200~250 次/分,通电 20~30 分钟。

(五)头针法

双足运感区,或配上 1/5 感觉区。患者取坐位。医师消毒穴位后,用 26 号 2~3 寸毫针,沿头皮斜刺一定深度后,以每分钟 150~200 次的频率持续捻转 2~3 分钟,嘱患者顺势活动,间隔 10 分钟,按上法反复运针 3 次,留针 30~40 分钟。

(六)耳针法

(1)神门。患者取坐位,医师用 0.5 寸毫针,消毒穴位后,在神门附近的痛点进针,行中等强度刺激 3~5 分钟。如疼痛减轻不明显,留针 10 分钟,并间歇加强刺激。

(2)阿是穴。患者取坐位,医者在两耳的耳轮正中间,与耳轮脚成一水平线处找痛点,如痛点不明显即在对耳轮正中间消毒后针刺。采用强刺激,进针后频频捻针,以患者能耐受为度,并嘱患者活动腰部,留针 20 分钟。

(七)耳压法

腰、骶、腰椎、肾、神门。将耳部常规消毒后,在上述穴位附近探查敏感点,将王不留行贴附在小方块胶布中央,贴敷于耳穴上。嘱患者每天自行按压数次,3～5 天复诊后更换穴位或酌情增减。

(八)眼针法

中焦区、下焦区、肾区、膀胱区以及球结膜毛细血管形状变化的相应区域。患者仰卧位,穴位常规消毒后,医师用 30 号或 32 号 0.5 寸长毫针,左手按压眼球保护,右手持针横刺,循眼针分区顺序方向刺入,不施补泻手法,起针时用棉球压按片刻。

(九)鼻针法

腰三点(鼻下缘中央一点,鼻翼上方左右各一点)。穴位消毒后,用毫针垂直依次刺入鼻各穴,进针深度以不穿透鼻骨为度,运用中等强度刺激,得气后留针 15～30 分钟,每 5 分钟行针1 次。留针期间令患者活动腰部。

(十)穴位注射法

(1)腰阳关、命门、腰眼。穴位常规消毒后,用注射器在消毒的空盐水瓶内抽取空气,每穴各注入空气 2～10 mL,隔天治疗 1 次。

(2)气海俞。用 20 mL 注射器接 7 号针头,抽取 5‰葡萄糖氯化钠 15 mL,于患侧气海俞快速进针,针尖向内下,直达肌肉深层,回抽无血即快速注射,患者身觉有电麻感,并向周围和臀部放射。每天 1 次,7 次为 1 疗程。

(十一)火针法

腰阳关、承山。穴位严格消毒后,用自控弹簧火针,针体直径 1.5 mm,把针体在酒精灯上烧灼待针尖红而发亮时,准确刺入腧穴,疾刺快出,针刺深度 2～3 mm。需要时隔天再针 1 次。

(十二)足针法

22 号穴(行间与太冲之间)。取两足背 22 号穴附近压痛最明显的部位。常规消毒后,用0.5 寸毫针捻入,并轻轻捻转,同时嘱患者活动腰部,每次 2～3 分钟。

(十三)灸法

肾俞、大肠俞、命门、阿是穴。将生姜 50 g 捣如泥,樟脑粉 10 g,纱布 10 cm×10 cm 备用。治疗时先用温水浸湿纱布,拧干拉平,置于所取穴位上,将生姜泥铺于纱布上,厚约 1 cm,压平。将樟脑粉分为 5 份,每份 2 g 左右。每次取 1 份均匀地撒在生姜泥上,点燃樟脑粉燃灸。灸完1 次,接着再放 1 份,直至灸完 5 次为止。

五、推拿治疗

(一)旋转复位法

先揉搓双侧腰部肌群,使痉挛缓解,减轻复位的阻力,根据棘突偏移方向作逆向旋转复位。当听到清脆的"咯"的一声轻响即说明已复位,最后做同样的检查核实复位情况并做揉搓手法松解双侧肌群以收功。

(二)三搬三压法

患者取俯卧位。先用搬肩压腰法,即术者一手以掌根按压患者第四、五腰椎棘突,另一手将对侧肩部搬起,双手同时交错用力,左右各做 1 次。再用搬腿腰法,即术者以一手掌根按压患者第三、四腰椎棘突,另一手托住患者膝关节部,使关节后伸至一定程度,双手同时相对交错用力,恰当时可听到弹响声,左右各做1次。最后用双髋引伸压腰法,即术者一手以掌根按压患者第三、四腰椎棘突,另一手与前臂同时将双腿抬起,先左右摇摆数圈,然后上抬双腿,下压腰部,双手交错用力。

(三)揉按拿捏法

操作:让患者俯卧于治疗床上,施术者先用双手掌着力,反复揉按脊柱两侧肌肉,在腰椎扭伤之处及其周围做重点揉按。再用双手拇指着力,反复点揉脊柱两侧肌肉及华佗夹脊穴,并在腰部扭伤之处及其周围进行重点点揉,用以理气活血,舒筋通络,放松肌肉。用斜扳法和侧扳法,活动腰部各大小关节,再用双手拿揉法,反复拿揉腰椎两侧肌肉,并重点拿揉扭伤之处。用拇指点揉委中、承山等穴。最后,用拍打法,拍打腰背及下肢后侧肌肉。

(四)理筋止痛法

操作:患者正坐,术者坐其背后,以双手拇指触摸棘突,找到棘上韧带剥离处,嘱患者稍向前弯腰,术者一手拇指按在剥离的棘上韧带上端,向上推按牵引;另一手拇指左右拨动已剥离韧带,找到剥离面,然后顺脊柱纵横方向由上而下顺滑按压使其贴妥。术后避免腰部旋转活动,暂不做身体屈曲运动。

(郭春锋)

第十节　腰肌劳损

腰肌劳损是指腰部积累性的肌肉组织的慢性损伤,是引起慢性腰痛的常见疾病之一。病变主要在腰部深层肌肉纤维及筋膜组织,好发于腰背部、骶髂部及髂嵴部,多见于青壮年。发病原因多因损伤、受寒冷刺激、风湿病、脊椎病或慢性感染而引起。

一、病因病机

引起腰肌劳损的原因较多,若劳逸不当、气血筋骨活动不调,或长期腰部姿势不良、长期从事腰部持力及弯腰活动,或长期在潮湿、寒冷的环境下生活、工作等,可引起腰背肌筋膜损伤,产生慢性疼痛。部分患者由于急性腰肌劳损缺乏充分的治疗或治疗不及时,使肌肉,筋膜因损伤而出血、渗液,产生纤维性变,导致肌肉、筋膜粘连,造成腰背痛。另外,先天性脊柱畸形、老年性驼背、脊椎骨折畸形愈合力线不正、肌肉韧带牵拉力不协调、脊椎稳定性减弱,或下肢功能性缺陷,如小儿麻痹症、股骨头无菌性坏死、髋关节结核等,走路姿势不平衡,致腰肌劳损,出现腰痛。

二、临床表现

部分患者有腰急性扭伤史,腰背部酸痛或胀痛、隐痛、重坠痛是本病主要症状,时轻时重。经常反复发作,休息后减轻,常感弯腰动作困难,怕做弯腰动作,弯腰稍久疼痛即加速,有时用拳叩击腰部可使疼痛减轻。与天气变化和居住环境有关,每遇阴雨寒冷天气,环境潮湿或受风寒湿侵害侵袭时疼痛加剧。

三、诊断要点

(1)腰部隐隐作痛,时轻时重,反复发作。

(2)慢性腰痛,休息后减轻,劳累后加重,适当活动或变换体位时减轻。

(3)弯腰工作困难,若勉强弯腰则疼痛加剧。

(4)常喜双手捶腰,以减轻疼痛。

(5)可出现臀部及大腿后侧上部胀痛。

(6)检查时脊柱外观多属正常,俯仰活动多无障碍,一侧或两侧骶棘肌处、髂骨嵴后部或骶骨后面腰背肌止点处有压痛。

(7)X线检查可显示腰椎侧弯、平腰,或见第五腰椎骶化、第一骶椎腰化、隐性脊柱裂等先天变异,或见腰椎有骨质增生等。

四、针灸治疗

(一)毫针法

(1)肾俞、气海俞、大肠俞、志室、命门、腰眼、腰阳关及相应的夹脊穴。穴位常规消毒后,用1寸毫针向脊椎方向针刺,用中强刺激,留针20分钟;每天1次,6次为1个疗程。

(2)天柱。患者端坐微垂首,在双侧天柱穴稍做点按后,用30号1寸毫针迅速进针0.5~0.8寸,针尖向椎间孔方向。进针后不做任何提插捻转等手法。边留针边嘱患者站立,活动腰部,范围由小到大。留针20分钟,每天1次,8次为1个疗程。

(3)手三里与曲池连线之中点。患者取立位,手半握拳端平,针刺深约1.5寸,针感酸、麻、胀、重。针后同时加腰部活动,主要向疼痛方向。留针20分钟,注意右侧腰痛取左侧穴位,左侧腰痛取右侧穴位,中间腰痛取双侧穴位。取针后患者腰腹前方,用一手按扶在肩前部,另一手按扶在髂骨后外侧部,双手对称地施以反旋转动,使腰部旋转,直至最大限度。

(二)穴位注射法

阿是穴。用10%葡萄糖注射液10~20 mL或加维生素 B_1 100 mg,在肌肉痉挛压痛处按一针多向透刺原则,分别向几个方向注入药液,将50%葡萄糖注射液5 mL加妥拉苏林5 mg或5%当归注射液2~4 mL,注入压痛最明显处。3~4天1次,10次为1个疗程。

(三)刺络拔罐法

肾俞、腰阳关、次髎。患者俯卧,皮肤严格消毒后,医者持三棱针在痛点散刺(豹纹刺),刺出血数滴,然后在痛点行拔罐术(用大号罐)。每次留罐10~15分钟,每天1次,5次为1个疗程。

(四)灸法

阿是穴、命门、肾俞。将当归、白芍、红花、续断、狗脊、公丁香、桑白皮、升麻、川芎、木香各10 g,没药、乳香各6 g,全蝎3 g共研细末,同时用75%乙醇溶液调制成厚约3 cm的药饼,并用细针在药饼上戳数孔,置于命门、肾俞和阿是穴,再放上艾炷点燃隔药施灸,每穴5~7壮。每天1次,10次为1个疗程。

(五)针挑法

阿是穴。患者取两腿跨骑坐位,俯伏椅背上,皮肤常规消毒后,用0.5%~1%普鲁卡因在穴位上注一皮丘。左手持消毒棉签,右手持特制钢针挑开皮肤,挑起皮下丝状纤维样物,拉出剪掉,一般只挑皮下纤维样物,也可深达筋膜层。术毕以1片生姜盖上,再贴上跌打风湿膏药。4~

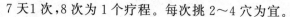

7天1次,8次为1个疗程。每次挑2～4穴为宜。

(六)耳针法

腰椎区、腰痛点、神门、皮质下、肾上腺。严格消毒耳郭,快速进针,捻转片刻后留针15～20分钟。每天1次,无效时可埋针1～7天。

(七)耳压法

腰、肾、肛、神门。将王不留行按压在腰、肾、肛、神门等穴位上。3天1次,1个月为1个疗程。

五、推拿治疗

(一)舒筋理筋法

患者取俯卧位,先使用点穴、擦法、揉按等手法,舒筋活络。先从胸椎至骶部两侧,自上而下点按华佗夹脊诸穴及委中穴,再在局部由轻渐重地施以擦法。最后在疼痛处用掌根进行揉法。揉时配合拨络法,然后以双手相叠沿脊柱及其两侧自上而下施按法。

(二)揉拍止痛法

让患者俯卧于治疗床上,施术者先用双手掌着力,反复揉按脊柱两侧肌肉,边揉边向下移动,直达骶部,反复3～5遍。再用双手拇指着力,反复点揉脊柱两侧肌肉及华佗夹脊穴,并重点点揉腰椎两侧肌肉穴位。再用双拳擦压法,反复擦压脊柱两侧肌肉及其经络穴位,反复3～5遍,并重点擦压腰椎两侧肌肉穴位。再用双手拿揉法,反复拿揉腰椎两侧肌肉及其穴位,对其疼痛之处进行重点拿揉。再用拇指点揉环跳、承扶、委中、承山等穴。最后,拍打腰背及下肢后侧肌肉。

(三)弹经活络法

患者俯卧,术者立于患者足下,弹左足用右示指,弹右足用左示指放在昆仑穴上,向下用力压,然后向外踝方向滑动,术者感觉指下有一根筋在滚动,患者感觉麻、痛或触电感向足心放散,左右昆仑各弹拨3次。

(四)擦按揉推法

患者俯卧,先沿双侧骶棘肌自上而下施行擦法,再在腰部疼痛处及其周围施行按擦法或一指推法,配合按压肾俞、大肠俞、阿是穴。根据具体情况,适当配合相应的被动运动。

(郭春锋)

第十一节　腰椎间盘突出症

腰椎间盘突出症又称腰椎间盘纤维环破裂髓核突出症。它是腰椎间盘退行性变之后,在外力的作用下,纤维环破裂髓核突出刺激或压迫神经根造成腰痛,并伴有坐骨神经放射性疼痛等症状为特征的一种病变。腰椎间盘突出症是临床常见的腰腿痛疾病之一,好发于20～45岁的青壮年,男性比女性多见,其好发部位多见于$L_{4～5}$。

根据本病的疼痛性质应属于中医痛痹范畴,根据本病的疼痛部位应归属于督脉、足太阳经及经筋和足少阳经及经筋的病变。

一、病因病机

椎间盘是一种富有弹性的软骨组织，位于两个椎体之间。每个椎间盘有髓核、纤维环和软骨板组成。

椎间盘的主要功能是承担与传达压力；吸收脊髓的震荡；维持脊柱的稳定性和弹性。其中髓核是椎间盘的功能基础，纤维环和软骨板均有保护髓核的作用，而软骨板的膜具有渗透作用，可与椎体进行水分交换，以维持髓核正常的含水量，保持髓核的半液体状态。

腰椎间盘容易突出有其生理和解剖的原因，后纵韧带具有保护椎间盘的作用，但下达腰部时逐渐变窄，而腰段椎管比颈段胸段粗大，所以腰部椎间盘的纤维环缺乏有力的保护；椎间盘中的髓核位置偏后外侧，而且纤维环前厚后薄，后面缺乏有力的保护；脊柱腰段是承受压力最大的部位，又是活动量最大的部分，所以椎间盘受到牵拉、挤压的力量较大，而保护的力量较小，所以容易突出。

(一)椎间盘退化变性是产生本病的病理基础

随着年龄的增长，以及不断的遭受挤压、牵拉和扭转等外力作用，使椎间盘发生退化变性，髓核含水量逐渐减少而失去弹性，继而使椎间隙变窄、周围韧带松弛或产生纤维环裂隙，是形成腰椎间盘突出症的内因。在外力的作用下，髓核可向裂隙处移动或自裂隙处向外突出，刺激或压迫邻近的软组织(脊神经)而引起症状。中医认为"五八肾气衰"，或由于劳伤过度，肝肾亏损，筋骨失养，不在隆盛，易被外力所伤，易受外邪侵袭而发病。

(二)外力是引起本病的主要原因

腰在负重的情况下突然旋转，或向前外方的弯腰用力，使腰椎前屈，腹部压力增大，合力向后，推动髓核后移，靠近纤维环后缘。此时，如果向后的合力超过了脊柱后方韧带、肌肉的抵抗力，髓核可突破纤维环的薄弱处而凸出。此种情况多见于从事体力劳动的年轻人。中医认为扭挫闪伤筋脉，血溢脉外，瘀血闭阻，压迫阻滞经络气血的运行，不通而痛，发为本病。

(三)腰背肌劳损是引起本病的辅助条件

脊椎的后方主要有后纵韧带、棘上韧带和棘间韧带以及骶棘肌的保护，限制脊柱过度前屈，防止椎间盘后移。长期持续的弯腰工作，容易造成脊柱后侧肌肉韧带劳损和静力拉伤，使肌肉、韧带乏力，保护作用下降。再加上弯腰时髓核后移，长期挤压纤维环后壁而出现裂隙。在某种不大力的作用下，也可导致髓核从纤维环的裂隙处凸出。这种情况多见于40岁后的非体力劳动者，中医学认为"五八肾气衰"，腰府失养，易受外力所伤，或劳累过度，耗伤气血，腠理空疏，易受外邪而发病。

(四)受寒是本病的主要诱因

寒冷刺激导致局部血液循环变慢，容易引起肌肉的不协调收缩，使椎间盘压力增大，为本病的发生提供了条件。中医学认为感受风寒湿邪，痹阻经脉，气血不通而发病，如《素问·举痛论》曰："寒气入经而稽迟泣而不行……客于脉中则气不通，故卒然而痛"。

二、诊断要点

(1)有急、慢性腰部疼痛史。

(2)下腰部疼痛，疼痛沿着坐骨神经向下肢放射，当行走、站立、咳嗽、打喷嚏、用力大便、负重或劳累时疼痛加重，屈髋、屈膝卧床休息后疼痛缓解。

(3)坐骨神经痛常为单侧,也有双侧者,常交替出现,疼痛沿患肢大腿后面向下放射至小腿外侧、足跟部或足背外侧。

(4)检查:①腰部僵硬,脊柱侧弯,腰椎前凸减小或消失。②压痛点:腰椎间隙旁有深度压痛,并引起或加剧下肢放射痛(即腰椎间盘突出的部位);环跳、委中、承山、昆仑等部位压痛。③皮肤感觉异常:小腿外侧及足背部感觉减退或麻木表明第 5 神经根受压;外踝后侧、足底外侧和小趾皮肤感觉减退或麻木,表明 S_1 神经根受压。④直腿抬高试验阳性、屈颈试验阳性、颈静脉压迫试验阳性、跨趾背屈力减弱(L_5 神经根受压)或跨趾跖屈试验性(S_1 神经根受压)、腱反射减弱或消失(膝腱反射减弱或消失表示 L_4 神经根受压,跟腱反射或消失表示骶神经根受压)。⑤X 线片检查:X 线片可见脊柱侧弯或生理前屈消失,椎间隙前后等宽,或前宽后窄,或椎间隙左右不等宽等。⑥CT、MRI 检查:可见腰椎间盘突的部位、大小及与椎管的关系。

三、辨证与治疗

(一)辨经络治疗

1.主症

疼痛沿足太阳经放射或足少阳经放射。

2.治则

疏通经络,行气止痛。

3.处方

(1)足太阳经证:$L_{2\sim5}$ 夹脊穴、阿是穴、秩边、环跳、殷门、阳陵泉、委中、承山、昆仑。

(2)足少阳经证:$L_{2\sim5}$ 夹脊穴、阿是穴、环跳、风市、阳陵泉、悬钟、丘墟。

操作手法为针刺夹脊穴时,针尖略向脊柱斜刺,深度在 40 mm 左右,捻转手法,有针感向下肢传导效果较好。针秩边、环跳进针 60 mm 左右,行提插捻转手法,得气时,有针感沿足太阳经或足少阳经传导为佳。其余诸穴均直刺捻转平补平泻手法或泻法。

4.方解

本方是根据疼痛的部位辨经论治,循经取穴,旨在疏通经气,达到通则不痛的目的。夹脊穴邻近病变部位,阿是穴是病变的部位,二穴是治疗本病的主穴。秩边、环跳是治疗腰腿痛的主要穴位,《针灸甲乙经》"腰痛骶寒,俯仰急难……秩边主之"。环跳是足少阳、太阳二脉之会,更是治疗腰腿疼痛、麻木、瘫痪的主要穴位,正如《肘后歌》云:"腰腿疼痛十年春,应针环跳便惺惺"。阳陵泉也是治疗本病不可缺少的穴位,因为本穴属足少阳经,为筋之会穴,主治腰腿痛,如《针灸甲乙经》说"髀痹引膝,股外廉痛,不仁,筋急,阳陵泉主之。"且阳陵泉处又有坐骨神经的重要分支腓总神经,本病在此处多有压痛,故阳陵泉是治疗本病的重要穴。其余诸穴均属于循经取穴,疏导经气,通经止痛。

(二)病因辨证治疗

1.瘀血阻滞

主症:多有腰部外伤史,或腰腿痛经久不愈,疼痛如针刺、刀割,连及腰髋和下肢,难以俯仰,转侧不利,入夜疼痛加剧。舌质紫暗或有瘀点,脉涩。

治则:活血化瘀,通络止痛。

处方:腰椎阿是穴、环跳、阳陵泉、膈俞、委中。

操作法:针阿是穴时,先在其正中刺 1 针,针尖略斜向脊柱,得气后行捻转泻法,然后在其上

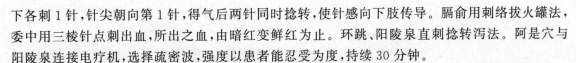

下各刺1针,针尖朝向第1针,得气后两针同时捻转,使针感向下肢传导。膈俞用刺络拔火罐法,委中用三棱针点刺出血,所出之血,由暗红变鲜红为止。环跳、阳陵泉直刺捻转泻法。阿是穴与阳陵泉连接电疗机,选择疏密波,强度以患者能忍受为度,持续30分钟。

方解:阿是穴位于病变部位,属于局部取穴。膈俞是血之会穴,委中又称"郄穴",对于瘀血阻滞者有活血祛瘀,通络止痛的作用,正如《素问·刺腰痛论》所言:"解脉会令人腰痛如引带,常如折腰状,善恐。刺解脉在郄中结络如黍米,刺之血射,以黑见赤血而已。"

2.寒湿痹阻

主症:腰腿疼痛剧烈,屈伸不利,喜暖畏寒,遇阴雨寒冷天气疼痛加重,腰腿沉重、麻木、僵硬。舌苔白腻,脉沉迟。

治则:温经散寒,祛湿通络。

处方:腰部阿是穴、肾俞、环跳、次髎、阳陵泉、阴陵泉、跗阳。

操作法:阿是穴的刺法同上,加用灸法或温针灸法。肾俞直刺平补平泻手法,加用灸法。其他诸穴均用捻转泻法。

方解:本证是由于寒湿邪气痹阻经脉所致,治当温经散寒,阿是穴的部位是病变的部位,也是寒湿凝结的部位,故温针灸阿是穴除寒湿之凝结。灸肾俞温肾阳祛寒湿。次髎通经利湿,并治腰腿疼,《针灸甲乙经》曰:"腰痛怏怏不可以俯仰,腰以下至足不仁,入脊腰背寒,次髎主之。"阴陵泉除湿利尿,疏通腰腿部经脉,足太阴经筋结于髀,著于脊,多用于治疗湿性腰腿痛的治疗,《针灸甲乙经》曰:"肾腰痛不可俯仰,阴陵泉主之"。跗阳位于昆仑直上3寸,主治腰腿疼痛,《针灸甲乙经》言跗阳主"腰痛不能久立,坐不能起,痹枢骨衍痛",本病在跗阳穴处常有压痛、硬结或条索,针灸此穴对缓解腰腿痛有较好的效果。用此穴治疗腰腿痛在《黄帝内经》中即有记载,称之为"肉里脉",《素问·刺腰痛论》云:"肉里之脉令人腰痛,不可以咳,咳则筋缩急。刺肉里之脉,为二痏,在太阳之外少阳绝骨之后。"

3.肝肾亏损

主症:腰腿疼痛,酸重乏力,缠绵日久,时轻时重,劳累后加重,卧床休息后减轻。偏阳虚者手足不温,腰腿发凉,或有阳痿早泄,妇女有带下清稀,舌质淡,脉沉迟;偏阴虚者面色潮红,心烦失眠,下肢灼热,或有遗精,妇女可有带下色黄,舌红少苔,脉弦细。

治则:补益肝肾,柔筋止痛。

处方:腰部阿是穴、肾俞、肝俞、关元俞、环跳、阳陵泉、悬钟、飞扬、太溪。

操作法:阿是穴针刺平补平泻法,并用灸法;肾俞、关元俞针刺补法并用灸法;环跳平补平泻法;其余诸穴均用捻转补法。偏阴虚者不用灸法。

方解:腰为肾之府,肾精亏损,腰府失养而作痛;肝藏血而主筋,肝血不足,筋失血养而作痛。治取肾俞、肝俞、关元俞补益肝肾濡养筋骨而止痛。太溪配飞扬属于原络配穴,旨在补益肾精调理太阳、少阳经脉以止痛。在飞扬穴处又有小络脉分出,名曰飞扬脉,主治腰痛,《素问·刺腰痛论》曰:"飞扬之脉,令人腰痛,痛上拂拂然,甚则悲以恐,刺飞阳之脉……少阴之前与阴维之会。"所以说飞扬是治疗肾虚以及肝虚引起腰痛的重要穴位。环跳是足少阳、太阳经的交会穴,位于下肢的枢纽,悬钟乃髓之会穴,阳陵泉乃筋之会穴,三穴同经配合,协同相助,补益精髓濡养筋骨以止痛。

(郭春锋)

第十二节　腰椎管狭窄症

椎管狭窄症是指各种形式的椎管、神经根管以及椎间孔的狭窄,包括软组织(如黄韧带肥厚、后韧带钙化等)引起的椎管容积改变及硬膜囊本身的狭窄。由于椎管狭窄造成对脊髓及神经、血管卡压和刺激从而引起椎管狭窄症的发生。1803 年 Porta 最先注意到椎管管径缩小是椎内神经受压的一个原因。Sumita 首先记载了软骨发育不良者的腰椎管狭窄症,其后 Donath 和 Vogl 相继描写了本症。Schlesinger 和 Taverus 对其做了比较全面的叙述。之后,Verbiest 和 Epstenin 先后提出因腰椎椎管狭窄,压迫马尾神经所引起的神经并发症。Brish 和 Jaffe 等描述了间歇性跛行与椎管狭窄有关。

一、病因病机

(一)发育性脊椎狭窄

发育性脊椎狭窄又称原发性椎管狭窄。这种椎管狭窄是由先天性发育异常所致。故椎管的前后径和左右径都一致性狭窄。椎管容量较小,所以任何诱因都可使椎管进一步狭窄,引起脊髓、马尾或神经根的刺激或压迫症状。如椎管横断呈三叶形常可使侧隐窝狭窄。

(二)退变型椎管狭窄

退变型椎管狭窄又称继发性椎管狭窄,主要是由于脊椎发生退行性变所引起。因脊椎有退行性变,椎间盘萎缩吸收,椎间隙变窄,环状韧带松弛,脊椎可发生假性滑脱或增生。更由于脊椎松弛,椎板及黄韧带可由异常刺激而增厚(如椎板厚度超过 5 mm,黄韧带厚度超过 4 mm,即为不正常),硬膜外脂肪可变性、纤维化,使硬脊膜受压,引起一系列马尾及神经压迫或刺激症状。

(三)脊椎滑脱性狭窄

如患者有脊椎崩裂症或腰椎峡部不连,常可发生脊椎滑脱。当有脊椎滑脱时,因上下椎管前后移位,可使椎管进一步变窄。更由于脊椎滑脱,可促进退行性变,峡部纤维性软骨增生,更加重椎管狭窄,压迫马尾或侧隐窝内神经根,引起椎管狭窄症。

(四)医源性椎管狭窄

由于各种手术治疗的刺激,尤其是施行脊椎融合植骨术后,常可引起棘间韧带和黄韧带肥厚或植骨部全部椎板增厚,结果使椎管变窄压迫马尾或神经根,引起椎管狭窄症。

(五)外伤性椎管狭窄

当脊椎受到外伤时,尤其是当外伤较重引起脊柱骨折或脱位时常引起椎管狭窄,压迫或刺激马尾或神经根,引起椎管狭窄症。

(六)其他骨病所致之椎管狭窄症

如畸形性骨症和氟骨症等,均可因椎体、椎板、和软组织增厚而使椎管内容减小,压迫或刺激神经根引起椎管狭窄症。

二、诊断

根据详细病史、临床症状和体征、X 线片、造影、CT、MRT 等不难诊断,但需与腰椎间盘突出

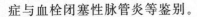

症与血栓闭塞性脉管炎等鉴别。

(一)临床表现

本症好发于 40～50 岁的男性多于女性,尤其是 $L_{4～5}$ 和 L_5S_1 最多见。其主要症状是腰腿痛,常发生一侧或两侧根性放射性神经痛。严重者可引起两下肢无力,括约肌松弛、二便障碍或轻瘫。椎管狭窄症的另一主要症状是间歇性跛行。多数患者当站立或行走时,腰腿痛症状加重,行走较短距离,即感到下肢疼痛、麻木无力,越走越重。当略蹲或稍坐后腰腿痛症状及跛行缓解。引起间歇性跛行的主要原因,可能与马尾或神经根受刺激或压迫有关。Portal 最先注意到椎管前后径缩小,可压迫椎管内神经。Charcot 认为下肢血管病变导致骨骼肌供血不足也能引起间歇性跛行,故间歇性跛行又分为神经性间歇性跛行和血管性间歇性跛行两大类。Boyd 指出血管性间歇性跛行仅在行走后才发生大腿或小腿肌肉痉挛性疼痛,经休息后临床症状即可减轻。而因椎管狭窄症使腰骶神经根受压所引起的间歇性跛行又称神经源性间歇性跛行症。可由于体位的改变引起下肢放射性神经痛,尤其是每当腰椎过伸时,腰腿疼痛症状加重。因为当腰椎过伸时,腰椎椎间隙前部增宽,后方变窄常使腰椎间盘及纤维环向椎管内突出,使椎管进一步变窄,刺激或压迫神经根。也由于腰椎过伸神经根变短变粗,容易受压而产生神经根或马尾刺激症状。在背伸的同时,腰椎的黄韧带也松弛形成皱襞增厚使椎间孔变小也压迫或刺激马尾及神经根引起马尾及神经根的刺激症状。上述临床症状当腰椎前弯时,可因椎管后方的组织拉长椎管内容减小,脱出的间盘回缩等而减轻,也可于略蹲、稍坐或卧床休息而减轻。因此患腰椎管狭窄症者,往往自觉症状较多,较重,而阳性体征则较少。因为患者于卧床检查时其临床体征或已缓解,或已消失之故。临床常见的体征除腰部前屈时症状减轻,与腰椎背伸时腰腿痛症状加重外,还常有直腿抬高阳性或阴性,往往两侧相同,下肢知觉异常或减退。两腿无力,膝跟腱反射不正常及括约肌无力,二便障碍等。

椎管的测量:Verbiest 根据椎管中央矢状径(m-s 径)和椎管横径的测量将椎管狭窄分为三型。

(1)绝对型:即椎管的中央矢状径小于或等于 10 mm 者,为绝对型椎管狭窄(m-s 径≤10 mm)。

(2)相对型:即椎管的中央矢状径小于或等于 10～12 mm 者(m-s 径为 10～12 mm),较多。

(3)混合型:总之,m-s 径小于 11.5 mm 肯定为病理现象。如腰椎管的头侧或尾侧的中央矢状径比值大于 1 则为异常现象(头尾正常时 m-s 径之比值小于 1)。横径:即椎弓根最大距离,平均值为 23 mm,其正常值下限为 13 mm(X 线片为 15 mm)。

(二)辅助检查

1.X 线

正位 X 线片常显示腰椎轻度侧弯,关节突间关节间距离变小,有退行性变。侧位 X 线片显示椎管中央矢状径常小,小于 15 mm 就说明有狭窄的可能。

2.造影

造影是诊断本症的可靠方法。正位片可清楚显示硬脊膜腔的大小,如出现有条纹状或须根状阴影,表示马尾神经根有受压现象,或全梗阻,如影柱呈节段性狭窄或中断,表示为多发性或全梗阻。

3.CT、MRI 检查

鞘膜囊和骨性椎管二者大小比例改变,鞘膜囊和神经根受压,硬膜外脂肪消失或减少,关节突肥大使侧隐窝和椎管变窄,三叶状椎管,弓间韧带、后纵韧带肥厚。

（三）临床分类

根据病因不同,它分为原发性和继发性,原发性又称先天发育不良与畸形或特发性腰椎管狭窄,继发性又称后天性椎管狭窄,多由于椎间盘突出,骨质增生,以及关节退化变性或脊椎滑脱外伤性骨折脱位,骨炎、肿瘤、血肿等,其中最主要常见的是退行性椎管狭窄。早期,由于椎间盘退变,髓核脱水,膨胀力减低,使黄韧带及关节囊松弛,导致脊柱不稳定,产生假性滑脱,引起椎管腔狭窄。晚期,可继发椎间纤维环向后膨出,后纵韧带肥厚、骨化、后缘增生、关节囊肥厚、关节肥大、黄韧带肥厚骨化,无菌炎症水肿,肿胀致使管腔容积减少,正常腰椎管矢状径均为 15 mm 以上,横径在 20 mm 以上,根据发生原因不同可分为:①全椎管狭窄;②侧隐窝管狭窄;③神经根管狭窄 3 种。

三、治疗

保守治疗主要有休息、理疗、按摩、服药、应用支具和硬膜外腔激素封闭等。如卧床休息、消炎止痛类西药、理疗、骨盆牵引,腰背肌锻炼等可以改善局部血液循环,减轻无菌性炎症反应,消除充血,水肿,增加椎管内容积,缓解神经压迫,减轻肌肉痉挛,从而减轻局部症状。非类固醇抗炎药除减轻神经受压所致的炎性反应外,还具有止痛效果,但此类药可致胃及十二指肠溃疡,也影响肝肾功能,用药时应注意。理疗方法是拉力疗法、腰肌强度锻炼和无氧健康训练。骑静止的自行车对有些患者很有效,这种锻炼腰呈屈曲位,多数患者能耐受。用马具设计的踏车行走锻炼,因腰椎不受力,故对腰椎管狭窄的患者也很有用。用于软组织理疗的方法较多,包括热疗、冰疗、超声、按摩、电刺激和牵引等方法,虽较常用,但对腰椎疾病的疗效尚未得到证实。然而,对辅助腰椎活动和进行更强的理疗做准备还是有益的,锻炼和理疗较安全,可延迟手术治疗,锻炼可改善患者全身情况,即使不减轻症状,也有利于更好地接受手术治疗。应用支具及腰围保护可增加腰椎的稳定性,以减轻疼痛,但应短期应用,以免发生腰肌萎缩。硬膜外腔激素封闭治疗腰椎管狭窄的方法仍有争议,一般认为,用于治疗根性痛的疗效较差。Cuckler 等前瞻性研究了一组患者,用于减轻根性疼痛,经双盲交叉对比研究结果表明,在对照组(硬膜外注射生理盐水)与实验组(硬膜外注射激素)之间没有显著性差异。Rosen 等人回顾性研究了一组应用硬膜外激素治疗的患者,60%疼痛症状短期有减轻,仅有 25%疼痛症状长期有减轻。

绝大多数患者通过保守治疗是可以获得较好的疗效的,其次是日常生活中要做好积极的预防和保健,措施如下。①腰的保护:睡床要软硬适中,避免睡床过硬或过软,使腰肌得到充分休息;避免腰部受到风、寒侵袭,避免腰部长时间处于一种姿势,肌力不平衡,造成腰的劳损。②腰的应用:正确用腰,搬抬重物时应先下蹲,用腰时间过长时应改变腰的姿势,多做腰部活动,防止逐渐发生劳损,而最终引起腰椎退性改变。③腰部保健运动:坚持腰的保健运动,经常进行腰椎各方向的活动,使腰椎始终保持生理应力状态,加强腰肌及腹肌练习,腰肌和腹肌的力量强,可增加腰椎的稳定性,对腰的保护能力加强,防止腰椎发生退行性变。

（郭春锋）

参 考 文 献

[1] 白极,郭新宇,张文征.趣味中医诊法[M].北京:中国医药科技出版社,2022.

[2] 左媛媛,方雯玉,王进进.中医与芳疗[M].昆明:云南科技出版社,2022.

[3] 赵理明,赵小宁,赵培栋.中医古今诊法集萃[M].沈阳:辽宁科学技术出版社,2022.

[4] 张茂亮.精编实用中医辨证论治常规[M].上海:上海交通大学出版社,2023.

[5] 于东林,张磊,李星华.中医单元证辨证研究[M].北京:化学工业出版社,2023.

[6] 杜革术.中医临床诊断与治疗技术[M].西安:陕西科学技术出版社,2022.

[7] 郭恒怡.中医实证芳疗全书[M].北京:中国轻工业出版社,2022.

[8] 韩平.慢性筋骨疾病的中医治疗与养护[M].北京:中国中医药出版社,2022.

[9] 郭长青,谢汶姗,郭妍,等.中医脐疗[M].北京:中国医药科技出版社,2022.

[10] 王栋先.现代中医脑病辨证诊疗[M].上海:上海交通大学出版社,2023.

[11] 胡建国.简明中医内科辨证论治方药手册[M].北京:学苑出版社,2023.

[12] 郭长青,周鸯鸯,郭妍,等.中医皮肤针疗法[M].北京:中国医药科技出版社,2022.

[13] 张东方,税丕先,刁云鹏,等.中医药学概论[M].武汉:华中科学技术大学出版社,2022.

[14] 高燕,崔清慧,闫恒山,等.现代常见病中医辨证[M].上海:上海交通大学出版社,2023.

[15] 武建设.一看就懂中医入门[M].南京:江苏凤凰科学技术出版社,2022.

[16] 王家兰,杨茜.中医临床护理健康教育[M].昆明:云南科技出版社,2022.

[17] 吴照科,石小智,熊申明,等.临床内科疾病诊疗案例分析[M].开封:河南大学出版社,2023.

[18] 王洋.肺系病临证经验集[M].北京:人民卫生出版社,2023.

[19] 任志浪.任光裕老中医临床六十六年医案录[M].太原:山西科学技术出版社,2022.

[20] 李合国,王治英,尹国有.便秘中医调治问答[M].北京:中国医药科技出版社,2022.

[21] 徐文兵.中医的常识[M].南昌:江西科学技术出版社,2022.

[22] 范圣华,王云涛,谌海燕.意象思维与中医临床[M].北京:人民卫生出版社,2022.

[23] 叶秀珠,梅煜川.叶氏中医心病真传[M].北京:人民卫生出版社,2022.

[24] 麦建益,何锦雄,马拯华,等.常见病中医诊断与治疗[M].开封:河南大学出版社,2022.

[25] 赵振兴.内科疾病临证点拨[M].太原:山西科学技术出版社,2021.

[26] 毕鸿雁,李刚,李念虎.中医导引临床手册[M].济南:山东科学技术出版社,2022.

[27] 刘震,何立丽.常见肿瘤中医康复指导[M].北京:中国医药科技出版社,2023.

［28］罗仁,陈洁瑜,赵京生.中医内科学病证方药简表［M］.广州:华南理工大学出版社,2021.

［29］陈燕清.解密中医节气养生［M］.北京:中国中医药出版社,2022.

［30］尹艳,李全.实用中医健康管理学［M］.北京:科学出版社,2022.

［31］胡建国.简明中医内科辨证论治方药手册［M］.北京:学苑出版社,2023.

［32］胡钰颖,高菲,高娟.中医儿科学［M］.上海:上海交通大学出版社,2022.

［33］仝小林,朴春丽.实用中医内分泌代谢病学［M］.北京:中国中医药出版社,2023.

［34］衡先培.中医老年衰弱学［M］.成都:四川科学技术出版社,2022.

［35］许银姬,黄敏玲.中医肺康复实践［M］.北京:人民卫生出版社,2023.

［36］曾祺,余天泰.扶阳法治疗肺胀的理论与效果分析［J］.中国社区医师,2023,39(12):5-7.

［37］王永炎.加强中医基础理论研究推动中医药事业发展［J］.中国中医基础医学杂志,2022,28(1):3-5.

［38］郭建生,李绵绵,林国清.不寐病机"阳不入阴"探析［J］.中医学报,2023,38(7):1423-1427.

［39］詹杰,傅巧瑜,王章林,等.当代中医病势概念的演变［J］.中国中医基础医学杂志,2022,28(6):868-871.

［40］张谨枫,徐丹,何艺娟,等.浅析中医思维的培养［J］.中医药通报,2022,21(10):23-25.